# Handbuch
## Integrierte Sterbebegleitung

Herausgegeben von
Ulrich Lilie und Eduard Zwierlein

Gütersloher Verlagshaus

Bibliografische Information Der Deutschen Bibliothek
Die Deutsche Bibliothek verzeichnet diese Publikation in der Deutschen Nationalbibliografie; detaillierte
bibliografische Daten sind im Internet über http://dnb.ddb.de abrufbar.

ISBN 3-579-06804-0
© Gütersloher Verlagshaus GmbH, Gütersloh 2004

Umschlaggestaltung: Init GmbH, Bielefeld, unter Verwendung eines Fotos von Ralf Kaspers, Düsseldorf,
© beim Fotografen, www.galerie-kaspers.de
Satz: PER Medien+Marketing GmbH, Braunschweig
Druck und Bindung: Grafo S. A., Basauri
Printed in Spain

www.gtvh.de

# Inhalt

## 5. Die religiöse Deutung von Sterben und Tod

## 6. Der plötzliche Tod

## 7. Schmerztherapie und palliative Pflege

## 8. Orte und Wege der Begleitung

## Anhang

# Vorwort

Die Publikationen zu Tod und Sterben sind beinahe ohne Zahl. Der Orientierungsbedarf ist allerdings ungebrochen groß, das Thema unerschöpflich. Darum dürfen wir auch für den vorliegenden Band auf eine freundliche Aufnahme hoffen. Allerdings wollten wir nicht einfach nur ein weiteres Buch der großen Reihe der bereits existierenden Bücher hinzufügen. Der Wunsch der Herausgeber war es, so viele Autoren wie nötig für so viele Themen wie möglich zu finden, sodass ein Standardwerk für fast alle wichtigen Aspekte entstehen konnte, das sowohl zur ersten Orientierung, zur vertiefenden Klärung als auch für ein ausgewogenes Themenverständnis geeignet ist.

Die Herausgeber freuen sich darüber, dass nach langen Vorarbeiten und vielen Mühen ein derart umfang- und facettenreiches interdisziplinäres Buchprojekt gelungen ist. Wir freuen uns darüber, dass diese Publikation für Betroffene, Verantwortliche und Interessierte eine Handreichung sowohl praktischer als auch theoretischer Hilfe und Orientierung geben kann. Dennoch zieht allein bereits die »Handlichkeit« eines Handbuchs gewisse Grenzen, sodass manche Themen und Aspekte außen vor bleiben mussten, die es sicher verdient hätten, aufgenommen zu werden.

Darüber hinaus steht uns klar vor Augen, dass wir einen Tribut an das vielfältige und bunte Spektrum zahlen mussten, das in diesem Buch vereint ist. Es entsteht dadurch eine reiche Vielfalt und eine große Buntheit an Methoden, Sprachen, stilistischen Ebenen, Zugängen und Erfahrungshintergründen. Die Herausgeber haben hier lange überlegt und abgewogen.

Trotz einiger Überarbeitungen haben wir uns nicht dazu entschließen können, einen homogeneren Gesamt-Text zu erstellen. Die Gemeinsamkeit aller Autoren liegt im Konsens der geteilten Überzeugungen und Werte der Hospizidee. Sie alle wollen die Würde des Menschen am Ende seines Lebens ernst nehmen und schützen. Sie alle wollen ohne falsche Tabuisierung oder Verdrängung den großen Themen Sterben, Tod und Trauer nachgehen. Die Struktur des Buches wird des Weiteren erzeugt und getragen durch die Sachsystematik der Gliederung. Die Differenzen und Buntheiten aber spiegeln auch die Wirklichkeit einer neuen pluralen Kultur des Sterbens wider und die mit ihr verbundenen unterschiedlichen Wahrnehmungen und Diskussionen.

Diese Lebendigkeit des Buches ist auch ein Vorzug. Nur durch einen streng verpflichtenden Katalog rigoroser Vorschriften hätten wir hier vereinheitlichen können, was aber der Autorensouveränität und der Lebendigkeit der Beiträge geschadet hätte. Außerdem hätte das Beharren auf einem solchen Kanon zum Ausschluss von Beiträgen und damit zum Verlust wertvoller und aufschließender Perspektiven geführt. So fügt nun jeder Autor und jede Autorin ein Mosaiksteinchen ein in das Gesamtbild des Buches und seine Intention, orientierender Leitfaden und weitgespannte Ideenbörse für Theorie und Praxis zu sein.

Ein Werk wie das vorliegende entfaltet seine Qualität nur als Gemeinschaftswerk. Es ist uns darum eine angenehme Pflicht, allen Autoren sehr herzlich zu danken, die mit großem Engagement und bei knapper Zeit und begrenzten Seitenzahlen ihren Beitrag geliefert haben. Ausdrücklich möchten wir auch dem Gütersloher Verlagshaus, insbesondere aber Herrn Klaus Altepost als Programmleiter und verantwortlichem Ansprechpartner sowie den Lektoratsassistentinnen Frau Stefanie Klingelberg und Frau Gudrun Nickel für die Begeisterung, die freundliche Kooperation und die hilfreiche Unterstützung danken. Ein herzliches

Dankeschön geht auch an die Assistentin von Herrn Zwierlein, Frau Azadeh Ataeian für ihr großes und professionelles Engagement. Allen Lesern wünschen wir, dass sie von der Qualität der Beiträge profitieren und durch die gebotenen Orientierungen und Antwortversuche Anregung und Wegweisung erhalten.

Im Herbst 2004                                                    *Ulrich Lilie und Eduard Zwierlein*

# Grundlagen <sup>1</sup>

*Eduard Zwierlein*

## Alle Menschen müssen sterben

### DER BLICK VON AUSSEN

Ein altes Schulbeispiel der Logik lautet: Alle Menschen sind sterblich. Sokrates ist ein Mensch. Also ist Sokrates sterblich. Wir können auch anders formulieren: Wenn alle Menschen sterblich sind, und wenn Sokrates ein Mensch ist, dann ist auch Sokrates sterblich.

In diesen dürren Worten der Logik scheint alles klar. Und niemandem dürfte es schwer fallen, den Namen »Sokrates« durch den eigenen Namen zu ersetzen. Auch ich bin ein Mensch, auch für mich gilt, dass ich sterblich bin. Das ist logisch.

Nüchterne Menschen, die eine rationale Sicht auf das Thema Tod bevorzugen, nennen den Tod gerne den »Preis für das Leben«. Sie drücken damit aus, dass der Tod die natürliche Rückseite dessen ist, was lebt. Der nüchternste Blick überhaupt ist der wissenschaftliche. Der wissenschaftliche Blick, etwa der der Biologie oder der Medizin, schaut auf ein objektives Geschehen. Er mustert den Tod von außen als einen vorfindbaren Tatbestand, der vernünftig analysiert werden kann. Die Analyse begreift den Tod als pure Faktizität, wenn auch z. B. mit biologischem »Sinn«.

Da alle mehrzelligen Organismen sterben und gegenüber den vielleicht potenziell unsterblichen einzelligen Organismen als neues System aufzufassen sind, ist der Tod eine Systemeigenschaft, die als eine Folge der Organisation zu Stande kommt. Er ist dabei das irreversible Aufhören integrativer Körperfunktionen, das Ende von Stoff- und Energiewechsel. Stets betrifft der Tod das Individuum, nicht die Population, die für die Erhaltung und Entwicklung der Art bedeutsamer ist.

Der biologische Sinn des Todes, wenn wir ihn als Resultat des Alterns begreifen und Räuber-Beute-Beziehungen sowie andere äußere Einflüsse vernachlässigen, erweist ihn als wichtiges Regulativ für die Zusammensetzung einer Population: Das Nebeneinanderleben von Individuen verschiedener Generationen bewirkt, dass die Älteren mit dem Nachwuchs um Lebensraum, Nahrung und Geschlechtspartner konkurrieren. Durch den Tod wird diese Konkurrenz zu Gunsten der Nachwuchsgeneration wesentlich verringert. Ohne Tod käme es zu Überbevölkerung, nachfolgende Mangelerscheinungen, Stress, Umweltverschmutzung usw. Der Tod besitzt also eine Erhaltungsfunktion für das Fortbestehen einer Population. Wahrscheinlich weist jede Gattung eine genetisch codierte Maximallebenszeit auf. Sie repräsentiert die größtmögliche zelluläre Teilbarkeits- oder Differenzierungsrate, die de facto durch zelluläre Störungen unterboten wird.

Zugleich wird der Tod im Sterben der Menschen zum Prozess und Problem wissenschaftlich-technischer Interventionsmöglichkeiten und damit der Gefahr thanatokratischer Tendenzen. An die Stelle des klassischen Herz-Kreislauf-Todes ist heute das irreversible Versagen der Hirnfunktionen getreten. Der Hirntod wird in verschiedenen Varianten des Partialtodes und des »Ganzhirntodes« vertreten. Nach dem Hirntod überleben die einzelnen Gewebe noch unterschiedlich lange und reagieren auf Reize (»supravitale Reaktionen«). Als typische

Todeszeichen oder Leichenerscheinungen gelten: Totenstarre, Totenflecke und Fäulnis/Verwesung. Trotz scheinbarer Klarheit werden wir konfrontiert mit verschiedenen Kriterien des Totseins und Definitionen des Todes, Varianten des Hirntodes, lebenden Toten mit Herzschlag, Null-Linien-EEGs und Tiefen-EEGs, neokortikalen Toten, Grauzonen und ein vielfältiges und sonderbares Kabinett von vermeintlich sicheren und unsicheren Zeichen. Selbst für die Wissenschaft ist die Semiotik des Todes, so scheint es, nur schwer zu entziffern.

## DIE SUBJEKTIVE SEITE

Mögen die Menschen auch nüchtern wissen, dass sie sterben müssen, einverstanden sind sie damit nicht. Das ganze Leben der Menschen könnte unter dem Gesichtspunkt betrachtet werden, dass sie sich gegen den Tod immunisieren wollen. Ihr wesentliches Interesse zielt darauf, glücklich zu sein. Und Glück schließt das Interesse an Selbsterhaltung und Selbstentfaltung mit ein.

So gilt in der Psychoanalyse die Todesangst (oder Furcht vor dem Sterben) zwar als der ständige Preis des Menschen für das (Ich-)Bewusstsein vom Dasein und das Wissen um die Endlichkeit. Gleichzeitig gibt es dennoch eine merkwürdige Urverdrängung, die den eigenen Tod zum Tabu werden lässt. S. Freud macht in seinen Analysen zur Todeseinstellung auf diesen altbekannten Zusammenhang von der Unvorstellbarkeit des eigenen, persönlichen Todes aufmerksam. Auch wenn man einerseits nüchtern-wissenschaftlich (theoretisch) um das eigene Sterbenmüssen weiß, kann sich der Mensch offensichtlich nicht als gestorben denken und fühlen (nur der andere kann sterben – ich nicht). Entsprechend verhält sich der Mensch lebenspraktisch auch nicht so, als ob ihn ein definitives Ende erwarten würde. Er vertraut sich der Zeit und dem Leben an, gleich so, als ob es für ihn nie etwas anderes gäbe, als sei er unsterblich. In dieser Unsterblichkeitsillusion spiegelt sich die große Fremdheit, die der Tod für den Menschen mit sich bringt.

Neben die lebenspraktische Unsterblichkeitsillusion tritt der Unsterblichkeitswunsch, beispielsweise in der Form, in der er in einigen Religionen zu Hause ist. Denn eine Sehnsucht und Hoffnung regt sich in den Menschen, nicht nur, dass etwas von ihnen selbst bleibe, sondern auch von den anderen und gerade von denen, die sie lieben: Jemanden lieben heißt, ihm zu sagen, du sollst nicht sterben (G. Marcel). Allerdings treibt der Unsterblichkeitswunsch auch sonderbare Blüten, wenn man z. B. daran denkt, dass es technische Versuche gibt, Menschen oder ihre Gehirne für teure Dollars so einzufrieren, dass sie gegebenenfalls wieder aufgetaut und ins Leben zurückgebracht werden könnten.

V. Frankl macht uns darauf aufmerksam, dass der alte Traum von der (innerweltlichen) Unsterblichkeit, den Tod zu überlisten, uns in eine trostlose, sinnlose Lage bringen könnte. Die unendlich ausgedehnte, klebrige Zeit endloser Stunden wäre schrecklich. Denn es wäre ganz gleichgültig, ob und wann man irgendetwas verrichten würde. Alles könnte verschoben werden. In der Unsterblichkeit gibt es keine Dringlichkeit und Knappheit oder Kostbarkeit mehr. Darum ist der Tod (als Zerstörung, Untergang, Verlust, aber auch Metamorphose, Neuanfang) in diesem Verständnis etwas Wichtiges. Er ist der höchste Ausdruck knapper, verrinnender Zeit endlicher Lebewesen. Und gerade dadurch ist der Tod ein »Sinnmotor«. Das, was knapp ist, ist kostbar. Knappe Zeit ist kostbar. Es gilt, sie auszukaufen. Wenn wir nicht unendlich viel Zeit haben, wird das, was wir tun, bedeutsam, einmalig und unwiederbringlich.

Natürlich sollten wir gerechterweise hinzufügen, dass der Tod für den Menschen etwas Paradoxes und Janusköpfiges ist. Er ist nicht nur Sinnmotor, der uns bewegt und antreibt, sondern er ist zugleich auch Sinnzerstörer, der bedroht, vernichtet und wegnimmt, was wir schaffen und lieben. Das Christentum beispielsweise hat diese Ambivalenz sehr gut verstanden, wenn es den Tod einerseits als der Sünde Sold, als konzentrierte Negativität, und andererseits als Mittel der Erlösung begreift. Man könnte geradewegs von einer »dialektischen Bosheit« des Todes im Denken der Menschen sprechen, indem er sowohl den Eindruck erweckt, dass es gut ist, dass er da ist, als auch, dass es schlecht ist, dass er da ist, indem er das, was er gewährt, am Ende doch bedroht und zerstört.

## Kann man den Tod verstehen?

Aber indem wir so »über« den Tod sprechen, erhebt sich die Frage, ob wir das denn überhaupt können. Vielleicht reden wir da von Chimären. Vielleicht reden wir über etwas, was gar nicht ernsthaft ein Gegenstand unseres Redens sein kann.

Der Philosoph Epikur verkörpert eine solche Position, wenn er behauptet, dass wir uns vor dem Tod nicht fürchten müssten; denn so lange wir sind und leben, ist der Tod nicht, und wenn schließlich der Tod da ist, dann sind wir nicht mehr. Ähnlich formuliert J.-P. Sartre den Gedanken, dass der Tod »du dehors« sei. Man könnte die Tradition des epikureischen Sophismus und Sartres »du dehors« vielleicht in folgender Grundüberzeugung zusammenfassen: Tod und Erkennen schließen sich wechselseitig aus. Daher solle uns der Tod auch nicht interessieren.

Auch wenn man diese Konsequenz nicht teilen kann und die Einseitigkeit der Position spürt, kann man wohl nicht umhin, eine Teilwahrheit in ihr anzuerkennen. Der Volksmund kennt den Spruch, dass der Tod harte Kinnbacken hat. Man kann ihm also seine Geheimnisse nicht entreißen. La Rochefoucauld findet eine verwandte Metaphorik: Weder die Sonne noch den Tod kann man fest ins Auge fassen. Was zum Phänomen des Todes für unser Denken und unsere Erfahrung also notwendig festgehalten werden muss, ist ein Moment des Nichtwissens, das mit ihm verknüpft ist.

Andererseits gibt es Erfahrungen, in denen der Tod in verschiedensten Spuren als anwesende Abwesenheit gegenwärtig scheint. Die Sorge, das Altern, die Krankheiten, Trauer und Trennung, aber auch der Schlaf, Träume, Sexualität, Ekstase und Rausch bebildern ein Spektrum von Erfahrungen, in denen der Tod als symbolisch oder metaphorisch präsent oder sogar als realer Vorschein oder dramatischer Untergrund der jeweiligen Erfahrung erlebt oder gedacht wird. Diese Erfahrungen bilden eine Art »Inkognito« oder »Mimikry« des Todes und gestatten Projektionen, Antizipationen oder Analogieschlüsse. Hierzu zählt auch der wahrgenommene Tod anderer Lebewesen.

In Summe bedeutet diese anwesende Abwesenheit des Todes das, was verschiedene Sinnsprüche klar benannt haben. Denken wir etwa an das *mors certa, hora incerta*: dass der Tod gewiss und sicher und unvermeidlich ist, die Stunde aber, in der er kommt, ungewiss bleibt. Oder an das *media vita in morte*, dass wir also mitten im Leben vom Tod umfangen sind. Oder rufen wir uns das Gedicht Rilkes in Erinnerung:

> *Der Tod ist groß. Wir sind die seinen*
> *Lachenden Munds.*
> *Wenn wir uns mitten im Leben meinen,*
> *Wagt er zu weinen,*
> *Mitten in uns.*

Diese allzeitige Zwillingsgestalt von Tod und Leben können wir in einem klassischen Bild ausdrücken: Die herabbrennende Kerze, die unser Leben und seine Spanne symbolisiert, muss nicht »bis zum Ende« brennen, sondern kann jederzeit ausgehaucht werden und verlöschen. Unsere Frage allerdings, ob wir den Tod verstehen können, verweist noch auf eine Erfahrung, die eine besondere Erkenntnisqualität für unser Thema mit sich führt.

## DAS EXISTENZIELLE VERSTÄNDNIS DES TODES

Vergegenwärtigen wir uns an dieser Stelle zunächst ein weiteres Gedicht (Gedichtanfang), dessen Autor Jewgenij Jewtuschenko ist:

> *Wenn ein Mensch stirbt,*
> *dann stirbt mit ihm sein erster Schnee*
> *und sein erster Kuss und sein erster Kampf …*
> *all das nimmt er mit sich fort.*
> *Die Menschen gehen fort …*
> *Da gibt es keine Rückkehr.*
> *Ihre geheimen Welten können nicht wiederentstehen.*
> *Und jedes Mal möchte ich von neuem*
> *Diese Unwiederbringlichkeit hinausschreien*

Gedichtteil aus: Jewgenij Jewtuschenko, Ausgewählte Gedichte. Nachdichtungen von Rainer Brambach, Beat Brechbühl, René Drommert, Otto Jägersberg, Günter Kunert, Peter Rühmkorf, © 1972 Diogenes Verlag AG Zürich.

Es gibt eine Tradition, die sich von Augustinus über Pascal bis zu M. Scheler verfolgen lässt und die einen spezifischen Erkenntniszugang zur Erfahrung des Todes durch die Liebe betont. Der Tod eines geliebten Menschen gewährt eine gefühlte Bedeutung des Todes, die im Vergleich zu allem anderen unüberbietbar aufschließend ist.

P. L. Landsberg hat gezeigt, dass Augustinus im vierten Buch seiner »Bekenntnisse« angesichts des Todes seines geliebten Freundes das Entscheidende festgehalten hat. Betrachten wir nur einen einzigen Punkt. In der Liebe, so sagt Augustinus, formt sich sozusagen ein neues »Wesen«: ein *nos*, nicht »ich«, nicht »du«, sondern ein »wir«. Wenn nun der geliebte Mensch stirbt, geht der Riss und die Berührung des Todes mitten durch mich hindurch, insofern ich dieses »wir« bin. Ich sterbe mit. Die Erfahrung des Todes wird auf eine unüberbietbare Weise gegenwärtig. Und der zurückbleibende Mensch wird sich darin, wie Augustinus es ausdrückt, zu einer *magna quaestio*, einer großen Frage. Wir können uns in die große Frage, die wir selbst sind, vertiefen. Definitiv beantworten können wir sie nicht.

Kann man also etwas *über* den Tod wissen? Vielleicht einiges Wissenschaftliche, aber nur wenig Existenzielles. Der Tod als naturales Phänomen im Blick der Wissenschaften ist nicht der Gesichtspunkt der Philosophie. Wir wollen nicht nur etwas über den Tod wissen, das heißt über seine verobjektivierbare Außenseite (der Tod als Faktizität), sondern fragen danach, ob wir vom Tod um den Tod wissen (Tod als Moment der Existenz). Kann man den Tod *verstehen*? Dies wird bestritten: Totsein und Verstehen schließen sich gegenseitig aus. Dennoch können wir etwas *vom* Tod *um* den Tod wissen, insbesondere durch die Liebe. Der Tod ist das große Fragezeichen, das den Menschen zu einer großen Frage macht.

## WAS DER TOD BEDEUTET?

Kann man wissen, was der Tod dem Menschen bedeutet? Jeder hat seine einzigartige Sicht, mit der er sich dem Tod annähert und sich mit ihm auseinander setzt. Andererseits bedeutet der Tod für jeden Menschen ein Endgültigwerden: die Freiheit, die Biografie, die Geschichte endet und gewinnt eine definitive Gestalt. In sie entzieht sich der Sterbende und verschließt sich, bis ihn Sprachlosigkeit ganz verhüllt.

Der Mensch ist das Wesen, das weiß, dass es sterben muss, gleichgültig zunächst durch welche Erfahrung ihm dieses Wissen zugänglich wird. Je mehr Erfahrungsweisen sich allerdings in diesem Wissen versammeln, umso deutlicher schälen sich zentrale Bedeutungsgehalte heraus. Als endliches und gezeitigtes Wesen ist der Mensch ein sterbliches Wesen im reflexiven Sinne: er weiß darum, dass er sterblich ist, ringt damit und bildet im Bezug darauf eine dramatische Existenz der Selbstwerdung aus.

Da der Tod uns auf radikale Weise entzogen ist (und uns uns selbst entzieht), sodass wir kein definitives Wissen von ihm haben, sollten wir dies als Erstes klar aussprechen und festhalten: Der Tod ist das definitive Nichtwissen unserer endgültigen Bestimmung. Da der Tod eine rätselhafte Grenze ist, die unser Leben beschließt und es ganz macht, ohne dass wir wissen können, ob dieses Ende Abbruch oder Vollendung ist, wird der Tod zum Fragezeichen, das das Leben und den Menschen zu einer großen Frage macht. Der Tod ist damit die unbedingte Anfrage an uns selbst, unser Leben in Freiheit zu entscheiden.

### EINIGE PRAKTISCHE KONSEQUENZEN

Im Blick auf den Sterbenden selbst mag es zuerst sonderbar sein, von »Möglichkeiten« zu sprechen, hat er doch keine Wahl: er muss ja jetzt, da seine Zeit zu Ende geht, sterben und gehen. Aber da sind doch Möglichkeiten im Sterben. Zurück in die Vergangenheit geschaut: Abschließen, Danken, ein Schlusswort finden … Jetzt, hier in der Gegenwart: Reifen, Sammeln, Begegnen … Vielleicht nie mehr gewusst haben als jetzt, was zählt und worauf es ankommt. Nach vorne, in die Zukunft: offen sein, sich aufschließen, sich hingeben … Es kommt alles darauf an, sich als Geheimnis anzunehmen.

Zum Geheimnis gehört auch das allmähliche »écoulement« (Pascal), das Entschwinden des anderen im Sterben, sein Anderswerden, seine wachsende Unerreichbarkeit, das Spüren auch der Selbst-Entzogenheit, dass man nichts besitzt, nicht einmal sich selbst. Grade der Bewusstlosigkeit, der Unerreichbarkeit und des Entschwindens lesen wir am sinnvollsten als Rückzug und Kommunikationsdunkelheit für uns selbst, die wir zurückbleiben. Auch ohne von uns wahrnehmbare Resonanz muss der Sterbende stets Partner der Ansprache und Begegnung im Gespräch, der Berührung, der Zuwendung bleiben, bis zuletzt.

Der Begleiter wird berührt von einer Landschaft, in der es Zeichen jenseits der gewöhnlichen Sprache gibt. Er rührt auch an eine alte Weisheitstradition, die ihn weder zum Zyniker noch zum Fanatiker macht, sondern zu einem, der das Leben sensibel liebt: *Meditare mortem! Respice finem!* Sterben und Tod werden zu Besinnungen auf das Leben, zu Lebens-Mitteln, die Kostbarkeit des Lebens und gestundeter Zeit achtsam in seine Lebensführung aufzunehmen und als inneren Kompass, als tragende Einstellung zu entfalten. Durch die Sprache und die Bilder, die ich mir wähle, wenn ich von Sterben und Tod spreche, forme ich eine bestimmte Wegweisung in mir selbst und im Kontakt mit den anderen.

Der Helfer und Begleiter, der kein hilfloser Helfer sein will, weiß, dass wir nicht Herren und Besitzer der Zeit sind, sondern dass wir in der Zeit unterwegs sind – für eine gewisse Zeit, die wir nicht kennen. Und er weiß, dass alles seine Zeit hat. Er weiß um die Kostbarkeit eines gezeitigten endlichen Lebens und darum, dass wir die uns gewährte Zeit nutzen sollen. Niemand kann ein »Meister des Sterbens oder Todes« sein! Wir müssen »abschiedlich« leben: Nichts kommt wieder zum zweiten Mal. Dies schließt uns auf für die Einzigartigkeit des Erlebens: carpe diem! Abschiedlich leben, bedeutet auch, sich nicht im Übermaß an all die Dinge zu binden, die uns am Ende nicht trösten können und nicht helfen werden. Der Tod ist ein Meister des Lassens: seine Ohnmacht und Unverfügbarkeit, die Nähe zum Schlaf, all dies belehrt uns über die Indirektheit der Dinge, das Los-Lassen und die Gelassenheit. Der nah herangerückte Tod vertreibt prahlerische Worte (Seneca). Ihm wohnt eine radikal soziale Kraft inne, indem er alle gleich macht: alle müssen sterben. »Die Asche macht alle gleich« (Seneca).

## SPIRITUALITÄT UND TOD

Diese Welt, die Liebe, die Schönheit, die Menschen, ihr Lachen: all dies ist wunderbar. Diese Welt, der Hass, der Schmerz, die Angst, der Tod, die Menschen: all dies ist entsetzlich. Die Ambivalenz oder das Zwielicht unserer Erfahrungen führt, wenn wir an einen Gott glauben, dazu, ihn zu loben und anzuklagen (Theodizee). Keine noch so gelehrte Überlegung und keine noch so intensive (positive oder negative) Erfahrung hat es je vermocht, in dieser Frage eine endgültige Beruhigung oder Klarheit zu geben. Das Leiden bleibt ein Mysterium. Wir finden darauf keine Antwort, auch wenn wir es immer wieder versuchen wollen. Am Ende müssen wir dieser Versuchung widerstehen.

Wir müssen uns entscheiden und wählen, in welchem Licht wir die Welt sehen wollen. Für diese Wahl tragen wir die Verantwortung. Das Christentum beispielsweise beschreibt uns die Janusköpfigkeit des Todes: Er ist (in Christus) Mittel der Erlösung, Mittel des Lebens. Er ist aber auch der Sünde Sold (das heißt, es gibt einen Zusammenhang zwischen Tod und Sünde). Der Tod bleibt also immer zweideutig. Es gibt keine vollständige »Humanisierung« des Todes. Wir können uns mit dem Tod nicht versöhnen, auch wenn er uns vielleicht mit allem versöhnt.

Wenn wir hier nun abschließend das Thema »Spiritualität und Tod« berühren, so soll ein sehr elementares Verständnis von Spiritualität dabei vorausgesetzt werden: (1) Das Leben des Menschen unter dem Gesichtspunkt der Ewigkeit wahrnehmen. (2) Aufgeschlossen-/Offensein für etwas, was größer ist als wir selbst. (3) Der Mensch ist eine so große Frage, dass nicht er selbst, sondern nur ein Gott sie beantworten kann.

Ist Spiritualität eine notwendige Haltung gegenüber dem Tod? Im obigen Sinne meine ich: Ja. Es ist gegenüber dem sterbenden Menschen im Angesicht des Todes angemessen, sich selbst und auch den Sterbenden spirituell aufgeschlossen zu halten. Da niemand ein letztes Wort über den Tod hat, sondern dieser ein letztes Wort über uns spricht, ist aufgeschlossen oder in der Schwebe zu sein, menschlich, human. Verschlossenheit ist es nicht.

Spiritualität bedeutet mir hier auch Aufrichtigkeit und Wahrhaftigkeit. Die Sterbenden brauchen einen Gefährten, auf dessen Ehrlichkeit sie sich verlassen können. Sterben frei von Angst und Schmerz zu halten, ist Beistand. Aber niemand kann Sterben kontrollieren. Niemand muss das auch. Am allerwenigsten der Sterbende: Oh Herr, gib jedem *seinen eigenen* Tod! betet Rilke in seinem Gedicht, das Sterben, das aus jenem Leben geht, darin er Liebe hatte, Sinn und Not.

## Literatur

Eduard Zwierlein: Die Idee einer philosophischen Anthropologie bei Paul Ludwig Landsberg, Würzburg 1989.
Eduard Zwierlein: Der Mensch und seine Gefährdung in der Gegenwart, in: Logotherapie (4/1989–90), 3, S. 161–176.
Eduard Zwierlein: Gebet und Existenz. Zur philosophischen Würdigung der Lebensbedeutung des Gebets, in: Philosophie und Religion. Jahrbuch des Forschungsinstituts für Philosophie 1990/91, 1990, S. 98–114.

Eduard Zwierlein: Nachwort zu Carl Friedrich von Weizsäcker: Der Garten des Menschlichen. Klassiker des modernen Denkens, hg. von Joachim Fest und Wolf Jobst Siedler, Gütersloh 1991, S. 595–609.

Eduard Zwierlein: Tod und Sinn, in: Zeitschrift für Logotherapie und Existenzanalyse (2/1993) 1, S. 34–46.

Eduard Zwierlein: Der Mensch – eine große Frage. Streifzüge durch Psychologie, Philosophie und Kunst zum Thema »Tod und Sinn«, in: Buchkunst 1977–1993, hg. v. Karl-Ludwig Sauer, 1993, S. 19–41.

Eduard Zwierlein: Das moralische Problem der Selbsttötung. Philosophische Perspektiven zum Thema Suizid. In: Wiener Medizinische Wochenschrift, Diskussionsforum Medizinische Ethik (5/1993), S. 21–23.

Eduard Zwierlein: Der Mensch – ein denkendes Schilfrohr. Wegweisung in gefährlicher Zeit, in: Mensch sein in unserer Zeit. Der Zeitgeist auf dem Prüfstand, Jubiläumstagung 40 Jahre Klinik Dr. Heines, hg. von der Stiftung Dr. Heines, Bremen 1994, S. 153–167.

Eduard Zwierlein: Blaise Pascal zur Einführung, Hamburg 1996.

Eduard Zwierlein (Hg.): Pascal, ausgewählt und vorgestellt von Eduard Zwierlein, München 1997.

Eduard Zwierlein: Über Pascal, in: Eduard Zwierlein (Hg.): Pascal, ausgewählt und vorgestellt von Eduard Zwierlein, München 1997, S. 13–44.

Eduard Zwierlein (Hg.): Klinikmanagement. Erfolgsstrategien für die Zukunft, München 1997.

Eduard Zwierlein: Weisheit – Aufklärung – Kritik. Anmerkungen zur unersetzlichen Bedeutung der Philosophie, in: Seminar Philosophie/Universität Koblenz – Landau, Wozu Philosophie? Eine interdisziplinäre Ringvorlesung, Philosophie im Gespräch (1/2001), Koblenz, S. 23–34.

Eduard Zwierlein: Was heißt Verstehen? – Eine Auseinandersetzung mit Paul Ricoeur, in: Seminar Philosophie/Universität Koblenz – Landau, Das Denken des Anderen, Französische Philosophie im 20. Jahrhundert, Philosophie im Gespräch (2/2002), Koblenz, S. 29–45.

Eduard Zwierlein: Existenz und Vernunft. Studien zu Pascal, Descartes und Nietzsche, Würzburg 2001.

*Eduard Zwierlein*

# Menschenwürdig sterben

## Wenn wir nicht menschenwürdig sterben

Wenn ein Mensch nicht menschenwürdig stirbt, wenn er keinen menschenwürdigen Tod findet, signalisieren wir dies durch ein bestimmtes Vokabular. Wir verwenden dann Worte, die das Unwürdige zu bezeichnen versuchen, und sprechen davon, dass jemand »verendet«, »krepiert«, »zu Grunde geht« oder »verreckt«. Wir ergänzen diese Worte zumeist noch um bestimmte Adjektive, wie etwa »jämmerlich«, »traurig« oder »elend«. In dieser Charakterisierung unwürdigen Sterbens bringen wir zum Ausdruck, dass sich das, was wir da sehen, keiner wirklich wünschen und keiner wirklich wollen kann, und dass sich auch dieser Mensch da, den wir vor Augen haben, sein Ende bestimmt nicht so vorgestellt hat. Aber wie dann? Was ist es genau, was das Sterben menschenwürdig oder menschenunwürdig machen könnte?

Das christlich-mittelalterliche Ideal des menschenwürdigen Sterbens lässt sich in der Formulierung zusammenfassen, dass der sterbende Mensch »das Zeitliche segnet«. Dieses Gegenbild zum unwürdigen Sterben stellt sich einen Abschied vor, der ruhig und friedlich zurückblickt auf die, die noch in der Zeit bleiben müssen, die »Zeitlichen«. Der Rückblick mündet in eine letzte Handlung für die Zurückbleibenden, indem der Sterbende das Kreuzzeichen über die Bleibenden macht, um dann gelassen zu gehen, hinüberzugehen und die Reise des Lebens zu vollenden. Uns heutigen stellt sich die Lage anders dar.

## Was menschenwürdiges Sterben gefährdet

Die Gefahren, die sich für ein menschenwürdiges Sterben ergeben können, folgen neben der stets möglichen problematischen Selbstbestimmung vor allem aus verschiedenen Fremdbestimmungen. Beispielhaft seien drei genannt. Wenn eine Gesellschaft aktive Sterbehilfe erlaubt oder gar propagiert, erzeugt sie einen fremdbestimmenden Druck auf Sterbende, eventuell sogar die Pflicht zu verspüren, aus dem Leben scheiden zu sollen, statt sich anderen zuzumuten. Dieser Druck kann sich auch auf die Begleiter, Helfer und das Angehörigensystem mit erstrecken. Es können hier Rechtfertigungszwänge auftauchen, weil das bis dahin Selbstverständliche nun öffentlich und legal in Frage gestellt wurde, dass nämlich jeder in einer unbezweifelten und undiskutierten Solidarität seine Begleitung im Sterben erhoffen durfte.

Eine andere Fremdbestimmungstendenz liegt im technologischen Imperativ, alles zu machen, was technisch auch machbar ist. Dieser Imperativ wird gestützt durch juristische Zusatzüberlegungen, nichts, was notwendig war, unterlassen zu haben, und durch den Wunsch, nichts, was menschenmöglich war, nicht auch ausgeschöpft zu haben. Das Resultat dieser Tendenz ist nicht selten, dass Menschen nicht mehr Abschied nehmen können, sondern unter Apparaten irgendwann verenden.

Ein drittes Beispiel für eine Fremdbestimmungsgefahr liefern so genannte Sterbe-Modelle. Hier zeigt sich, wie subtil Fremdbestimmung sein kann. Die Sterbephasen, die in diesen Modellen abgebildet werden, dürfen nämlich stets nur als Orientierungshilfe und nie als Erwartungshorizont verstanden werden. Sonst kann die Begegnung mit dem Sterbenden leicht aus dem Dialog mit einem einzigartig sich vollziehenden Geheimnis in die Gefahr eines Schematismus, einer falschen Normierung und eines ungerechten Bescheidwissens übergehen, dem sich der Sterbende anpassen soll. In all diesen Fällen liegt die Gefahr einer mehr oder weniger drastischen, obgleich subtilen Verletzung der Menschenwürde vor.

## ETHIKKRISE

Der wissenschaftlich-technische Fortschritt stürmt voran und eröffnet ständig neue und weit reichende Handlungsspielräume – die Ethik kann damit kaum Schritt halten. Die Schere zwischen positivem und normativem Wissen, zwischen Verfügungswissen und Orientierungswissen wird beständig größer. Wir sind gleichsam technisch-wissenschaftliche Riesen, aber doch nur ethische Zwerge. Angesichts einer Übermacht des wissenschaftlich-technischen Denkens mit all seinen problematischen (Neben-)Wirkungen wird die Ethik häufig gerufen oder herbeigewünscht, um Probleme zu lösen, Orientierung zu geben, Prozesse zu legitimieren, Feuerwehr oder Wachhund zu spielen usw. Doch die Ethik steckt selbst in vielfältigen Krisen.

Bei »Ethikkrise« denken wir vor allem daran, dass es eine Vielzahl einander widersprechender, konkurrierender Ethikkonzeptionen gibt. Dieser »Ethikpluralismus« ist zwar heute noch einmal gesteigert, gehört aber doch zu den Urerfahrungen der Ethik. Denn die Ethik beginnt ja ihre Arbeit immer erst dann, wenn nicht mehr klar oder selbstverständlich ist, was als gut zu gelten habe. Die Ethik nimmt ihre Arbeit auf nach dem Verlust des Selbstverständlichen und angesichts von Dissens und Unsicherheit. Ethik ist der Streit um das Gute. Darüber hinaus wird die Ethik vielfach sozusagen »von außen« wissenschaftlich in Frage gestellt und psychologisch, historisch, kulturell oder evolutionär relativiert.

Angesichts dieser Lage scheint es verführerisch, auf einen Begriff wie den der »Menschenwürde« zurückzugreifen. Vielleicht, so die Hoffnung, findet sich in ihm doch noch jenseits allen Streites eine Basis oder ein Fundament oder wenigstens ein Minimalkonsens, auf den sich alle verständigen könnten.

## MENSCHENWÜRDE

Der Schein allerdings ist trügerisch. Zwar meint die Menschenwürde so etwas wie die Fundamentalnorm oder auch Summenformel aller Menschenrechte. Dennoch wird der Begriff der Menschenwürde in allen Gesellschaften und Kulturen unterschiedlich benutzt; es gibt keine weltweit einzig gültige Definition. Vielfach wird die Menschenwürde durchaus als Ziel, Inhalt und Kriterium allen gesellschaftlichen Handelns betrachtet; sie stellt auch einen Wert mit Universalitätsanspruch dar. Aber was denn inhaltlich mit ihr zu verbinden ist, darüber herrscht Streit.

Der Begriff der Menschenwürde ist so unverzichtbar wie undefinierbar. Das Wort suggeriert, dass wir uns ihm nur zuwenden und es ein wenig aufhellen müssten, dann wüssten wir bald Bescheid und sähen klarer. Leider liegen die Dinge nicht so einfach. Der Begriff der »Menschenwürde« ist eher eine Problemanzeige und ein Kampfplatz als ein Zufluchtsort für sichere Auskünfte. Darum kann auch an dieser Stelle nur ein Vorschlag im Rahmen einer kontroversen Diskussion gemacht werden, ein Vorschlag allerdings, der von der Unverzichtbarkeit des Begriffs der Menschenwürde ausgeht.

In ihm ist nämlich wohl genau das versucht zu leisten, was als Undefinierbarkeit und Entzogenheit des Menschen bezeichnet werden kann. Kant nennt Würde das, was über jeden Preis erhaben ist und kein Äquivalent erlaubt. Ein Wesen, das Würde hat, darf folglich niemals bloßes Objekt meines Handelns oder bloßes Mittel meiner Interessen werden. Im Zentrum der Würde steht damit der Gedanke der Autonomie, ein Maximum an Selbstbestimmung, die nur an der Grenze anderer Menschen ihre Grenzen hat.

Folgen wir dem Gedanken Kants, so drücken wir mit dem Wort Würde aus, dass der Mensch nicht nur einen (relativen) Wert hat, sondern zugleich über jeden Preis (absolut) erhaben ist. Der Mensch ist Zweck an sich selbst und inkommensurabel, kann nicht »ausgemessen« werden. Ich möchte folgende Deutung für diesen Anerkennungsbegriff der Menschenwürde vorschlagen. Die ethische Wertschätzung des Menschen als eines unendlichen Wertes, den jedes einmalige Individuum unwiederholbar verkörpert, geht Hand in Hand mit einer erkenntnistheoretischen Überlegung.

Niemand ist nämlich in der Lage, sich selbst oder jemand anderen völlig zu durchschauen. Dieses Phänomen hat viele Gründe. Einer davon ist der Tod selbst. Denn in dem Moment, in dem ich meine Geschichte vollende, kann ich sie mir nicht mehr erzählen. Ich kenne nicht mein Ende. Jeder Mensch bleibt eine Blackbox, sich zuletzt entzogen, ein Geheimnis. Es hat niemand die Definitionsgewalt über sich oder andere. So können wir mit Pascal sagen, dass der Mensch den Menschen unendlich übersteigt, sodass seine wahre Definition seine Undefinierbarkeit ist.

Wenn jeder Mensch letztlich undefinierbar ist, ist er auch prinzipiell tabu für den anderen, ist er über jede seiner Definitionen erhaben und ihnen entzogen. Was im Sterben des Menschen geschieht und sich im Tod vollendet, das Entzogensein und »Wegrollen« (*ecoulement*, Pascal), ist konstitutiv für das ganze menschliche Leben und damit auch für den Anerkennungsbegriff der Menschenwürde. Das Nichtwissen des Todes verbindet sich mit einer Ethik des Nichtwissens oder einer Ethik der Intransparenz.

Gott nennt man heilig und entzogen, wohnend in einem Licht, wohin niemand kommen kann, weil er der »ganz Andere« ist. Gott ist auch und wesentlich der »verborgene Gott«. Augustinus formuliert es so: Si comprehendis non est Deus, wenn du es verstehst, ist es nicht Gott. Jeder Mensch ist auch und wesentlich ein *homo absconditus*, ein verborgener Mensch, was sagen soll, dass wir zuletzt ganz anders sind, allen Definitionen unendlich entzogen und nicht in ihnen einzufangen. Wir müssen uns als Geheimnis gegenseitig anerkennen und freilassen. Dies ist das einzig angemessene Verhältnis des Menschen zum Menschen. Wer wir wirklich sind, wie wir wirklich sind, von Angesicht zu Angesicht, was unser wahrer Name ist, wie die Antwort auf die große Frage, die *magna quaestio* (Augustinus), die wir sind, aussieht, das wissen wir nicht.

## MENSCHENWÜRDE IM STERBEN

Was das Sterben menschenunwürdig macht, ist der Verlust der Selbstbestimmung durch Schmerz, Isolation oder Manipulation. Betrachten wir entsprechend den Begriff der Würde in seiner klassischen anthropologischen Gliederung nach »Leib«, »Seele« und »Geist«.

Unwürdig ist es, wenn ein körperlicher Schmerz das Dasein eines Menschen derart bestimmt, quält und überflutet, dass er ihn entstellt und ihm seine selbstbestimmte Darstellungs- und Ausdruckswürde raubt. Würdevoll ist darum ein Sterben, in dem für einen bestmöglichen Ausgleich von Schmerztherapie und verbleibender Bewusstheit des Sterbenden gesorgt wird. Unwürdig ist nicht nur ein Übermaß an körperlichem Schmerz, der die Selbstbestimmung im Leib konsumiert, sondern auch vermeidbares seelisches Leiden im Mitsein und Wertsein, ein Leiden, das sich vor allem im Thema der sozialen Isolation anzeigt. Die Einsamkeit des sterbenden Menschen ist einerseits ein Thema, das behutsam und offen angesprochen werden sollte, insbesondere auch gegenüber Angehörigen, wenn der Sterbende noch welche haben sollte, damit sie ihn nicht alleine lassen oder sich von ihm zurückziehen. Einsamkeit ist andererseits auch ein Thema des betreuenden und begleitenden Teams, das sich vielleicht genau in dem Maße vom sterbenden Menschen mehr und mehr abwendet und auf das »Notwendigste« beschränkt, als es keine Chance mehr auf heilende Interventionen sieht. »Den Kampf verloren geben«, darf nicht heißen: Minimierung des Kontakts, Vermeidung geduldiger Anteilnahme oder allmählicher Rückzug aus verstehender Begegnung und vertrauter Begleitung. Der sterbende Mensch braucht keine Aussonderung, sondern Teilhabe und Teilnahme am verbleibenden Leben. Jederzeit muss man versuchen, ihm die Angst vor dem Alleinsein zu nehmen.

Unwürdig ist es schließlich auch, wenn die Schmerztherapie ohne Notwendigkeit das Bewusstsein des sterbenden Menschen sediert, wenn Angehörige das Sterben nicht wahrhaben wollen, es verdrängen und den sterbenden Menschen dadurch blockieren oder wenn durch Überaktivität ein widersinniges Verlängern des Sterbevorganges entsteht. Alle diese Beispiele haben etwas gemeinsam. Sie nehmen nicht ernst oder unterstützen nicht genügend, dass der sterbende Mensch eine letzte (geistig-spirituelle) Aufgabe vollzieht, die sein Dasein, Mitsein, Wertsein und Sosein umfasst: Er muss Abschied nehmen, das Leben verlassen, dabei vielleicht ein Schlusswort finden für sein Leben, schauen, welche Spuren er hinterlässt, prüfen, wo noch Heilung und Versöhnung möglich und nötig ist, seiner Antwort auf die Sinnfrage von Leben und Tod näher kommen und den Übergang und Weggang für sich klären. Dieser letzte Akt der bewussten Selbstbestimmung im menschlichen Drama, durch die sich ein Mensch seine definitive, letzte Gestalt gibt, darf durch keine unvermeidliche Intervention in Frage gestellt werden.

## ORIENTIERUNG AN DER SELBSTBESTIMMUNG

Aus den vorangegangenen Überlegungen folgt zunächst, dass wir jeden Menschen als Geheimnis freilassen und anerkennen müssen. Wir besitzen keine Definitionsmacht über andere. Im Gegenteil müssen wir, solange es uns nicht selbst verletzt, ihre Freiheit und Autonomie respektieren. Denn als freies und autonomes Wesen allein kann sich der Mensch in seinem Willen eine vorläufige Selbstdefinition geben. Diese Willenskundgebung zu erfahren oder zu ermöglichen und ihr als Maßstab, so weit es nur irgend geht, zu folgen, ist darum der einzige Leitfaden, um zu bestimmen, was dieses einen Menschen würdig ist. Ist sein Wille nicht aktuell artikuliert oder dokumentiert, so gilt es, den mutmaßlichen zu erforschen durch alle Informationsquellen, die dazu geeignet sind, und dadurch so viel wie möglich an Selbstverwirklichung zu eröffnen.

Der Tenor, der die gesamte Praxis der menschenwürdigen Sterbebegleitung prägen muss, wurzelt also in einer Einstellung und einer aus ihr folgenden Haltung. Es ist die Einstellung, den anderen als einzigartiges Geheimnis zu würdigen und freizulassen und nicht als Fall zu verwalten. Diese Einstellung hat das Ziel, dem Sterbenden das größtmögliche Maß an Selbstbestimmung und daraus folgend Selbstverwirklichung einzuräumen. Die Selbstbestimmung äußert der Sterbende durch die autonome Bestimmung seines Willens. Solange es irgendwie möglich ist, sollte das Gespräch mit dem Sterbenden gesucht werden, um zu erfahren, was aus seiner Sicht verändert oder verbessert werden sollte, welche Begleitung gewünscht und was wie geregelt werden soll. Wenn keine klare mündliche Mitteilung und auch keine Patientenverfügung oder etwas Vergleichbares vorliegen, so ist der mutmaßliche Wille des Sterbenden aus all seinen Lebensäußerungen und der Gesamtsituation unter Beiziehung möglichst anderer maßgeblicher Quellen wie Freunde, Angehörige, gesetzlich bestimmte Vertreter usw. zu ermitteln.

Der artikulierte oder mutmaßliche Wille darf jede Unterstützung in der Linderung von Schmerz und Bewahrung der Würde verlangen, sofern sie nicht unmittelbar auf die Tötung des Sterbenden gerichtet ist. Denn diese irreversible Manipulation des Sterbenden würde ihn vollkommen zum Objekt der Tat eines anderen machen und das freie Band der Menschenwürde zwischen ihnen zerschneiden.

## MENSCHENWÜRDIG IM STERBEN BEGLEITEN

Auch wenn die pflegerische und physiotherapeutische Betreuung, die seelsorgerliche und psychologische Begleitung sowie die medizinisch-ärztliche Versorgung nach Standards professionell verläuft, verdienen einige Aspekte besondere Erwähnung.

Schmerzen etwa sind, wie bereits erläutert, durch eine gute palliative Schmerztherapie aufzufangen. Denn Schmerzen nehmen einem Menschen in dem Maß, in dem ihre Intensität wächst, die Möglichkeit zu einer würdevollen Selbstdarstellung und Selbstbestimmung. Dabei ist in Kauf zu nehmen, dass die schmerzlindernden Gaben gegebenenfalls die Lebenszeit verkürzen, solange dies nicht der Grund ihrer Verabreichung und unmittelbare Absicht ist.

Eine würdevolle Sterbebegleitung bedeutet darüber hinaus, den jeweiligen Lebensrhythmus des Sterbenden so ohne Verkürzung oder Verlängerung zu beachten, dass seine Bedürfnisse, seien es körperliche, seelische, soziale, geistige oder spirituell-religiöse, ganzheitlich wahrgenommen und befriedigt werden. Auch die räumlich-bauliche Situation und die Zimmergestaltung sind hierbei einzubeziehen.

Zur individuellen Bedürfnisorientierung gehört auch die aufmerksame Zuwendung zu den zentralen Themen des Sterbenden. Hier geht es vor allem um Sterbensangst, die Auseinandersetzung mit der Sinnfrage, der Umgang mit Schuld, die Wahrheit am Krankenbett, die Hilfe beim Sterben oder auch der Umgang mit Suizidwünschen.

Die Wahrwerdung des sterbenden Menschen hierbei zu begleiten, bedeutet nie, ihn zu belügen; es bedeutet auch nicht notwendig, alles zu sagen, was man weiß (oder zu wissen glaubt), aber doch das, was gesagt werden kann und soll, so zu sagen, dass es für den anderen annehmbar und verkraftbar ist. Wahrheit ist keine brutale Information und ein Schlag ins Gesicht, sondern der Beginn eines gemeinsamen sinnorientierten Prozesses. Hoffnung ist in der Regel ein großes Stimulans des Lebens. Trügerische Hoffnung jedoch ist ein Betrug am vergehenden Leben, dessen selbstbestimmte Gestaltung ich durch Vorenthaltung von Wahrheit im Namen von etwas vermeintlich Größerem dadurch einschränke. Geistige Entmündigung, Vermeidung, Flucht, Ausweichen sollten genauso wie Überaktivität, Manipulieren oder Verwalten zu einer Selbstprüfung des Helfers führen, in der er seine eigene Einstellung zu Leben, Tod und Sterben reflektieren müsste.

Auf der Seite der Helfer und Begleiter im Sterben sind viele Voraussetzungen notwendig, damit das Sterben würdevoll geschieht. Unter diesen Voraussetzungen ragt als persönliches Merkmal vor allem die kommunikative Kompetenz heraus. Sie umschließt sowohl die Fähigkeiten, sensibel und differenziert wahrnehmen, als auch empathisch in Kontakt treten zu können. Den Ausdruck des Sterbenden zu lesen und die gelingende Ansprache zu leisten, sind Fähigkeiten, die in aller Regel eigens ausgebildet werden müssen. Ein ebenfalls wichtiges persönliches Merkmal ist die Fähigkeit, sich mit der eigenen Sterblichkeit auseinander zu setzen und die eigenen Grenzen zu erspüren, Grenzen zu akzeptieren und mit Ohnmacht umgehen zu können. Zu den bedeutenden institutionellen Merkmalen zählt die integrative Kooperation in Teams. Sie ist eine berufsgruppen-, bereichs- und auch einrichtungsübergreifende Zusammenarbeit und muss sich als Betreuungsnetz oder Beziehungsgeflecht aus der Wahrnehmungsperspektive des Sterbenden verstehen und organisieren.

## NACHDENKLICH BLEIBEN

Das Ich des Menschen ist ein sonderbarer Verteidigungsring um das, was er sich als »sein« Leben erobert hat. Im Sterben reift und kollabiert das Ich auf äußerste Weise zum Selbst. Es befindet sich in einem Spinnengewebe von Ängsten der Entfremdung, der Ohnmacht, des Untergangs und Hoffnungen des Werdens, des Übergangs, des Heimgehens. Gefühle der Auflösung und Auslöschung ringen mit Phantasien der Heilung und Erlösung. Die Irrfahrten des Odysseus sind an ihre letzte Etappe gelangt. Wie sollen wir uns den Menschen denken?

Die Natur hat es so eingerichtet, dass menschliche Personen nur in der sonderbaren Einheit von »Leib« und »Seele/Geist« erscheinen. Wir wissen nicht, wie Natur und Geist letztlich miteinander verbunden sind. Wir haben den Geist nur in irdenen Gefäßen, aber eben auf eigenartige Weise. Dabei begegnen wir dem menschlichen Geist oder der Person nie unmittelbar, sondern nur vermittelt. Ein Mensch schaut mich an. Er äußert sich in seinen Zeichen. Ich sehe nicht unmittelbar seinen Geist oder seine Personalität, sondern nur Spuren und Ausdruck. Der Mensch ist nur vermittelt und indirekt gegenwärtig als anwesende Abwesenheit. Er drückt sich aus in den beiden zentralen Medien Leib und Sprache.

Wenn nun die Medien, in denen sich der Mensch normalerweise zeigt, defekt sind oder ausfallen, bedeutet dies zunächst nur, dass diese Person sich nicht mehr zeigen kann und mir entzogen ist, nicht aber, dass sie nicht (mehr) da ist. Wenn wir jemanden nicht erreichen können, bedeutet dies nicht, dass er nicht mehr da ist. Aus Intransparenz folgt keine Inexistenz. Kommunikationsdunkelheit bedeutet nicht automatisch das Nichtvorhandensein der anderen Person, sondern ihre erlebte Unerreichbarkeit.

Menschsein und Menschenwürde dürfen nicht entkoppelt werden. Man muss *in dubio pro persona* denken. Das Recht auf Leben und die Achtung des anderen als personales Wesen werden dem Menschen nicht verliehen, sondern sind ihm unabhängig von seinem Entwicklungsstand und geistigen Möglichkeiten zu Eigen. Wo menschliches Leben existiert, kommt ihm Menschenwürde zu. Es ist nicht entscheidend, ob der Träger sich dieser Würde bewusst ist und sie selbst zu wahren weiß. Wo er dies nicht kann, ist unsere einzige Aufgabe die, ihm beizustehen, nicht aber, ihn zu beseitigen.

### Literatur

Eduard Zwierlein: Anmerkungen zur Debatte um Euthanasie, in: Wiener Medizinische Wochenschrift, Diskussionsforum Medizinische Ethik (5/1991).

Eduard Zwierlein: Selektion oder Humanität?, in: Wiener Medizinische Wochenschrift, Diskussionsforum Medizinische Ethik (7/1991).

Eduard Zwierlein: Die Lehre von der Lebensqualität und die Heiligkeit des Lebens, in: Wiener Medizinische Wochenschrift, Themenheft: Lebensqualität, (142/1992), S. 527–532.

Eduard Zwierlein: Philosophie und Behinderung, in: Gen-Ethik. Zur ethischen Herausforderung durch die Humangenetik, hg. von Eduard Zwierlein, Idstein 1993, S. 15–31.

Eduard Zwierlein: Hirntod und Thanatologie, in: Wiener Medizinische Wochenschrift. Diskussionsforum Medizinische Ethik (6/1993), S. 25–28.

Eduard Zwierlein: Behinderung und Humanität, in: Spektrum der Wissenschaft (1/1993), S. 121–122.

Eduard Zwierlein (Hg.): Verantwortung in der Risikogesellschaft. Ethische Herausforderung in einer veränderten Welt, Idstein 1994.

Eduard Zwierlein: Verantwortung in der Risikogesellschaft, in: Eduard Zwierlein (Hg.): Verantwortung in der Risikogesellschaft. Ethische Herausforderung in einer veränderten Welt, Idstein 1994, S. 19–45.

Eduard Zwierlein: Organtransplantation und Hirntod. Zum Ansatz einer Ethik der Intransparenz für die Transplantationsmedizin, in: Transplantationsmedizin und Ethik, ed. Franz Werner Albert, Walter Land & Eduard Zwierlein, Lengerich, Berlin u. a. 1995, S. 185–204.

Eduard Zwierlein (Hg.): Normalität – Differenz – Asymmetrie. Ethische Herausforderungen im Umgang mit Schwachen und Fremden, Idstein 1995.

Eduard Zwierlein: Denken wider die Aneignung und Ausgrenzung, in: Eduard Zwierlein (Hg.): Normalität-Differenz-Asymmetrie, Idstein 1995, S. 15–36.

Eduard Zwierlein: Lebensqualität und Menschenwürde, in: Lebensqualität gemeinsam schaffen, hg. vom Verband Katholischer Einrichtungen und Dienste für Körperbehinderte Menschen, Freiburg 1996, S. 26–35.

Eduard Zwierlein: Lebensqualität und Menschenwürde. Anmerkungen zur bioethischen Diskussion des Begriffs Lebensqualität. In: Josefs-Gesellschaft e.V. (Hg.): Visionen pädagogischen Handelns, Olsberg, 1996, S. 25–31.

Eduard Zwierlein: Wenn Ethik tötet. Diskussion um Lebensqualität gefährdet Menschen mit Behinderung, in: Sozialcourage (2/1996), S. 16–17.

Eduard Zwierlein (Hg.): Handbuch Integration und Ausgrenzung. Behinderte Mitmenschen in der Gesellschaft, Neuwied 1996.

Eduard Zwierlein: Menschenwürde – Lebensqualität – Allokation. Der behinderte Mensch zwischen Ökonomie und Utilitarismus, in: Handbuch Integration und Ausgrenzung, hg. von Eduard Zwierlein, Neuwied 1996, S. 153–164.

Eduard Zwierlein (Hg.): Klinikmanagement. Erfolgsstrategien für die Zukunft, München 1997.

Paul Timmermanns

# Der Schmerz und die Ethik der Sterbebegleitung

## Die Schmerzphänomenologie

Wir wissen, wo es schmerzt, aber wir wissen nicht, wie es schmerzt.

*»Ein Kind von vier Jahren fährt auf seinem Rädchen zum ersten Mal ohne Stützräder, stolz und mit erhobenem Kopf dreht es sich im Fahren zu den zuschauenden Eltern um, ›guck mal …!‹ Plötzlich, die Mauer, es stürzt. Es steht schnell auf, hält inne, erst Ruhe, dann das blutende Knie, es schreit und weint und ist ganz erschrocken und geradezu mit dem Trost der herbei geeilten Eltern eine ganze Zeit untröstlich.«*

Studium und Erforschung des Schmerzes ist Aufgabe und Inhalt einer in den letzten Jahren beständig wachsenden Zahl von Organisationen: »Deutsche Gesellschaft zu Erforschung des Schmerzes e. V.«, »Deutsche Schmerzliga e. V.«, »Schmerzforum e. V.«, »Schmerztherapeutisches Kolloquium e. V.«, »Deutsche Gesellschaft für Schmerzforschung und Schmerztherapie e. V.« usw. Wissenschaften in Medizin und Psychologie untersuchen und erforschen den Schmerz, entwickeln therapeutische Methoden der Schmerzbekämpfung auf der Grundlage einer geeigneten und auf die Spezifizitäten und Intensitäten des jeweiligen Schmerzes abgestimmten Medikation – denn auch wenn wir zwar sagen können: »es schmerzt«, so ist kein Schmerz wie der andere. Der Tumorschmerz ist spezifisch, der Kopfschmerz ist spezifisch, Nervenschmerzen sind spezifisch usw. Immer wieder wird betont, dass die schmerztherapeutische Bekämpfung des Tumorschmerzes besser entwickelt sei als z. B. die Bekämpfung von Nervenschmerzen, wobei auf die lokale Applikationsmöglichkeit der Medikamente verwiesen wird, die hier mit morphin- und opioidhaltigen Rezepturen bessere Anwendungsmöglichkeiten finden.

Es kann gefolgert werden: Die Lokalität des Schmerzes scheint zugänglicher als seine Spezifizität. Oder eben auch mittels unserer oben gemachten Feststellung ausgesagt: Wir wissen leichter, wo »es schmerzt«, wir wissen sehr viel schwerer, wie »es schmerzt«.

Diese Spezifizität des Schmerzes verlangt seine Messbarkeit. Als ich 1994 einige Zeit als Hospitant auf der Palliativstation des Bonner Malteser-Krankenhauses verbrachte, war ich davon beeindruckt, wie doch in der Medizin als einer stark naturwissenschaftlich-technischen Disziplin zur Einschätzung des Schmerzes mit den subjektiven Faktoren in der Schmerzempfindung der Patienten gerechnet wird. Da nun einmal diese Frage nach dem »wie« des Schmerzes von der psychologischen Konstitution her beeinflusst ist, wird bei der Einschätzung des Schmerzes auf eine »Einschätzskala« zurückgegriffen, die mir – als so genannter »Geisteswissenschaftler« – damals zuerst wenig objektiv erschien. Sie funktioniert folgendermaßen: Die Patienten werden mehrfach über den Tag nach dem Wie viel ihres Schmerzes gefragt, den sie dann anhand einer fiktiven Skala von 1 bis 10 einschätzen sollen. Durch diese permanente Befragung über die gesamte Aufenthaltszeit hinweg ergibt sich ein mögliches Auf-und-Ab der Intensität des Schmerzempfindens und bietet somit die Grundlage für den Einsatz der Schmerztherapie.

Es zeigt sich hier, wie sehr das »Wie« des Schmerzes von psychischen Faktoren abhängt. So könnte nachweislich mit dieser Schmerzeinschätzskala Folgendes aufgezeigt werden: Wenn ein Patient mit Schmerzen psychosozial sehr gut versorgt wird, er von Beginn an gebeten wird, anhand der Skala seinen Schmerz spezifisch einzuschätzen, ihm nicht sogleich bekannt sein würde, dass mit seinen Medikamenten zunächst noch gar keine Schmerzmittel verabreicht werden und dann seine Angaben über die ersten Tage hin betrachtet würden, so wäre bei nicht wenigen Patienten festzustellen, dass eine deutliche Schmerzminderung angegeben wird – eben allein durch die gute psychosoziale Versorgung.[1]

Es scheint also angezeigt, sich bei dem »Wie« des Schmerzes nicht auf eine rein naturwissenschaftlich physiologische Betrachtungsweise zu beengen, die allein die körperliche Ursache des Schmerzes fokussiert. Vielmehr wäre diese medizinisch sicherlich unerlässliche Körperphysiologie des Schmerzes mit einer Sozialpsychologie des Schmerzes zu verbinden, wenn eine Schmerztherapie so wirkungsvoll, wie möglich, und so invasiv, wie nötig, unternommen werden soll – schließlich – so denken wir – soll sie ja eine Therapie des Augenmaßes sein. Damit stehen wir aber vor der Schwierigkeit, dass unser Verdikt dieser Sozialpsychologie einer Schmerztherapie mit Augenmaß zwar schon einen schönen Namen hat, sie aber noch nicht sagen kann, wo und vor allem wie sie denn nun über das naturwissenschaftlich physiologische Augenmaß hinaus das Phänomen des Schmerzes auch noch in den Blick nehmen kann?[2]

Es geht in der Tat um das Hinschauen selbst. Die Betrachtung des Schmerzphänomens kann sich nicht auf ein naturwissenschaftliches Untersuchen einer von ihrem »Hintergrund« isoliert betrachteten Körperlichkeit her verengen. Der Mensch ist keine Maschine, die beschädigt ist. Sein individueller Lebenshintergrund gehört im aktuellen Geschehen wie im »figürlich-gestaltförmigen« Langzeitzusammenhang seiner Symptomatik mitgesehen.

Die oben kurz beschriebene Erlebnissequenz aus dem Erleben des Rad fahrenden Kindes und seines Sturzes macht das deutlich. Das Kind ist gestürzt, es kommt zu einem Arzt, alle denken, es hat Schmerzen, der Arzt untersucht das Knie, das blutet: »Ja hier hat es Schmerzen!« Ist das aber der Schmerz, den wir zu dem Zeitpunkt gesehen haben, als – exakt wie oben beschrieben – das Kind stürzte? Dort haben wir den Schmerz anders sehen können: wir haben vielleicht den Stolz und dessen Kränkung gesehen, vielleicht haben wir in der kurzen Ruhe das Erschrecken gesehen. Und dann als das Kind getröstet wurde, in den Arm genommen wurde: dann haben wir den Schmerz gesehen, der den Trost sucht, der sich vielleicht zuerst untröstlich zeigt und dann im annehmenden Zuspruch zur Ruhe kommt. Vielleicht haben wir auch den Schmerz gesehen, der gerade dadurch ausgebrochen ist, dass das Kind getröstet wurde.

Das Beispiel macht deutlich, dass die Betrachtung des Schmerzes eine Phänomenbetrachtung ist und sein Bild und sein Verstehen in seinem »figürlich-gestaltförmigen Zeit- und Lebenshintergrund« von der betrachtenden Diagnostik gelesen werden muss.[3] Diese phänomenologisch erweiterte Körperphysiologie ermöglicht erst eine Schmerztherapie mit Augenmaß.

## DIE ETHIK DER SCHMERZBEKÄMPFUNG

Die Ethik der Schmerzbekämpfung überhaupt als eine Ethik, d. h. als eine dem Handeln gebotene Verpflichtung gegenüber schmerzleidenden Menschen zu begreifen, wird erst dann wirklich möglich, wenn dieses schmerzbekämpfende Handeln sich in diesem umfassenden Sinne der bislang gekennzeichneten Schmerzdiagnostik mit Augenmaß versteht. Dieses soll an drei ethischen Implikationen der Schmerzbekämpfung verdeutlicht werden.

Es ist gewissermaßen eine erste ethische Implikation, eben in der Bekämpfung des Schmerzes alle Faktoren, die in der Schmerzentstehung von Bedeutung sind, bei der Diagnostik und der Therapie einzubeziehen – und hierzu ist jener lebensphänomenologisch erweiterte

Diagnoseblick unerlässlich. Gemeint sind damit aber auch psychosoziale Faktoren, die ja, wie gesehen, in der Schmerzphänomenologie Wirkungen zeigen, obwohl sie nicht mit den Mitteln rein naturwissenschaftlicher Rationalität eingrenzbar sind, sondern das »Auge des Betrachtens« gewissermaßen mitzusehen ist. Von daher ist es eine ethische Implikation, sich nicht von vornherein auf den Standpunkt zu stellen: »Ich betrachte hier in der Diagnostik nur die Wirkungen, die ich naturwissenschaftlich messen kann!«

Eine zweite ethische Implikation der Schmerzbekämpfung haben wir bereits folgendermaßen formuliert: »… so wirkungsvoll wie möglich, so invasiv wie nötig!« Ein bekannter deutscher Medizinethiker formulierte in einem Interview mit der Fachzeitschrift DIE HOSPIZ-ZEITSCHRIFT den Grundsatz, dass die Verpflichtung der medizinischen Tätigkeiten gegenüber sterbenden Menschen sich nicht auf Maßnahmen beschränkt, das rein physiologische »organische Leben« so weit wie möglich zu Gewähr leisten. Vielmehr bestehe eine darüber hinausgehende Verpflichtung, auch dazu beizutragen, dass »ein sinnvolles Leben insgesamt« möglich sein kann[4].

Wir erkennen in diesem Grundsatz eine Bestätigung dessen, was wir als die notwendige Schmerzbekämpfung mit Augenmaß genannt haben. Erst mit ihr wird die hier implizierte Ausgewogenheit zwischen Wirkung, Möglichkeit und Notwendigkeit im Gesamtzusammenhang des »sinnvollen Lebens« nämlich möglich. Diese Ausgewogenheit in der Schmerzbekämpfung zu finden und auch therapeutisch halten zu können, verlangt eine hohe Kompetenz und ist auch gewissermaßen ethisch impliziert. Dieses zeigt sich in einem bei der Schmerzbekämpfung am Lebensende eines Menschen grundsätzlich auftretenden ethischen Handlungskonflikt. Schmerztherapeutisch Tätige stehen dann vor der Frage einer Abwägung von Wirkung, Möglichkeit und Notwendigkeit, wenn die Therapie so effizient ist, dass sie dem schmerzleidenden Menschen das Bewusstsein trüben oder gar nehmen könnte; der Grundsatz der sinnvollen Lebensgestaltung insgesamt ist dann in Frage gestellt. Gerade hier hätte sich die ethische Implikation: »… so wirkungsvoll wie möglich, so invasiv wie nötig!« auszuwirken. Eine Schmerztherapie, die sich in der Verwendung aller möglichen Mittel effizient auf die rein körperphysiologische Schmerzreaktion konzentriert und diese so bekämpft, dass der größere Hintergrund der sinnvollen Lebensgestaltung gar nicht mehr gesehen werden kann, wäre in ethischer Hinsicht nicht vertretbar. Demgegenüber betonen erfahrene palliativmedizinisch Tätige immer wieder, dass nach ihrer Erfahrung eine Schmerzbekämpfung am Lebensende so möglich ist, dass es nicht zu einem Bewusstseinsverlust kommen muss. Betont wird hierbei lediglich einschränkend, dass, wenn es auf Grund der möglichen Komplikationsbreite im »Wie« der Schmerzentstehung und einer möglicherweise komplizierten Lokalität des Schmerzes (z. B. bei Leiden des Nervensystems) auch nicht möglich sein kann, immer für alle Fälle hier mit Sicherheit sprechen zu können, so doch sicherlich möglich ist, für nahezu alle Fälle zu sprechen.

Damit stoßen wir aber an eine dritte ethische Implikation der Schmerzbekämpfung, die eben genau damit zusammenhängt, dass medizinethisches Handeln eben immer auch ein Handeln an und mit den Grenzen ist. Es kann nämlich gerade in den Fragen der Schmerzbekämpfung am Lebensende dazu kommen, dass ethisch gebotene Grundsätze so gegeneinander stehen, dass es nicht mehr möglich ist, sie alle gleichermaßen zu beachten. Diese Situationen stellen die ethischen Handlungskonflikte dar, die das Ethos der hier formulierten Schmerztherapie mit Augenmaß belasten wird. Als zentrale Beispiele sind eben hier die Einzelsituationen zu nennen, in denen die eingeschlagene Schmerztherapie überhaupt nur noch effektiv sein kann, wenn der indirekte Effekt einer Lebensverkürzung mit der therapeutischen Maßnahme nicht mehr ausschließbar ist. Die Medizinethik spricht hier von

Situationen der so genannten »indirekten Sterbehilfe« – d. h., die Absicht der therapeutischen Maßnahme intendiert gerade nicht die direkte Sterbehilfe, die Lebensverkürzung kann jedoch ggf. ein indirekt eintretender Effekt der Maßnahme selbst – ein so genannter »double effect« – sein. Das Augenmaß wird sich hier dann so ausweisen müssen, dass es, wie die Medizinethik dieses nennt, in eine »Güterabwägung« einmündet, in der die in der konkreten Situation sich im Konflikt befindenden Güter – z. B. das Leben einerseits und das Bewusstsein andererseits – abzuwägen sein werden. Hier ist das Ethos des Augenmaßes in einem besonderen Maße von Bedeutung, denn hier kann eine Entscheidungsfindung überhaupt nur noch ethisch vertretbar möglich werden, wenn der therapeutisch Tätige den klaren Blick auf sich selbst behalten kann, um seine eigenen Absichten und Intentionen im Handeln wahrnehmen zu können. Die hier benötigte personale Kompetenz verlangt ethisch jenes ärztliche Ethos im Handeln mit Augenmaß. Nur mit ihm wird es möglich sein, in der »Güterabwägung« keine Faktoren des »Mitleids« eindringen zu lassen[5] und selber sein eigenes Leben in allen seinen Vollzügen so gelebt zu haben und beleben zu können, dass die grundsätzlichen Haltungen von Achtsamkeit, Wert- und Hochschätzung dem Leben des anderen Menschen gegenüber jene nötige personale Kompetenz einer Schmerztherapie mit Augenmaß im Handeln tragen können.[6]

In diesen personalen Grundhaltungen gegenüber dem Leben in allen seinen sinnvollen Vollzügen gehen die Ethik der Schmerzbekämpfung und die Ethik der Sterbebegleitung ineinander über.

### Die Ethik der Sterbebegleitung mit Augenmaß betrachtet den Menschen in der lebendigen Gestalt seines »sinnvollen Lebens«

Eine Begleitung der Menschen im Sterben ist nur schwer möglich, wenn der körperliche Schmerz Empfinden, Denken und Alltagsbewusstsein weitestgehend überdeckt. Insofern ist die Schmerzbekämpfung schon an sich eine ethische Handlung. Sie hilft den von Schmerzen Betroffenen, sich bis zuletzt in ihrem Leben selbst zu vollziehen – was hier mehr als im Sinne eines reinen Bewusstseins – im Sinne eines umfasenderen Lebensverhältnisses gemeint ist. Im Schmerz überwältigt die Körperlichkeit den Lebensvollzug. Er kann durch die schmerzfixierte Fokussierung auf die reine Körperlichkeit hier nicht seine volle Leiblichkeit leben, da das benötigte Selbst- und Lebensverhältnis in seiner Gestaltwerdung beeinträchtigt ist. Zu sagen, dass dieses lebendige Selbstverhältnis auf Grund einer Ermangelung der Bewusstseinsfähigkeit beeinträchtigt sei, wäre gewissermaßen ungenau – das Bewusstsein ist doch in Takt, nur angefüllt mit der Empfindung der körperlichen Schmerzen und dem penetranten Gedanken an das Verlangen, diese loszuwerden. Somit ist die Bewusstseinstätigkeit nur ein Teil des vitalen Selbstverhältnisses und nicht in der Lage alleine sein lebendiges Selbstverhältnis in allen Bezügen zu definieren.[7]

Deshalb ist die von uns oben ansatzweise beschriebene Phänomenologie der (Schmerz)ethik des Augenmaßes ebenso für eine Ethik der Sterbebegleitung bedeutsam. Im »Augenmaß« fanden wir das Mehr an »sinnvollem« Lebensvollzug, das sich ergibt, wenn es gelingt, dem analytischen Blick der rationalen Erfahrungsreflexion das Schauen auf den gesamten Lebendigkeitskontext, in dem alle Einzelerfahrung sich zeigt, wieder hinzuzufügen. So sieht dieses Schauen mehr, denn es ergänzt die Analyse des Partikularen durch die Phänomenologie seiner multiplen Lebensverhältnisse. Wenn man diesen Zusammenhang, dass die Ethik der (Schmerz)Begleitung sich in personalen Grundhaltungen dem Selbst- und Lebensvollzug des Sterbenden gegenüber so verankern kann, wie sie die Einstellung des analytisch von außen rein rational reflektierenden Betrachters übersteigt und zu einem Wahrnehmen und Schauen der Gesamtgestalt des »sinnvollen« Lebensvollzuges wird, radikal zu Ende denkt, dann treffen wir auf die Frage: Wer ist eigentlich »Subjekt« und wer ist eigentlich »Objekt« in der je aktuell sich immer neu gestaltenden Lebendigkeit, an die die ethisch begleitende Beziehung gebunden bleibt?[8] Dieses ist vielleicht die Grundfrage schlechthin, wenn es um eine Annäherung an ein angemessenes Verständnis einer Ethik der Sterbebegleitung – oder von Begleitung überhaupt – geht. Diese Ethik entscheidet sich da, wo ich meine Grundhaltung gegenüber dem anderen Menschen einnehme. Dies geschieht noch vor aller Entscheidung, etwas zu tun oder nicht zu tun, etwas zu sagen oder nicht zu sagen oder etwas von dem anderen – und von Begleitung überhaupt – zu wissen oder nicht zu wissen.

Mehr noch als ein Wissensbezug stellt diese immer schon von mir vor aller theoretischen Beziehung eingenommene Grundhaltung sich als Wahrnehmungsvollzug dar.[9] D. h., dass ich die Beziehung zum Sterbenden, die ich in ethischer Hinsicht in der Begleitung einnehme, nicht mehr als die natürlich selbstverständliche Subjekt-Objekt-Relation verstehen kann, in der »Ich« handle, um bei der begleiteten Person – und auch nicht für sie – etwas zu bewirken, sondern dass ich schon vor allem Tun und Machen (»mit oder gar am Gegenüber«) in ethischer Hinsicht durch eine Grundhaltung eingestellt bin, die aus dem Wahrnehmungsbezug meines eigenen lebendigen Selbstverhältnisses kommt.[10]

Für die Ethik der Sterbebegleitung bedeutet das: Nicht durch meine »guten« Taten, durch meine »guten« Worte oder gar durch meine »große Hilfe« wird das Ethos der Sterbebegleitung lebendig. Vielmehr erreicht erst meine Sterbebegleitung seine ethische Grundlage durch meine persönliche Einstellung gegenüber dem anderen und dem Leben überhaupt – und der sensus vitalis dieser meiner Grundhaltung ist mein eigenes Wahrnehmen-, Sehen- und Schauen-Können im Selbst- und Lebensverhältnis.

Immer wieder fragen Menschen, die Sterbenden gegenüberstehen, sich danach, was sie denn jetzt noch tun oder sagen können. Die »richtigen« Handlungen werden gesucht, das »gute« Tun, Machen und Sagen, denn das »Falsche« jetzt, wo es nach dem Sterben keine Besserung mehr gäbe, wäre doch wirklich belastend und unerträglich. Auch die Tatsache, dass es Sterbenden selber sehr viel mehr nach Dableiben und Dasein verlangt und »richtig oder falsch« im Tun und Machen da eine geringere Bedeutung hat, kann diese Ängste selten mindern.

Dableiben und Dasein sind jedoch Qualitäten, die ich schon vor meinem Tun und Handeln eingenommen habe, und zwar in dem Wahrnehmungsbezug meines eigenen Lebensverhältnisses, den ich mir selbst und auch dem anderen gegenüber erhalten habe. Die Ethik der Sterbebegleitung entscheidet sich gerade hier und eben deshalb kann sie erst das Handeln in der Begleitung Sterbender begründen.

### Die Ethik der Sterbebegleitung ist ein Geschehen von Wahrnehmung und Haltung

Den Wahrnehmungsbezug meines eigenen Lebensverhältnisses erreiche ich aber zuallererst durch Selbstreflexion.[11] Sie ist deshalb der Zugang zur Ethik der Sterbebegleitung. Es scheint jedoch recht verschlungen zu sein ebenso zu denken, dass ich durch selbstreflexive Einstellungsänderungen meines Wahrnehmungsbezuges mich in dieser Welt, d. h. im Handeln für und bei einem anderen Menschen bewege und gerade so durch dieses oft als »Bei mir Bleiben« gekennzeichnete Geschehen, das mich vor ein immer bloß »gut«-gemeintes und doch störendes Eingreifen in das Leben des anderen schützt, die ethische Dimension der Sterbebegleitung erreichen kann. Diese Irritation ist indes mehr im Denken als im Leben selbst verwirrend. Wir werden in der Einnahme verhaltensändernder Grundhaltungen nämlich gestört durch den beständig mitlaufenden Grundgedanken einer Subjekt-Objekt-Relation, die wir als die durch uns konstituierte Beziehung, in der wir uns befinden, mitdenken. Die Beziehung in der Begleitung Sterbender entsteht aber nicht dadurch, dass wir uns in Beziehung denken, sondern ist gewissermaßen schon vor unserem Denken und dann, wenn wir uns in unserem Wahrnehmen einstellen, hervorgebracht.

Wir benötigen hier an Stelle des Subjekt-Objekt-Denkens ein anderes Denken – so etwas wie ein »Denkwahrnehmen«, das zugleich leibhaftige Grundhaltung – im Sinne einer ethischen Einstellung – ist.[12] Diese andere Art zu denken, die zugleich eine andere Art ethisch zu denken darstellt, findet sich vor allem – neben der bereits angeführten Leibphilosophie Maurice Merleau-Ponty's – im Werk des französischen Phänomenologen Emmanuel Lévinas.[13] Diesen Zusammenhang bei Emmanuel Lévinas etwas genauer zu betrachten, kann vielleicht helfen, die hier m. E. für eine Ethik der Sterbebegleitung benötigte Lockerung des eigenen Zusammenspiels von Wahrnehmung und Beziehungsdenken leichter herbeizuführen.

Doch zunächst gilt es zwei Missverständnisse in der Interpretation von vornherein auszuschließen. Erstens wird es fehlgehen, das Denken Emmanuel Lévinas' in einer Linie zu Martin Buber in die dialogische Ethik[14] einzuordnen. Das Konzept der Dialogik bei Martin Buber wird von Emmanuel Lévinas genau an dem Punkt aufgegeben, den schon die jüdische Religionsphilosophie selbst als aporetisch markierte.[15] Die Aporie des buberschen dialogischen Denkens besteht darin, dass ohne einen illusionistischen Rekurs auf eine tertiäre, nur im Denken repräsentierbare Ebene, die von Buber angezeigte Verbindung von »Ich« und »Du« – eben die Dialogik selbst – gar nicht existent sein kann. Dieses bedeutet wiederum, dass gerade die angestrebte Bewegung von menschlichen Beziehungen in ihrer lebendigen Konkretheit von der Dialogik nicht erreicht, sondern diese eher noch weiter entfernt wird. Die von Buber erstrebte »Unmittelbarkeit der Beziehung … (zum Du)«[16] bleibt letztlich doch dem angemahnten Verdikt der bloßen »Ideenwelt«[17] verhaftet. Emmanuel Lévinas zeigt demgegenüber auf, dass dieses tertium im Umgang mit anderen Menschen nicht zu einem tertium comparationis im Denken führen darf, wenn die Lebendigkeit im Kontakt mit anderen Menschen – denn was wir von Beziehung denken, geht ein in unsere Beziehungsfähigkeit – nicht verloren gehen soll. Die Verobjektivierung von Beziehung geschieht für ihn gleichermaßen in der Buberschen Dialogik und in der Subjekt-Objekt-Beziehung der westlichen Denktradition. Das in meiner konkreten Lebenswelt Erlebte ist in seiner lebendigen Gegenwart nicht Gegenstand meines Denkens, auch wenn ich zu allem so – explizit denkend – in Beziehung treten kann. In der lebendigen Gegenwart zu denken, heißt für Emmanuel Lévinas sich der Verobjektivierung des anderen Menschen zu enthalten und vielmehr das Leben, in dem der andere schon immer mir entgegenkommt, bevor ich ihn gedacht, repräsentiert habe, »implizit zu denken«. »Die ›Intentionalität‹ festzuschreiben, das heißt gerade das Denken als an das Implizierte gebunden zu erspüren, dem sie nicht in akzidentellem Sinne untersteht, sondern in dem sie sich aus Gegenwärtigkeit hält. Von hier aus ist das Denken nicht mehr nur rein vorhanden noch reine Repräsentierung (…) (In) einer Phänomenologie, in der die Aktivität des totalisierenden und totalitären Repräsentierens bereits in ihrer eigenen ›Intention‹ überholt ist, in der die Repräsentierung sich immer schon in den Horizonten eingestellt findet, die sie in gewisser Weise nicht gewollt hatte und in denen sie sich nicht überholt, – wird eine ethische ›Sinngebung‹ (auf Deutsch im Originaltext) möglich, und zwar in einer den anderen im Respekt gegenwärtigenden Weise.«[18]

Von hier aus kann auch das zweite Missverständnis schon ausgeschlossen werden. Ethische Anerkennung und der Respekt gegenüber dem anderen Menschen sind in dieser lebensweltlich implizierten Phänomenologie Emmanuel Lévinas' selber Denkprinzipien. »Ethik ist die erste Philosophie«[19] – dieser Ausspruch ist so zu verstehen, dass die Husserlsche Suche nach der ersten Ursprungs- und »Sinngebung« von Philosophie und Denken überhaupt von Emmanuel Lévinas mit dieser ethischen Anerkennung des anderen Menschen beantwortet wird. Diese »ethische Sinngebung« ist aber Anfangsmoment der Lévinasschen Phänomenologie konkret lebendiger Gegenwart, die sein Werk philosophisch eher in die Lebensweltphilosophie als in die Dialogik einordnen lässt. Der andere Mensch ist – wie wir sahen – meinem Denken bereits eine innerweltlich konkret erlebte, eben »implizierte« Realität, und da ich selbst mit meinem mich in der Welt orientierenden Denken Teil dieser Realität bin, ohne den Anfang dieser Impliziertheit jemals gedacht zu haben, bin ich immer schon in diesen Anspruch des anderen Menschen erstreckt und auch verstrickt. Dieses phänomenologische Prinzip der ersten »ethischen Sinngebung« bleibt aber missverstanden, wenn ich den rein deontologischen, ja dezisionistischen Charakter alleine aus ihr herauslesen will – mit ihr lässt sich dann eine vortreffliche »Totschlagethik« entwickeln –, ohne zu erkennen, dass die gesamte Phänomenologie Emmanuel Lévinas' eine Orientierung der Subjektivität in der Lebenswelt dahingehend ist, die Belichtungen des Subjektes durch das unaufhörliche Sich-Ereignen der lebendigen Gegenwart, in die ich eben dann vom anderen Menschen her stets involviert bin, zu beschreiben. In diesem Sinne finden wir in der Lebensweltphänomenologie bei Emmanuel Lévinas durchaus eine Subjektivitätsphilosophie, in der die Subjektivität durch Haltungen beschrieben wird, die ich – lebendig gegenwärtig – gegenüber dem anderen Menschen eingenommen habe und denen ich mich durch repräsentierende Vergegenständlichungen – oder durch ein dialogisches Beziehungsdenken – nicht so einfach entledigen kann.[20]

Doch schauen wir uns jetzt diesen Zusammenhang genauer an. Die Ethik der Sterbebegleitung beginnt – so versuchten wir darzulegen – weit vor allen Analysierbarkeiten medizinethischer Güterabwägungen von richtigen, guten oder falschen Handlungsentscheidungen schon im Welt- und Wahrnehmungsbezug des eigenen Lebensverhältnisses; deshalb schon ist es richtig, wenn ich ohne persönliche Einübung in eine Kultur der ehrlichen Selbstreflexion mich nur schwer in der Begleitung Sterbender zurechtfinden werde. Das Setting der Begleitbeziehung kann ich insofern nicht im Subjekt-Objekt-Denken entwickeln. Vielmehr finde ich mich so, wie ich mich schon im Fluss meines Lebens, mit allen Begegnungen und Erlebnissen, die dort möglich sind, bewege, immer schon in den Beeindruckungen und Berührungen dessen wieder, was in diesem Leben auf mich zukommt. Soll die Sterbebegleitung darauf angelegt sein, in dieser Lebendigkeit solange es geht gegenwärtig zu bleiben – durchaus im Dasein zum Tode –, so gehen »Ich« und »Du« allein durch Wahrnehmen so ineinander über, dass meine Haltungen dem anderen Menschen gegenüber zu meinem eigentlichen Begleithandeln werden. In diesem Fluss der lebendigen Gegenwart da zu sein und zu begleiten, bedeutet dann, dass mein Wahrnehmen schon mein Denken ist. Die Absicherung von Objekt und Subjekt der Begleitung ist dann nicht mehr möglich. »Die Bezogenheit zu behaupten, das bedeutet das Denken wahrzunehmen als in die Implizität eingebunden ...«[21] Dieses Denken ist die Rückbezüglichkeit in die eigene Wahrnehmung, wobei Nähe zu einem absolut Äußeren entsteht, der ich nur mit Haltung begegnen kann und dabei schon begleitend bin.

Dieses ist die Grundstruktur des Denkens Emmanuel Lévinas'. Dieses Denkwahrnehmen, das zugleich und ineins leibhaftige Grundhaltung ist, wird in der Subjektphänomenologie Emmanuel Lévinas' als »Sinnlichkeit« und »Gefühl« beschrieben. »Die Empfindsamkeit ist also nicht einfach nur ein lebloser Inhalt, kein Faktum im Sinne der empirischen Psychologie. Sie ist dahingehend ›intentionell‹, dass sie sich verhält, und zwar nicht in Bezug auf Objekte, sondern in Bezug zu sich selber. Sie ist der Anfangspunkt der Handlungssituation, der Ursprung der Tatsache selbst, sich zu verhalten. Wie vorbestimmte Bezüge oder Gelebtes sich als die ersten Grundhaltungen verwirklichen, die in diesem Anfangspunkt eingenommen werden(…) Es fällt schwer, in dieser Beschreibung der Empfindsamkeit nicht das gelebte Sinnliche auf der Ebene des Leibes zu erkennen, dessen grundlegendes Ereignis in der Tatsache besteht, sich zu (ver)halten, und zwar sich selber zu verhalten, wie der Leib sich auf den Beinen hält. Eine Tatsache, die mit derjenigen Tatsache ineinander fällt, sich zu orientieren, und das bedeutet eben immer schon eine bezogene Haltung einzunehmen … Genau hier gibt es eine neue Charakterisierung des Subjektiven.«[22] Dieses beschreibt sehr genau, wie sinnlich-leibhaftes Wahrnehmen zu einer Grundhaltung (»attitude initiales«) dem Außen gegenüber wird, wie die Körperhaltung als Denkhaltung schon »vor-prädikative Beziehung« sein und ich alles Erleben und Geschehen im Fortgang seiner lebendigen Gegenwart begleiten kann. Mein einziges Können, das ich hierzu benötige ist, mich in dieser Rückbezüglichkeit dem Lebendigen gegenüber zu halten. Dies nennt Emmanuel Lévinas »la récurrence« die, wenn man so will, die Sinnlichkeit im Selbst- und Lebensverhältnis beschreibt. »Die Empfindung ist hier das Bewegen höchst selbst.«[23]

Abschließend soll noch einmal kurz bemerkt werden, dass wir über das leibhaft-konkrete Schmerzphänomen ausgegangen sind, um hier über die Ethik der Sterbebegleitung nachzudenken. Aus diesem Phänomen heraus – und mit Absicht gegenüber dem Gegenstand unserer Erörterungen und gegenüber ihren Leserinnen und Lesern haben wir das getan – wollten wir die üblichen medizin- und begleitethischen Entscheidungskonflikte und -prozesse ansprechen. Wir machten aber auch deutlich, dass die Ethik der Sterbebegleitung sich keinesfalls in den eher medizinethisch analytischen Klärungen erschöpfen kann und dass diese aus Voraussetzungen zu erschließen sind, ohne die eine Ethik der Sterbebegleitung nicht möglich sein kann. Wir sahen diese Voraussetzungen in einer Änderung unserer Denkhaltung gipfeln: Das Geschehen der Begleitung Sterbender ganz aus der Wahrnehmung heraus gestalten zu können und gegenüber der lebendigen Gegenwart keine Sicherheit mehr zu haben, selber stets abgesichertes Subjekt und niemals dem Tode ausgesetztes Objekt zu sein, sondern mit dem Sterbenden bis an die Grenze seines Lebens leben zu können. Diese Haltungsänderung herbeizuführen, ist zugleich und eins eine Denkanleitung zur Gestaltung von Sterbebegleitung als auch ihre Ethik, denn – und das kann m. E. zur vertiefenden Reflexion dessen, was ich da denn tue, im Werk Emmanuel Lévinas' fruchtbar gemacht werden –: ist meine Wahrnehmung des anderen Denken geworden, dann kann mein Denken nur als ethisch orientiertes beginnen und weitergehen.

## Schaukasten

### Die 7 Typen ethischer Grundstandpunkte

#### 1. Der deontologische Standpunkt
Mit diesem Standpunkt orientieren wir uns an dem prinzipiell aufgefassten Anspruch, dass das Leben und die Würde des Menschen grundsätzlich unser Handeln verpflichtende Entscheidungskriterien sind.

## 2. Der Standpunkt der Fürsorge

Mit diesem Standpunkt sind wir bereit, gegenüber einem anderen uns meist lieben Menschen einseitige Leistungen an Hilfen oder Unterstützungen zu geben. Wir berechnen nicht den Nutzen oder den Gegenwert, den der andere uns für unsere Hilfehandlung zurückzugeben hätte. Wir tun es einfach, weil wir ihn irgendwie annehmen, wie er ist, und weil er uns berührt.

## 3. Der Standpunkt der ausgleichenden Gerechtigkeit und Fairness

Mit diesem Standpunkt orientieren wir uns bei der Auslotung von Rechten verschiedener Personen an Gesichtspunkten wie Freiheit, Gleichheit, Reziprozität und Unparteilichkeit. Hier versuchen wir meist wie in einem zwischenmenschlichen Vertrag die gegenseitigen Ansprüche und Bedürfnisse ausgeglichen zu behandeln und zu verteilen.

## 4. Der Standpunkt der normativen Ordnung

Mit diesem Standpunkt orientieren wir uns an den vorgeschriebenen Regeln und Rollen der sozialen oder moralischen Ordnung. Bei der Entscheidungsfindung kreisen die Grundüberlegungen um das Element der Regeln und der Gesetze.

## 5. Der Standpunkt des größtmöglichen Nutzens

Mit diesem Standpunkt orientieren wir uns an den guten oder schädlichen Folgen des Handelns, die in den gegebenen Situationen für das »Wohlergehen« von anderen und/oder von uns selbst entstehen. (»Präferenzutilitarismus«)

## 6. Der Standpunkt des idealen Selbst

Mit diesem Standpunkt orientieren wir uns an einem Bild, das der oder die Handelnde von sich selbst als einem guten oder gewissenhaften Menschen hat. Wir orientieren uns auch an einem guten oder gewissenhaften Bild, das wir von uns selber haben wollen, und das zu wahren, uns wichtig ist. Wir schauen hier auf den idealen Wert der Motive unseres Handelns.

## 7. Der diskursiv-pragmatische Standpunkt

Mit diesem Standpunkt versuchen wir nicht von ethischen Prinzipien auszugehen, die von vorneherein das Handeln orientieren. Wir versuchen vielmehr einen Diskurs zwischen allen situativ Beteiligten in Gang zu bringen, der ermitteln will, auf Grund welcher für alle konsensfähigen Kriterien gehandelt werden soll.

## Anmerkung

Der Begriff »Standpunkt des eigenen Handelns« lehnt sich an an den von Lawrence Kohlberg untersuchten Begriff des »moral point of view«. Ethische Standpunkte von Menschen lassen sich anhand einer personbezogen individuellen Mischung von einigen dieser sieben Standpunkte beschreiben (vgl. Lawrence Kohlberg: Die Psychologie der Moralentwicklung, Frankfurt 1995).

[1] Das Psychologische Institut der Universität Bonn hat diese Subjektivität in der Psychologie des Schmerzes noch einmal naturwissenschaftlich überhöht, indem hier ein »computergestütztes, diagnostisches Instrument zur Erfassung des aktuellen Schmerzzustandes« entwickelt wurde: »Das Elektronische Bonner Schmerztagebuch EBST« (vgl. Ralf Ott/O. Berndt Scholz: Das Elektronische Schmerztagebuch. Vorstellung der methodischen Grundlagen des Verfahrens und erste Validitätsergebnisse, in: Der Schmerz (9/2000, Suppl. 1), S. 54.

[2] Üblicherweise wird hier immer von einer »ganzheitlichen Betrachtung des Schmerzes« gesprochen. Was ist damit aber gemeint? Was ist ›ganz‹, was ist ›halb‹, und vor allem, was soll denn die Verbindung von beidem sein? Für die Hospizbewegung wäre es wichtig, das in ihr so gängige und dennoch leider meist nichts sagende Wort von der »Ganzheitlichkeit« dahingehend genauer mit Verstehen zu füllen, um welches Mehr an Betrachten und damit an Einsicht es ihr hier geht.

[3] Wissenschaftlich ausgearbeitete Ansätze dieser erweiterten Methodik der medizinischen Diagnostik sind schon lange vorhanden; die hier verwendete Begrifflichkeit ist angelehnt an das »Figur-Hintergrund-Phänomen« bei Frederick S. Perls: Das Ich, der Hunger und die Aggression. Die Anfänge der Gestalt-Therapie, Stuttgart 1995.

[4] Interview mit Prof. Dr. Ludger Honnefelder, in: Die Hospiz-Zeitschrift, Fachforum für Hospiz- und Palliativarbeit (5/2000), S. 11.

[5] Vgl. Klaus Dörner: Tödliches Mitleid. Zur Frage der Unerträglichkeit des Lebens oder die soziale Frage, Gütersloh 1988. Zu einer Annäherung an den Begriff des »Lebens bis zuletzt« gerade im Gesamtzusammenhang aller seiner sozialen Vollzüge vgl. Interview mit Prof. Dr. Dr. Klaus Dörner, in: Die Hospiz-Zeitschrift, Fachforum für Hospiz- und Palliativarbeit (5/2000), S. 5–9.

[6] Es wird hier deutlich, dass das schwierige Konzept der »Güterabwägung« im Punkt der eigenen personalen Haltungen gegenüber dem Leben selbst als ein differenziertes umfassendes soziales Handeln mit hoher Verantwortung zu betrachten ist. Es geht hier um Entscheidung in den gesamten Bezügen des sozialen Handelns, d. h. um die Wahrnehmungen und Haltungen gegenüber den anderen Menschen, gegenüber der Situation und gegenüber der eigenen Person. Es kann hier nicht um eine Mathematik des Abzählens gehen. Dies macht deutlich, wie sehr das ärztliche Handeln darauf angewiesen ist, sich nicht auf die rein naturwissenschaftliche Rationalität des Messens und Machens einzuengen.

[7] Dass das menschliche Selbstverhältnis im vitalen Lebensvollzug nicht alleine aus derjenigen Bewusstseinstätigkeit Gestalt und Form gewinnt, die uns die analytische Reflexion unserer Erfahrungen und Gedanken vermittelt, zeigt die Philosophie Dieter Henrichs, vgl. Dieter Henrich: Fluchtlinien. Philosophische Essays, Frankfurt 1982 und Dieter Henrich: Selbstverhältnisse. Gedanken und Auslegungen zu den Grundlagen der klassischen deutschen Philosophie, Stuttgart 1982.

[8] Wir wollen darlegen, dass die Begleitung in der hier beschriebenen Wahrnehmungs- und Lebensgestalt keine Objektivierung des zu Begleitenden mehr zulässt; sie lässt aber auch keine Subjektivierung des Begleitenden mehr zu. Insofern nehmen wir die Begrifflichkeit von »Subjekt« und »Objekt« der Begleitung lediglich als Folie, von der wir uns abheben, um die soeben als zentral bewertete Frage zu stellen. Zu anderen Fragen, die sich in diesem Zusammenhang ebenfalls stellen, vgl. Paul Timmermanns: Zwischen dem Selbstbestimmungsanspruch des Sterbenden und den Grenzhaltungspflichten gegenüber dem »anderen Menschen«. Zum Selbstverständnis der Hospizbewegung, in: Deutsche AIDS-Hilfe e.V. (Hg.): Forum-Band. Angemerkt soll hier auch sein, dass es fundamental zu jedem Selbst- und Lebensvollzug gehört, dass der Mensch sich in ihm selber sagen muss, was für ihn »sinnvoll« ist. Das kann eben nicht von außen betrachtet werden. Der Begriff »Augenmaß« ist insofern ein eher bildlicher, der eine Phänomenologie der Lebenswahrnehmung zum Ausdruck bringt, die nicht mehr in einer Subjekt-Objekt-Rationalität der theoretisch analytischen Sichtweise verhaftet ist, sondern in der Wahrnehmen und Schauen in den je aktuellen Lebensgestalten die Grundlage zu einem eigenen Lebens- und Weltverhältnis geworden ist. Dieses Lebens- und Weltverhältnis äußert sich dann als Grundhaltung, was im Folgenden entfaltet sein soll.

[9] Deshalb wird in der vielen Begleitliteratur das Wort der »Empathie« groß geschrieben.

[10] Schon vor einer meist durch die angelsächsisch-analytische Philosophie inspirierte Dekonstruktion des Ethischen aus der nahezu unendlichen scheinenden Vielzahl meiner möglichen Handlungsweisen hat die ethische Handlungsdimension durch mich voreinstellende ethische Grundhaltungen schon längst begonnen, d. h., ich lebe gewissermaßen immer schon längst im ethischen Feld und zwar je bevor ich durch mein reflexives Denken mir ethisches Verhalten – soll es nun »gut«, »richtig« oder auch »nur« »nicht falsch« sein (vgl. Bruno Schüller: Die Begründung sittlicher Urteile. Typen ethischer Argumentation in der Moraltheologie, Düsseldorf, 2. Auflage 1980, S. 133–141) – überlegen kann. Diese gewissermaßen real-existierende Ethik-Dimension meiner Lebensgrundhaltungen wurde durch die Untersuchungen Lawrence Kohlbergs, die den Begriff eines (das Handlungssubjekt) voreinstellenden »moral point of view« unter Beweis gestellt (vgl. Lawrence Kohlberg: Die Psychologie der Moralentwicklung, Frankfurt 1995). Es ist stets sehr aufschlussreich für Teilnehmende aus Ethik-Seminaren, wenn sie selbst in den Seminaren anhand von angeleiteter

Selbstreflexion an ihren eigenen Wahrnehmungsvoraussetzungen erahnen können, wie sehr sich die Typik ihrer vorbewussten ethischen Standpunkte in dem, was sie als ethisches Handeln identifizieren, bestätigen oder aber auch von ihm zum Teil massiv abweichen kann. Bei meinen eigenen Arbeiten in der ethischen Begleitung und in der Anleitung ethisch Begleitender erkenne ich dabei immer wieder folgende Typologie von sieben verschiedenen ethischen Grundstandpunkten (siehe Schaukasten nebenan), von denen aus Menschen Grundhaltungen einnehmen.

[11]  Vgl. die Fachartikel zum Thema »Kommunikation im Hospiz« in: Die HOSPIZ-ZEITSCHRIFT, Fachforum für Hospiz- und Palliativarbeit (20/2004).

[12]  Deshalb entschieden wir uns dafür, diesen Artikel mit dem Phänomen des Schmerzes zu eröffnen und die Ethik von dort aus zu betrachten, wo der sinnenraubende Schmerz uns in unserem Denken auf die eigene Leibhaftigkeit zurückwirft. Das, was hier vielleicht etwas umständlich mit dem Begriff »Denkwahrnehmen« ausgedrückt wird, zielt auf den Begriff der »conscience perceptive« bei Maurice Merleau-Ponty, mit dem dieser französische Phänomenologe unaufhörlich gegen das kantische Denkaxiom anrennt, das unser Subjekt-Objekt-Beziehungsdenken so massiv beeinflusst: »Dagegen ist das Vermögen, den Gegenstand sinnlicher Anschauung zu denken, der Verstand … Ohne Sinnlichkeit würde uns kein Gegenstand gegeben, und ohne Verstand keiner gedacht werden. Gedanken ohne Inhalt sind leer, Anschauungen ohne Begriffe sind blind.« (Immanuel Kant.: Kritik der reinen Vernunft, in: Wilhelm Weischedel (Hg.): Immanuel Kant. Werke in sechs Bänden II, Darmstadt 1966, S. 98 (B 76); vgl. Maurice Merleau-Ponty: La structure du comportement, Paris 1990).

[13]  Es kann im Folgenden nicht um eine Gesamtinterpretation des Werkes Emmanuel Lévinas' gehen. Vielmehr geht es um ein Nachvollziehen, wie dieser Phänomenologe sich von dem Denken der Subjekt-Objekt-Beziehung befreit, indem er Wahrnehmen als die lebendige Gegenwart beschreibt, in der ich – schon vor allem analytischen Denken – gegenüber dem anderen Menschen eine ethische Grundhaltung eingenommen habe. Diese Bewegung zeichneten wir als die Grundbewegung der Ethik der Sterbebegleitung.

[14]  Als immer noch beste Einführung in die dialogische Ethik vgl. Alois Edmaier: Dialogische Ethik. Perspektiven, Prinzipien = Eichstätter Studien III, Kevelaer 1969.

[15]  Vgl. z. B. Jochanan Bloch: Die Aporie des Du. Probleme der Dialogik Martin Bubers = PHRONESIS – eine Schriftenreihe, Heidelberg 1977.

[16]  Vgl. Martin Buber: Ich und Du, in: Martin Buber: Werke I. Schriften zur Philosophie, München 1962, S. 85.

[17]  Ebd., S. 86.

[18]  Emmanuel Lévinas: La ruine de la representation, in Edmund Husserl 1859–1959 = Phaenomenologica 4, Den Haag 1959, S. 79, 85. (Übersetzung vom Autor)

[19]  Emmanuel Lévinas: Ethique comme philosophie première, in: Gilbert Hottois (Hg.): Justifications de l'éthique, Bruxelles 1984.

[20]  Beide Hauptwerke Emmanuel Lévinas stellen in diesem Sinne Phänomenologien der Subjektivität der lebendigen Gegenwart dar, vgl. Emmanuel Lévinas: Totalité et infini. Essai sur l'extériorité = Phaenomenologica 8, Den Haag 1965; Emmanuel Lévinas: Autrement qu'être ou au-delà de l'essence = Phaenomenologica 54, Den Haag 1974. Emmanuel Lévinas markiert den Begriff der Haltung (»l'attitude«) deutlich sowohl im Früh- als auch im Spätwerk, vgl. z. B.: Emmanuel Lévinas: Le Dialogue. Conscience de soi et proximité du prochain, in: Marco Maria Olivetti (Hg.): Archivio di Filosofia, Padua 1980, S. 345–357. In der deutschen Rezeption Emmanuel Levinas' steht gegenüber dieser subjektivitätsphänomenologischen Perspektive m. E. leider immer noch die Absolutheit des ethischen Anspruchs im Vordergrund. Wenn man aus persönlichen Gesprächen weiß, dass bis zu seinem Lebensende Emmanuel Lévinas diesen philosophisch-phänomenologischen Gesamthintergrund seines Werkes zu wenig verstanden sah, so erahnt man, wie sehr er bereute, seinen Interpreten mit den eher bildhaften Formulierungen vom »Geiselsein« (»Moi comme otage de l'autre«), von der »obsession« durch den anderen oder vom »Tu ne tueras point« die Spuren des bloßen ethischen Dezisionismus angeboten zu haben. Von diesen bleibt nur noch die Apologetik eines absoluten ethischen Imperativs übrig, wenn man sie nicht aus der lebensweltlich konkreten Phänomenologie heraus entwickelt, die sie tragen. Als eine der wenigen von dieser Tendenz abweichenden Interpretation, die sich über den Haltungsbegriff dem Werk Emmanuel Lévinas' nähert, vgl. Klaus Dörner: Der gute Arzt. Lehrbuch der ärztlichen Grundhaltungen, Stuttgart 2001.

[21]  Vgl. Zitat aus Anmerkung 18.

[22]  Emmanuel Lévinas: Réflexions sur la »technique phénoménologique«, in: Husserl, Cahiers de Rayaumont III, Paris 1959, S. 103, 104 (Übersetzung vom Autor).

[23]  Emmanuel Lévinas: Intentionalité et métaphysique, in: Revue Philosophique de la France et de l'Etranger 149 1959, S. 476. (Übersetzung vom Autor), vgl. Emmanuel Lévinas: Autrement qu' être ou au-delà de l'essence = Phaenomenologica 54, Den Haag 1974, S. 130–139.

*Hartmut Kreß*

# Die Würde von Sterbenden achten

## MENSCHENWÜRDE:
## SCHUTZRECHTE UND SELBSTBESTIMMUNGSRECHTE DES INDIVIDUUMS

*Ethische Grundlagen der Sterbehilfe zwischen religiöser Tradition und dem Grundrecht auf Selbstbestimmung*

Die Würde jedes einzelnen Menschen ist für die heutige Ethik und Rechtsordnung zu einem Grundwert geworden, dessen Geltung keinem Zweifel unterliegt. Die Grundrechtscharta der Europäischen Union vom 18.12.2000 sowie der EU-Verfassungsentwurf vom 20.06.2003 haben dies nochmals bekräftigt. Die Akzeptanz der Menschenwürde beruht auf ihrer Verankerung in mehreren geistesgeschichtlichen Traditionen, die großes Gewicht besitzen: nämlich der antiken, vor allem der stoischen Philosophie, sodann der neuzeitlichen Naturrechts- und Aufklärungsphilosophie sowie der jüdisch-christlichen Tradition mit ihrem Verständnis der Gottebenbildlichkeit als Auszeichnung des Menschseins. Die alte religiöse Lehre von der Gottebenbildlichkeit ist seit der Epoche der Renaissance in den modernen Begriff der Menschenwürde hinein übersetzt worden. Mit letzterem verbinden sich derzeit zwar manche konkreten Auslegungsprobleme; dies wurde in den vergangenen Jahren an den Debatten zur embryonalen Stammzellforschung oder zur Präimplantationsdiagnostik deutlich.[1] Grundsätzlich ist jedoch festzuhalten, dass der Begriff der Menschenwürde unbestreitbar zwei normative Kernaussagen enthält, nämlich erstens einen Schutz- sowie zweitens einen Freiheitsaspekt. Das heißt, jeder Einzelne ist ungeachtet seines sozialen Standes und losgelöst von sonstigen empirischen Bedingungen oder persönlichen Eigenschaften in seiner Selbstzwecklichkeit zu achten. *Als* Mensch, kraft seines Menschseins ist er schutzwürdig und unantastbar, sodass ihm Schutzrechte wie das Recht auf Leben oder auf geistige und körperliche Unversehrtheit zukommen. Darüber hinaus besitzt jeder Mensch, der hierzu fähig und willens ist, das Recht, frei und selbstbestimmt über sich selbst zu entscheiden.

Dass auch das Recht auf Freiheit und Selbstbestimmung unabtrennbar zur Menschenwürde hinzugehört, ist nicht nur der Philosophie Kants oder anderen neuzeitlichen Denkansätzen zu entnehmen. Vielmehr ist diese Einsicht bereits im älteren theologischen und philosophischen Verständnis der Gottebenbildlichkeit verankert. Philosophen der Renaissance haben aus der tradierten religiösen Lehre von der Gottebenbildlichkeit heraus die neuzeitliche Idee der Menschenwürde entwickelt. Dabei war für sie ein maßgeblicher Gesichtspunkt, dass *beide* Begriffe, die »Gottebenbildlichkeit« sowie die menschliche »Würde«, zum Inhalt hatten, dass der Mensch zum freien Gebrauch der Vernunft befähigt ist.[2] Ein klassischer Beleg für die Deutung von Gottebenbildlichkeit als Grundlage von menschlicher Freiheit, Selbstbestimmung und individuellem Vernunftgebrauch findet sich bereits in dem jüdischen Weisheitsbuch Jesus Sirach, das im christlichen biblischen Kanon eine am Rand angesiedelte, deuterokanonische Schrift bildet. Ihr zufolge wollte Gott den Menschen »in der Hand seines eigenen Ratschlusses lassen«[3]. In der abendländischen Theologiegeschichte war es vor allem die katholische Theologie – von Thomas von Aquin bis zu Karl Rahner –, die diesen Gedanken bzw. diese Formulierung programmatisch aufgegriffen hat. Sie kehrt ebenfalls im Zweiten Vatikanischen Konzil wieder, das in den 1960er-Jahren für die damalige Öfnung der katholischen Kirche zur modernen Welt stand. Eines der wegweisenden Dokumente des Konzils war die Erklärung »Gaudium et spes«, die – unter Bezug auf das in Jesus Sirach 15,14 enthaltene Menschenbild – Freiheit als »ein erhabenes Kennzeichen des Bildes Gottes im Menschen« bezeichnete.[4]

Für die medizinische Ethik ist die Idee der Menschenwürde unhintergehbar. Der Sache nach, avant la lettre, war sie für Ärzte schon seit der Antike maßgebend. Die Arztethik betonte zunächst vor allem den Schutzaspekt der Menschenwürde. Der hippokratische Eid verpflichtete Ärzte darauf, dem Kranken keinen Schaden zuzufügen, sondern seinem Wohl zu dienen *(non nocere; salus aegroti)*. In der modernen Medizinethik gewinnt darüber hinaus der zweite Aspekt der Menschenwürde, das heißt das Recht von Patienten auf Freiheit und Selbstbestimmung, eine immer stärkere Bedeutung. Daher wird das Verhältnis von Arzt und Patient heutzutage nicht mehr im Sinn des früheren patriarchalischen Arztbildes, sondern dialogisch als Verantwortungspartnerschaft zwischen Arzt und Patient gedeutet. Letztlich sind es dann der Wille, die persönlichen Wertüberzeugungen und die Zustimmung *(informed consent)* bzw. die Selbstbestimmungsrechte der Patienten selbst, die bei diagnostischen und therapeutischen Entscheidungen den Ausschlag zu geben haben. Dieses Anliegen wird jetzt ebenfalls im Blick auf Kinder und Jugendliche durchdacht. Die Medizinethik und das Medizinrecht betonen inzwischen viel nachdrücklicher, als es in der Vergangenheit der Fall war, die gesundheitlichen Freiheits-, Mitbestimmungs- bzw. Selbstbestimmungsrechte von Kindern und Jugendlichen, die je nach ihrem Alter und Reifegrad zu beachten sind.[5] Eine kindgerechte Information, der Dialog mit den betroffenen Kindern und die Berücksichtigung ihrer eigenen Wünsche und Vorstellungen sind auch für solche medizinischen Konstellationen zur Geltung zu bringen, in denen es um Entscheidungen angesichts schwerster oder irreversibel tödlich verlaufender Krankheiten geht.[6]

Vor allem gilt aber für erwachsene, urteils- und äußerungsfähige Patienten, dass ihr Subjektstatus, das heißt ihr Grundrecht auf Freiheit und Selbstbestimmung, nicht übergangen werden darf. Durch ihre eigenverantwortlich getroffenen Entscheidungen verdeutlichen sie aus ihrer persönlichen Perspektive heraus, was sie bei der Behandlung von Krankheiten und auch angesichts des Sterbens als für sich angemessen und als ihrer Würde gemäß halten. Für Entscheidungen über ihr Leben und ihre Gesundheit besitzen die Betroffenen selbst die vorrangige, authentische und maßgebende Deutungskompetenz. Daher ist es ethisch und rechtlich z. B. nicht vertretbar, das Leben eines Sterbenden gegen seinen Willen künstlich zu verlängern. Im Einzelnen brechen für Ärzte freilich immer wieder schwerwiegende Konfliktfragen auf, wenn sie bei der Behandlung irreversibel Kranker oder Sterbender deren Wohl und wohlverstandenes Interesse abzuwägen, das medizinisch Mögliche zu gewichten und der Selbstbestimmung der Patienten, also dem schriftlich oder mündlich erklärten, unter Umständen – bei nicht mehr äußerungsfähigen Menschen – aber auch ihrem nur zu vermutenden Willen Rechnung zu tragen haben. Patienten und Ärzte sowie die Gesellschaft als ganze sind heutzutage in einer Weise mit Krankheitsbildern und vor allem mit langwierigen Sterbeprozessen konfrontiert, wie es geschichtlich ohne Vorbild ist. Auf der Basis heutiger ethischer Einsicht ist aber grundsätzlich festzuhalten: (1) Es gilt, die Würde von Sterbenden zu achten, weil das Sterben in Würde untrennbar zur Menschenwürde hinzugehört; (2) Menschen haben das Recht, zu Fragen ihrer Gesundheit und Krankheit und daher auch ihres Sterbens *selbst* zu entscheiden. Persönliche Entscheidungen, die das Lebensende betreffen, können insbesondere den Verzicht auf eine rein quantitative Lebenszeitverlängerung durch künstliche medizinische Unterstützung oder durch zusätzliche medizinische Interventionen beinhalten.

Die Würde des Sterbens und das Recht auf ein der individuellen Würde gemäßes Sterben sind Bestandteil der Menschenwürde. So sehr dieser Grundsatz theoretisch Geltung besitzt – konkret, im medizinischen Alltag, ist es heutzutage oftmals zweifelhaft, ob bei irreversibler Krankheit und beim Sterben Humanität und Menschenwürde stets gewahrt sind. Ist ein so genanntes gutes Sterben, ein guter Tod in der Gegenwart überhaupt noch vorstellbar? In der griechischen Antike meinte der Begriff Euthanasie einen würdigen oder einen von den Göttern geschenkten leidlosen Tod. Die hebräische Bibel kannte das Leitbild eines sinnerfüllten Sterbens, indem es hieß, Abraham sei alt und lebenssatt gestorben.[7] Heutzutage stellen Apparatemedizin und Techniken der künstlichen Lebensverlängerung ein Sterben, das – zumal aus der Perspektive der Betroffenen – ihrer Würde noch gerecht wird, jedoch oftmals in Frage. Es ist zu betonen, dass die Intensivmedizin Leben zu retten vermag und aus diesem Grund human unverzichtbar ist. Andererseits führt sie aber auch zu einer Medikalisierung, nämlich zur technischen Überfremdung von Krankheit und Sterben; eine medizinisch-technisch bewirkte Lebensverlängerung kann zur Fremdbestimmung werden, in bloße Leidensverlängerung umschlagen und daher die heteronome Entwürdigung von Sterbenden bedeuten. Der Theologe Helmut Thielicke hatte diese Ambivalenz des medizintechnischen Fortschritts bereits in den 1970er-Jahren auf die Formel gebracht, der Heilauftrag des Arztes drohe in einen Terror der Humanität umzuschlagen. Für viele Menschen hat die Sorge um das eigene künftige Sterbeschicksal inzwischen eine biographische Relevanz und eine lebensgeschichtliche Dimension erhalten, die es in der kulturellen Vergangenheit so noch nicht gegeben hat. Ganz anders als es in zurückliegenden Jahrhunderten oder noch vor wenigen Jahrzehnten der Fall war, wird heute nicht mehr der rasche und plötzliche Tod gefürchtet, sondern stattdessen das lang andauernde Kranksein und Sterben, konkret z. B. die Demenz, die Multimorbidität oder das lange, nicht mehr revidierbare Wachkoma.

Die existenziellen Belastungen, die sich in der Moderne mit Krankheit und Sterben verbinden, beruhen auf dieser Medikalisierung, aber auch auf Hospitalisierung und Privatisierung. In der Regel vollzieht sich das Lebensende nicht mehr in der Familie und im alltäglichen Kontext von Wohnung und Nachbarschaft, sondern im Krankenhaus, das heißt abgeschirmt und oftmals in Einsamkeit. Und: Im Zuge der Entkonfessionalisierung und Säkularisierung, die sich in der Moderne ereigneten, haben sich die Sinndeutungen von Leben und Sterben, das heißt die religiösen, weltanschaulichen Rahmenbedingungen des Sterbens, stark verändert. Hierzu sollen einige Aspekte exemplarisch hervorgehoben werden, um die Vielschichtigkeit dieses geistesgeschichtlichen Prozesses zu verdeutlichen.

Erstens. Seit der Aufklärung und vor allem seit dem 20. Jh. erfolgte in Europa eine Entfremdung von den religiösen Traditionen, die Jenseitshoffnungen und die Erwartung eines Lebens nach dem Tod vermittelt haben. Zu Beginn des 20. Jh. hob Georg Simmel, ein Philosoph jüdischer Herkunft und einer der herausragenden Vordenker moderner Existenz- und Sozialphilosophie, daher hervor: Der Tod »begrenzt, d. h., er formt unser Leben nicht erst in der Todesstunde, sondern er ist ein formales Moment unseres Lebens, das alle seine Inhalte färbt: die Begrenztheit des Lebensganzen durch den Tod wirkt auf jeden seiner Inhalte und Augenblicke vor«. So gesehen prägt die Sterblichkeit jeden individuellen Lebensweg *von vornherein* und zu *jedem* Zeitpunkt: »in jedem einzelnen Momente des Lebens *sind* wir solche, die sterben werden, und er wäre anders, wenn dies nicht unsere mitgegebene, in ihm irgendwie wirksame Bestimmung wäre. So wenig wir in dem Augenblick unserer Geburt schon da sind, fortwährend vielmehr irgendetwas von uns geboren wird, so wenig sterben wir erst in unserem letzten Augenblicke.«[8] Aus dieser Einsicht resultiert die Forderung der modernen Existenz- und Lebensphilosophie, verstärkt Verantwortung für das irdische Leben gerade in Anbetracht seiner immanenten Begrenztheit und Endlichkeit zu übernehmen.

Ein solches Postulat hat seinen guten Sinn und seinen wegweisenden Gehalt. In der Vergangenheit hatte man das Jenseits oftmals für belangvoller gehalten als das diesseitige Sein. Daher konnte es noch bis in die Neuzeit hinein entscheidender sein, neugeborene Kinder zu taufen und auf diese Weise ihr jenseitiges Seelenheil zu sichern, als ihr Leben für das Diesseits zu retten. Der Jesuit Francesco Emanuele Cangiamila erhob in seiner wichtigen, sogar von Papst Benedikt XIV. gewürdigten Schrift »Heilige Embryologie« (1758) »die Forderung, an allen verstorbenen Schwangeren, unabhängig vom Schwangerschaftsmonat … einen Kaiserschnitt vorzunehmen, um zumindest das Seelenheil des Fötus – wenn auch nicht sein Leben – zu retten.«[9] Ungetaufte Kinder blieben vor allem katholischer Anschauung zufolge vom Heil ausgeschlossen und waren ohne Bestattungsritus außerhalb des Friedhofs zu begraben. Die Dogmatik sah für sie den *limbus infantium* oder *limbus parvulorum*, also einen Randbereich der Unterwelt vor, sodass ihnen im Jenseits zwar die ewige Verdammnis der Sünder, aber andererseits auch die ewige Seligkeit, die Schau Gottes vorenthalten blieb. Erst in den Geburtskliniken des 19. Jh. wurde es zum maßgebenden Ziel, einem Fötus das irdische Leben zu retten. Solche der säkularisierten Moderne entstammenden Entwicklungen, die das Leben sowie die Lebensqualität im Diesseits aufwerteten, lassen sich als humaner ethischer Fortschritt interpretieren.

Zweitens. Wenn auf Grund der Säkularisierung seit dem 19. und zumal dem 20. Jh. überlieferte religiöse Jenseitsmotive verblassten, hatte dies freilich auch eine Kehrseite. Denn hierdurch wurde gleichzeitig die frühere christliche Sterbevorbereitung in den Hintergrund gerückt. Diese geistliche Tradition lässt sich anhand der Literatur illustrieren, die im Mittelalter seit dem 14. Jh. als Reaktion auf die Pestkatastrophen entstanden war; ihre Leitbilder waren die Kunst des Sterbens und die geistliche Sterbevorbereitung. Zu den Theologen, die dieses Leitbild geprägt haben, zählt der Reformpriester und Lehrer an der Pariser Sorbonne Jean de Gerson (1363–1429). Seiner Sicht zufolge sollten Priester und Laien vier Stufen des geistlichen Sterbeprozesses beachten: (1) Dem Sterbenden wurde geraten, im Angesicht des Todes sich Gottes allmächtigem Ratschluss zu unterwerfen und das Leiden geduldig zu ertragen; (2) der Kranke sollte seine Sünden bereuen und Gott um Vergebung bitten; (3) in Gebeten sollte die Hilfe und der Beistand Gottes, der Jungfrau Maria, anderer Heiliger und der Sterbepatrone erfleht werden; (4) auf dieser Grundlage konnten dann die Beichte und Letzte Ölung stattfinden.[10] Auf diese Weise war das Lebensende geistlich eingerahmt und wurde es von religiösem Trost begleitet. Ratschläge wie die soeben genannten fanden sich über Jahrhunderte hinweg in den Sterbe- oder Stundenbüchern. Der moderne Abschied von solchen religiösen Überlieferungen und geistlichen Einbindungen hat eine Leerstelle hinterlassen, über deren Ausfüllung in der Gegenwart nachzudenken ist.

Drittens. Sicherlich sollten frühere religiöse Vorstellungen und Gebräuche im Umgang mit dem Sterben im Nachhinein nicht verklärt werden. Denn zu ihnen gehörten auch bedrückende Angstmotive, darunter die Furcht vor einer nahen Apokalypse und dem unmittelbar bevorstehenden Weltende, vor ewiger Verdammnis nach dem Tod oder die Vorstellung von Tod und Teufel als Sensenmann. Vor allem die Deutung von Krankheit, Sterben und Tod als Sündenstrafe Gottes war religions- und kulturgeschichtlich überaus dominant. In der evangelischen Dogmatik wird das Ende des menschlichen Lebens bis heute als ein Ausdruck des Fluchtodes gedeutet, den der Mensch sich auf Grund seines Sünderseins selber zuziehe, sodass der Tod als »Erinnerung an die Unnatürlichkeit menschlicher Sünde«[11]

bezeichnet wird. Kultur- und frömmigkeitsgeschichtlich gesehen enthielt diese Verschränkung von Sünde, Sündenstrafe und Sterben bedrohliche, existenziell belastende Züge: Sie konnte (und kann) Krankheit und Sterben mit zusätzlichen Schuldgefühlen oder Schuldvorwürfen beschweren und wirkt als ein belastender Gedanke sogar noch in der säkularen Gegenwart nach.

Viertens. Darüber hinaus ist unverkennbar, dass bereits in der Vergangenheit manche religiöse Sinndeutungen auf Grenzen stießen. Die Erfahrungen von Krankheit und Sterben lösten auch *innerreligiös* Verunsicherungen und Zweifel aus. Letztlich riefen sie das Theodizeeproblem, die skeptische Frage nach der Rechtfertigung Gottes angesichts von Leiden und Übel, wach. Zwar ist der Begriff Theodizee erst 1710 von Gottfried Wilhelm Leibniz geprägt worden. Der Sache nach hat aber die gesamte abendländische theologische Tradition damit gerungen, wie sich das Vorhandensein von Krankheit und sinnlos erscheinendem Leiden mit dem Gottesgedanken bzw. mit der Güte Gottes überhaupt vereinbaren lässt. Daher ist im Folgenden auf frühere theologische Leidenserklärungen sowie auf deren Grenzen einzugehen, um danach heutige theologische und ethische Zugangswege anzusprechen.

## RELIGIÖSE TRADITIONEN DER LEIDENSDEUTUNG UND IHRE GRENZEN

Die abendländische Philosophie und Theologie dachte immer wieder darüber nach, ob oder wie sich das Übel und die Krankheit in der Welt mit dem Glauben an die Güte Gottes in Einklang bringen lassen. Begrifflich unterschied sie zwischen dem moralischen Übel, also der Erfahrung von Unglück und Unheil auf Grund von menschlichen Unrechtshandlungen, sowie dem physischen Übel, nämlich dem Leiden, zumal dem schuldlosen, unverdienten Leiden auf Grund von Krankheit und im Sterben. Es wurde eine Vielzahl von Erklärungsansätzen entworfen, die zum Teil bereits im alttestamentlichen Hiobbuch erwähnt worden sind. Einige traditionelle Deutungen seien schlaglichtartig erwähnt: (1) Leiden wurde als Strafe oder als Sühne, als Prüfung oder als Instrument göttlicher Läuterung und Erziehung betrachtet. (2) Anders gelagert konnte Leiden aber auch als ein bloßes Durchgangsstadium zum zukünftig Besseren ausgelegt werden (so die teleologische, zielorientierte Betrachtung in der Aufklärungstheologie). (3) Martin Luther verstand Krankheit und Leiden als Ausdruck der Abwesenheit oder der Verborgenheit Gottes. (4) Oder: Platonisches und idealistisches Denken legte Krankheit und Übel als irdisches »Schauspiel« (Georg Wilhelm Friedrich Hegel) und als ein »uneigentliches« Geschehen, als bloßen Mangel an Gutem *(privatio boni)* und daher als ein letzlich Nicht-Seiendes aus. In Christus, als Fülle des Seins, konnte das innerweltliche menschliche Leiden, das ein Nichtiges sei, als immer schon überwunden gelten. Theologisch wurde es sogar noch im 20. Jh. zum Schein erklärt.[12] (5) Der Vordenker neuzeitlicher Theodizeetheorien, der Aufklärungsphilosoph Gottfried Wilhelm Leibniz, gelangte zu der These, trotz des Übels, welches in der Welt vorhanden sei, sei sie die beste aller denkbaren Welten. Denn Gott, der Weltschöpfer, könne nicht anders als »gut« gedacht werden. Daher müsse Gott das Maß des Übels, das zur Endlichkeit der Welt notwendig hinzugehöre, zumindest begrenzt haben: »Die Güte treibt Gott zum Schaffen …; und diese selbe Güte, verbunden mit der Weisheit, bringt ihn dazu, das Beste zu erschaffen.«[13]

Nun lassen sich diese verschiedenen Theorien hier nicht näher erörtern. Sie verstricken sich durchweg in logische und erkenntnistheoretische Schwierigkeiten. Eine rational stimmige, konsistente Antwort auf das Theodizeeproblem wird philosophisch oder theologisch überhaupt nicht aufzufinden sein, sondern muss misslingen.[14] Vor allem ist der Einwand zu erheben, dass solche Hypothesen der Leidenserklärung und Theodizee die existenzielle Last, die Krankheit, Leiden und unschuldig erlittenes Übel für die betroffenen Menschen selbst bedeuten, zu sehr beiseite schieben und relativieren. Es handelt sich um universale, objektivierende, rationalisierende Leiden*theorien*. Sie behaupten oftmals einen Gesamtsinn der Weltgeschichte, werden darüber aber dem vom Leiden betroffenen *Einzelnen* nicht gerecht. Denn sie abstrahieren von dem *persönlich* erlittenen, *individuellen* menschlichen Schicksal. Diese überlieferten theologisch-philosophischen Leidensdeutungen enthalten also, zumal in existenzieller Perspektive, erhebliche Schwächen. Im 19. und 20. Jh. wurden sie deshalb sogar zu einem der Punkte, an denen der Atheismus oder Agnostizismus einhakten, den Vordenker der Moderne wie Friedrich Nietzsche, Sigmund Freud oder Max Weber vertreten haben.

## Heutige Grundprinzipien für eine Ethik der Sterbebegleitung und Sterbehilfe

Gleichzeitig bleibt zu beachten: Auch das nachreligiöse Denken und die moderne Säkularisierung haben sich auf den Umgang mit Krankheit und Sterben ambivalent ausgewirkt. Die Moderne befreite von religiöser Angst, der Furcht vor ewiger Verdammung und vor einem Verständnis von Krankheit und Sterben als göttlicher Strafe, das existenziell belastend war. Jedoch führte sie ihrerseits auch zu einer illusionären Übersteigerung innerweltlicher Erwartungen. Der Verlust religiöser Jenseitshoffnungen förderte eine Einstellung, die moderne Medizin möge – gleichsam kompensatorisch – zumindest das irdische, diesseitige Leben möglichst weitgehend verlängern. Über Erwartungen von Patienten, die auf einen Funktionsersatz religiöser Zukunftshoffnungen durch lebensverlängerndes medizinisches Handeln hinausliefen, haben Ärzte immer wieder berichtet. Es kommt hinzu, dass Religion und Kirchen über Jahrhunderte hinweg geistliche Sterbebegleitung und Trost vermittelt hatten, deren alltäglicher Stellenwert seit dem 19. und vor allem seit dem 20. Jh. jedoch in den Hintergrund getreten ist. Nimmt man diese Sachverhalte gebündelt in den Blick, so ist unübersehbar, dass sich in der Moderne in Anbetracht von Krankheit und Sterben ein epochaler Bruch ereignete. Vor allem das lang andauernde und medizintechnisch überfremdete Sterben führt heutzutage zur existenziellen Verunsicherung. Ältere, aber auch zahlreiche jüngere Menschen stellen daher zunehmend die Frage, ob ihr Krankheits- und Sterbeschicksal sich überhaupt noch in Würde vollziehen wird.

Damit unter den heutigen, von Medikalisierung und Säkularisierung geprägten Bedingungen die Würde sterbender Menschen bzw. ein menschenwürdiges Sterben gewahrt bleiben, sind ethisch nun zwei Ansatzpunkte hervorzuheben, nämlich (1) der Gedanke der mitmenschlichen, Anteil nehmenden, mit-leidenden Begleitung Sterbender sowie (2) das Anliegen, dass Menschen ihr Grundrecht auf Selbstbestimmung in Anspruch nehmen. Was Letzteres anbelangt, so sollten möglichst viele Menschen im Vorhinein aus eigener Einsicht heraus Bestimmungen über die Umstände ihres eigenen künftigen Sterbevorgangs treffen und in Ausübung ihrer persönlichen Freiheits- und Selbstbestimmungsrechte vorsorgliche Patientenverfügungen verfassen. Für Krankheitsverläufe, in denen die Verfasser von Patientenverfügungen nicht mehr ansprechbar und äußerungsfähig sind, können ihre Verfügungen Bestimmungen über Therapiebegrenzung und passive Sterbehilfe enthalten. Hierdurch lässt sich einer medizinisch-technischen Überfremdung des Sterbeprozesses vorab entgegenwirken.

Im Folgenden werden diese beiden Leitgedanken – die Ethik des Mit-Leidens sowie das Grundrecht auf Selbstbestimmung in Anbetracht von Krankheit und Sterben – auf der Basis theologischer Ethik zur Sprache gebracht.

Wenn Menschen unter ihrem Krankheits- oder Sterbeschicksal leiden, brechen häufig existenzielle Probleme der Sinndeutung auf. Nun ist, wie gesagt, einzuräumen, dass traditionelle theologische oder philosophische Deutungen des Leidens und überlieferte Theorien der Theodizee nur begrenzt überzeugen oder gedanklich und existenziell sogar sehr problematisch sind. Von ihnen lassen sich freilich anders lautende Überlegungen abheben, die ebenfalls im Judentum und in der christlichen Theologie verankert sind. Deren existenzieller Sinn lässt sich auch im heutigen Kontext zur Geltung bringen. An Stelle eines weltenthobenen, abstrakten Gottesgedankens bringen sie ein Mit-Leiden Gottes mit den von Leiden und Krankheit betroffenen Menschen nahe. Der jüdische Philosoph Hans Jonas hat die Frage aufgeworfen, ob angesichts des Leidens in der Welt, für das paradigmatisch der Name Auschwitz steht, Gott überhaupt noch gedacht werden könne. Ein vordergründiges, vorschnelles Ja hat er bewusst vermieden. Er erinnerte dann allerdings daran, dass die jüdische Tradition die Vorstellung eines mit-leidenden Gottes kennt, der zufolge »das Verhältnis Gottes zur Welt vom Augenblick der Schöpfung an, und gewiss von der Schöpfung des Menschen an, ein Leiden seitens Gottes beinhaltet«[15]. Eine solche Vorstellung hatte bereits die mittelalterliche und neuzeitliche jüdische Mystik zum Ausdruck gebracht, indem sie von der Einwohnung Gottes *(schechinah)* in der individuellen menschlichen Seele und vom Mit-Leiden Gottes mit dem Schicksal der Menschen sprach. Ähnliche Gedanken kannte die mittelalterliche christliche Mystik, die ebenfalls eine Teilnahme Gottes am Schicksal des Menschen lehrte; im Trostbuch Meister Eckharts hieß es: »Ist mein Leiden in Gott und leidet Gott mit, wie kann mir dann das Leiden ein Leid sein …?«[16]

In der neueren christlichen Theologie ist dieser Gedanke des innerweltlichen Mit-Leidens Gottes wieder entdeckt und mit Hilfe christologischer, personaler Symbolik zur Sprache gebracht worden. Denn das Leiden Gottes »mit« dem Menschen lässt sich durch das Kreuz Christi veranschaulichen: »Gott ist ohnmächtig und schwach in der Welt und gerade und nur so ist er bei uns und hilft uns. Es ist Matth 8,17 ganz deutlich, dass Christus nicht hilft kraft seiner Allmacht, sondern kraft seiner Schwachheit, seines Leidens«[17]. Im Matthäusevangelium 8,17 lautet es zum Schicksal Christi: »So sollte in Erfüllung gehen, was durch den Propheten Jesaja gesagt ist: Er hat unsere Leiden auf sich genommen und unsere Krankheiten ertragen.« Wenn innerhalb der evangelischen Theologie das Kreuz Christi als Symbol für das Mit-Leiden Gottes mit Menschen interpretiert wird, verdankt sich dieser neue Zugang zu einer Theologie des Kreuzes in hohem Maß jüdischen Denkanstößen.[18] Legt man ein solches Gottesverständnis zu Grunde, dann können Krankheit, Sterben und Tod nicht mehr als Sündenstrafe oder als Ausdruck der Gottferne und Gottverlassenheit gelten. Stattdessen wird – als theologisches Trostmotiv – die Nähe Gottes mit leidenden Menschen zum Ausdruck gebracht. Darüber hinaus wird der ethische Impuls vermittelt, dass Menschen am Krankheitsschicksal anderer mit-leidend, begleitend Anteil nehmen sollten. Abgesehen von sonstigen ethischen Argumenten veranlassen solche theologischen Motive dazu, den Ausbau der palliativen Medizin und der mitmenschlichen Sterbebegleitung (»reine Sterbehilfe«, Hilfe »beim« Sterben) zu unterstützen.

Zum zwischenmenschlichen Mit-Leiden, zur mitmenschlichen Betreuung Kranker oder Sterbender gehört die medizinische und pflegerische Seite, aber ebenfalls die religiöse, seelsorgerliche bzw. – in heutiger Begrifflichkeit gesagt – spirituelle Begleitung, auf die an dieser Stelle eigens einzugehen ist. Dass angesichts des Sterbens »spirituale Probleme« bewältigt werden müssen, betonte auch die Weltgesundheitsorganisation, als sie im Jahr 1990 ihr

*Grundlagen*

Verständnis palliativer Medizin definierte. Hierzu ist allerdings zu berücksichtigen, dass in der heutigen weltanschaulich pluralistischen Gesellschaft religiöse Orientierungen zum Gegenstand der persönlichen Wahl und der individuellen Einstellung geworden sind. In der Moderne, zumal in den westlichen Gesellschaften hat eine weltanschaulich-religiöse Pluralisierung stattgefunden, auf Grund derer die einzelnen Menschen stärker, als es kulturgeschichtlich je der Fall gewesen ist, Sinnfragen im Rahmen ihrer eigenen Lebensumstände oder sozialen Einbindungen und ihres persönlichen Glaubenshorizontes beantworten. Auch *innerhalb* des Christentums ist eine Pluralität von Sinndeutungen möglich und faktisch vorhanden. Dieser Einsicht trug der katholische Theologe Karl Rahner Rechnung, indem er im Blick auf Sterben, Tod und Fortleben den »Pluralismus anthropologischer Aussagen« sowie »den notwendigen Pluralismus der Vollendungsaussagen« unterstrich.[19] Vor diesem Hintergrund ist es wegweisend, dass die Schweizerische Akademie der Medizinischen Wissenschaften im Jahr 2003 für den Umgang mit Patienten in Pflegeeinrichtungen auf ihre individuell unterschiedlichen religiösen Anliegen aufmerksam machte: »Die Begleitung der älteren Person am Lebensende soll unter Beachtung ihrer Bedürfnisse und ihrer Überzeugungen erfolgen. Die Institution achtet darauf, dass die ältere Person von ihrem sozialen Umfeld so viel als möglich (und so viel als von ihr gewünscht) unterstützt wird. Die sterbende Person soll ungestört und an einem geeigneten Ort von ihren Nächsten Abschied nehmen können, und sie hat Anspruch auf spirituellen Beistand ihrer Wahl. Die Betroffenen werden in der Begleitung unterstützt.«[20] Im Jahr 2004 hat die Bioethik-Kommission des Landes Rheinland-Pfalz Leitlinien zum Gesetzgebungs- und Handlungsbedarf in der Sterbebegleitung und Sterbehilfe formuliert. Die Kommission betont durchgängig, dass das Recht auf Selbstbestimmung die Grundlage für ein heute angemessenes Verständnis von Sterbebegleitung und Sterbehilfe ist, und hebt unter anderem hervor, dass die Vielfalt konfessioneller und religiöser Orientierungen in der heutigen Gesellschaft zu beachten und auf das Angebot individueller religiöser Begleitung Sterbender Wert zu legen ist.[21] Eine Begleitung, die den Wünschen und religiösen Überzeugungen der Patienten selbst entspricht, trägt neben der medizinischen Versorgung und der sonstigen mitmenschlichen Betreuung dazu bei, die Würde und die Integrität sterbender Menschen zu wahren.

## STÄRKUNG DES GRUNDRECHTS AUF FREIHEIT UND SELBSTBESTIMMUNG

Über das Anliegen der Begleitung, Beratung und Betreuung hinaus sollte, auch aus christlich-theologischer Perspektive, die Eigenverantwortung von Menschen im Umgang mit Krankheit und Sterben gestärkt und ihre Bereitschaft zur Selbstbestimmung unterstützt werden. Zum Kern des evangelisch-theologischen Menschenbildes gehört die Aussage, dass Gott dem Menschen die Rechtfertigung zuspricht und dieser hierdurch zu einer »Entweltlichung« (Rudolf Bultmann), das heißt zu einer gelasseneren Betrachtung seiner endlichen Belange und zu innerer Freiheit gelangen kann. Eine solche Einstellung, nämlich eine aus dem Transzendenzbezug gewonnene Haltung eines religiösen Grundvertrauens, kann auch für die existenzielle Bewältigung von Krankheit und Sterben relevant werden. Auf der Grundlage eines Gewissens, das von Gott gerechtfertigt, getröstet und befreit worden ist (Martin Luther), mag es leichter fallen, sogar über das eigene Sterben nachzudenken und – was die heutigen Umstände des Sterbeprozesses anbelangt – persönlich verantwortete Entscheidungen über Therapiebegrenzung, den Verzicht auf Reanimation oder den Verzicht auf Maßnahmen zur zusätzlichen, rein quantitativen Lebensverlängerung zu treffen. Besonders prägnant hat die katholisch-theologische Tradition ein Menschenbild und ein Verständnis der Gottebenbildlichkeit zur Sprache gebracht, dem zufolge Gott dem Menschen die Fähigkeit verliehen hat, aus eigener freier Wahl und Vernunftverantwortung heraus Entscheidungen zu treffen.

Auf dieser gedanklichen Basis hat der katholische Theologe Hans Küng für Grenzfälle sogar die Möglichkeit aktiver Sterbehilfe akzeptiert. Für das christlich-theologische Verständnis des Sterbens hob er das Vertrauen auf Gott auch angesichts des Todes hervor, sodass »der Tod des sterblichen Lebens zur Transzendenz in Gottes ewiges Leben« werde. Vor allem unterstrich er den Stellenwert von Freiheit und Selbstverantwortung: »Mit der Freiheit hat Gott dem Menschen auch das Recht zur vollen Selbstbestimmung gegeben.«[22] Theologiegeschichtlich erklärt sich diese Überzeugung aus der katholischen Deutung von Gottebenbildlichkeit, die oben im ersten Abschnitt bereits erwähnt worden ist. Küng macht – sachlich zutreffend – darauf aufmerksam, dass das Lebensrecht keinen Lebenszwang bedeuten kann; daher könne angesichts von Tumor- oder Demenzerkrankungen sogar die Freiheit, sterben zu wollen, moralisch legitim sein. Für den Arzt stelle sich unter Umständen die Frage »In dubio pro vita aut pro conscientia?« – im Zweifel für das Leben oder für das Gewissen? Soll der behandelnde Arzt unter allen Umständen das Leben verlängern oder soll er die Gewissensentscheidung eines Patienten, sterben zu wollen, anerkennen? Auf Grund seiner theologisch verankerten Hochschätzung von Freiheit und Selbstbestimmung plädierte Küng für Letzteres.

Nun können die von Küng berührten Grenzfragen der aktiven Sterbehilfe oder des medizinisch assistierten Suizids und die ethische sowie rechtliche Problematik, wie Ärzte sich zu einem Todeswunsch von Patienten in Extremsituationen und bei von diesen als unerträglich empfundenen Schmerzen und Leiden verhalten sollten, an dieser Stelle nicht erörtert werden. Grundsätzlich ist die Vorrangigkeit der palliativen Betreuung zu betonen. Zumal vor christlichem Hintergrund ist das Anliegen der humanen Sterbebegleitung als Ausdruck der Nächstenliebe und des Mit-Leidens hervorzuheben. Rechtsethisch sind gegen eine generalisierende gesetzliche Duldung aktiver Sterbehilfe erhebliche Einwände geltend zu machen. Zu den hiermit angedeuteten Fragen äußern sich die Schweizerische Akademie der Medizinischen Wissenschaften oder die Bioethik-Kommission Rheinland-Pfalz in ihren schon erwähnten Texten.[23]

In unserem Zusammenhang besteht der entscheidende grundsätzliche Punkt aber darin, dass nicht nur philosophische Argumentationen, sondern auch die christliche Theologie Freiheit und verantwortliche Selbstbestimmung als Grundwerte und normative Leitbilder kennt. Der Protestantismus unterstrich den Gedanken der inneren Freiheit, des innerlich befreiten Gewissens, die katholische Theologie den aktiven verantwortlichen Vernunftgebrauch als Ausdruck der Gottebenbildlichkeit. Dieser – auch theologisch fundamentale – Freiheitsgedanke sollte gegenwärtig vor allem in einer bestimmten Hinsicht eine Rolle spielen: Es ist zu betonen, dass Menschen vorsorgliche Patientenverfügungen verfassen sollten und hierdurch ihre Selbstverantwortung sowie ihr Recht auf Selbstbestimmung angesichts ihres zukünftigen Sterbens konkretisieren können. Durch solche Verfügungen kann ein Patient vorab regeln, unter welchen Voraussetzungen – für den Fall, dass er sich nicht mehr äußern kann – passive Sterbehilfe erfolgen und das Sterbeschicksal seinen natürlichen Lauf nehmen soll. Zweifellos bildet es eine sehr hohe Anforderung an die Ausübung persönlicher Autonomie und kann es für manche Menschen eine rationale, emotionale oder psychologische Überforderung darstellen, in einer Patientenverfügung vorab Bestimmungen über den eigenen zukünftigen Sterbevorgang zu treffen. Daher sollte nach Wegen gesucht werden, potenzielle Überforderungen aufzufangen.

Einen beachtenswerten Weg eröffnen Erwägungen des Philosophen Hans-Martin Sass, die dazu führten, dass für Interessierte, die eine Patientenverfügung ausfüllen möchten, umfassende Vorbereitungsmaterialien erstellt wurden. Diese sind narrativ konzipiert; es handelt sich um Beispielgeschichten mit unterschiedlichen Krankheitsfällen und Krankheitsverläufen, in die man sich eindenken kann. Sie legen den Leserinnen und Lesern die Frage nahe, welche Handlungsoption sie in Anbetracht denkbarer Krankheitsverläufe für sich selbst am ehesten wünschen würden. Hierdurch werden Leserinnen und Leser zu einer Selbstanamnese, einer Erkundung ihrer eigenen Wertüberzeugungen angeleitet. Die Texte über Krankheiten, die als Anleitung zur persönlichen Entscheidungsfindung dienen sollen, sind im Sinne der Philosophie Paul Ricoeurs angelegt: »das, was in einem Text interpretiert wird«, ist »der Vorschlag einer Welt …, in der ich wohnen und meine eigenen Möglichkeiten entwerfen könnte«[24] – vor dem Hintergrund, dass das menschliche Leben insgesamt ein dynamisches Gefüge erlebter und erzählter Geschichten darstellt. Hiermit wird interessierten Menschen ein didaktisch bedenkenswerter Zugang eröffnet zu einem vorsorglichen Umgang mit irreversibel verlaufender Krankheit und Sterben, die auf sie in Zukunft zukommen könnten. Es wird zur aktiven Wahrnehmung der persönlichen Selbstbestimmungsrechte und Selbstverantwortung angeleitet und die Gefahr rationaler oder emotionaler Überforderung in hohem Maß aufgefangen.

Solche Hilfen, die der vertieften persönlichen Urteilsfindung zugute kommen, stellen zugleich einen Ansatz dar, den früheren Gedanken der Kunst des Sterbens und die alten religiösen Sterbevorbereitungsbücher in die Gegenwart zu übertragen. Wichtige Anliegen der religiösen Tradition werden auf diese Weise aktualisiert und erlangen Tragkraft für die heutige menschliche Existenz. Korrespondierend zu den Vorbereitungsmaterialien stammt vom Bochumer Zentrum für medizinische Ethik[25] das Formular einer Patienten- und Betreuungsverfügung, die differenziert angelegt ist, Entscheidungs- und Alternativfragen stellt und einem Arzt über den Willen eines Patienten, der selbst nicht mehr ansprechbar ist, handhabbare Anhaltspunkte vermittelt.

## DIE VERBINDLICHKEIT VON PATIENTENVERFÜGUNGEN

Unerlässlich ist es, dass Ärzte ihrerseits die Information und Beratung über Patientenverfügungen verstärken. Ferner sollten auch sonstige, darunter juristische oder psychosoziale Beratungen angeboten werden und Bildungseinrichtungen oder Schulen auf Patientenverfügungen aufmerksam machen. Dabei ist ebenfalls über die qualitativen Unterschiede zwischen den Formularen, die inzwischen von verschiedenen Institutionen vorgelegt worden sind, zu informieren. Denn keineswegs alle der derzeit angebotenen Patientenerklärungen und Bevollmächtigungen sind juristisch tragfähig. Sofern Interessierte auf der Grundlage von Information und Beratung eine Patientenverfügung ausgefüllt oder verfasst haben, die nicht nur vage und allgemeine Aussagen enthält, sondern die für Krankheitsverläufe aussagekräftig und hinreichend konkret ist und schriftlich unterzeichnet wurde, sollte diese Verfügung tatsächlich Geltung und Verbindlichkeit besitzen. Behandelnde Ärzte sollten an sie gebunden sein. Denn eine solche Verfügung beruht auf dem individuellen Selbstbestimmungsrecht, das – wie eingangs betont wurde – einen zentralen Bestandteil der unantastbaren Menschenwürde bildet. In den letzten Jahren hat der Bundesgerichtshof in mehreren Urteilen festgelegt, dass Betreuer, Ärzte und Krankenhäuser (oder auch der Vormundschaftsrichter, der im Zweifel einzuschalten ist) sich an die Bestimmungen, die in schriftlichen Patientenverfügungen deutlich zum Ausdruck gebracht worden sind, halten müssen. Es wäre wünschenswert, wenn der Gesetzgeber diese Verbindlichkeit bekräftigen würde.

In seiner 1923 erschienenen Kulturphilosophie hat der protestantische Theologe und Ethiker Albert Schweitzer angesichts damaliger Probleme darauf aufmerksam gemacht, dass in der modernen technischen Zivilisation der ethische Fortschritt hinter dem technischen Fortschritt zurückzubleiben drohe. Eine »Steigerung des Verantwortungsgefühls« der einzelnen Menschen sei geboten, um diese Schieflage aufzufangen.[26] In der Gegenwart stellt der Umgang mit irreversibler Krankheit und Sterben ein Thema dar, an dem sich Schweitzers Postulat der Steigerung von Freiheit und Verantwortlichkeit – auf Seiten aller Beteiligten, der Ärzte und der Patienten – konkretisieren müsste.

[1] Vgl. Giovanni Maio/Hansjörg Just (Hg.): Die Forschung an embryonalen Stammzellen in ethischer und rechtlicher Perspektive, Baden-Baden 2003; Hartmut Kreß: Medizinische Ethik. Kulturelle Grundlagen und ethische Wertkonflikte heutiger Medizin, Stuttgart 2003, S. 99–127.

[2] Vgl. Pico della Mirandola: Über die Würde des Menschen (1486/87), lat.-dt. Ausgabe: Reclam Universal-Bibliothek 9658, Stuttgart 1997, S. 9 ff.

[3] Jesus Sirach 15,14.

[4] Gaudium et spes 17. Vgl. Karl-Wilhelm Merks: Gott und die Moral. Theologische Ethik heute, Münster 1998, S. 47–68.

[5] Vgl. die Deklaration von Ottawa zum Recht des Kindes auf gesundheitliche Versorgung, verabschiedet von der 50.Generalversammlung des Weltärztebundes Ottawa, Kanada, Oktober 1998, im Internet: http://www.bundesaerztekammer.de/20/05Rechte/Dekl17_170.html.

[6] Vgl. Dietrich Niethammer: Kinder im Angesicht ihres Todes. In: Claudia Wiesemann u. a. (Hg.): Das Kind als Patient. Ethische Konflikte zwischen Kindeswohl und Kindeswille, Frankfurt am Main 2003, S. 92–115.

[7] 1 Mose 25,8.

[8] Georg Simmel: Zur Metaphysik des Todes. In: Ders.: Brücke und Tür, Stuttgart 1957, S. 29–36, hier S. 31.

[9] Nadia Maria Filippini: Die ›erste Geburt‹. Eine neue Vorstellung vom Fötus und vom Mutterleib, in: Barbara Duden u. a. (Hg.): Geschichte des Ungeborenen, Göttingen 2002, S. 99–127, Zitat S. 112. Vgl. auch Paule Herschkorn-Barnu: Wie der Fötus einen klinischen Status erhielt, ebd., S. 167–203; Barbara Duden: Zwischen »wahrem Wissen« und »Prophetie«. Konzeptionen des Ungeborenen, ebd., S. 11–48.

[10] Vgl. Heinz Schott: Lebensende – Leben nach dem Tode. Spekulationen über den Tod in medizinhistorischer Perspektive, in: Hartmut Kreß/Kurt Racké (Hg.): Medizin an den Grenzen des Lebens. Lebensbeginn und Lebensende in der bioethischen Kontroverse, Münster 2002, S. 108–122, hier S. 110.

[11] Eberhard Jüngel: Tod, 3. Auflage, Gütersloh 1985, S. 168.

[12] Vgl. Karl Barth: Kirchliche Dogmatik III/3, Zürich 1950, S. 327–425: »Gott und das Nichtige«.

[13] Gottfried Wilhelm Leibniz: Die philosophischen Schriften, Berlin 1875–1890, Bd. 6, S. 253.

[14] Vgl. Immanuel Kant: Über das Misslingen aller philosophischen Versuche in der Theodizee. In: Werke, hg. v. Wilhelm Weischedel, Bd. 6, Darmstadt 1964, S. 103–124.

[15] Hans Jonas: Der Gottesbegriff nach Auschwitz. Eine jüdische Stimme, Frankfurt am Main 1984, S. 25 f. (Zitat im Original z. T. kursiv).

[16] Meister Eckhart: Deutsche Predigten und Traktate. Hg. v. Josef Quint, 3. Auflage, München 1969, S. 133.

[17] Dietrich Bonhoeffer: Widerstand und Ergebung, München 1970, S. 394.

[18] Vgl. Dorothee Sölle: Leiden, Stuttgart 1973, S. 178 ff.; Jürgen Moltmann: Der gekreuzigte Gott, 6. Auflage, Gütersloh 1993, S. 259 ff.

[19] Karl Rahner: Grundkurs des Glaubens. Freiburg 1984, S. 425.

[20] Schweizerische Akademie der Medizinischen Wissenschaften, Behandlung und Betreuung von älteren pflegebedürftigen Menschen, 2003, III. F., im Internet unter http://www.samw.ch/.

[21] Das Votum der Bioethik-Kommission »Sterbehilfe und Sterbebegleitung« vom 23.04.2004 wird vom Minister für Justiz Rheinland-Pfalz herausgegeben; im Internet unter http://www.justiz.rlp.de.

[22] Hans Küng, in: Walter Jens/Hans Küng: Menschenwürdig sterben. Ein Plädoyer für Selbstverantwortung, 2. Auflage, München/Zürich 1995, S. 74.60.

[23] Vgl. auch Edzard Schmidt-Jortzig: Die Entpersönlichung des Sterbens. Das Dilemma staatlicher Regelungsambitionen, in: Zeitschrift für Evangelische Ethik 46/2002, S. 20–27; Adrian Holderegger (Hg.): Das medizinisch assistierte Sterben, Freiburg 2000; Hartmut Kreß: Medizinische Ethik, 2003, bes. S. 178–188 (im Rahmen des Kapitels über Sterbehilfe, S. 162–191).

[24] Paul Ricoeur, zit. bei Hans-Martin Sass: Sterbehilfe in der Diskussion. Zur Validität und Praktikabilität wertanamnestischer Betreuungsverfügungen, in: Hartmut Kreß/Hans-Jürgen Kaatsch (Hg.): Menschenwürde, Medizin und Bioethik, Münster 2000, S. 89–113, hier S. 98. Vgl. Hans-Martin Sass/Rita Kielstein: Patientenverfügung und Betreuungsvollmacht, Münster 2001.

[25] Im Internet: http://www.ruhr-uni-bochum.de/zme.

[26] Albert Schweitzer, Gesammelte Werke in fünf Bänden, Bd. 2, München, S. 391.

*Ulrich Lilie*

# Zur Implementierung der Hospizidee in Krankenhäusern und Einrichtungen der Altenhilfe

## Drei Phasen der Rezeption der Hospizidee in Deutschland

Nach der zunächst nicht erfolgreichen ersten Rezeption der Hospizidee in Deutschland in den frühen siebziger Jahren ist der Aufbau von stationären, ambulanten und ehrenamtlich arbeitenden Hospizdiensten in der Bundesrepublik seit Mitte der achtziger Jahre zu einer echten Erfolgsgeschichte geworden. Trotz regionaler Unterschiede ist ein flächendeckendes Netz aus stationären Einrichtungen, Tageshospizen, Lighthäusern für Aidspatienten, Kinderhospizen und ambulanten Angeboten (die teils professionelle Pflege, teils ehrenamtliche Unterstützung für die häusliche Situation anbieten) entstanden, das noch vor zwanzig Jahren nicht für möglich gehalten worden wäre. Als Bürgerinnenbewegung gegen die Medikalisierung und Hospitalisierung des Sterbens gestartet, ist die Hospizbewegung mit gesetzlicher Regelfinanzierung und breiter, respektvoller Anerkennung längst ein Teil der Gesundheitsversorgung in Deutschland geworden[1]. Qualitätsentwicklung und Curricula für alle beteiligten Berufsgruppen, die Gründung von hospizlichen Bildungseinrichtungen und eine Fülle von Diplomarbeiten zeugen von theoretischer und praktischer Fortentwicklung der Hospizidee. Die Bundes- und Landesarbeitsgemeinschaften der Hospize haben sich zu anerkannten Gesprächspartnern und Kompetenzzentren für Träger, Krankenkassen und Ministerien entwickelt. Leider mehren sich auch die Anzeichen für eine zunehmende »hospizliche Ideologisierung« von ernst zu nehmenden gesellschaftlichen Debatten z. B. über die Sterbehilfe oder die Patientenverfügung, die sich in einer spezifischen Mischung aus Emotion und wenig differenzierten und fundamentalistisch anmutenden Argumenten in der öffentlichen Meinungsbildung äußert.

Gleichzeitig haben sich in der stationären Versorgung von kranken und alten Menschen in Deutschland die Bedingungen in der Sterbebegleitung eher verschärft. In Krankenhäusern und Einrichtungen der stationären Altenpflege sterben nach wie vor wesentlich mehr Menschen als in stationären Hospizen; die Altersentwicklung in der Bundesrepublik lässt vermuten, dass gerade auf die Einrichtungen der Altenpflege, aber auch auf die Krankenhäuser eine so große Anzahl von multimorbiden und demenzerkrankten, immer älter sterbenden und vereinsamten Menschen wartet, dass eine schlecht bezahlte und unter hohem ökonomischen Druck stehende Mitarbeiterschaft unter den jetzigen Bedingungen nur kapitulieren kann. Allein mit der Verbesserung von ambulanten Versorgungsmodellen kann dieser Entwicklung vor dem Hintergrund sich verändernder Familienstrukturen, zunehmender Mobilität und der Zunahme von Alleinlebenden (in vielen deutschen Großstädten sind bereits mehr als die Hälfte der Haushalte Singlehaushalte) nicht begegnet werden. Auch die moralischen Appelle aus Kirche und Politik werden wenig bewegen, weil nicht ein Mangel an ethischem Bewusstsein in der Bevölkerung, sondern ein tief greifender kultureller und soziologischer Wandel für diese Entwicklung ursächlich ist.[2]

Darum erfordert diese gesellschaftliche Entwicklung auch neue Antworten von Kostenträgern, Trägern, Wohlfahrtsverbänden und Politik. Ihr kann nicht durch zusätzliche, nicht zu finanzierende und wenig sinnvolle Hospizplätze, sondern nur durch eine Implementierung hospizlicher Arbeits- und Denkweisen und palliativer Konzepte in Krankenhäuser und Einrichtungen der Altenpflege wirksam so begegnet werden, dass die Würde der

Sterbenden und ihrer Angehörigen auch in Zukunft gewahrt wird und die Ängste vor einem unzumutbaren und mit der Würde des Menschen unvereinbaren Sterbeschicksals nicht weiter zunehmen. Programmatisch gesprochen geht es in der dritten Phase der Rezeption der Hospizidee am Beginn des dritten Jahrtausends um die Integration des Sterbens in das hoch technisierte und unter erheblichem ökonomischen und Veränderungsdruck stehende System Krankenhaus, in die Einrichtungen der stationären und ambulanten Altenhilfe und um die Standardisierung und Verbesserung der individuellen Begleitung Sterbender und ihrer Angehörigen in den betroffenen Institutionen. Das wäre das beste Argument auch der Kirchen und der ihnen angeschlossenen Wohlfahrtsverbände gegen eine vorschnelle und eine vor dem Hintergrund sich verschärfender Bedingungen in der Pflege sicher noch deutlicher werdende Forderung nach Legalisierung von aktiver Sterbehilfe in Deutschland. Dabei haben gerade die Kirchen (und damit auch die kirchlichen Träger) und die Ärzteverbände, die sich in dieser Debatte bisher so deutlich gegen jede Form aktiver Sterbehilfe ausgesprochen haben, eine besondere Verantwortung für die Umsetzung solcher Konzepte, sollen ihre Aussagen in Denkschriften und bei anderen Anlässen glaubwürdig bleiben.[3]

Hier ist die Entwicklung von Modellen gefragt, die umsetzbar und nachahmbar sind und flächendeckend realisiert werden können.

## Die Aufgabenstellung

Um dieser programmatischen Aufgabe gerecht zu werden, müssen in Kliniken und Altenpflegeeinrichtungen unter Mitwirkung der Leitungsebene und aller beteiligten Berufsgruppen (d. h. vom Chefarzt bis zum Bestatter!) Organisationsentwicklungsprozesse mit dem Ziel der Verbesserung der Rahmenbedingungen, der räumlichen und personellen Ausstattung, der Qualifizierung und der Entwicklung von einrichtungsspezifischen Handlungsabläufen in Gang gesetzt werden, die keine Papiertiger bleiben dürfen und deren Umsetzung darum auch von der ärztlichen und der pflegerischen Leitung und der Verwaltungsleitung der Einrichtungen unterstützt und nachvollzogen werden muss. Vorschläge zur Neuschaffung und angemessenen Verbesserung von Strukturen und Prozessen sollten dabei berücksichtigt werden.

## Ein Beispiel

Vom März 2003 bis März 2004 hat die Stiftung Evangelisches Krankenhaus Düsseldorf ein solches modellhaftes Projekt durchgeführt, das der Verfasser[4] geleitet hat. Nachdem sich die Stiftung bereits zehn Jahre vorher zum Aufbau eines ambulanten und stationären Hospizes entschlossen hatte, sollte in diesem Projekt eine Standardisierung und Verbesserung der individuellen Begleitung der Sterbenden und ihrer Angehörigen in allen Einrichtungen der Stiftung (einem 580 Betten Krankenhaus der Allgemeinversorgung und zwei Einrichtungen der Altenhilfe sowie dem Hospiz) umgesetzt werden. Dabei sollten die verschiedenen Einrichtungen gemeinsame Grundsätze und einrichtungsspezifische Handlungsabläufe erarbeiten sowie Verfahrensvergleiche nutzen. Gleichzeitig sollte ein interdisziplinäres Curriculum zur Weiterbildung der Mitarbeiter erstellt werden und eventuell notwendige Nachfolgeprojekte formuliert werden. An der Umsetzung waren etwa einhundert Mitarbeiter der Stiftung aktiv beteiligt, die in einrichtungsspezifischen Teilprojektgruppen und der Gesamtprojektgruppe engagiert mitgearbeitet haben, nicht zuletzt deshalb, weil viele Mitarbeiter im beruflichen Alltag selbst unter den unzureichenden Bedingungen für eine angemessene Begleitung leiden. Das Projekt wurde in einem Steuerkreis, dem alle Teilprojektleiter angehörten, koordiniert. Zur strukturierten Vorgehensweise und der klaren Projektorganisation gehörte neben der regelmäßigen Kommunikation der Ergebnisse und des Projektstandes (über einen Projektbrief, der an alle Mitarbeiter der Stiftung mit der Gehaltsabrechnung versandt wurde) eine gute selbst gesteuerte Regel-Kommunikation in den Teilteams und von diesen Teams in die jeweiligen Abteilungen und Kliniken. Die Ergebnisse der Teilprojektgruppen und der Gesamtgruppe wurden dokumentiert. Der Themenkatalog für das Projekt, der in der Gesamtprojektgruppe von den Mitarbeitenden erstellt wurde, enthielt

- allgemeine Fragen zu Sterben und Tod (z. B. Modelle der Sterbephasen, Todesverständnis in der Gesellschaft, Biologie und Medizin des Sterbeprozesses etc.)
- Fragen zur Praxis der Sterbebegleitung (z. B. Bedürfnisse und Wünsche Sterbender, Fragen der Professionalität etc.)
- Zentrale Themen sterbender Menschen (z. B. Lebensangst, Todesangst, Lebenslust, Auseinandersetzung mit der Sinnfrage, Umgang mit Schuld etc.)
- Fragen der Kommunikation in der Sterbebegleitung (z. B. Kommunikationsprinzipien, Gesprächsräume, Sprache Sterbender etc.)
- eine Analyse der Raumsituation (z. B. Raum für Gespräche mit Angehörigen, Raum für die Sterbenden, Gestaltung der Prosektur etc.)
- Fragen zum Umgang mit dem Verstorbenen (z. B. Aufbahren/Präsentieren des Verstorbenen, Gestaltung des Abschiednehmens, Abschiedsfeier etc.)
- Rechtliche Aspekte und Vorschriften (z. B. Patientenverfügung, Vorsorgevollmacht, Grenzen der Behandlungspflicht etc.)
- Fragen der Trauerbegleitung
- Informationen zu kulturellen, religiösen und spirituellen Aspekten (z. B. Gottes- und Todesbilder der Religionen, Adressen und Kontakte in der Stadt etc.)
- Besondere Themen (Sterben ohne Angehörige, spezifische Probleme bei sterbenden Kindern, Begleitung von komatösen Patienten)
- Herausforderungen der Vernetzung und Integration aller Beteiligten (z. B. Zusammenarbeit zwischen Abteilungen und mit anderen Einrichtungen, das Beziehungsgeflecht der Begleitenden aus der Sicht des Patienten)
- Besondere Aspekt des Helfers (Hilfen für Begleiter, Bedürfnisse von Helfern, Kräftebalance, Supervision etc.)

Aus der Bearbeitung der Themen unter den Aspekten

1. So ist es zurzeit (Ist – Analyse/Diagnose)
2. So sollte es sein (Soll – Bestimmung/Ziel)
3. Das schlagen wir konkret vor (Wege/Mittel) – nach dem aus der Moderationstechnik bekannten Drei-Felder-Schema – wurden im Laufe des Projektes in den Teilprojektgruppen einrichtungsspezifische Handlungsabläufe entwickelt, die in der Gesamtprojektgruppe vorgestellt und kollegial diskutiert wurden. In ähnlicher Weise wurden berufsgruppenspezifische, abteilungsübergreifende und einrichtungsübergreifende Standards erarbeitet.

Parallel zu den Projektaktivitäten wurde – auch um die Aufmerksamkeit und das Interesse für das Projekt zu steigern – eine Fortbildungs- und Vortragsreihe angeboten. Außerdem entwickelten die Projektteilnehmer einen Interviewleitfaden, mit dessen Hilfe sie mit Sterbenden und ihren Angehörigen in strukturierte Gespräche über deren Wünsche und Bedürfnisse kamen. Der Interviewleitfaden beinhaltete Hilfen zur Anbahnung des Gesprächs, Hinweise auf ein angemessenes Gesprächssetting und wurde von einem Interviewtraining für die Interviewer begleitet. Die Fragen orientierten sich zunächst an den Vorgaben der Patienten und der Angehörigen (»Gibt es etwas, was Sie von sich aus ansprechen möchten?/Gibt es etwas, was Sie besonders beschäftigt?«), dann folgten Fragen nach besonderen Wünschen und Ängsten in dieser Lebenssituation und Fragen zu Wünschen und Befürchtungen, die die Begleitung betrafen. Die räumlichen Bedingungen, die Frage nach Wünschen für die Aufbahrung und Verabschiedung oder nach Wünschen für eine spirituelle Begleitung, rechtliche Fragen und die Frage nach Trauerbegleitung für die hinterbliebenen Angehörigen rundeten den Fragenkatalog ab. Die Erfahrungen mit diesen ca. dreißigminütigen Interviews waren durchweg positiv. Es bestand große Erleichterung über das Thema Sterben, das alle sehr beschäftigte, sprechen zu können. Alle Gesprächsteilnehmer hatten noch Letzte Dinge zu regeln und diese Aufgabe vor sich hergeschoben, fast alle äußerten Angst vor dem Verlust der Selbstbestimmug. Der überwiegende Teil der Befragten wünschte sich, wenn irgend möglich, Familienmitglieder oder vertraute Menschen in der letzten Stunde bei sich zu haben. Auch wenn in der Regel Pflege und Betreuung als gut bewertet wurden, wurde immer wieder der Wunsch nach mehr Zeit für Gespräche geäußert. »Es geht alles viel zu schnell«, sagte eine Patientin im Krankenhaus. Viele Wünsche nach mehr Wohnlichkeit in den Zimmern (»mehr Pflanzen, mehr Sonne, hellere Zimmer«) wurden laut. Interessanterweise wurden Einzelzimmer überwiegend abgelehnt, weil der soziale Kontakt ohnehin häufig sehr eingeschränkt war und Angst vor einer Verschärfung der Einsamkeit herrschte.

Als weitere Aufgabe wurde innerhalb des Projektes ein interdisziplinäres Fortbildungs-Curriculum »Sterben begleiten« erstellt. Der interdisziplinäre Zugang dient der Vertiefung und Einübung interdisziplinären und abteilungsübergreifenden Arbeitens, was eine Voraussetzung für eine gelingende Sterbebegleitung darstellt. Die Konzeption des Curriculums geht davon aus, dass Menschen, die schwer kranke und sterbende Patienten oder Bewohner begleiten, selten beruflich angemessen auf diese Aufgabe vorbereitet sind. Die teilnehmenden Mitarbeitenden haben diese These ausdrücklich bestätigt. Das Curriculum, das inzwischen von einer ersten Kursgruppe von Teilnehmern aus der Stiftung und eines weiteren Trägers der Altenhilfe absolviert wird, zielt auf die

- Stärkung und Weiterentwicklung der Selbst-, Sozial- und Methodenkompetenz der Teilnehmenden
- Vermittlung von Wissen und Fachkenntnissen zum Thema Sterbebegleitung
- Erweiterung des Repertoires einer differenzierten und sensiblen Wahrnehmungs- und Begegnungsfähigkeit
- Verbesserung der Zusammenarbeit auf der Sach- und der Beziehungsebene
- Reflexion der eigenen Praxis
- Anregung von Innovationen.

Das Curriculum baut auf fünf Modulen (Start-Workshop, Basistraining, berufsspezifisches Aufbaumodul, teilnehmergesteuertes Praxismodul und begleitende Supervision) auf, die über einen Zeitraum von 18 Monaten berufsbegleitend zu belegen sind, und schließt mit einem Zertifikat des Trägers ab.

Insgesamt sind im Rahmen des Projektes fast fünfzig Standards für die Sterbebegleitung in den unterschiedlichen Einrichtungen und Kliniken der Stiftung entwickelt worden, die von der Checkliste für Gespräche mit Eltern von sterbenden Kindern über die Begleitung Angehöriger nach dem Versterben eines Patienten und besondere Aspekte bei der Ernährung von Patienten mit PEG oder nasaler Magensonde eine Vielzahl von sich wiederholenden Situationen in einer großen Stiftung fachlich orientieren und deren Qualität aus der Perspektive der Betroffenen sichern und verbessern helfen sollen. Diese Standards sind im Haus offiziell eingeführt und damit fachlich verbindlich für alle Mitarbeitenden geworden.

Die im Rahmen des Projektes formulierten und in der Stiftung gültigen »Grundsätze in der Begleitung von Sterbenden und ihren Angehörigen« bilden dabei so etwas wie das Grundgesetz und die goldene Regel, die vom Kuratorium der Stiftung in Kraft gesetzt und allen Mitarbeitenden ausgehändigt wurde. Alle neuen Mitarbeiter in der Stiftung werden im Rahmen der Einführungsveranstaltung in das Projekt eingeführt und erhalten diese Grundsätze.

Als Folgeprojekte wurden umgesetzt:

- Die Einrichtung einer kleinen Fachbibliothek.
- »Verabschiedungskoffer« mit allen notwendigen Materialien für ein gewünschtes Verabschiedungsritual (die zugleich Merk- und Erinnerungsposten für eine besondere Gestaltung dieses Augenblicks im stationären Alltag sind) sind in allen Stationszimmern vorhanden.
- Ökumenische Gottesdienste, zu denen regelmäßig Angehörige von Verstorbenen eingeladen werden, werden von der Seelsorge angeboten.
- Die Neugestaltung der Prosektur und der zu ihr führenden Räume nach einem Entwurf eines Düsseldorfer Künstlers ist realisiert.
- Ein erster Kurs absolviert das beschriebene Curriculum » Sterben begleiten«.
- Es wurden Palliativzimmer in der HNO – Klinik eingerichtet, die einen Schwerpunkt in der Versorgung von Tumor – Patienten hat.
- Die Realisierung eines Angehörigenzimmers im z.Zt. im Neubau befindlichen Trakt der Intensivmedizinischen Abteilung ist geplant.

Zu den eindrücklichen Erfahrungen bei der Durchführung dieses Projektes gehört das große Engagement aller Mitarbeitenden – trotz hoher beruflicher Belastung und trotz der Schwierigkeiten und Widerstände, die erfahungsgemäß bei solchen Großprojekten immer auftreten. Gleichzeitig entstanden durch die Zusammenarbeit im Projekt viele abteilungs- und einrichtungsübergreifende Kontakte, die sich im Alltag der Begleitung als sehr hilfreich erweisen. Das sind nur zwei Argumente für eine konzeptionell breit angelegte Beteiligung der Mitarbeitenden an solchen Organisationsentwicklungsprozessen.

Die Durchführung dieses Projektes hat die Qualität der palliativen Versorgung und der Begleitung von Sterbenskranken und ihren Angehörigen erheblich und nachhaltig verbessern können.

In regelmäßigen Fallbesprechungen und bei monatlichen Treffen von Ärzten und Pflegenden, Seelsorge und Pflegedienstleitung wird die praktische Projektumsetzung weiter reflektiert.

### Konsequenzen

Das beschriebene Modell bietet eine mögliche Variante der Umsetzung der drängenden Aufgabe. Die angemessene palliative Versorgung und die Begleitung von schwerst- und sterbenskranken Menschen im Krankenhaus und in den Einrichtungen der stationären und ambulanten Altenhilfe stellt eine erhebliche Herausforderung an die Innovationsbereitschaft und Innovationsfähigkeit von Kostenträgern, Trägern, Wohlfahrtsverbänden und Politik dar. Sie ist medizinethisch und sozialdiakonisch dringend geboten.

1   Vgl. die Beschreibung z. B. der Auswirkungen der Institutionalisierung der Hospizarbeit auf die ambulante Hospizarbeit von Jochen Steurer: Hospiz am Wendepunkt in WzM, 56. Jg., S. 168–183.
2   Vgl. dazu die Ausführungen von Hartmut Kreß in diesem Band, S. 34 ff.
3   Vgl. Sterbebegleitung statt aktiver Sterbehilfe. Eine Textsammlung kirchlicher Erklärungen, Gemeinsame Erklärungen 17, 2003 und die »Grundsätze zur ärztlichen Sterbebegleitung«, in: Deutsches Ärzteblatt (39/95), 25.September 1998, A-2367 ff.
4   Gemeinsam mit dem Mitherausgeber dieses Bandes Eduard Zwierlein.

*Friederike Isensee*

# Standardisiertes Sterben – welchen Nutzen haben wir davon?

*Das Sterben ist die persönlichste Sache der Welt. Jeder Mensch stirbt seinen Tod, in ihm wird alles präsent, was er war, ist und sein wird. (Friedrich Herr)*[1]

## EINFÜHRUNG

Wer im Krankenhaus, Hospiz, Altenheim oder ambulanten Pflegedienst arbeitet, wird mit dem Leben, dem Sterben und dem Tod zwangsläufig konfrontiert werden. Aus dieser Situation heraus können für die Mitarbeiterinnen und Mitarbeiter Probleme oder Konflikte entstehen. Durch eine Auseinandersetzung mit den gesellschaftlichen, strukturellen und auch persönlichen Reaktionen und Verhaltensweisen kann ein Verständnis für die Problematik in der Begleitung sterbender Menschen und ihrer Angehörigen entstehen.

Im Rahmen von Qualitätsanforderungen erscheint es sinnvoll, Themen aus der Sterbebegleitung zu standardisieren. Vielen erscheint jedoch die Standardisierung des Umgangs mit dem Sterbenden als Widerspruch in sich. Eine derart individuelle Situation »Das Sterben ist die persönlichste Sache der Welt ...« lässt sich doch nicht standardisieren! Ich möchte durch meinen Artikel dem Leser die standardisierte Sterbebegleitung aus verschiedenen Perspektiven vorstellen. Ich werde im ersten Teil meiner Ausführung auf die Qualitätsentwicklung und Qualitätssicherung eingehen, um dann im zweiten Teil Standards als einen Baustein der Qualitätssicherung im Rahmen der Sterbebegleitung zu beleuchten. Im dritten Teil werde ich die Bedeutung von Standards am exemplarischen Beispiel des Standards »Nottaufe« erläutern.

## QUALITÄTSENTWICKLUNG UND QUALITÄTSSICHERUNG IN DER STERBEBEGLEITUNG

Ziel eines internen Qualitätsmanagements ist es, die Qualität des Handelns in den Mittelpunkt zu rücken. Dies bedeutet, dass die Bedürfnisse der PatientInnen sowie der MitarbeiterInnen zentral berücksichtigt werden. Im Rahmen der Sterbebegleitung ist diese Zielsetzung eine bedeutende gesellschaftliche Herausforderung.

### Aspekte zum Qualitätsbegriff

Die Begriffe Qualitätsentwicklung und -sicherung sind in Krankenhäusern, Altenheimen, ambulanten Diensten oder Hospizen seit Jahren in aller Munde.

Was ist mit »Qualität« gemeint? Zwei Begriffsdefinitionen können wie folgt lauten: Qualität ist nach dem Deutschen Institut für Normung: die Beschaffenheit einer Einheit bezüglich ihrer Eignung, festgelegte oder vorausgesetzte Erfordernisse zu erfüllen.[2] Für den medizinischen Dienst des Krankenhauses der Krankenkassen (MDK) ist Qualität: die Gesamtheit der Eigenschaften und Merkmale einer Dienstleistung, die sich auf deren Eignung zur Erfüllung festgelegter oder vorausgesetzter Erfordernisse bezieht (MDK – Konzept Qualifizierung der Pflege). Der Begriff »Pflege« bezeichnet die Art, die Beschaffenheit, den

Umfang oder die Eigenschaft der erbrachten Pflegeleistung. Sie kann in Form von Standards definiert werden.[3]

Die Wahrnehmung von Qualität ist individuell verschieden und als ein mehrdimensionaler Prozess anzusehen. Es müssen in Hinblick auf die Dienstleistung eines Betriebes unterschiedliche Erwartungen und Forderungen erfüllt sein, damit von entsprechend guter Qualität gesprochen werden kann.[4]

»Nach Bruhn sind drei Qualitätsdimensionen zu unterscheiden, die bei der Wahrnehmung und Beurteilung einer Dienstleistung durch den Kunden relevant sind: die sachliche Qualitätsdimension Pünktlichkeit, Vollständigkeit der Dienstleistung, die persönliche Qualitätsdimension (Freundlichkeit, Ehrlichkeit der beteiligten Kundenkontaktmitarbeiter) und die zwischenmenschliche Qualitätsdimension (Flexibilität, Einfühlungsvermögen u. Ä.). Die persönliche und zwischenmenschliche Qualitätsdimension bilden die entscheidenden Bestandteile einer Dienstleistung.«[5]

### Gesetzliche Vorschriften

Wir finden in mehreren Gesetzen Vorschriften zur Qualitätssicherung, z. B.:

* § 2070 SGB 20 V (Sozialgesetzbuch)
* § 2093 20 BSHG (Bundessozialhilfegesetz)
* § 2080 Pflege VG (Pflegeversicherungsgesetz)
* sowie seit 01.01.99 als Qualitätsentwicklungsvereinbarung in § 78 b KJHG (Kinder- und Jugendhilfegesetz)[6]

»Ein Referentenentwurf zum Pflegequalitätssicherungsgesetz (PQsG) und Heimbewohnerschutzgesetz (HSG) ist seit 2000 in Arbeit. Die Qualitätssicherung ist bei Institutionen, die sich mit Alter, Tod und Sterben beschäftigen, also im Krankenhaus, Altenheim, bei Pflegediensten, voll in Gang und wird die Hospizbewegung nach dem Gründungsboom in der dritten Phase auch erfassen.«[7]

### Entwicklung von Qualitätsanforderungen

TQM (Total Quality Management) stellt ein Qualitätskonzept dar, das uns aus der Industrie bekannt ist. Das Ziel dieses Konzeptes ist es, eine kontinuierliche Verbesserung aller Prozesse im Unternehmen für die Kunden- und Mitarbeiterzufriedenheit zu erreichen. Seit 1987 bildet die branchenneutrale Normenreihe DIN EN ISO 9000 eine anerkannte Grundlage für Qualitätsmanagementsysteme und für eine externe Zertifizierungsmöglichkeit von Unternehmen. Die Bewertungskriterien der DIN ISO 9000 lassen sich nur schwer auf ein »Gesundheitsunternehmen« übertragen. Die sozialen Prozesse im Gesundheitswesen sind die unsichtbaren Seiten einer Qualität, welche nicht in der DIN ISO 9000 dargestellt wird.[8]

### Qualitätsmanagement im Krankenhaus

Es soll an dieser Stelle ein konfessionell getragenes Zertifizierungsmodell für Krankenhäuser, ProCumCert, kurz vorgestellt werden. Durch das Projekt »Kooperation für Transparenz und Qualität im Krankenhaus« (KTQ) sollen die Bedürfnisse des Patienten und die wirtschaftlichen Forderungen der Kostenträger aufeinander abgestimmt werden. Beteiligt sind daran: die Bundesärztekammer, der Deutsche Krankenhausverband, der deutsche Pflegerat, die Verbände der Ersatzkassen und der Zusammenschluss konfessioneller Krankenhäuser (ProCumCert).[9]

»Mit proCumCert liegt ein konfessionell getragenes Zertifizierungsmodell vor, in dessen Qualitätsmanagementprozess auch die Seelsorge als Berufsgruppe im Krankenhaus einbezogen ist und ›Spiritualität‹ als Qualität querschnittartig für alle Berufsgruppen untersucht wird.«[10] ProCumCert wurde am 08.05.1998 als Zertifizierungsgesellschaft für kirchliche Krankenhäuser und ihre sozialen Einrichtungen gegründet. Sie besteht aus dem Katholischen Krankenhausverband Deutschland (KKCD), dem Deutschen Evangelischen Krankenhausverband (DEKV) und dem Deutschen Caritasverband und Diakonischen Werk. Im Oktober 2001 wurde als weiterer Gesellschafter die Deutsche Gesellschaft zur Zertifizierung von Managementsystemen mbH (DQS) aufgenommen.[11]

Das ProCumCert-Qualitätshandbuch sieht folgende Qualitätskategorien vor:

»1 Patientenorientierung in der Krankenversorgung und Kompetenz im Umgang mit den Patienten, 2 Sicherstellung der Mitarbeiterorientierung und Umgang mit Mitarbeitern (Sozialkompetenz), 3 Sicherheit im Krankenhaus, 4 Informationswesen, 5,0 Trägerverantwortung, 5 Krankenhausführung und Leitung, 6 Qualitätsmanagement, 7 Spiritualität, 8 Verantwortung gegenüber der Gesellschaft«[12].

## Standards als Baustein professionellen Handelns in der Sterbebegleitung

Standards können neben der Erstellung von Leitbildern, Dokumentationssystemen, Standardpflegeplänen, Patienteninformationssystemen etc. ein Instrument zur Qualitätsverbesserung sein. Bevor ich exemplarisch auf den Standard der Nottaufe eingehen möchte, sollte eine Definition von Standard, Standardarten, Entwicklung von Standards und ihre praktischen Vor- und Nachteile beleuchtet werden. Außerdem werde ich auch kurz über Standards aus rechtlicher Sicht und mögliche Evaluierungsmethoden berichten.

### Definition

»Pflegestandards sind allgemein gültige Normen, die den Aufgabenbereich und die Qualität der Pflege definieren. Sie legen themen- und tätigkeitsbezogen fest, was die Pflegepersonen in einer konkreten Situation generell leisten sollen und wie die Leistung auszusehen hat. (Stösser)«[13]

### Standardarten

Wir unterscheiden drei Arten:

*Strukturorientierte Standards* (z. B. die räumliche Situation eines Palliativzimmers) beziehen sich auf die Organisationsstruktur eines Krankenhauses oder einer anderen Pflegeinstitution und berücksichtigen die betriebliche Zielsetzung, budgetäre Verhältnisse, Personalbedarf, die Qualifikation der einzelnen Personen, räumliche Erfordernisse etc.

*Prozessorientierte Standards* beschreiben den Ablauf einzelner Tätigkeiten, beinhalten Art und Umfang einer Maßnahme und leiten Maßnahmen durch Zielsetzungen. Prozessorientierte Standards können unterteilt werden in erstens *Durchführungsstandards* (z. B. Durchführung der Nottaufe), die eine Durchführung standardisieren, d. h., es wird beschrieben, wie eine Tätigkeit ausgeführt werden soll. Zweitens *Standardpflegepläne* (z. B. Begleitung und Betreuung eines sterbenden Menschen), also eine standardisierte Pflegeplanung, die generelle Einschränkungen beinhaltet, die bei den meisten Patienten unter gleichen Bedingungen auftreten können, sich auf medizinische oder pflegerische Diagnosen bezieht und zur Dokumentationserleichterung und als Formulierungshilfe dient, wobei die individuellen Bedürfnisse Beachtung finden müssen. Und drittens *ergebnisorientierte Standards* oder Outcome Standards (z. B. Betreuung und Begleitung sterbender Menschen), die die Wirkung der Tätigkeiten (Gesundheits- und Zufriedenheitszustand des pflegebedürftigen Menschen, der Angehörigen und der betreuenden Person) beschreiben und Ziele festlegen, nach denen beurteilt wird, ob die am Standard beteiligten Personen das Endziel erreicht haben. Die unterschiedlichen Standards sind voneinander abhängig, d. h., der Ergebnisstandard kann nur so gut sein, wie ein strukturorientierter und prozessorientierter Standard dies ermöglichen.[14]

## Standards aus rechtlicher Sicht

In der Diskussion um die Erstellung und Bedeutung von Standards wird u. a. der Begriff der »Rechtlichen Konsequenzen« genannt.

Standards können den medizinisch, pflegerischen Erkenntnisstand nur deklaratorisch wiedergeben und nicht konstitutiv begründen. Im Falle eines Schadensersatzprozesses oder eines Strafverfahrens geben Standards nur einen – mehr oder weniger bedeutsamen – Anhaltspunkt zur Konkretisierung der berufsspezifischen Sorgfaltspflicht. Für die Frage nach der »rechtlichen Absicherung« durch Standards oder auch Richtlinien, Leitlinien, hält das Recht keine einfache oder sichere Lösung parat.[15]

»Mit dem Begriff ›Standard‹ wird im medizinischen Haftungsrecht das umschrieben, was der Gesetzgeber als Grundvoraussetzung der (ärztlichen/pflegerischen) Haftung mit der Verletzung der im Verkehr erforderlichen Sorgfalt (§ 276 BGB) bezeichnet. Als ›Standard‹ kann in diesem Zusammenhang die gute, verantwortungsbewusste ärztliche/pflegerische Übung bezeichnet werden, die auf einem gesicherten Kernbereich wissenschaftlicher Erkenntnisse ebenso basiert wie auf praktischer Erfahrung und der Anerkennung der Fachangehörigen als zweifelsfrei richtig und zuverlässig. Was ›Standard‹ in diesem Sinne bedeutet, obliegt mangels Sachkompetenz nicht der Festlegung durch die Judikatur, sondern ist Ergebnis wissenschaftlicher, ärztlicher/pflegerischer Auseinandersetzung. Die Gerichte überprüfen erst in Folge – sachverständig beraten –, ob unter Zugrundelegung eines außerrechtlich gefundenen ›Standards‹ die abstrakte Gesetzesvorgabe der verkehrserforderlichen Sorgfalt berufsspezifisch erfüllt wurde oder nicht. Die berufsspezifische Sorgfaltspflicht richtet sich daher an medizinischen Maßstäben aus.«[16] Wird von einem Standard abgewichen, so muss dies in der Dokumentation erläutert bzw. begründet werden.[17]

## Entwicklung von Standards sowie Vorteile und kritische Aspekte beim Arbeiten mit den Standards

Standards können sowohl berufsspezifisch, wie z. B. Pflegestandards, als auch berufsübergreifend ausgerichtet sein. Besonders im Bereich der Sterbebegleitung sollten wir eine multiprofessionelle Betreuung der Patienten und ihrer Angehörigen sicherstellen.

In den so genannten Standardarbeitsgruppen können sich MitarbeiterInnen aus verschiedenen Professionen (Ärzte, Pflege, Seelsorge, Sozialdienst etc.) zu fachspezifischen oder fächerübergreifenden Themen treffen. Um eine effektive Arbeitssituation bzw. Entwicklung einer Arbeitskultur zu schaffen, sollte die Anzahl der Arbeitsgruppenmitglieder nicht höher als acht bis maximal zehn Personen betragen. Ein häufiger Wechsel ist zu vermeiden. Die Termine sollten rechtzeitig von der AG-Leitung (z. B. Mitarbeiterin/Mitarbeiter der Pflegedienstleitung oder Innerbetrieblichen Fortbildung) bekannt gegeben werden.[18] Das Treffen sollte monatlich, möglichst für einen ganzen Tag stattfinden und als Arbeitszeit angerechnet werden. Außerdem sollten die nicht beteiligten MitarbeiterInnen kontinuierlich über das Projekt »Entwicklung von Standards«, z. B. durch ein hausinternes Info-Blatt benachrichtigt werden.

Standards sollten »Benutzerfreundlich« sein, d. h.:

»Je kürzer der Text, umso eher wird er gelesen. Je klarer die Aussage, umso besser wird sie verstanden. Je übersichtlicher die Gestaltung und Zuordnung, umso schneller werden die Zusammenhänge erkannt. Je handlicher und bequemer die Handhabung, umso häufiger ist der Zugriff. Je professioneller die Aufmachung, umso glaubwürdiger und attraktiver der Standard.«[19]

**Vorteile von Standards:**
- Standards machen Leistungen sichtbar und messbar
- Standards dienen als Instrument für die Evaluation der Arbeitsqualität
- Standards können eingesetzt werden, um den Bedarf an Personal zu eruieren
- Standards sind Richtlinien für die Inhalte von Curricula in Aus-, Fort- und Weiterbildung
- Standards erleichtern die Dokumentation
- Standards unterstützen die Einarbeitung neuer Mitarbeiter, Berufsanfänger und Lernender
- Standards tragen zur Rationalisierung von Arbeitsabläufen bei, ohne die individuelle Patientenversorgung zu beeinträchtigen[20]
- Standards können auch Themen mit einer seltenen Praxisrelevanz aufgreifen
- Standards geben Sicherheit
- Standards optimieren die DRG-Einführung.

**Kritische Aspekte in der Arbeit mit Standards:**
- Standards dürfen nicht unüberlegt angewendet werden
- Unreflektierter Einsatz von Standards führt dazu, dass Handlungen automatisiert ablaufen, und in unvorhergesehenen, plötzlich eintretenden Situationen unter Umständen nicht angemessen reagiert wird[21]
- Patienten werden einem Standard angepasst
- Verlust von Flexibilität der MitarbeiterInnen.

## Evaluierung der aufgestellten Standards

Da Standards verbindlich sind, muss eine fortwährende Evaluation durch Anpassung der Inhalte an den neusten Kenntnisstand der Forschung und Entwicklung sichergestellt werden. Die Entscheidung, inwieweit ein Standard erneuert oder aktualisiert werden muss, sollte im Vorfeld festgelegt werden. Um Gewissheit zu haben, dass ein Standard aktuell ist, sollte das Datum der letzten Änderung schriftlich fixiert werden.[22]

## Bedeutung von Standards in der Sterbebegleitung am exemplarischen Beispiel des Standards »Nottaufe«

### Standard »Nottaufe« (siehe Seite 56)

»Wenn für einen Menschen, insbesondere für ein neugeborenes Kind, Lebensgefahr besteht und ein Pfarrer oder eine Pfarrerin nicht mehr herbeigerufen werden kann, darf jeder Christ taufen. Voraussetzung ist, dass der Täufling oder die für ihn Verantwortlichen einverstanden sind. Wenn möglich, soll die Taufe in Gegenwart christlicher Zeugen vollzogen werden. *Wenn wenig Zeit zur Verfügung steht:* Wer tauft, spricht (und segnet dabei den Täufling mit dem Zeichen des Kreuzes): Herr Jesus Christus, nimm N. N. (dieses Kind) an in deiner Barmherzigkeit. Der/Die Taufende gießt mit der Hand drei Mal Wasser über die Stirn des Täuflings und spricht: N. N.), ich taufe dich im Namen des Vaters und des Sohnes und des Heiligen Geistes. Amen.«[23]

Der Wunsch nach einer Taufe wird erfahrungsgemäß selten von den Eltern in einer lebensbedrohlichen Situation geäußert.[24] Umso wichtiger ist unser Auftrag, im Sinne eines christlichen Menschenbildes den betroffenen Eltern – auf Wunsch – eine Nottaufe ihres Kindes anzubieten. Entscheidend ist dabei, gemeinsam mit den Eltern nach Ritualen zu suchen.

### Mögliche Bedeutung des Abschiedsrituals »Nottaufe« für die Angehörigen

»Ein Abschiedsritual ist eine bewusst vorbereitete und vollzogene symbolische Handlung, die Gefühle und Gedanken des Trauernden ausdrückt. Diese Handlung ist individuell gestaltet, ihr Inhalt wird geprägt durch die Bedürfnisse und Überzeugungen des trauernden Menschen.«[24]

*Namensgebung und Taufe sind ein mögliches Ritual!* Dem sterbenden Kind einen Namen geben, bedeutet für viele Eltern die Anerkennung eines individuellen Lebens. Auch für den Trauerprozess hat die Namensgebung eine Bedeutung. Das Aussprechen des Namens drückt die Realität des Kindes und des schmerzlichen Verlustes aus. Das Kind bekommt einen Platz in der Familienordnung. Oftmals wird von den Eltern gewünscht, die Namensgebung durch eine Taufe zu bekräftigen.[25] Ist eine Nottaufe gewünscht, sollten die Eltern – wenn zeitlich möglich – entscheiden, ob eventuell Geschwister, Großeltern, Paten oder nahe stehende Menschen dazu eingeladen werden. Dadurch kann das nähere soziale Umfeld in die Sorge um das Kind einbezogen werden. So kann der schmerzhafte Verlust auch von den nächsten Angehörigen mitgetragen werden. Die Taufe kann durch symbolische Elemente, wie z. B. eine Taufkerze (wenn auf der Station gestattet), die zum Geburts- oder Todestag oder auch in der Phase der intensiven Trauer angezündet werden kann, gestaltet werden. Eine Taufurkunde, eine Bescheinigung der Namensgebung oder ein Patenbrief können einen weiteren symbolischen Wert haben.[26] »In vielen Taufagenden gibt es die Möglichkeit, nach der Taufe auch einen Segen für die Mutter zu sprechen. In vielen heutigen Gemeinden ist es üblich, die ganze Familie zu segnen.«[27]

Einige Kliniken haben durch die Initiative »Regenbogen« das Konzept der Elternmappe übernommen. Diese Mappe soll Erinnerungsstücke an das tote Kind aufbewahren. Darin können z. B. gesammelt werden:

| SterbBegl. Pädiatrie<br>Aus dem evangelischen Gesangbuch (Nr. 839) | Die Nottaufe (Taufe bei Lebensgefahr) | EVK Düsseldorf<br>März 2003 |
| --- | --- | --- |

Wenn für einen Menschen, insbesondere für ein neugeborenes Kind, Lebensgefahr besteht und ein Pfarrer oder eine Pfarrerin nicht mehr herbeigerufen werden kann, darf jeder Christ taufen. Voraussetzung ist, dass der Täufling oder die für ihn Verantwortlichen einverstanden sind. Wenn möglich, soll die Taufe in Gegenwart christlicher Zeugen vollzogen werden.

*Wenn nur wenig Zeit zur Verfügung steht:*
Wer tauft, spricht (und segnet dabei den Täufling mit dem Zeichen des Kreuzes):
**Herr Jesus Christus, nimm N. N. (dieses Kind) an in deiner Barmherzigkeit.**
Der/Die Taufende gießt mit der Hand drei Mal Wasser über die Stirn des Täuflings und spricht :
**(N. N.), ich taufe dich im Namen des Vaters und des Sohnes und des Heiligen Geistes. Amen.**

**Der Friede des Herrn sei mit dir.**

**Vater unser im Himmel.**
**Geheiligt werde dein Name.**
**Dein Reich komme.**
**Dein Wille geschehe, wie im Himmel so auf Erden.**
**Unser tägliches Brot gib uns heute.**
**Und vergib uns unsere Schuld,**
**wie auch wir vergeben unsern Schuldigern.**
**Und führe uns nicht in Versuchung,**
**sondern erlöse uns von dem Bösen.**
**Denn dein ist das Reich und die Kraft**
**Und die Herrlichkeit in Ewigkeit.**
**Amen.**

*Steht mehr Zeit zur Verfügung:*
Zu Beginn kann der Taufbefehl Christi gesprochen werden.
Christus spricht : **Mir ist gegeben alle Gewalt im Himmel und auf Erden. Darum gehet hin und machet zu Jüngern alle Völker: Taufet sie auf den Namen des Vaters und des Sohnes und des Heiligen Geistes und lehret sie halten alles, was ich euch befohlen habe. Und siehe, ich bin bei euch alle Tage bis an der Welt Ende. (Mt 28,18–20)**

Es kann das Apostolische Glaubensbekenntnis (Nr. 853) folgen.

Wer die Nottaufe empfangen hat, ist gültig getauft. Die Taufe muss alsbald dem zuständigen Pfarramt zur Eintragung in das Taufregister gemeldet werden. Es ist üblich, dass im Gottesdienst eine Bestätigung stattfindet, die öffentlich bekundet, dass die Taufe gültig, d. h. mit Wasser und im Namen des dreieinigen Gottes vollzogen worden ist. Bei einem Kind werden die Eltern und Paten zugleich zur christlichen Erziehung des Kindes verpflichtet.

*Ist trotz aller Bemühungen die Taufe rechtzeitig nicht mehr möglich, dürfen wir als Angehörige und Freunde einen ungetauften Verstorbenen in Gottes Liebe geborgen wissen.*
In Gemeinden reformierter Tradition ist die Nottaufe nicht üblich.

Erstellt nach der Vorlage: A. v. Stösser

- ein Foto des Kindes allein
- ein Foto des Kindes mit Eltern oder weiteren Familienangehörigen
- ggf. das Namensbändchen
- evtl. eine Haarlocke
- Hand- und oder Fußabdruck
- Taufurkunde oder Bescheinigung der Namensgebung
- Faltblatt über Selbsthilfegruppen.[28]

Wenn wir das Ziel haben, eine individuelle Sterbebegleitung durchzuführen, müssen wir uns selbstverständlich auch über Abschiedsrituale anderer Glaubensrichtungen informieren.

## Praxisrelevanz und Einführung des Standards »Nottaufe«

»Auch wenn der Tod nicht in allen Bereichen der Kinderkrankenpflege alltäglich ist, gehört die Problematik ›Sterben, Tod und Trauer‹ zu unserem Berufsalltag.«[29] Die Durchführung einer Nottaufe kann uns jedoch vor eine Grenzsituation stellen …

### Bedeutung für die Mitarbeiterinnen und Mitarbeiter

Wie bereits erläutert, kann besonders die Entwicklung von Standards von großem Nutzen sein. Der Standard »Nottaufe« gibt dem pflegerischen/ärztlichen Personal und den Hebammen ein orientierendes Handlungsschema vor. Die aufgestellten »Regeln« können uns einerseits in dieser schwierigen Situationen entlasten und erleichtern uns andererseits – nach einer vorangegangenen intensiven Auseinandersetzung mit dem Thema – auch eine begründete individuelle Abweichung. Sollen MitarbeiterInnen in solchen Situationen umsichtig handeln, wird ein Standard allein jedoch nicht genügen. Die Begleitung eines Kindes und seiner Angehörigen ist sehr facettenreich, sodass die Nottaufe »nur« ein Element von vielen darstellt. Es sollte deswegen intensiv überlegt werden, wie dieser Standard gezielt eingeführt werden kann.

### Einführung des Standards »Nottaufe«

Bevor ein Standard eingeführt wird, muss er durch die Krankenhausleitung genehmigt und unterschrieben werden. Auf diese Weise bekommt ein Standard den Stellenwert einer Dienstanweisung.[30] Falls eine Institution noch keine allgemeinen Standards für den pflegerischen und ärztlichen Tätigkeitsbereich eingeführt hat, sollten im Vorfeld Richtlinien erstellt werden, die die Verbindlichkeit von Standards definieren und mögliche Konsequenzen bei ihrer Missachtung festlegen. Außerdem müssen eine oder auch mehrere zuständige MitarbeiterInnen benannt werden, die die neuen Standards einführen.[31]

Wenn der Standard »Nottaufe« nicht nur auf dem Papier stehen soll, müssen die Mitarbeiterinnen und Mitarbeiter in der Lage sein bzw. dahingehend unterstützt werden, die geforderten Inhalte des Standards umzusetzen. Da der Standard abteilungsspezifisch orientiert ist, grenzt sich die Zielgruppe einer Schulung/Seminars auf die MitarbeiterInnen der Pädiatrie und des Kreißsaales ein.

## Mögliche Fortbildungen zur Standardeinführung

**Schulung der praktischen Umsetzung einer Nottaufe**
Die Schulung der praktischen Umsetzung einer Nottaufe wird anhand des erarbeitenden Standards durchgeführt: Ziel dieser Schulung ist es, über die Bedeutung der Nottaufe zu informieren, das Ritual der Nottaufe »einzuüben«, um somit die gewünschte Handlungskompetenz zu erreichen. Außerdem sollte der administrative Ablauf erörtert werden. Die *Durchführungsverantwortung* liegt bei MitarbeiterInnen der Seelsorge und Patientenverwaltung

**Tagesseminar »Abschiedsrituale« in der Sterbebegleitung**
Ein Tagesseminar »Abschiedsrituale« in der Sterbebegleitung mit den möglichen Themenschwerpunkten:

- Persönliche Abschiedsrituale und eigenes Erleben
- Eigene Worte finden
- Bedeutung von Abschiedsritualen verschiedener Glaubensrichtungen
- Exemplarische Vorstellung des Abschiedsrituals »Nottaufe«
- geschichtlicher Rückblick
- Bedeutung der Nottaufe und Förderung der Handlungskompetenz
- Administrativer Ablauf
- Sinngehalt eines Abschiedsrituals für die Betroffenen (Angehörigen,
- Ärzte, Pflegepersonal, Hebammen, Seelsorge)
- Begleitung der betroffenen Eltern.

Die *Durchführungsverantwortung* liegt bei MitarbeiterInnen der Innerbetrieblichen Fortbildung oder der Pflegedienstleitung. Sie sollten in Kooperation mit der Seelsorge das Seminar planen.

## FAZIT

Es gibt zahlreiche gute Gründe, die für die Entwicklung und Einführung von Standards auch im Handlungsfeld »Tod und Sterben« sprechen. Jedoch kann eine alleinige Einführung von Standards in der Sterbebegleitung nicht ausreichend sein. Es sollte bereits im Leitbild, z. B. eines Krankenhauses, der Umgang mit Sterbenden und seinen Angehörigen aufgenommen werden. Ein Leitbild kann situationsgestaltende Prozesse in Gang setzen und Veränderungen bewirken.

Im Rahmen des Qualitätsmanagements ist eine Leitbildentwicklung erforderlich. Das Einführen von Standards in der Sterbebegleitung setzt voraus, dass wir uns auch im Interesse eines humanen Sterbens mit der Organisationsentwicklung einer Einrichtung auseinander setzen. Strukturelle Probleme müssen erkannt und – wenn möglich – behoben oder verbessert werden. Ein besonders interessanter Aspekt war für mich auch die Auseinandersetzung mit dem ProCumCert-Qualitätshandbuch. Dort wird der Standard »Nottaufe« in der Qualitätskategorie 8 eigens betont.[32] Die Verantwortung konfessioneller Einrichtungen des Gesundheitswesens und ihre Stellung in der Gesellschaft ist meines Erachtens von großer Bedeutung. Die Entwicklung von Standards in der Sterbebegleitung sensibilisiert uns und fördert im Idealfall eine professionelle Begleitung des sterbenden Menschen und seiner Angehörigen.

1   Friedrich Herr aus: www.lebensgedanken.de/zitate-tod.htm, S. 5.
2   Vgl. Werner Burgheim: Qualitätsentwicklung und Qualitätssicherung in der Sterbe- und Trauerbegleitung, in: ders. (Hg.): Qualifizierte Begleitung von Sterbenden und Trauernden. Medizinische, rechtliche, psychosoziale und spirituelle Hilfestellungen, Mering 2002, 7.1.2, S. 6.
3   Ebd., 7.1.2, S. 6 f.
4   Vgl. Gaby Nelius/Barbara Städtler-Mach: Qualitätssicherung in der Krankenhausseelsorge – Chancen und Risiken, in: Themen der Seelsorge, Konferenz für Krankenhausseelsorge in der EKD, Qualitätsmanagement als Dimension der Krankenhausseelsorge (Nr. 36, 10/2002), S. 404.
5   Ebd., S. 405.
6   Vgl. Burgheim, a.a.O., 7.1, S. 2.
7   Ebd., S. 2.
8   Ebd., 7.7.1, S. 3 f.
9   Vgl. Nelius/Städtler-Mach, a.a.O., S. 406.
10  Ebd., S. 406 f.
11  Ebd., S. 407.
12  Angela Rier: Spiritualität als Qualitätskriterium. Chancen konfessioneller Krankenhäuser im Wettbewerb proCumCert Version 4.0, in: Themen der Seelsorge, Konferenz für Krankenhausseelsorge in der EKD, Qualitätsmanagement als Dimension der Krankenhausseelsorge, (Nr. 36, 10/2002), S. 414.
13  Martina Schürg/Hildegard Grimm: Die Pflege wird in allen Stationen auf eine gemeinsame Basis gestellt – Eine Arbeitsgruppe entwickelt Pflegestandards, in: Pflegezeitschrift, 49. Jg. (3/1996), S. 161.
14  Vgl. Anton Hammer/Annette Lauber: Pflegeprozess und Pflegestandards, in: dies. (Hg.): Grundlagen beruflicher Pflege, Stuttgart 2001, S. 211 ff.
15  Vgl. Alfred Schneider: Richtlinien, Leitlinien und Standards – Anmerkungen aus juristischer Sicht, in: Die Schwester/Der Pfleger, 41. Jg. (1/2002), S. 78.
16  Ebd., S. 79.
17  Vgl. Rolf Höfert: Pflegethema: Spannungsfeld Recht. Rechtssicherheit im Pflegealltag, Stuttgart 1998, S. 29.
18  Vgl. Herzt Geers: Ohne die Akzeptanz der Mitarbeiter muss das Projekt scheitern. Das Einführen von Pflegestandards, in: Pflegezeitschrift, 50. Jg. (8/1997), S. 465.
19  Adelheid von Stösser: Pflegestandards, Erneuerung der Pflege durch Veränderung der Standards, 3., erweiterte und überarbeitete Auflage, Berlin, Heidelberg 1994, S. 212f.
20  Vgl. Hammer/Lauber, a.a.O., S. 215.
21  Ebd., S. 215.
22  Vgl. Geers, a.a.O., S. 468.
23  EG Evangelisches Gesangbuch, Ausgabe für die Evangelische Kirche im Rheinland, die Evangelische Kirche von Westfalen, die Lippische Landeskirche, Gütersloh 1996, S. 1287.
24  Vgl. Ilse-Dore Kennerknecht: Vom Umgang mit fehl- und tot geborenen Kindern im Krankenhaus, in: Die Diakonie-Schwester, 97. Jg. (3/2002), S. 53.
24  ELKB: Ein Engel an der leeren Wiege. Handreichung der Evangelisch-Lutherischen Kirche in Bayern zur seelsorgerlichen Begleitung bei Fehlgeburt, Totgeburt und plötzlichem Säuglingstod, aus: www.bayern-evangelisch.de, S. 10.
25  Vgl. Hannah Lothrop: Gute Hoffnung – jähes Ende. Fehlgeburt, Totgeburt und Verluste in der frühen Lebenszeit. Begleitung und neue Hoffnung für Eltern, 10., aktualisierte Auflage, München 2002, S. 89f.
26  ELKB, a.a.O., S. 30.
27  Ebd., S. 44.
28  Ebd., S. 39.
29  Mechthild Hoehl/Petra Kullick (Hg.): Kinderkrankenpflege und Gesundheitsförderung, 2., völlig neu bearbeitete Auflage, Stuttgart 2002, S. 427.
30  Vgl. Geers, a.a.O., S. 466.
31  Vgl. v. Stösser, a.a.O., S. 207.
32  Rier, a.a.O., S. 414.

*Monika Müller*

# Spiritualität in der Begleitung schwerstkranker und sterbender Menschen

Im Mittelpunkt hospizlicher Bemühungen steht der Patient mit schwer beherrschbaren Schmerzzuständen und ihren Symptomen sowie mit aufrüttelnden Fragestellungen, die wir gemeinhin und im Bemühen um Objektivität und Professionalität gerne als die psychosozialen bezeichnen. Hinter diesem trockenen Doppelwort-Begriff verbergen sich alle emotionalen Schmerzen, sozialen Probleme und existenziellen Sinnfragen, mit denen wir Menschen es in der Seinsbetrachtung zu tun haben, besonders in allen Lebenskrisen. Hospizarbeit und Palliativmedizin kennzeichnen sich durch aktives Handeln, wo die auf Heilung ausgerichtete Behandlung an ihr Ende gekommen ist. Man hat das Konzept der Lebensqualität eingeführt, um eine Antwort auf die von den Pflegenden gestellte Sinnfrage zu geben: Was können wir noch tun, wenn es nichts mehr zu machen gibt? Schmerztherapie und Symptomkontrolle, pflegerische Standards und gesprächstherapeutische Handlungsansätze zeichnen ein Bild von Unerschrockenheit und Kompetenz. Aber auch hier gibt es den »Punkt ohne Wiederkehr«.

Wie begegnen wir jenem inneren Leiden, das aus dem Sinnvakuum entsteht? Wie begegnen wir ihm sowohl bei dem uns anvertrauten Patienten als möglicherweise auch bei uns selbst? Wie begegnen wir der Unermesslichkeit des Todes und zuvor noch der des Lebens, wenn wir selber für uns vielleicht kaum Lebensqualität kennen? Was wollen wir denjenigen antworten, die die Frage des Warum stellen, wenn wir sie manchmal bei uns nicht anzudenken wagen? Genügt es, wenn wir uns auf die Repräsentanten religiöser Kulte verlassen, und werden wir dabei nicht Opfer jener Unklarheit, die in unserer Gesellschaft über die Beziehung zwischen Spiritualität und Religion besteht? Wie können wir der spirituellen Dimension der Sterbebegleitung gerecht werden, wenn wir nicht für uns selbst die Möglichkeit schaffen, unsere eigene Vorstellung vom Tod und vom Leben zu reflektieren?

Gibt es ein Problem, das mehr im Zentrum der Frage nach der eigenen Existenz steht als das Sterbenmüssen? Gibt es eine Lösung für das Sterbenmüssen – angesichts des Todes? Und kann deshalb das Wissen oder Ahnen um das Sterben nicht viele der vorher zur Verfügung stehenden Bewältigungsmöglichkeiten rauben oder angesichts der physischen Realität von Krankheit, Schwäche, Verstümmelung, Müdigkeit entmachten?

Im Zusammenhang mit diesem Thema möchte ich entlang des Wortstamms Geist denken, da er mir eine sinnvolle Möglichkeit bietet, den Spiritualitätsbegriff aus dem Bereich des Diffusen und Verschwommenen herauszulösen und ihn von dem Vorwurf zu entlasten, er sei mit Rationalität und Wissenschaftlichkeit nicht vereinbar.

Ich möchte nicht damit beginnen, Spiritualität zu definieren. Ich möchte den Leser einige von den Wegen mitgehen lassen, auf denen ich selbst mehr und mehr zu der Überzeugung gelange, es handle sich bei den gemachten Erfahrungen und erlebten Geisteshaltungen um spirituelle. Diese verschiedenen Geister, die ich auf diesen Wegen traf und von denen ich annehmen mag, dass sie auch den Geist der Sterbebegleitung wiedergeben, möchte ich nun einzeln betrachten, sie sozusagen anrufen, und – anders als bei Goethe – hoffen, dass wir sie nicht mehr loswerden.

## Von dem Geist, sich das Leben zu nehmen

Ich will hier kein euthanasistisches Gedankengut beschwören, vielmehr einer Idee vom glücklichen Leben das Wort reden. Das Wortspiel soll lediglich der wörtliche Ausdruck der schlichten Haltung sein, unser Leben nicht nur zu betrachten, sondern es in einem neuerlichen, diesmal eigenständigen Entscheidungsakt anzuerkennen und anzunehmen.

Die Welt, die uns umgibt, lehrt uns nicht, zu sterben. Es wird alles getan, um den Tod aus unserem Bewusstsein zu verbannen, als ginge es nur darum, Ziele zu erreichen, als wäre Leistung der einzig gültige Wert. Aber so lehrt sie uns ebenfalls auch nicht, zu leben, bestenfalls mit dem Leben zurecht zu kommen, was beileibe nicht das Gleiche ist. Wir sind immer mehr bemüht zu machen und laufen immer heftiger dem Haben nach.

Auch in der Begleitung alter und kranker Menschen gibt es einige Haltungen dem Leben gegenüber, die sich im besten Fall mit Lebensscheu umschreiben lassen. Während wir bei allen Zielbestimmungen und Therapieplänen eifrigst die Lebensqualität der uns anvertrauten Patienten diskutieren und uns in ethischen Konsilen vehement um Lebenswertanamnesen bemühen, vernachlässigen wir häufig genug die eigene Lebensqualität, ja wissen manchmal gar nicht mehr, woraus sie bestehen könnte. So wirkt das Kümmern um fremde Lebensqualität gelegentlich wie ein trauriger Ersatz. In Supervisionsrunden höre ich immer wieder davon, auch ab und zu von Lebenshemmungen, die sich aus Respekt vor dem großen Leid der Patienten einstellen.

> Ein Arzt berichtete davon, wie schwer es ihm gefallen sei, nach seinem Surfurlaub braun gebrannt den Patienten auf der Station zu begegnen und dass ihn diese Vorstellung schon während des gesamten Urlaubs belastet und sein Wohlgefühl beeinträchtigt habe. Eine Krankenschwester im Hospiz teilte ihre Überlegung mit, sich ihr volles, langes Haar abzuschneiden, um die kahlköpfigen Patientinnen nicht unnötig damit zu konfrontieren und sie dadurch zu kränken.

Solche Gedanken gehen von der Vorstellung aus, als gäbe es auf der einen Seite die Sterbenden und auf der anderen die Lebenden. Als trügen wir nicht schon heute den Keim des Seitenwechsels in uns, als ob das Sterben kein Bestandteil des Lebens wäre, als ob wir uns nicht alle miteinander noch in diesem Lebensstrom befänden, der aus Nichtigem und Wichtigem, Freudigem und zu Betrauerndem, Helligkeit und Schatten zugleich besteht. Und dass sich das Leben zu nehmen, in diesem Falle heißt, sich all diesem nicht zu verschließen, sondern es zu er-leben, zu er-fahren, in Gänze und Fülle in sich aufzunehmen, bevor wir es nicht mehr können.

Es ist sicher kein Zufall, dass sowohl in der lateinischen wie auch der hebräischen Sprache die Worte für »Weisheit« und »Schmecken« identisch sind. »Schmecket und sehet, wie freundlich der Herr ist!«, ruft der Psalmist (Psalm 34,9). Die Schönheiten der Schöpfung zu kosten, führt zu einer vertieften Weltsicht.

Nach nunmehr fast zehn Jahren Begleitung von Menschen in ihrer letzten Lebensphase scheint mir die Beobachtung wichtig, dass die Möglichkeit, mit seinem Leben nachsichtig abzuschließen und dem Tode sachter entgegenzublicken, weniger eine Frage des Alters ist als eine Frage des gelebten Lebens. Ich habe einen 20-jährigen Jungen sterben sehen, der mir einige Wochen vor seinem Tode am Telefon sagte: »Meine Taschen sind voll. Ich habe nichts ausgelassen, weder an Richtigem, noch an Falschem. Natürlich würde ich gerne noch

Weiteres ausprobieren und mehr Leben kosten, aber es wären nur Variationen. Ich glaube, ich kann gehen.«

Und wir, die wir noch mitten im Leben stehen oder zu stehen glauben, wann kosten wir von diesem Leben? Reagieren wir nicht manches Mal bereits im Vorfeld mit Lebensüberdrusssodbrennen oder Lebensabwehrblähungen oder Lebensdiätplänen, um es nicht zu tun? Treten wir dieses Leben nicht manchmal mit den Füßen, indem wir sagen, wir würden zwar leben wollen, aber anders, unter neuen Umständen und nicht so.

Ein solcherart abgewehrtes Leben aber wehrt sich seinerseits, es »bildet Reste«, wie Sloterdijk sagt: »Das träumt über sich hinaus und stirbt voller Weigerung. Darum vibriert die Geschichte höherer Zivilisationen von zahllosen und maßlosen Noch-Nicht-Schreien – von einem millionen-stimmigen Nein zu einem Tod, der nicht das Verhauchen des ausgeglühten Lebens ist …«[1]

Eine weise Formulierung aus alter Zeit begleitet uns bis heute: Media vita in morte sumus. Sie ist uns steter Appell auf Besinnung, vor lauter Lebenszugewandtheit den Tod nicht zu vergessen. Aber mir scheint auch, gerade in Verbindung mit der Begleitung Alter, Kranker und Sterbender, die gelegentliche Umdrehung der Formel angebracht. Sie könnte dann heißen: Media morte in vita sumus. Mitten in all den kleinen und großen Toden dürfen wir das Leben, seine Würdigung und seine Feier nicht aus den Augen verlieren.

## VOM GEIST DER WÜRDE

Das Leben und sich selbst zu würdigen, bildet die Grundvoraussetzung, anderen Menschen, Patienten und Angehörigen, ihre Würde zuzugestehen. Das scheint uns – so sollte man meinen – selbstverständlich, entspricht diese Aussage doch Artikel 1 unseres Grundgesetzes. Doch entspricht sie auch der Wirklichkeit und den manches Mal zu Tage kommenden Gefühlen in unserem Alltag? Beim Anblick mancher Krankheitsbilder sind wir in unseren ethischen Kapazitäten einer höchsten Belastungsprobe ausgesetzt. Wenn das Wort würdig etymologisch »der Ehrung wert« bedeutet, stellt sich manchmal durchaus die Frage, ob hier von Ehre oder Ehrung gesprochen werden kann. Im Sterben eines anderen zugegen zu sein, bietet manchmal einen Anblick, der auch religiöse Menschen an der Idee der Ebenbildlichkeit des Menschen mit Gott Anfragen stellen, wenn nicht gar verzweifeln lässt. Aber gerade hier haben wir unsere Bewährungsprobe zu bestehen.

Ehrung heißt, einem Menschen Ansehen zu geben. Dies geschieht im wörtlichen Sinne, indem wir nicht verlegen oder ablehnend den Kopf wenden. In der Tat wird dies uns in manchen Fällen größere Überwindung kosten, denn unsere spontane Emotionalität fühlt sich irritiert oder abgestoßen. Deutlich wie nirgendwo sehen wir hier, dass der Mensch »nicht immer von sich aus oder auch nicht auf Dauer das göttliche Antlitz hat, sondern, dass wir es zu sehen und ergänzen aufgerufen sind.«[2]

Bei einer Führung in einem New Yorker Krankenhaus lernten wir den anglikanischen Krankenhausseelsorger kennen, Father John, einen jungen, attraktiven Mann, der gut gelaunt von seinem Alltag in der Klinik berichtet. In einer Abteilung gab es Menschen mit sehr offensichtlichen, ins Auge springenden mehrfachen Behinderungen. Wir waren verlegen und erschrocken, bemühten uns, die Patienten dabei nicht unverhohlen entsetzt anzustarren. Im Weiterplaudern nahm Father John einen kleinen, sehr entstellten Jungen mit spastisch verrenkten Gliedern und speichelndem Mund auf den Arm, fuhr ihm zärtlich durch das Haar, hielt ihn zu uns hoch und sagte: »Isn't he beautiful?« Der Junge hatte sehr schöne braune Augen, aber Father John sagte nicht etwa: »Hat er nicht schöne Augen?« oder »Sieht er nicht trotzdem lieb aus?«, nein, er sagte schlicht: »Isn't he beautiful?«

Ist dies nicht manchmal auch die unausgesprochene Frage, mit denen uns kranke und alte Menschen konfrontieren, mit denen sie sich nicht an die »Spezialisten für Spiritualität« (Wer ist das überhaupt?) wenden, sondern an uns alle. »Du, der du mich behandelst, pflegst, begleitest, mit welchem Blick betrachtest du mich? Bin ich nichts als ein verfallender Körper, der bald verschwunden sein wird? Welchen Wert misst du mir bei?«

In der Würdigung eines Menschen sehen wir seine Repräsentanz der gesamten Menschheit und des in ihr innewohnenden Geistes. Einen Menschen zu würdigen – dies ist weit mehr als die Wertschätzung nach Carl Rogers – heißt, ihm das Durchgeistigte zuzusprechen. Das Verbindende von Körper und Seele ist dieses Durchgeistigte. Ein früher Sprecher der Christenheit, Paulus, nennt dieses Pneuma, *Hauch*, der die wunderbare Komposition »Mensch« bewohnt, inspiriert und erhellt. Bei sehr alten und sehr kranken Menschen, aus denen sich die körperliche Evidenz und Vitalität mehr und mehr zurückgezogen hat, finden wir manchmal sehr anschaulich dieses Durchgeistigte als Durchsichtigkeit. Wir finden sie manchmal auch auf dem Antlitz von Verstorbenen, als hätte sie eben dieser Hauch gewaschen, als hätte er sie besänftigt und ihre Falten geglättet. Dieses Durchgeistigte birgt ein Mysterium.

## Vom Geist des Geheimnisses

Hat Geheimnis in unserem Denken, in unseren Wissenschaften überhaupt Platz? Wird es hier nicht eher als eine Armutsdeklaration gesehen, als ein Offenbarungseid unserer aufgeklärten/aufklärerischen Möglichkeiten, die uns glauben machen, den Menschen fassen, erklären, deuten zu können?

Unlängst selber zu Gast (zu Gast?) in einem Krankenhaus, wurde mir noch einmal mehr deutlich, wie sehr diese Häuser und Kliniken Orte der Entblößung sind. Natürlich meine ich damit nicht die notwendigen Diagnostiken, Radiologie, Ultraschall, Endoskopie … und die so hilfreichen Interventionen der Medizin, vor allem der Chirurgie. Ich meine das fehlende Gleichgewicht zwischen notwendiger Entblößung und schutzbietender Verhüllung. Ich meine damit die vielfach erlebte Haltung des Personals, mir als Patienten keinen inneren Raum zu lassen, in den ich mich zurückziehen, ja in dem ich mich verbergen kann, in dem ich unverfügbar bin.

Sloterdijk weist in seiner Kritik der zynischen Vernunft auf die sprachlichen Analogien zwischen moderner medizinischer Diagnostik und den Machenschaften der Geheimdienste hin: »Der Arzt betreibt gewissermaßen somatische Spionage. Der Körper ist der Geheimnisträger, der so lange beschattet wird, bis über seine inneren Umstände so viel bekannt ist, dass Maßnahmen getroffen werden können … Und wie die Agenten setzen die Mediziner großen Ehrgeiz in die Verschlüsselung von Informationen, damit das ›Objekt‹ nicht weiß, was man über es weiß.«[3]

Wir gehen oft von der Annahme aus, dass nur das im Menschen/Patienten wirklich und wichtig ist, was wir von ihm sehen und von ihm wissen, was gemessen, gewogen, durchleuchtet, darstellbar, diagnostizierbar ist. Das aber ist nicht alles. Der Patient, der Klient will nicht nur als Kranker gesehen werden, als Mensch mit einer Störung oder einem Defekt, sondern als Person, die ihre Geschichte, ihre innere persönliche Linie hat – und vor allem ihr Geheimnis. Das Geheimnis eines Menschen anzuerkennen und stehen zu lassen, sollte gerade auch der Geist sein, der in der Sterbebegleitung lebt. Der andere ist, was unser Wissen und unsere Wahrnehmung übersteigt. Er besitzt seinen innersten »Raum«, der unseren sinnlichen und intellektuellen Aneignungswünschen widersteht und sich unserem Zugriff und unserer Kontrolle entzieht. Der Mensch ist mehr als die Summe der Ergebnisse aller Diagnostik.

Sich kein Bild zu machen, dieser Leitsatz des jüdischen Glaubens in Bezug auf das Göttliche, ist auch hier ganz und gar zutreffend. Wir pressen die uns anvertrauten Patienten und Klienten manches Mal in Bilder, müssen dies auch gelegentlich, sind aber gefährlich geneigt, sie bleibend zu schablonisieren und damit zu ent-eignen, ihre Eigenheit wegzunehmen, was nichts anderes als den lieblosen Akt meint, sie sich selbst zu entfremden.

Der Geist des Geheimnisses bietet eine andere Tätigkeit an: die des Staunens. Im Staunen treten wir einen behutsamen Schritt zurück und umfassen unser Gegenüber mit einem scheuen Blick, so wie wir gelegentlich andere Naturwunder anschauen, einen erhabenen Berg oder ein tosendes Meer. So birgt das Staunen gleichermaßen die Bewunderung als auch die Verwunderung.

Das natürlich Wunderbare gibt es in jedem Menschen, das »ganz andere Ganz Andere« (E. Bloch), das unser Denken überwältigt und sich ihm entzieht. Indem wir uns und dem anderen dieses Numinose, diesen ganz anderen Raum jenseits des Banalen und Trivialen, außerhalb des Sichtbaren, Tastbaren, Begreifbaren zuerkennen, geben wir uns und ihm die Möglichkeit, ihn wiederzuentdecken, ja ihn wieder zu bewohnen.

## VOM GEIST DER ABSICHTSLOSIGKEIT

Aus der Haltung, einem Menschen sein Geheimnis und seinen geheimen Raum, der wie im Märchen nur von ihm betretbar ist, zu lassen, ergibt sich, dass wir weder den Schlüssel für diesen Raum suchen müssen noch den Schlosser herausfinden müssen, der diesen Schlüssel herstellt. Meist, so ist meine Erfahrung, haben unsere Patienten und Klienten so wie wir selber diese Schlüssel für unsere ganz anderen Räume durchaus noch in Besitz, oft sind sie nur verlegt im Durcheinander des Lebens oder der Umzugspanik des Sterbens.

Wir Begleiter stellen oft große Anforderungen an uns, Patienten und Klienten beim Abschließen mit dem Leben und bei der so genannten Sinnsuche zu helfen. Im Eifer dieses Helfens wird häufig übersehen, dass wir dabei gerne unsere eigenen Übertragungen zu leben geneigt sind und dem anderen munter einen Sinn anempfehlen, der viel eher der eigene ist als der fremde. Auch hier kann Enteignung geschehen, indem wir uns als Helfer um etwas kümmern, was nicht unseres ist und wozu wir keinen Auftrag haben.

Auch wenn Spiritualität nicht zwingend etwas mit Religion zu tun hat, erlauben Sie mir dennoch an dieser Stelle einen der größten Therapeuten der Weltgeschichte zu zitieren, der seine Klienten vor den Anwendungen die Frage stellte: »Was willst du, dass ich dir tue?« (Jesus Christus) Dem sterbenden, schwer kranken oder alten Menschen seine Sinnsuche abzunehmen, heißt oft genug, sie ihm wegzunehmen. Dieser ist nicht klein, nicht hilflos, nicht dumm, nicht inkompetent, bloß weil er sterbend ist.

Der Geist der Absichtslosigkeit verzichtet auf alle offenen und geheimen Absichten, den Patienten/Klienten zu etwas zu bewegen, ihn zu etwas zu bringen, zu motivieren, zu überreden, und wäre *man/frau* noch so sehr von diesem Ziel, von diesem Nutzen- und Heilbringenden überzeugt. Dieser Geist kann sich auch zeigen als der Geist der Ratlosigkeit, indem er auf Ratschläge verzichtet. Ich meine hier natürlich nicht den Verzicht auf Möglichkeiten der Schmerztherapie, auf Vorschläge zur Symptomkontrolle, die Unterbreitung von pflegerischen Hilfsangeboten, sondern die Ratschläge zur Lebens- und Sterbebewältigung. Ich frage mich, ob Angehörige und Helfer den Kranken und Sterbenden nicht manchmal erdrücken mit ihrer Sinnsuche *für* ihn. Nicht von ungefähr sind häufig diejenigen die Eifrigsten, die genau dieses Manko in ihrem Leben erkennen. Ich halte gerade das nicht für spirituell ausgerichtete Begleitung, auch wenn das Wort Sinn darin vorkommt. Begleitung in dieser Dimension heißt für mich, vor dem sterbenden Menschen als Handelnder zurückzutreten, ihm Raum und Zeit zu geben, dass er sich nach innen wenden kann und seine besonderen Fragen stellen und seine besonderen Antworten finden kann. Begleiter sind nicht die, die Sinn suchen, Sinn erschließen, erklären oder deuten, sondern die, die Zeuge sind, stille, nicht kommentierende und verschwiegene Zeugen, wenn der Sterbende bereit ist, ans Ende seiner selbst zu gehen und sich dem zu öffnen, was über ihn hinausgeht. (Was mehr ist als seine bisherige Identität, sein Körper, seine Krankheit, seine Symptome.)

Der Glaube an die Würde des Patienten, an seine Lebenskraft selbst im Sterben, an die Existenz seines inneren Raumes verhilft uns dazu, uns ihm in Achtung zu nähern, seine Person mit ihrer unsichtbaren Dimension, seiner Intimität und seinem Geheimnis zu respektieren und entgegen aller äußerlichen Schwäche Vertrauen in die ihm innewohnende Stärke und Fähigkeit aufbringen zu können und ihn darin zu unterstützen. Wir so genannten Helfer leben viel zu sehr von der altruistisch wirkenden Aussage: Ich kann dir helfen. Die, denen wir dies anbieten, brauchen viel häufiger ein zutrauendes »Du kannst dir selbst helfen«.

## DIE GEISTES-GEGENWART

Diese Darstellung streift das absichtslose Zugegensein, die Wahrnehmung der Würde und des Geheimnisses eines anderen Menschen und das Zutrauen, dass der andere seine Dinge in seiner Art regeln und seinen Weg zur Selbstwerdung gehen kann. Dies erfordert eine sehr große Konzentration und Achtsamkeit, ein tiefes Ausgerichtet-Sein auf ihn im Augenblick der Begegnung. Wie häufig gelingt uns dies in unserem Arbeitsalltag im Gespräch, wenn auch in einem ganz kurzen, wirklich, das heißt nicht nur leibhaftig, bei einem anderen Menschen zugegen zu sein? Wie viel mehr sind wir in abgelenkten Gedanken bei wieder anderen, bei anderem, bei der Vorstellung was noch zu tun ist oder in der anhaftenden Erinnerung an das, was vorhin noch war. Angefüllt gehen wir in den nächsten Kontakt und wundern uns, wenn dann kein Platz in uns zur Begegnung ist.

Aus dem folgenden kuriosen Beispiel habe ich viel für mich gelernt: Es war Mittwochmorgen, fünf Ärzte und zwei Krankenschwestern waren zur Chefvisite um mein Bett versammelt, man besprach die Blutwerte, war zufrieden mit der Narbe, überlegte den Einsatz eines zusätzlichen Medikamentes und erwog das Hinzuziehen eines anderen Spezialisten – alles verlief korrekt, nur mit einem Schönheitsfehler: das Bett war leer. Ich, um die es, wie ich glaubte, ging, war gerade noch im Badezimmer, hörte meinen Namen – immerhin den! – durch die angelehnte Tür und bemühte mich, so schnell wie möglich in mein Bett und das Zentrum der Wahrnehmung zu gelangen. Dort angekommen, bekam ich nur noch mit, wie man sich mit einem Nicken ab- und dem nächsten Bett zuwandte. Diese Begebenheit hat die Begriffe Anwesenheit und Zugegensein ad absurdum geführt. Mit Geistesgegenwart meine ich nicht eine lange innige Anwesenheit, sondern eine – wenn auch kurze – authentische Begegnung zwischen zwei Menschen, in der beide wirklich vorkommen. Solche authentischen Begegnungen zwischen zwei Menschen sind gesegnete Augenblicke.

Immer wieder hören wir in Fortbildungen und Supervisionen die Klage: »Das ist ja alles gut und schön, aber uns fehlt einfach die Zeit.« Ohne hier Sozialromantik zu betreiben und ohne die vorherrschenden Strukturen in einem Krankenhausbetrieb und einer Arztpraxis zu beschönigen, möchte ich diesen Einwand nur begrenzt gelten lassen. Es ist nicht immer eine Frage der Zeit, sondern manchmal mehr eine Frage, wie, mit welcher Haltung, ich die begrenzt zur Verfügung stehende Zeit fülle. Allein der Blick, mit dem ich einen Patienten, einen Klienten betrachte, umfange, trifft eine Aussage. Die Aussage, ob ich ihn bestätige und ihm zutrauenden Raum gebe. Und ihn anschauen, muss ich so oder so. Hierbei ist quantitativ keine Zeit einzusparen, aber die Art des Schauens hat verschiedene Qualitäten. Der Augen-Blick enthüllt, ob ich geistesgegenwärtig bin, beim anderen bin mit aller mir im Moment möglichen Achtsamkeit und Wahrnehmung. Indem ich ihn wahrnehme, nehme ich seine Gegenwart und sein Sein für wahr. Ein so angeschauter Mensch fühlt sich für wahr genommen und findet Zugang zu seiner Wahrheit und seinem Wesen.

In der Spiritualität als geistiger Haltung geht es nicht um Richtungen von Religionen und Weltanschauungen, die in einem Absolutheitsanspruch einander widersprechen und den Menschen in seiner Wegsuche möglicherweise verwirren oder gar zerreißen. Auch ist Spiritualität nicht das Ergebnis unablässigen Übens, das einen irgendwann an das Ziel der Ich-Losigkeit und der Vollkommenheit bringen könnte. Spiritualität ist auch nicht auf smarte Sinnsuche zu reduzieren, nicht für Krankheitsverarbeitung zu instrumentalisieren, sie erweist sich nicht in der Anwendung einer abgehobenen Sprache und einem Spiritualitäts-Tourismus. Spiritualität ist nicht als Konsumware zu kaufen, sondern ist eine die Welt und das Leben ordnende geistige Haltung, die gar nicht so selten mühsam erworben und erlitten sein will. Spiritualität bewährt sich in Ihrer Tätigkeit als be-geisterter Humanismus, das heißt, als eine vom Geist erfüllte Mitmenschlichkeit.

[1] Peter Sloterdijk: Kritik der zynischen Vernunft. Frankfurt 1983, S. 509.
[2] Detlef B. Linke: In Würde altern und sterben. Zur Ethik der Medizin, Gütersloh 1991, S. 66. Linke nennt dies die »Ethik der Ergänzung«.
[3] Sloterdijk, a.a.O., S. 628f.

# Kommunikation 2

*Eduard Zwierlein*

## Grundlagen der Kommunikation

### KOMMUNIKATIONSSITUATIONEN

Die Begegnung mit unheilbar kranken und sterbenden Menschen bringt neben vielen beschenkenden Momenten auch schwierige Kommunikationssituationen mit sich. Manchmal verschlägt es einem die Sprache, und es fehlen einem die Worte angesichts von Not und Leiden. Es werden Fragen gestellt, auf die man keine Antworten kennt. Angehörige und der Sterbende verstehen einander vielleicht nicht. Angehörige wollen nicht wahrhaben, wie es tatsächlich um ihren Nächsten steht. Und insbesondere der Mensch, für den die Begleiter zuallererst da sind, verwickelt andere durch symbolische Sprache, nonverbale Zeichen oder durch besonderes Verhalten in vielfältige Begegnungen. Manchmal verstummt er auch, zieht sich zurück, schweigt, und wenn Sterbende nicht sprechen, werden auch Helfer häufig stumm, wiewohl auch »stiller Beistand« wichtig ist. Oder er stellt herausfordernde Fragen, die *vielleicht* für ein Gespräch gedacht sind, z. B.:

- Muss ich jetzt sterben?
- Wie lange (geben Sie mir) noch?
- Es ist ja doch alles aussichtslos
- Dann muss ich also jetzt krepieren
- Ich will aber nicht dahinvegetieren
- Ich habe alles verloren
- Es ist doch alles sinnlos
- Das kann doch nicht alles gewesen sein
- Ich wollte doch noch so gerne …
- Was soll jetzt nur werden?
- Was wird aus (den Kindern, Partner …), wenn ich nicht mehr da bin?
- Warum ich?
- Warum muss ich nur so leiden?
- Warum muss ich jetzt sterben?
- Ich bin ja selbst schuld an allem
- Ich will nicht mehr leiden
- Ich will so nicht mehr leben
- Ich halt das nicht mehr aus
- Ich habe Angst vor …

Um mit diesen und anderen Kommunikationssituationen kompetent und professionell umgehen zu können, ist eine kontinuierliche Auseinandersetzung und auch ein fortlaufendes Lernen von Kommunikation unumgänglich.

## KOMMUNIKATIONSGRUNDLAGEN

Kommunikation ist eine Form der Beziehung, in der sich Mitteilung und Austausch ereignen. Diese Beziehung kann formell geregelt sein oder informell vonstatten gehen. Sie kann verbal, paralingual (z. B. in Form von Verlegenheitslauten) oder nonverbal (in verschiedenen Modi: visuell, auditiv, taktil, olfaktorisch, thermal) ablaufen. Sie dient unterschiedlichen Zwecken, läuft aber in der Regel mehrdimensional ab. Um diese Mehrdimensionalität zu sehen und zu beachten, kann man sich auf relativ einfache Kommunikationsmodelle beziehen. Zur Illustration möchte ich auf drei bekannte Modelle zurückgreifen.

Das erste Modell können wir als *Kommunikationsdreieck* bezeichnen: Das »Ich« ist der eine Kommunikationspartner, das »Du« der andere. Das »Es« ist irgendein beliebiges Objekt, Thema oder Sache der Kommunikation. Optimal funktioniert die Kommunikation in diesem Kommunikationsdreieck, wenn das *Ich* offen, ehrlich, authentisch kommuniziert, das *Du* respektvoll, ernst-/annehmend und wertschätzend angesprochen und das *Es* klar, transparent, verständlich und eindeutig formuliert wird.

In einem zweiten, bekannten Kommunikationsmodell (F. Schulz v. Thun), das als das »*Vier-Ohren-Modell*« bezeichnet werden kann, wird besonderer Wert darauf gelegt, dass eine Nachricht viele Botschaften enthalten und transportieren kann. Den »vier Ohren«, mit denen der Empfänger hört (respektive den »vier Mündern«, mit denen der Sender spricht), entsprechen vier grundsätzliche Aspekte einer Nachricht, die an der fast schon klassisch zu nennenden kleinen Geschichte »Das Grüne in der Suppe« illustriert werden kann:

> Der Ehemann kommt (in klassischer Rollenteilung) abends von der Arbeit nach Hause und setzt sich an den gedeckten Tisch. Die gute Hausfrau hat ihm einen Teller Suppe »mit etwas Grünem« darin (nehmen wir an: Kapern, die der Herr des Hauses nicht einordnen kann) aufgetischt. Es entspinnt sich ein denkwürdiger, knapper »Dialog«. Der Mann forsch: »Was ist denn das Grüne in der Suppe?« Die Frau gereizt: »Wenn es dir bei mir nicht schmeckt, kannst du ja demnächst woanders essen!«

Was ist passiert? Ohne eine tief schürfende Ursachenanalyse zu betreiben, unterstellen wir für den Moment einmal, der Mann habe tatsächlich nur eine »harmlose« Informationsfrage stellen wollen. Übertragen auf das Kommunikationsmodell bedeutet dies: *Informationsaspekt:* Frage »Was ist das Grüne in der Suppe?« *Selbst-Offenbarung:* »Ich weiß nicht, was es ist.« *Beziehungsaspekt:* »Du wirst wissen, was es ist. Du bist die Köchin.« *Appellseite:* »Sag' mir, was es ist!«

Nun hat die Frau, ob zu Recht oder zu Unrecht sei dahingestellt, mit ihren Ohren etwas gehört, das doch erheblich von dem abweicht, was der Mann gesagt und »gemeint« hat: *Informationsaspekt:* Sie hört natürlich dieselbe Frage. *Selbstoffenbarung:* Sie hört, dass der Mann eigentlich sagt »Das schmeckt mir nicht./Mir schmeckt es nicht bei dir.« *Beziehungsaspekt:* Sie hört »Du bist eine schlechte Köchin.« *Appellseite:* Sie versteht »Lass' gefälligst das nächste Mal dieses grüne Zeug weg!«

Die Frau hört dominierend mit dem Beziehungsohr, dort wird die (erwartete) negative Botschaft verbucht. Die Katastrophe ist perfekt.

Mit dem »Vier-Ohren-Modell« wird sehr schön anschaulich, dass wir in fast jeder Nachricht nicht nur eine sachliche Informationsseite unterbringen, sondern auch eine Kostprobe unserer Persönlichkeit durch die Selbstoffenbarungsseite/Ich-Botschaft vermitteln, unsere (aktuelle) Beziehung zum Kommunikationspartner (emotional) definieren, also eine

»Wir-Botschaft« ausdrücken, und (implizite oder explizite) Handlungsaufforderungen oder Einflussnahmen an ihn richten.

Man könnte auch sagen, dass das »Vier-Ohren-Modell« die »*Eisberg-Situation*« der Kommunikation verdeutlicht und sichtbar macht. An der Oberfläche ist etwas wahrnehmbar, in der Regel die Informationsseite oder, wie man auch sagen könnte, die (kognitive) *Sachebene* oder der *Inhaltsaspekt*. Zugleich findet Vieles »unter Wasser«, im Verborgenen oder im Dunklen statt. Hier gewinnen wir nun einen kleinen Einblick in die Kommunikations-Unterwelt, vor allem in die verschiedenen Aspekte der (emotionalen) *Beziehungsebene*.

Das dritte Kommunikationsmodell, das so genannte »*Johari-Fenster*« (nach den Vornamen seiner Erfinder Joe Luft und Harry Ingham), unterscheidet vier Teilfenster:

Der Bereich der *offenen Kommunikation* stellt die Bühne oder Arena der Selbstdarstellung dar, die beiden Kommunikationspartnern einsehbar ist. Natürlich ist das öffentliche Ich dabei auch der Ort des Imponiergehabes und der Bereich, wo wir unsere »Schokoladenseiten« anbieten. Der Bereich des *bewussten Verbergens* ist der Sektor, der nur dem Sender, aber nicht dem Empfänger bekannt ist. Man kann diesen Sektor des verborgenen Ichs als die Welt der Intimsphäre, der Privatperson, der Masken, des Schattens, der Selbstverhüllung und der Fassadentechniken bezeichnen. Der Bereich des *blinden Flecks* ist dadurch gekennzeichnet, dass er dem Empfänger, nicht aber dem Sender wahrnehmbar ist. Der Außenstehende verfügt in dieser Perspektive über mehr Informationen über den Sender als dieser selbst. Der Bereich des *schwarzen Flecks* symbolisiert die Sphäre, die jedenfalls aktuell keinem der Kommunikationspartner zugänglich ist. Es handelt sich um die Sphäre des unbekannten Ichs, des Unbewussten und Verdrängten.

Bemerkenswert ist nun, dass die vier Teilfenster nicht statisch, sondern dynamisch sind. Sie lassen sich bewegen und verschieben, vergrößern und verkleinern. In dem Fall, in dem der Bereich der offenen Kommunikation vergrößert wird, wird die Kommunikation optimiert. Die beiden zentralen Mechanismen dieser Optimierung liegen auf der Hand. Der Bereich der offenen Kommunikation wird sich in dem Maße erweitern, in dem einerseits der Sender sich mehr öffnet (das heißt den ihm zugänglichen Bereich des bewussten Verbergens verkleinert) und in dem andererseits der Empfänger Rückmeldung über den von ihm wahrgenommenen Bereich des blinden Flecks zur Verfügung stellt, die der Sender annehmen kann. *Sich öffnen* und *Feed-back* (geben und nehmen) sind also die beiden grundlegenden Formen, um den Bereich der offenen Kommunikation wachsen zu lassen.

## KOMMUNIKATIONSWERKZEUGE

Um kompetent zu kommunizieren, ist es wichtig, bestimmte grundsätzlich wichtige Werkzeuge des Gesprächs zu lernen. Insbesondere zählen hierzu die Fähigkeit, aktiv zuzuhören und wahrzunehmen, hervorragend fragen zu können, chancen- und sinnorientiert zu denken und zu sprechen, persönlichkeitsorientiert zu kommunizieren oder sehr gut Feed-back geben zu können.

Obwohl leicht eingesehen werden kann, dass diese Kommunikationsfähigkeiten sich nicht einfach von allein und auch nicht immer nur durch Erfahrung einstellen, sondern bewusst gelernt werden müssen, taucht gelegentlich das Thema der *Authentizität* auf. Bin ich denn überhaupt noch echt und spontan, wenn ich Kommunikationswerkzeuge erlerne? Ist das nicht Theater und vielleicht sogar Manipulation?

Nach George Bernhard Shaw sind die besten Reformer der Welt diejenigen, die bei sich selbst beginnen. In dem Maß nämlich, in dem ich selbst weiter, offener und reicher auch in meiner Kommunikation werde, in dem Maß kann ich es anderen in der Begegnung zur Verfügung stellen. Es besteht sozusagen eine *Proportionalitätsregel* zwischen der wachsenden Selbstentwicklung und der Begegnungsqualität mit anderen Menschen. Die Selbstentwicklung ist aber eine Selbstkultivierung, eine (innere) Arbeit an sich selbst. Sie geht stets durch eine »Wüste« der Nicht-Authentizität, in der das Neue noch äußerlich und aufgesetzt wirkt, bis es durch fortlaufende Verinnerlichung »in Fleisch und Blut« so übergegangen ist, dass man an der »Oase« erweiterter Authentizität angelangt und mit neuen spontanen Kompetenzen versehen ist.

## DAS KOMMUNIKATIONSGRUNDGESETZ

Alle Kommunikationswerkzeuge scheinen in einem gemeinsamen Grundgesetz erfolgreicher oder gelingender Kommunikation zusammenzulaufen, das als *pacing* und *leading* bezeichnet werden kann. Was bedeutet das?

*Pacing* könnte man mit Synchronisieren, Spiegeln oder hier am besten mit »Ähnlichsein« übersetzen. Denn Menschen, die sich gut verstehen, erzeugen ständig bewusst oder unbewusst Akte von Ähnlichkeit (in den Körperbewegungen, der Lautstärke, Wort-Echos usw.). Dies liegt daran, dass mindestens einer der beiden Gesprächspartner den anderen dort »abgeholt« hat, wo er sich kommunikativ befindet, seine »Wellenlänge« identifiziert und auf ihr sendet, sich auf den anderen »einstellt«. Durch diese Zuwendung entsteht vertraute Nähe gespiegelter Ähnlichkeit. Man geht durch die Kommunikationstüren, die jemand hat, und schlägt keine neuen in ihn hinein.

Erst wenn dieser erste Schritt getan ist und die Partner aufeinander eingestellt sind, ist die Basis vorhanden, in das *leading* zu gehen, also das Gespräch weiter zu führen, weiter zu gehen, Schwieriges, Herausforderndes oder Unerledigtes anzusprechen, sodass in einem organisch gelingenden Gespräch allmählich eine aufsteigende Treppe mit den wechselnden Stufen von *pacing* und *leading* entsteht.

## KOMMUNIKATIONSFALLEN

Kommunikation verläuft selten in jeder Hinsicht optimal. Die Störungen können dabei in einem Kommunikationspartner oder in der Beziehung von Kommunikationspartnern liegen, sie können aus der Schwierigkeit des Themas oder den benutzten Kommunikationskanälen erwachsen, sie können in irgendwelchen anderen strukturellen Rahmenbedingungen begründet sein. Ursachen, Gründe, Bedingungen und Anlässe für Kommunikationsmissverständnisse, Kommunikationsdefizite, Kommunikationsfallen und Kommunikationspathologien gibt es beinahe unerschöpflich viele. An einige der prominentesten Quellen für misslungene oder verzerrte Kommunikation möchte ich hier erinnern:

*Pathologische Gesprächsstile/Kampfstile*, z. B.: bagatellisieren, in der Pose des Helfers auftreten und den anderen als Patient, Kind oder Schüler behandeln, Schuldgefühle austeilen, bloßstellen, autoritär-kontrollierend oder aggressiv-entwertend sprechen, andere bewerten, nicht ernst nehmen, vertrösten statt trösten, ungefragte Lösungsbotschaften.

*Du-Botschaften* zeigen oft die Struktur von Vorwürfen: »Du hast …«, »Du bist …«, »Du denkst nur, dass …«, »Wenn du nur anders wärst …« etc. Da sie wie ein Angriff wirken, drängen sie den anderen in die Defensive, machen ihn zum Angeklagten oder Gegner, der sich verteidigen oder wehren muss. Du-Botschaften verbinden sich häufig mit Lösungsbotschaften, die dem anderen auf direktive Weise den »richtigen Weg« zeigen.

*Kritik ad personam* ist Kritik, die den anderen persönlich angreift und seine Person be-/ entwertet. Sie kombiniert sich gut mit den Du-Botschaften.

*Killerphrasen* (»Totschlagargumente«) sind Verallgemeinerungen, die mit Vokabeln wie »immer«, »nie«, »nur«, »stets«, »alle«, »keine«, »niemand«, »jeder« etc. operieren. Killerphrasen, die sich mit Du-Botschaften und persönlicher Kritik verbinden, sind eine höllische Mixtur: »Typisch, du bist wie immer der Letzte!«

*Dominanz problemorientierten Denkens:* Das Problem wird groß gemacht, die Fehler werden hervorgehoben, die Schwierigkeiten aufgezählt, die Schuldigen gesucht, die Vergangenheitsperspektive fesselt den Blick.

## KOMMUNIKATION UND MENSCHSEIN

Kommunikation heißt »*in Verbindung treten mit*«. Die kommunikationsanthropologische Frage nun lautet: Warum zuletzt oder zutiefst kommuniziert der Mensch? Die hier vorgeschlagene Antwort lautet: Weil er eine Frage ist, eine »große Frage«, wie Augustinus formuliert. Der Mensch ist eine große, unruhige, um sich selbst besorgte Frage, auf die er sich nur vorläufige, provisorische Antworten geben kann. Er ist ein homo absconditus, sich selbst dunkel, verborgen und entzogen. Er gleicht einem beschädigten, schwer entzifferbaren Text; einem Buch, das keinen klaren Anfang und kein klares Ende hat. Darum ist seine Geschichte auch rätselhaft. Dies ist die Verfassung des Menschen. Deswegen muss er kommunizieren. Der Mensch kommuniziert und muss kommunizieren, weil er eine große Frage ist.

Und was ihm begegnet und umgibt, die Wirklichkeit, ist ihm ebenso fragwürdig. Deshalb muss er mit ihr Verbindung aufnehmen, sie befragen, erkunden, erforschen, untersuchen. Deshalb muss er über sie und mit ihr sprechen. Weil wir uns selbst und die Dinge für uns fragwürdig sind, müssen und wollen wir kommunizieren. Kommunikation ist Resonanz auf diesen anthropologischen Grundtext, in dem sie wurzelt, den sie wiederholt und spiegelt.

Kommunikation bedeutet, in Verbindung zu treten oder zu sein. Kommunikation bringt uns, im Gegensatz zur Isolation, *in Verbindung mit uns selbst und der Wirklichkeit.* Die beiden Urakte der Kommunikation sind dabei Ausdruck und Ansprache. *Ausdruck:* im Blick auf sich selbst bringt der Mensch sich selbst zur Sprache, er bringt sich selbst ans Licht, er will sich zeigen dürfen, ansehen und verstehen. Kommunikation ist Selbstoffenbarung, sehen und zeigen, entdecken, wer man ist, ein Emporschaffen und Freilegen, ein Lichten und Öffnen. *Ansprache:* im Blick auf andere und anderes, die Wirklichkeit, ist Kommunikation Anrede, Ansprache, Benennung, Begegnung, Kontakt und Beziehung, Annäherung, Aufhebung der Fremdheit im Verstehen, Versöhnung.

Kommunikation ist die Sehnsucht und der Versuch, die doppelte Fraglichkeit, die sowohl des Menschen als auch der Welt, die Frage, die wir sind, als auch die Fragen, die wir haben, durch Ausdruck und Ansprache sichtbar zu machen und zu beantworten.

## GRENZEN DER KOMMUNIKATION

Kommunikation ist zunächst ein *Tun*. Sie will Verbindung herstellen, sich annähern, zuwenden, begegnen, begleiten, mitgehen. Aber manchmal zerbrechen alle Worte, manchmal fehlen einem die Worte, manchmal verschlägt es einem die Sprache, manchmal verstummen wir, manchmal fallen wir in eine Kommunikationsdunkelheit. Dann müssen wir verstehen, dass es eine Grenze für Kommunikation und Verstehen gibt. Wir müssen akzeptieren, dass das *Lassen* ebenso zur Kommunikation gehört wie das Tun.

Wenn die Dinge zu groß und zu schwer geworden sind, als dass wir sie mit unseren Worten noch umfangen können, stoßen Ausdruck und Ansprache an ihre Grenze. Hier gibt es dann auch das Geschenk des Lassens. Wir müssen auch lassen können: sein-lassen, los-lassen, gelten-lassen, stehen-lassen, frei-lassen, schweigen.

Manchmal sind wir nicht einfach eine große Frage, sondern eine so große Frage, dass wir uns keine Antwort geben können, sodass wir spüren, dass alle Antworten falsch sind. Es gehört zur Selbstannahme und Selbstbefreundung, sich auch mit seiner eigenen Selbstverborgenheit und Selbstentzogenheit anzufreunden, sich selbst und auch den anderen als Provisorium und Fragment anzunehmen. Dann muss man die Fragen selbst aushalten und ertragen, das Nicht-Verstehen dulden, im Nichtwissen, und das heißt auch im Geheimniszustand, bleiben können. Über Gott sagt Augustinus »Si comprehendis non est Deus«, wenn du es verstehst, ist es nicht Gott. Denn er übersteigt all unser Verstehen. Aber wir können dies auch über jeden einzelnen Menschen sagen: Immer ist er auch ein Geheimnis, es bleibt stets Intransparenz. Mit den Worten Pascals: Der Mensch übersteigt den Menschen unendlich. Er bleibt unserem Zugriff entzogen. Daher gibt es auch das Geschenk des Nichtverstehens.

## WANN IST KOMMUNIKATION WEISE?

Kommunikation gelingt, wenn sie das Grundgesetz erfolgreicher Kommunikation *pacing* und *leading* sieht und beachtet. Kommunikation ist des Weiteren dann gut und angemessen, wenn sie den kommunikationsanthropologischen Ursinn nicht verstellt, sondern befördert, wenn sie Ausdruck und Ansprache zulässt und nicht durch Lüge, Lärm, Geschwätz, Täuschung, Propaganda, Manipulation, bloße Rhetorik oder andere Sprachgewalt unterdrückt oder verfälscht. Aber wann könnte man Kommunikation weise nennen?

Weise ist der zu nennen, der weiß, dass er die Weisheit nicht hat, dass er nicht Herr und Besitzer der Weisheit, sondern nur *Freund* der Weisheit sein kann, was dem Wort »Philosophie« entspricht. In theoretischer Hinsicht ist also Weisheit nicht möglich ohne den Begriff des Suchens, des Nichthabens, des Nicht-Wissens, des Entzogenseins, des Geheimnisses. Ohne eine entsprechende Haltung und Einstellung hat man wohl kein angemessenes Verständnis von Weisheit.

Die *Besinnung auf den Tod*, das Sterbenlernen, um wahrer leben zu können, fügt sich dieser Haltung ein. Der Tod ist nämlich nur ein anderer Name für *Nichtwissen*, ein definitives Nichtwissen. Er entdogmatisiert unsere überheblichen Gewissheiten und wirft sie alle am Ende ins Grab. »Ich weiß nicht« bedeutet so viel wie »Ich bin ein Endlicher, ein Sterblicher und kein Gott«. Der Tod ist eine Wurzel unserer eigenen Fraglichkeit, er ist das völlige Dunkel, in dem alle unsere Lampen verlöschen, der dunkle Kontinent, das Fremde schlechthin, der große Herr, in dem wir alle unsere Selbstbestimmung und Selbstkontrolle aufgeben und absolute Ge-Lassenheit lernen müssen, in dem wir völlig unsere Fassung verlieren und ins Unfassbare stürzen, ein Abgrund für alle Reflexion. Das fortwährende und immer unabgeschlossene Abenteuer der Vernunft nimmt von hier aus ihre stets provisorische und fragmentarische Reise als ein endloses Verschieben der Horizonte auf, ohne sicheren Hafen im Ungewissen unterwegs.

In praktischer Hinsicht bedeutet Weisheit »*Freundschaft*«; dies ist ihr Ziel und Interesse. Dabei ist sie zum einen *Selbstbefreundung*: Sie macht uns deutlich, wie die Antwort, nach der der fragende Mensch sucht, aussehen soll, wenn sie eine gute oder gelingende Antwort sein soll. Das Interesse der Weisheit ist Freundschaft, Selbstbefreundung, im Einklang sein mit sich, Balance, stimmig werden, ein »Ja« zu sich selbst finden. Freundschaft mit mir selbst ist nur möglich, wenn ich zum anderen danach strebe, *universale Freundschaft* zu finden: Freundschaft mit allem, was ist, Brücken zu bauen, Türen zu öffnen, Begegnung und Verstehen zu ermöglichen. Universale Freundschaft ist allerdings immer nur im Anbruch möglich. Denn alles menschliche Leben ist durchzogen von vielen Grenzen, Brüchen, Ängsten, Verletzungen, Schuld.

Wann also ist Kommunikation »weise«? Sie ist es, wenn sie ihre kommunikationsanthropologische Wurzel versteht, wenn sie ihren Sinn für den Kommunizierenden erfüllt. In Abwandlung eines Wortes von *Novalis* über Philosophie könnten wir sagen: »Kommunikation ist die Sehnsucht des Menschen nach Heimat, der Wunsch überall zu Hause zu sein.« Sie ist weise, wenn sie ihre Grenzen sieht und anerkennt. Und Kommunikation ist weise, wenn sie dem Ziel der Weisheit dient, Selbstbefreundung und Freundschaft mit der Wirklichkeit zu ermöglichen. Zu dieser Weisheit gehört schließlich eine entsprechend gestaltete ethische Qualität der Kommunikation.

## KOMMUNIKATIONSETHIK

Die ethische Qualität der Kommunikation erhält ihre Impulse aus den vorangegangenen Überlegungen. Sie ist ein Echo auf die ausgeführten Gedanken und werden als ethische Grundsätze verstanden, die die Kommunikation navigieren und ihr helfen können, besser in Verbindung zu treten und in Beziehung zu bleiben:

- Achte darauf, *Offenheit* zu geben und zu gewähren
- Achte darauf, *Respekt* und *Annahme* zu signalisieren
- Achte darauf, *Authentizität* zu zeigen und zu ermöglichen
- Achte darauf, dass jeder ein *Unikat* und *Geheimnis* ist
- Achte darauf, dass *Schweigen* ein Akt der Weisheit ist
- Achte darauf, dass Kommunikation *Kraft* gibt zum *Leben* und *Kraft* gibt *im Sterben*
- Achte darauf, aus dem reflektierten *Nichtwissen* heraus zu kommunizieren.

### Literatur
Eduard Zwierlein: Das höchste Paradigma des Seienden. Anliegen und Probleme des Teleologiekonzepts Robert Spaemanns, in: Zeitschrift für philosophische Forschung, Bd. 41 (1/1987), S. 117–129.
Eduard Zwierlein: Die Idee einer philosophischen Anthropologie bei Paul Ludwig Landsberg, Würzburg 1989.
Eduard Zwierlein: Der Mensch und seine Gefährdung in der Gegenwart, in: Logotherapie (4/1989/90), 3, S. 161–176.
Eduard Zwierlein: Gebet und Existenz. Zur philosophischen Würdigung der Lebensbedeutung des Gebets, in: Philosophie und Religion. Jahrbuch des Forschungsinstituts für Philosophie 1990/91, 1990, S. 98–114.
Eduard Zwierlein: Nachwort zu Carl Friedrich von Weizsäcker, Der Garten des Menschlichen, Klassiker des modernen Denkens, hg. von Joachim Fest und Wolf Jobst Siedler, Gütersloh 1991, S. 595–609.
Eduard Zwierlein: Arbeit und Humanität. Philosophisch-anthropologische Perspektiven, in: Eduard Zwierlein (Hg.): Arbeit und Humanität. Wege in eine humane Arbeitsgesellschaft, Idstein 1992, S. 25–48.
Eduard Zwierlein: Tod und Sinn, in: Zeitschrift für Logotherapie und Existenzanalyse (2/1993), 1, S. 34–46.
Eduard Zwierlein: Der Mensch – eine große Frage. Streifzüge durch Psychologie, Philosophie und Kunst zum Thema »Tod und Sinn«, in: Buchkunst 1977–1993, hg. v. Karl-Ludwig Sauer, 1993, S. 19–41.
Eduard Zwierlein: Der Mensch – ein denkendes Schilfrohr. Wegweisung in gefährlicher Zeit, in: Mensch sein in unserer Zeit. Der Zeitgeist auf dem Prüfstand, Jubiläumstagung 40 Jahre Klinik Dr. Heines, hg. von der Stiftung Dr. Heines, Bremen 1994, S. 153–167.
Eduard Zwierlein: Die Differenz der Ordnungen. Zu Hermann Hakens Dialoginitiative zwischen Synergetik und Sozialwissenschaften, in: Ethik und Sozialwissenschaften (7/1996), S. 656–657.

Eduard Zwierlein: Blaise Pascal zur Einführung, Hamburg 1996.

Eduard Zwierlein (Hg.): Pascal, ausgewählt und vorgestellt von Eduard Zwierlein, München 1997.

Eduard Zwierlein: Über Pascal, in: Eduard Zwierlein (Hg.): Pascal, ausgewählt und vorgestellt von Eduard Zwierlein, München 1997, S. 13–44.

Eduard Zwierlein (Hg.): Klinikmanagement. Erfolgsstrategien für die Zukunft, München 1997.

Eduard Zwierlein: Qualitätsmanagement, in: Eduard Zwierlein (Hg.): Klinikmanagement. Erfolgsstrategien für die Zukunft, München 1997, S. 186–195.

Eduard Zwierlein: Teammanagement, in: Eduard Zwierlein (Hg.): Klinikmanagement. Erfolgsstrategien für die Zukunft, München 1997, S. 303–312.

Eduard Zwierlein: Führen und Entwickeln von Mitarbeitern, in: Eduard Zwierlein (Hg.): Klinikmanagement. Erfolgsstrategien für die Zukunft, München 1997, S. 563–573.

Eduard Zwierlein: Kommunikation und Konflikt, in: Eduard Zwierlein (Hg.): Klinikmanagement. Erfolgsstrategien für die Zukunft, München 1997, S. 587–600.

Eduard Zwierlein: Coaching – Selbstmanagement – Psychohygiene, in: Eduard Zwierlein (Hg.): Klinikmanagement. Erfolgsstrategien für die Zukunft, München 1997, S. 600–613.

Eduard Zwierlein: Systeme und Paradigmen, in: Horst W. Hamacher, St. Nickel (Hg.): Denken in Systemen, Aachen 1997, S. 45–49.

Eduard Zwierlein: Vernunft denken. Eine Auseinandersetzung mit Wolfgang Welsch, in: Ethik und Sozialwissenschaften (11/2000), S. 166–167.

Eduard Zwierlein: Weisheit – Aufklärung – Kritik. Anmerkungen zur unersetzlichen Bedeutung der Philosophie, in: Seminar Philosophie/Universität Koblenz – Landau, Wozu Philosophie? Eine interdisziplinäre Ringvorlesung, Philosophie im Gespräch (1/2001) Koblenz, S. 23–34.

Eduard Zwierlein: Existenz und Vernunft. Studien zu Pascal, Descartes und Nietzsche, Würzburg 2001.

Eduard Zwierlein: Was heißt Verstehen? – Eine Auseinandersetzung mit Paul Ricoeur, in: Seminar Philosophie/Universität Koblenz – Landau, Das Denken des Anderen, Französische Philosophie im 20. Jahrhundert, Philosophie im Gespräch (2/2002) Koblenz, S. 29–45.

*Karl Josef Haßelmann und Heinz Wollensack*

# Die Betreuung sterbender Menschen ist so gut wie die Kommunikation der Mitarbeiterinnen und Mitarbeiter untereinander: ein indirektes Plädoyer für das Hospiz

## Der Einfluss der Organisationskultur auf die Begleitung von schwer kranken und sterbenden Menschen

Wir sind seit vierzehn Jahren als Trainer, Supervisoren und Berater in Krankenhäusern unterschiedlicher Größe, unterschiedlicher Träger und unterschiedlicher Versorgungsstufen tätig. In Hospizen wirken wir bei der Gestaltung von Vorbereitungskursen für ehrenamtliche Helfer mit. Zu unseren Trainingsangeboten zählen Themen der multiprofessionellen Zusammenarbeit, des Konfliktmanagements, der Psychohygiene und allgemein Themen zur Förderung der sozialen und kommunikativen Kompetenzen. Wir arbeiten nicht nur mit der zahlenmäßig größten Gruppe, den Mitarbeiterinnen und Mitarbeitern der Pflege, sondern auch mit Verwaltungskräften, Hebammen, Physiotherapeuten oder dem Personal im Eingangs- und Telefonbereich. Zunehmend finden auch Ärzte den Weg zum Gesprächsführungstraining oder zur Veranstaltung »Ablaufoptimierung zwischen unterschiedlichen Fachabteilungen eines Krankenhauses«, und dies trotz zunehmender Inanspruchnahme durch immer längere Dienste und trotz knapper werdenden Personals.

Eine zentrale Erfahrung unseres beruflichen Tuns im Weiterbildungsbereich besteht darin, dass berufsgruppenübergreifende Fortbildungsveranstaltungen immer noch die große Ausnahme sind. Diese – in anderen Wirtschaftszweigen heute undenkbare und nicht mehr akzeptierte Haltung – ist auch Ausdruck der immer noch vorhandenen Aufteilung der alten »Drei-Säulen-Organisation« des Systems Krankenhaus: Pflege, Verwaltung und Ärztlicher Dienst. Man tagt gerne »unter sich«, hat dann rasch ein Feindbild, nämlich die jeweils anderen Berufsgruppen und vermeidet damit den so dringend erforderlichen »Blick über den Tellerrand« der eigenen Berufsgruppe, der eigenen Abteilung. Leidtragende sind zunächst die Kolleginnen und Kollegen der anderen Berufsgruppen, denen oft überflüssige und deswegen frustrane Mehrarbeit entsteht. Letztlich ist aber der Patient das »schwächste Glied in der Kette«, der eher ein Nebeneinander der Berufsgruppen erlebt denn ein Miteinander »zum Wohle des Patienten«. Zu groß scheinen immer noch Berührungsängste zu sein, mit den anderen Professionen *gemeinsam* den Ist-Zustand der Organisation Krankenhaus kritisch zu beleuchten, offen und (selbst-)kritisch die Schwachstellen herauszuarbeiten und partnerschaftlich, ohne Berücksichtigung von Titel und Profession, das Krankenhaus hin zum Soll-Zustand zu entwickeln.

Unser Blick auf das System Krankenhaus ist auf Grund der Erfahrungen notwendigerweise realistisch und in der Konsequenz kritisch. Man mag sich oft die Haare raufen, ob der Zustände, die vorfindbar sind und dabei keine Ausnahme darstellen! Es sei uns an dieser Stelle die persönliche Aussage gestattet, dass das Arbeiten im System Krankenhaus sehr oft das »Bohren dicker Bretter« bedeutet, oder weniger salopp ausgedrückt: Wie viele andere Systeme ist das System Krankenhaus sehr veränderungsresistent und die bislang mächtigen Teile im System sind daran interessiert, die vorherrschenden Machtverhältnisse zu konservieren. Dies sind nicht immer bewusste Handlungen der Beteiligten, eher hat man es mit jahrzehntelang festgefahrenen Einstellungen und daraus resultierend mit Verhaltensweisen zu tun, die schon längst dysfunktional sind. Viele gut gemeinte Entwicklungen von fortschrittlichen Führungskräften versanden auf dem Weg von oben nach unten. Andere Innovationen, die von den überwiegend gut motivierten Mitarbeiterinnen und Mitarbeitern »an der Basis« ausgehen, werden von höheren Hierarchieebenen offiziell begrüßt, inoffiziell – aber dafür wirkungsvoll – abgeblockt. Die mächtigen »informellen« Systemregeln (dass man sich als Arzt z. B. nicht von einer Angehörigen der Pflege »dreinreden« lässt oder dass unbedingt der bestimmte »Dienstweg« einzuhalten ist) sind gleichermaßen anachronistisch wie hinderlich, wenn es darum geht, in dieser Zeit der gewaltigen Veränderungen im Gesundheitssystem eine höhere Patienten- oder gar Kundenzufriedenheit zu erreichen.

Dass diese Bestandsaufnahme insbesondere für den sehr sensiblen Bereich der Sorge um den schwer kranken Menschen, für die Pflege des Sterbenden und für den guten Umgang mit Angehörigen gilt, ist einerseits selbstverständlich. Andererseits hat diese Erkenntnis noch nicht in ausreichendem Maße dazu geführt, dass ein modernes Organisationsverständnis landesweit im nennenswerten Umfang in den Köpfen (und Herzen) aller Beteiligten verankert ist.

## EIN BLICK IN DAS SYSTEM KRANKENHAUS

Organisationen wie das Krankenhaus sind nicht bloß abstrakte Gebilde formaler Strukturen, sondern bestehen in erster Linie aus Menschen, die auf Grund ihrer persönlichen und sozialen Kompetenz miteinander kommunizieren. Für uns ist es z. B. immer wieder interessant wahrzunehmen, welche »Grußkultur« in einem Krankenhaus herrscht: Manchmal grüßen sich nahezu alle Mitarbeiterinnen und Mitarbeiter, wenn sie sich etwa auf den Fluren begegnen. Meist werden dann auch Patienten oder Angehörige freundlich gegrüßt. In anderen Häusern grüßen sich ausschließlich nur jene, die sich als Kollegen von der gleichen Station kennen oder als Angehörige der gleichen Berufsgruppe erkannt werden.

In systemischer Sicht rückt dabei die Erkenntnis in den Vordergrund, dass der direkte zwischenmenschliche Kontakt in der Mitarbeiterschaft und der Kontakt mit Patienten oft symptomatisch die Organisationskultur einer Einrichtung widerspiegeln.

Die MitarbeiterInnen prägen mit ihren Einstellungen und Verhaltensmustern in den vielfältigen Situationen des Alltags die Organisationskultur eines Hauses, wie sie von Patienten und Angehörigen erlebt wird. Das beginnt mit der Art der Begrüßung am Telefon oder in der Eingangshalle. Auch nimmt der Patient oder der Besucher wahr, ob man Zeit für sein Anliegen hat, ob sich die Menschen ihm vorstellen, ob sie in einer für ihn verständlichen Sprache sprechen, ob Gespräche in einem geschützten Raum stattfinden können oder in der Stationsküche mit ständigen Störungen durch andere.

Eine neue Organisationskultur kann nicht einfach verordnet werden, was im Zeitalter der Zertifizierungen und Qualitätssicherungsprogramme häufig versucht wird. Ein noch so wohl formuliertes Leitbild garantiert noch nicht, dass die darin enthaltenen Postulate umgesetzt werden. Die Kernaussage mancher Leitbilder »Im Mittelpunkt steht der Patient« setzt voraus, dass sich der einzelne Mitarbeiter seinerseits mit Wertschätzung behandelt fühlt, sowohl seitens der Vorgesetzten als auch hinsichtlich der Kommunikation zwischen den Berufsgruppen.

Die wirksamen Einstellungs- und Verhaltensmuster haben sich oft über Jahrzehnte hinweg entwickelt. Sie bieten dem einzelnen Mitarbeiter Sicherheit und Orientierung und prägen auf der formalen und informellen Ebene die Organisationskultur eines Hauses. Dabei erweist sich die informelle Ebene oft als besonders mächtig und resistent gegenüber Veränderungsprozessen.

Die Schilderungen von Ärzten, Krankenschwestern, Physiotherapeuten, MitarbeiterInnen des sozialen Dienstes und der Funktionsabteilungen in unseren Seminaren zum Thema »Professionelle Zusammenarbeit der Berufsgruppen im Krankenhaus« machen deutlich, dass sich die Organisationskultur im System Krankenhaus noch stark verbessern muss. Die Abteilungen sind in der Regel noch immer stark chefarztorientiert und durch hierarchisches Denken bei der Entscheidungsfindung geprägt. Dies gilt besonders für den ärztlichen Dienst. Eine Besprechungskultur, die die Qualität der Prozesse und Abläufe ständig reflektiert, gibt es so gut wie nicht, weil kein entsprechendes Bewusstsein über die Notwendigkeit eines solchen Austausches vorhanden ist. Und noch immer kennzeichnet die unterschiedliche Wertigkeit der Berufsgruppen – im Zentrum steht häufig die medizinische Dienstleistung – das Denken und Verhalten der beteiligten Personen. Kann man heute noch vertreten, dass man sich zur Not ein Krankenhaus ohne Pflegepersonal vorstellen könne (weil ja Ärzte irgendwie auch pflegen können), niemals aber ein Krankenhaus ohne Ärzte? Dieses arztzentrierte Denken – die medizinische Leistung als die »Kernleistung« im Krankenhaus, die entsprechend die Unterordnung der anderen Leistungen zur Folge hat – diskriminiert fortgesetzt große Teile der Mitarbeiterschaft und überfordert gleichzeitig den ärztlichen Dienst, da es dann nur sehr eingeschränkt zu gegenseitiger Unterstützung und Entlastung kommen kann.

Seit einigen Jahren wird, auf Grund der veränderten gesundheitspolitischen Rahmenbedingungen, mit immer größer werdender Wucht ein enormer wirtschaftlicher Druck auf das Krankenhaus ausgeübt. Das Krankenhaus als modernes Dienstleistungsunternehmen muss betriebswirtschaftlich sinnvoll arbeiten und gleichzeitig eine gute Qualität in der Versorgung und Betreuung der Patienten und Angehörigen gewährleisten. Gesteigerte Erwartungen des Patienten und der Angehörigen, die heute zunehmend mit einem Kunden-Selbstverständnis die Drehtüre am Klinikeingang passieren, bringen einzelne Mitarbeiter mit ursprünglichen Auffassungen der beruflichen Rolle in Konflikt. Alltag von Mitarbeiterinnen und Mitarbeitern im Krankenhaus ist es heute auch, dass sie sich bei immer größer werdendem Konkurrenzdruck und real zunehmender Arbeitsbelastung »auf den Markt geworfen« fühlen und bestehen müssen.

Um in Zukunft mit guter Qualität in der Versorgung und Betreuung von kranken Menschen bestehen zu können, ist es unserer Meinung nach unbedingt notwendig, das Denken und Verhalten aller verantwortlichen Führungskräfte und Mitarbeiter zu verändern. Ein neues Organisationsverständnis heißt im Kern: weg von einem strukturorientierten Denken, das durch starre formale Strukturen und Zuständigkeiten gekennzeichnet ist, begleitet von entsprechenden Machtkämpfen und Empfindlichkeiten. Da geht dem System Krankenhaus viel Energie und Kompetenz verloren, die aufgaben- und lösungsorientiert genutzt werden könnten. Dies gilt auch für das ausgeprägte Hierarchiedenken im System Krankenhaus.

## PROZESSORIENTIERTES DENKEN ZUM WOHLE DES PATIENTEN

Das traditionelle, formale Organisationsverständnis muss durch ein mehr ablauf- und prozessorientiertes Denken abgelöst werden. Im Mittelpunkt steht dabei die Qualität des Gesamtprozesses bei der Betreuung der Patienten.

Was passiert mit einem Patienten während seines Aufenthaltes im Krankenhaus von der Aufnahme bis zu seiner Entlassung? Wer ist für welchen Zeitraum im direkten Kontakt mit dem Patienten für die Qualität der Betreuung und Dienstleistung verantwortlich? Dieses prozessorientierte Denken zielt auf die Qualität von Abläufen und Prozessen, an der in der Regel verschiedene Berufsgruppen beteiligt sind. Dabei darf sich jede Berufsgruppe nicht nur für die eigenen Prozesse verantwortlich fühlen, sondern muss immer auch die Qualität des Gesamtprozesses im Blick haben. Dies heißt beispielsweise in der Praxis, dass bei der morgendlichen Besprechung des OP-Planes um 8.30 Uhr die beteiligten Ärzte der Chirurgie bzw. Anästhesie und die leitende OP-Schwester berücksichtigen, inwieweit ein zu umfangreicher OP-Plan Auswirkungen auf die Qualität außerhalb ihres eigenen Funktionsbereichs zur Folge haben wird. Sollte eine Operation vom Plan abgesetzt werden, muss eine Mitarbeiterin auf einer peripheren Station dem betroffenen Patienten am Nachmittag um 14.30 Uhr erklären, dass er umsonst nüchtern geblieben ist. In Bezug auf die Gesamtqualität der Prozesse hat eine gedankenlose Planung wenig mit Patienten- und Kundenorientierung zu tun.

Außerdem sind die Abläufe und Prozesse im Alltag oft berufsgruppenübergreifend so verwoben, dass ein egozentrisches Denken einer einzelnen Berufsgruppe unangemessen und qualitätsmindernd wirkt. Allerdings gibt es im Krankenhausalltag dafür noch immer zahlreiche, atemberaubende Beispiele. Hier gibt es noch viel Beratungs- und Weiterbildungsbedarf. Ein ständiger Kritikpunkt ist z. B., dass die Visitenzeiten der Ärzte auf Station meist nicht festgelegt sind. Gleichermaßen sind dann Pflegepersonal, Patienten und Angehörige in Unsicherheit. Es kommt zu unnötigen Rückfragen und Erschwernissen im Stationsablauf und vor allem erlebt sich der Patient einmal mehr ausgeliefert und oft stundenlang in einer hilflos wartenden Situation. In diesem Zusammenhang ist auch zu bemängeln, dass kaum einmal Ärzte feste Zeiten bekannt geben, zu denen sie etwa telefonisch für Angehörige einigermaßen zuverlässig erreichbar sind. Was ist davon zu halten, wenn Angehörige dringend eine Auskunft haben wollen, deshalb mehrmals mit der Station verbunden werden und doch immer nur hören, dass der Arzt im Augenblick »irgendwo im Haus unterwegs« sei bzw. man nicht sagen könne, wann er definitiv zu erreichen sei. Eventuell hat deshalb eine Krankenschwester mehrfach ihre Arbeit an einem Patienten unterbrechen und einen langen Flur entlang eilen müssen, um im Stationszimmer rasch auf das Klingeln des Telefons zu reagieren.

Die prinzipielle Gleichwertigkeit aller am Prozess beteiligten Berufsgruppen ist ein weiteres Merkmal eines umfassenden prozessorientierten Organisationsverständnisses. Alle Berufsgruppen und Fachdisziplinen, ob MitarbeiterInnen der Pflege, des ärztlichen Dienstes, der Telefonzentrale, des Empfangs, des sozialen Dienstes, der Funktionsabteilungen usw., stellen ihre jeweilige Fachkompetenz in den Dienst der Qualität des Gesamtprozesses und leisten ihren Beitrag dazu. Dabei ist die Professionalität der Mitarbeiterin in der Telefonzentrale prinzipiell genauso wichtig wie die fachliche Kompetenz des Arztes oder der Verwaltungsangestellten.

Was heißt Organisationskultur im Krankenhaus jenseits aller theoretischen Definitionen? Auch das gibt es im Krankenhaus: Der neue Chefarzt der Kinderklinik geht zu Beginn der Visite auf eine junge Kinderkrankenschwester zu und stellt sich mit den Worten vor:

»Guten Tag, ich glaube, wir haben noch nicht zusammen gearbeitet, mein Name ist ...«. Oder: der noch recht unerfahrene Stationsarzt fährt mit einer erfahrenen Kinderkrankenschwester seinen ersten Transport und bittet sie zu Beginn der Fahrt um ihre fachliche und kollegiale Unterstützung, weil er noch nicht so viel Erfahrung und Sicherheit habe.

Was kommt in diesen Situationen zum Ausdruck: wenig Hierarchie und kollegiales Miteinander der verschiedenen Berufsgruppen mit Blick auf eine gute Qualität der pflegerischen und medizinischen Betreuung.

Allerdings bewahrt dieses prozessorientierte Denken und Handeln nicht vor der grundsätzlichen Schwierigkeit, im modernen Krankenhausbetrieb den Spagat zwischen betriebswirtschaftlichem Denken und den Patientenbedürfnissen nach emotionaler Zuwendung und Betreuung zu leisten. Dies gilt natürlich besonders für die Betreuung sterbender Menschen.

Vor diesem Hintergrund des finanziellen Drucks, dem das System Krankenhaus ausgesetzt ist, kann berechtigterweise die Frage gestellt werden, ob Krankenhäuser als moderne Dienstleistungsunternehmen, bei allem persönlichen Einsatz der Mehrheit der Mitarbeiterinnen und Mitarbeiter, den emotionalen Bedürfnissen sterbender Menschen noch gerecht werden können. Eindeutig wird künftig immer mehr der effiziente »just in time« »Wiederherstellungscharakter« des Krankenhauses gefragt sein mit kurzen Liegezeiten und funktionierenden Überleitungen in die Häusliche Krankenpflege oder andere stationäre Einrichtungen.

Wenn der Mensch aber nicht mehr gesund werden kann? Wenn der Zustand eintritt, den man oft als »austherapiert« bezeichnet? Wenn der Patient nicht mehr nach Hause entlassen werden kann, weil da keiner ist, und der Patient in den letzten Monaten, Wochen oder Tagen sein Dasein nicht in der Einsamkeit eines fachlich hoch qualifizierten Krankenhauses verbringen will?

## Was kennzeichnet heute eine konstruktive Organisations- und Unternehmenskultur im System Krankenhaus oder Hospiz?

Eine konstruktive Unternehmenskultur zeigt sich vorrangig nicht nur im äußeren Erscheinungsbild einer Institution, sondern in erster Linie im Denken und Handeln der Mitarbeiterinnen und Mitarbeiter. Die Einstellung der Mitarbeiter ist durch ein professionelles Verantwortungsbewusstsein geprägt, das die Qualität des Gesamtprozesses im Blick hat.

Dieses Verantwortungsgefühl prägt, ausgehend von der ganzheitlichen pflegerischen und medizinischen Sorge um den Patienten und dessen Angehörigen, die Kooperation mit anderen Abteilungen und Berufsgruppen. Dabei gilt es, eine gute Balance zwischen der Veränderung von Strukturen und Abläufen und der Routine, die den Mitarbeiterinnen und Mitarbeitern Sicherheit gibt, zu finden.

Die laufende Optimierung der Prozesse und der interdisziplinären Zusammenarbeit wird als ständige Herausforderung betrachtet, der sich alle Beteiligten kooperativ stellen sollten.

Auf der Verhaltensebene führt die Optimierung der Strukturen und Abläufe als Anspruch und übergeordnetes Ziel zu einer kritischen Reflexion über die Qualität der vielfältigen Prozesse und Abläufe rund um den Patienten. Dies geschieht formal eingerichtet in regelmäßigen Besprechungen und themenbezogenen Workshops, die in diesem Sinne als Qualitätszirkel betrachtet werden können. Aber es gilt auch in vielen informellen Situationen Absprachen zu treffen, die über Berufsgruppen hinweg lösungsorientiert die Qualität von Prozessen sichert. Dabei ist das gleichberechtigte Miteinander der beteiligten Berufsgruppen beim Entwickeln von Verbesserungsvorschlägen und Lösungen eine wichtige Voraussetzung.

Denn nur so können die Ressourcen und das Potenzial der Mitarbeiter im Sinne einer ständigen Qualitätsverbesserung genutzt werden. Dabei erlebt sich die einzelne Mitarbeiterin als ein Teil des Unternehmens, der Einfluss hat und mitgestalten kann. Dies stellt eine wesentliche Grundlage für die Motivation der Mitarbeiter dar.

Bei der Pflege von kranken und sterbenden Menschen ergeben sich im Krankenhaus und Hospiz viele emotional belastende Situationen, die von den Mitarbeitern gut gestaltet und psychisch verarbeitet werden müssen.

Die Unterstützung durch regelmäßige Teamsupervision und Fortbildungen, die den Mitarbeitern Techniken für eine professionellere Bewältigung dieser Situationen vermitteln, sind deshalb ebenfalls notwendiger Bestandteil einer konstruktiven Unternehmenskultur.

## ERLEBNISORIENTIERTER UMGANG MIT ZEIT IM HOSPIZ

Das Hospiz bietet andere Möglichkeiten und stellt bei der Betreuung sterbender Menschen und bei der Sorge um deren Angehörige eine notwendige und sinnvolle Alternative dar.

In diesem Zusammenhang hilft eine Unterscheidung zwischen zwei unterschiedlichen Umgangsformen mit der Zeit weiter, wie sie Karl Heinz Geißler darstellt.[1] Er unterscheidet zwischen einem strukturierten, geplanten Umgang mit der Zeit und einem situationsbezogenen, erlebnisorientierten Umgang mit der Zeit, der sich spontan und emotional auf die gegenwärtige Situation einlässt. Beide Umgangsformen mit der Zeit haben jeweils themen- und situationsbezogen ihre Berechtigung.

Mit Blick auf das System Krankenhaus wird in diesem Zusammenhang deutlich, dass der strukturierte Umgang mit der Zeit, wie er in einer solchen komplexen Organisation im Sinne einer Planung einfach notwendig ist, immer weniger Freiräume für einen spontanen, emotionalen und erlebnis- und erfahrungsbezogenen Umgang mit der Zeit lässt.

Aber gerade die emotional belastenden Situationen mit schwer kranken Patienten und sterbenden Menschen machen es notwendig, neben einer guten geplanten pflegerischen und medizinischen Betreuung genug Freiräume für die direkte zwischenmenschliche Zuwendung und Betreuung zu schaffen. Dies setzt aber genügend personelle Ressourcen und kompetente MitarbeiterInnen voraus, um den oft spontanen, individuellen Bedürfnissen der Patienten nach emotionaler Zuwendung gerecht werden zu können. Es liegt in der Natur der Sache, dass dies einfach nicht immer vorhersehbar ist.

Hier gibt oft der Patient mit seinen Bedürfnissen den Rhythmus im Umgang mit der Zeit vor. Psychische Prozesse in Verbindung mit der Bearbeitung emotionaler Themen verlaufen nicht linear und sind in diesem Sinne nicht genau planbar.

Dabei bilden die Erfahrungen, die wir bei der Weiterbildung von Mitarbeitern und Mitarbeiterinnen in Hospizen machen konnten, oft einen anschaulichen Kontrast zur Arbeitsatmosphäre und Unternehmenskultur vieler Krankenhäuser. Wir wissen, dass die Mitarbeiter und Mitarbeiterinnen oft durch großen persönlichen Einsatz viele organisatorische Mängel im System Krankenhaus täglich kompensieren und sich um eine gute Qualität bei der pflegerischen und medizinischen Betreuung der Patienten bemühen. Dies gilt auch für die Betreuung sterbender Menschen. Nachhaltig ist die Begleitung von Schwerstkranken und ihren Angehörigen im System Krankenhaus aber nur zu ändern, wenn sich das Organisationsverständnis und die Organisationsprozesse ändern.

Vor diesem Hintergrund sollte das Hospiz durch eine gute Kommunikation der Mitarbeiter und Berufsgruppen untereinander eine konstruktive Atmosphäre schaffen, die eine fachlich und zwischenmenschlich gute Betreuung sterbender Menschen ermöglicht.

### Literatur

Friedrich Graf-Götz/Hans Glatz: Organisation gestalten – neue Wege und Konzepte für Organisationsentwicklung und Selbstmanagement. Beltz, Weinheim/Basel 1999.

Eckard König/Gerda Volmer: Systemische Organisationsberatung – Grundlagen und Methoden. Deutscher Studien Verlag, Weinheim 1999.

[1] Vgl. Karlheinz Geißler: Zeit leben. Vom Hasten und Rasten, Arbeiten und Lernen, Leben und Sterben, Weinheim/Basel 1997, S. 25ff. und S. 63ff.

*Ulrich Lilie*

# Zur Seelsorge an Sterbenden

## Die innere Haltung des Seelsorgers in der Sterbebegleitung ist entscheidend

>»Eine Theologie ohne Tränen der Trauer und ohne Seufzer der Hoffnung, eine Theologie, die den Menschen in seinem Schmerz und in seiner Sehnsucht verloren hat, hat auch das, was sie für ihr eigentliches Thema halten mag, Gott verloren.«[1]
>
> (Henning Luther)

Sterbebegleitung begegnet immer der Begrenztheit des menschlichen Lebens, sie begegnet dem Geheimnis und der Selbst-Entzogenheit menschlicher Existenz.

Eine bewusste Wahrnehmung dieser menschlichen Grundsituation hilft, vom Sterbenden nicht grundsätzlich defizitär zu denken, so als müsste Seelsorge Mängel beheben und in einem banalen Sinn ›Mut machen‹. Eine solche Fehlhaltung gefährdet die Selbstbestimmung und damit die Würde des Patienten. Christliche Sterbebegleitung ist hier zu besonderer Sorgfalt und zu einer Haltung des Respekts vor und der Solidarität mit dem Sterbenden aufgerufen, will sie nicht zu einer bloßen Bevormundung oder Entmündigung des Patienten im Sterben beitragen. Dabei tut sie gut daran, die Gebrochenheiten des menschlichen Lebens nicht glatt zu bügeln, sondern in Demut, nüchtern und ohne großes Pathos von einer »fragmentarischen Ich-Identität« (Henning Luther) als Grundsituation des Menschen auszugehen, die der Begleiter mit dem Sterbenden teilt. Eine Grundhaltung, die die Bruchstückhaftigkeit menschlichen Lebens ernst- und annimmt, bewahrt sich die Fähigkeit zu Trauer, Hoffnung und Liebe und aufrichtiger Begegnung. Es ist »nicht Aufgabe christlichen Glaubens, der unter dem Vorzeichen der Freiheit steht, menschliches Leben und menschliches Sterben nach einem bestimmten Bild zu formen. Es gehört zur Problematik kirchlicher Sterbebegleitung, dass sie das bewusst oder unbewusst immer wieder versucht hat. Sie bleibt aufgerufen, in menschlicher Solidarität auch und gerade jenen beizustehen, die ihren Tod ohne religiösen Trost, ohne Würde in der Brutalität körperlichen Verfalls und seelischer Sinnlosigkeit erleiden müssen.«[2] Respekt und Solidarität mit dem Sterbenden äußern sich in einer Haltung des Mitgefühls, die etwas anderes ist als Identifikation und die die notwendige Fähigkeit zur Unterscheidung zwischen dem Schicksal des Sterbenden und der eigenen Lebenssituation voraussetzt.[3] Der Respekt vor der Situation des Sterbenden findet seine Begründung darin, dass der Begleiter nur eine Landkarte von dem Land hat, das der Sterbende bereits betreten hat.

## Seelsorge an Sterbenden ist Anwaltschaft für die Menschenwürde

>»Solange Krankenhäuser den Charakter einer totalen Institution haben, ist die Rolle des Patienten und damit seine psychosoziale Situation gekennzeichnet durch Absterbeprozesse des Selbst, Identitätskonflikte, Verlust des Selbstwertgefühls, Entmündigung, Eingrenzung und Reglementierung, Kontrolle, Aufhebung der Privatsphäre, Gehorsam, Ein- und Unterordnen, Statusverlust, Abhängigkeit, Verunsicherung, Angst, Anpassung und Unaufrichtigkeit. Die schlimmste Belastung aber ist es für einen kranken oder

*sterbenden Menschen, wenn er inmitten der vielen Menschen, die sich im Kranken-*
*haus um ihn sorgen, allein gelassen wird.«* [4] *(Ernst Engelke)*

Seelsorge an Sterbenden ist immer auch Anwaltschaft für die Würde des Patienten. Schwerst-kranke und sterbende Patienten sind im guten Sinne immer auch auf Schutz angewiesen –
(Schutzaspekt der Menschenwürde). Sie sind in mehrfacher Hinsicht in einer Abhängig-keitssituation, sie sind häufig auf die Hilfe Dritter angewiesen. Zwischen Patient und Be-gleiter gibt es eine Asymmetrie in der Beziehung, die nicht harmonisiert oder geleugnet wer-den sollte. Häufig findet diese Gegebenheit ihren augenfälligen Ausdruck in der Tatsache,
dass der Patient im Bett liegt, während der Begleiter wieder gehen kann. Hier droht immer
eine paternalistische oder falsche caritative Haltung der Begleitenden, die den Patienten zum
Objekt einer (vermeintlich »gut gemeinten«) seelsorglichen Bemühung degradiert. Der Sub-jektstatus urteils- und äußerungsfähiger Menschen und damit die Würde des Patienten ist
durch eine solche Haltung, die nicht an den Werthaltungen, dem Willen und der Zustim-mung des Patienten orientiert ist, immer schon gefährdet und verletzt.[5] Die Abhängigkeits-situation des Sterbenden verlangt eine aktive Wertschätzung, eine aktive Bemühung um die
Klärung seiner Wünsche und Bedürfnisse und gegebenenfalls die Vertretung dieser Wün-sche gegenüber Dritten. Dabei geht es einer Seelsorge, die das menschliche Personsein als
eine untrennbare Einheit von Leib, Geist und Seele versteht, um die gleichberechtigte Wahr-nehmung dieser drei Dimensionen menschlichen Lebens. Sterbende brauchen in diesem
Sinn Verbündete, die sich auf Zeit und mit Zeit – Hartmut Kreß spricht in Bezug auf das
Arzt-Patienten Verhältnis von der notwendigen »Entschleunigung im Umgang mit der Krank-heit«[6] – in ihren Dienst stellen lassen.

## SEELSORGE AN STERBENDEN BLEIBT EIN BEZIEHUNGSGESCHEHEN

*»Der ›Inhalt‹ der Seelsorge ist die Beziehung, die den beziehungswilligen Gott für den*
*andern widerspiegelt. Der beziehungswillige Gott will, dass Beziehungen unter Men-schen gelingen.«* [7] *(S. Knobloch)*

Beziehung ist das Proprium der Seelsorge[8], das gilt auch für die Seelsorge an Sterbenden.
Die »Frage nach der Qualität der Beziehung und der Haltung der Seelsorgerin«[9] ist die ent-scheidende Frage für die Qualität einer Sterbebegleitung. Martin Buber hat die kommuni-kative Dimension des Menschseins herausgearbeitet und dabei die folgenden Kriterien für
einen gelingenden menschlichen Dialog benannt, die grundsätzlich auch für den seelsorg-lichen Dialog mit Sterbenden und Schwerstkranken gelten:

- »die ›Unmittelbarkeit‹ zwischen den einander begegnenden Menschen, also das Postulat
einer unverstellten Zuwendung zum anderen,
- die ›Ausschließlichkeit‹ zwischen Ich und Du und damit das Gebot, dem anderen in sei-ner individuellen Wirklichkeit tatsächlich gerecht zu werden,
- die eigene ›Wahrhaftigkeit‹ dem anderen gegenüber sowie
- die ›Rückhaltlosigkeit‹, die wechselseitig gelten soll; dies läuft auf die Vertrauenskompo-nente als Grundlage eines gelingenden Dialogs hinaus;

- das ›Innewerden‹, die ›Vergegenwärtigung‹ des anderen sowie die ›Realphantasie‹: Es gilt, dass ich den anderen, den begegnenden Mitmenschen in dessen eigenem Denk- wie Wertehorizont und zugleich meine eigene Wirkung auf ihn aus seiner Sicht vergegenwärtige,
- die ›Akzeptation‹ des anderen und die Toleranz ihm gegenüber(…)
- die ›Gegenseitigkeit‹ zwischen den Personen, die einander begegnen und miteinander sprechen«.[10]

Eine solche Haltung schließt den Verzicht auf jede Form von Machtanspruch ein, die »Seelsorgerin ›tut‹ nichts anderes als ihre Haltung«[11], die auch dem Sterbenden gegenüber eine dialogische Haltung bleibt. Der Seelsorger ist mit seiner Lebensgeschichte, seinem Glauben und seinen Wertüberzeugungen präsent – aber der Sterbende eben auch, ob er diese explizit ausdrücken möchte, auszudrücken vermag oder nicht. Damit lassen sich zwei weitere Grundsätze für eine gelingende Sterbebegleitung ableiten: »1. Kompetent für sein Sterben ist der Sterbende selbst. Wie er es ›gestaltet‹, liegt allein bei ihm. 2. … Ob und wie der Todkranke den Seelsorger daran teilhaben lassen, was er ihm davon mitteilen will, ist ausschließlich seine Sache.«[12] Ein seelsorgliches Handeln ohne Auftrag des sterbenden Patienten, d. h. ohne dass ein echter Wunsch nach Begleitung besteht oder anderweitig plausibel gemacht werden kann, ist nicht sinnvoll. Hilfreich als Kontrollfrage ist die Frage Jesu an den Blinden bei Jericho: »Was willst du, dass ich dir tun soll?« (Markus 10,51). Nicht jeder Sterbende braucht seelsorgliche Begleitung.[13]

Der Seelsorger kann mit seiner Haltung zum Zeugen seines Glaubens werden, er kann auch von seinem Glauben explizit zeugen, aber er darf und muss damit rechnen, dass auch ihm im Sterbenden ein Zeuge begegnet, der eigene Erfahrungen und Gewissheiten in die Begegnung mit einbringt. »Gott ist im Seelsorgegespräch auf beiden Seiten am Werk. Er hat dem Seelsorger durch dessen Klienten genauso viel und genauso Wichtiges zu sagen wie dem Klienten durch den Seelsorger.«[14]

Unabhängig davon, ob theologische Inhalte oder geistliche Gewissheiten ausgetauscht werden, führt die alte geistliche Einsicht, dass bei aller seelsorglichen Begleitung »Gott … der eigentliche (Geistliche) Begleiter«[15] für beide Gesprächspartner ist, zu einer Haltung der Gelassenheit, des Geltenlassens und der Toleranz.

## ZIEL DER SEELSORGE AN STERBENDEN IST SOWOHL DIE »INTEGRATION IN DIE GEMEINSCHAFT DER LEBENDEN«, ALS AUCH DER »BEISTAND ZUM HINAUSGEHEN AUS DER GEMEINSCHAFT MIT DEN LEBENDEN«[16]

*»Darin liegt wohl die eigentliche, wenn auch häufig unbewusst bleibende Schwierigkeit für den Seelsorger und die Seelsorgerin, sich in der Sterbebegleitung so zu engagieren, dass der Todkranke sich als unvertretbar Einmaliger gemeint erfährt, auch wenn er im Tode alsbald verstummen und verlöschen wird.«[17] (S. Knobloch)*

Christoph Scheytt hat in seinem Aufsatz »Seelsorge an Sterbenden im Krankenhaus«[18] auf die doppelte und sich scheinbar widersprechende Aufgabe in der Begleitung Sterbender hingewiesen. Dabei beschreibt er treffend, dass die notwendige Integration der Sterbenden in die Gemeinschaft der Lebenden und die »Vermittlung der Erfahrung von Gemeinschaft«

und die Erfahrung des »Jetzt« dadurch ermöglicht werden, dass »Kommunikation und Partizipation« der Patienten gewährleistet werden. Der »Beistand zum Hinausgehen aus der Gemeinschaft der Lebenden« vollzieht sich nach Scheytt als »Hilfe bei der Suche nach Selbstwert, Sinn, Lebenserfüllung und Versöhnung mit der Vergangenheit« sowie »Ermutigung zum Vertrauen auf Bewahrung angesichts des Todes, Geborgenheit im Tod, Verwandlung über den Tod hinaus«. Zu Recht betont Scheytt, dass diese letzten Ziele der Seelsorge an Sterbenden nur dann glaubwürdig und authentisch vertreten werden können, wenn der Seelsorger » selbst zu hoffen wagt, dass die in Jesus Christus erschienene, am Tode des Menschen partizipierende Liebe Gottes stärker ist als der Tod« und »dem Sterbenden der Mut zuteil werden wird, sich in diese Liebe fallen zu lassen«. Es versteht sich von selbst, dass solche Gewissheiten und solches Vertrauen nicht machbar und erst recht nicht einzufordern sind, sie stellen sich ein, bleiben unverfügbares Geschenk und stellen kein Verdienst (das »sola gratia« und »sola fide« erweisen sich hier als konstruktive Regel und Richtschnur) dar. Hier ist die Aufrichtigkeit des Seelsorgers gefragt.

## STERBENDE PATIENTEN HABEN EIN RECHT DARAUF, SCHWIERIGE PATIENTEN ZU SEIN

*»Du bist wichtig, weil du bist, wer du bist.«*[19] *(Cicely Saunders)*

Sterbende Patienten sind nicht immer die einfachen und dankbaren Patienten. Häufig werden Seelsorger – wie Pflegende oder Ärzte auch – zur Projektionsfläche für Gefühle der Wut und der Auflehnung oder für Vorwürfe. Es sind häufig die inneren Konflikte des Patienten, seine Verzweiflung, seine Ratlosigkeit, sein Nicht-Einverständnis mit seiner Situation, die sich als inszenierte Konflikte mit dem Seelsorger (oder mit anderem Personal oder mit den Angehörigen) äußern.

Anstrengende und schwierige sterbende Patienten sind daher oft die Patienten, die unbewusst um unsere Aufmerksamkeit werben. Ihren inneren Konflikten und den damit verbundenen Gefühlen, deren offener Ausdruck in unserer Gesellschaft tabuisiert ist, zum Ausdruck zu verhelfen oder sie zumindest in ihrer Berechtigung zu akzeptieren und gelten zu lassen, ist eine wichtige und entlastende Funktion von Seelsorge. Es ist ein Kunstfehler, wenn ein Seelsorger solche Äußerungen des Patienten unreflektiert auf sich persönlich bezieht (»Wir geben uns doch solche Mühe mit Ihnen!«). Indem der Seelsorger auf solche bloße Reaktionsbildungen verzichten lernt, gewinnt er Spielraum für Handlungen und Interventionen.

## SEELSORGE AN STERBENDEN BEGEGNET HÄUFIG NICHT NUR EINEM MENSCHEN UND SEINER LEBENSGESCHICHTE, SONDERN AUCH SEINEN ANGEHÖRIGEN

*»Das Wort Familienbande hat einen fatalen Beigeschmack von Wahrheit.« (Karl Kraus)*

Seelsorger begegnen im Laufe einer Begleitung eines Sterbenden häufig auch den Angehörigen und nahen Freunden des Patienten, der seine Lebensgeschichte und sein Beziehungssystem an den Ort seines Sterbens mitbringt. Jeder Angehörige trauert je nach vorangegangener Beziehung mit dem Sterbenden anders. Dies gilt es in der Begleitung ohne Bewertungen wahrzunehmen. Das Verhalten der Angehörigen kann von vorweggenommener tiefer Trauer mit viel Traurigkeit und Verunsicherung, von Verdrängung der Trauer, aber auch von Gefühlen der Erleichterung oder Wut bestimmt sein.

Es ist hilfreich für das Verstehen des Sterbenden, die Interaktion der Angehörigen und ihre Interaktionen mit dem Sterbenden unter systemischen Gesichtspunkten wahrzunehmen. Häufig lässt sich im Angehörigensystem eine »Delegation der Trauer an einen ›identifizierten Trauernden‹«[20] beobachten. In diesem Fall kann der Seelsorger helfen, dass ein Prozess des Ausgleichens in der Familie oder im System der Angehörigen beginnt: »Manifeste Trauer und verborgene Trauer in einem Beziehungssystem sind in gegenseitiger Beziehung zu sehen. Auch hier finden sich innerhalb eines Familiensystems oft polar ausgeprägte Positionen.«[21]

Die unterschiedlichen Erscheinungsformen von Gefühlen und Reaktionen »spiegeln … die Familienreligiosität … und die Regeln und Normen, die in einer Familie in Bezug auf die Steuerung von Emotionen herrschen«[22], geben also immer auch Hinweise auf die Verarbeitungsmöglichkeiten des Patienten.

Im Kontakt mit den Angehörigen gilt es, den Patienten als ersten Auftraggeber und Partner der Begleitung nicht aus dem Blick zu verlieren.

### RITUALE IN DER STERBEBEGLEITUNG SIND NUR DANN ORIENTIEREND UND SINNVOLL, WENN SIE ›SELBST-VERSTÄNDLICH‹, DAS HEISST AUS SICH HERAUS VERSTÄNDLICH SIND.

*»Man kann die notwendige Form und Sprache nicht dann erst erfinden, wenn man sie braucht. Gerade dann muss sie geläufig sein.«[23] (Fulbert Steffensky)*

Der Einsatz von Ritualen in der Seelsorge an Sterbenden kann sehr hilfreich und stärkend sein. Im Zeitalter der Säkularisierung und der Individualisierung müssen solche Rituale aber nicht nur gut inszeniert, sondern auch sorgfältig geplant und ihr Einsatz in mehrfacher Hinsicht überlegt werden: Passt das Ritual zum Patienten und seiner Situation? Bin ich als Seelsorger in der Ausführung dieses Rituals sicher und erlebe ich es selbst als orientierend? Wer wünscht den Einsatz dieses Rituals – der Patient oder die Angehörigen? Werden solche Fragen nicht hinreichend vor dem Einsatz eines Rituals geklärt, können sie stärker verunsichern als orientieren und drohen ›sehr schnell zu Klischees zu verkommen‹[24]. Rituale sollten einen sinnvollen Platz innerhalb einer Begleitung haben, sie ersetzen die Begleitung nicht: »Das Ritual kanalisiert Emotionen, aber diese Emotionen der Angst, der Schuld, der Verzweiflung müssen … durchgearbeitet werden.«[25]

### SEELSORGER, DIE IN DER BEGLEITUNG VON STERBENDEN ARBEITEN, TUN GUT DARAN, DIE EIGENEN GEISTLICHEN QUELLEN ZU KENNEN UND ZU PFLEGEN.

*»Das am Ende wirklich Unterscheidende zwischen der Sterbebegleitung von Christen und von Heiden ist nicht die Art und Weise, ist nicht die Frage, ob Gott vorkommt oder nicht, denn Gott macht sich in seinem Wirken nicht davon abhängig, ob die Begleiterin*

*Christin ist oder nicht. Das Unterscheidende liegt darin, ob die Begleiterin ihren Glau-*
*ben lebt, d. h. in einer Beziehung zu Gott lebt oder nicht und das hat Auswirkungen in*
*der Begegnung mit Sterbenden, ist dieser Begegnung immanent.«* [26]

*(Michael Plattig)*

Die aufrichtige Beantwortung der ersten Frage des Heidelberger Katechismus von 1563 »Was ist dein einziger Trost im Leben und im Sterben?«, ist eine ausgezeichnete Kontrollfrage für Seelsorger, die Sterbende begleiten. Es ist hilfreich und klärend, sich diese Frage aufrichtig und persönlich zu beantworten. Es ist eine Voraussetzung von Seelsorge, der eigenen Beantwortung dieser Frage eine Bedeutung im Leben zu geben.

[1] Henning Luther: Religion und Alltag. Bausteine zu einer Praktischen Theologie des Subjekts, Stuttgart 1992, S. 252.
[2] Manfred Josuttis: Das selige und das sinnvolle Sterben. Über Leitbilder kirchlicher Sterbebegleitung, in: Wissenschaft und Praxis in Kirche und Gesellschaft (WPKG) 65, S. 360–372, hier S. 371.
[3] Vgl. Daniela Tausch-Flammer/Lis Bickel (Hg.): Spiritualität in der Sterbebegleitung. Freiburg 1997, S. 50f.
[4] Ernst Engelke: Sterbebeistand bei Kindern und Erwachsenen. Stuttgart 1979, S. 26.
[5] Die häufige Bezeichnung von Patienten im Hospiz als ›Gäste‹ verharmlost m. E. dieses Gefälle zwischen Patienten und pflegenden, ärztlichen oder seelsorgenden Begleitern.
[6] Hartmut Kreß, Medizinische Ethik. Stuttgart 2003, S. 25.
[7] Stephan Knobloch, zitiert bei Michael Plattig: Christliche Spiritualität in der Seelsorge, in: Thomas Hiemenz/Roswitha Kottnik (Hg.): Sich Einlassen und Loslassen, Freiburg 2000, S. 63f.
[8] Vgl. zum Folgenden die Ausführungen von Plattig, ebd., S. 61ff.
[9] Plattig, ebd., S. 62.
[10] Zitiert nach Kreß, a.a.O., S. 23.
[11] Plattig, a.a.O., S. 64.
[12] Christoph Scheytt: Seelsorge an Sterbenden im Krankenhaus, in: Ina Rösing/Hilarion Petzold (Hg.): Die Begleitung Sterbender. Theorie und Praxis der Thanatotherapie, 2. Auflage, Paderborn 1992, S. 417.
[13] Vgl. den Abschnitt »Was willst du, dass ich dir tun soll?« – die Klärung des Auftrags, in: Christoph Morgenthaler, Systemische Seelsorge. Stuttgart 2002, S. 164ff.
[14] Konrad Baumgartner: Beichtgespräch und beratendes/geistliches Gespräch, in: Konrad Baumgartner/Wunibald Müller (Hg.): Beraten und begleiten. Handbuch für das seelsorgerliche Gespräch, Freiburg 1990, S. 116.
[15] Plattig, a.a.O., S. 66.
[16] Ch. Scheytt, a.a.O., S. 420.
[17] Stephan Knobloch, Wie viel ist ein Mensch wert?, zitiert in: Plattig, a.a.O., S. 64.
[18] Vgl. zum Folgenden Ch. Scheytt, a.a.O., S. 409–430.
[19] Christpf Hörl (Hg.): Brücke in eine andere Welt. Freiburg 1999, S. 94.
[20] Morgenthaler, a.a.O., S. 235.
[21] Morgenthaler, a.a.O., S. 234.
[22] Morgenthaler, ebd.
[23] in: Klara Butting, u. a. (Hg.): Ein Segen sein. Mitgesegnet in Israel, Wittingen 2003, S. 67.
[24] Vgl. Klaus Winkler: Seelsorge, 2. Auflage, Berlin 2000, S. 447.
[25] Manfred Josuttis: Praxis des Evangeliums zwischen Politik und Religion. Grundprobleme der Praktischen Theologie, Gütersloh 1988, S. 199.
[26] Plattig, a.a.O., S. 75.

*Hanna Kaerger-Sommerfeld und Rainer Obliers*

# Die Bedeutung des individuellen Biographieverständnisses von Palliativpatienten im Angesicht von lebensbedrohlicher Erkrankung und Sterben

## EINLEITUNG

Sterbenskranke Menschen sind durch die Konfrontation mit fortschreitender Krankheit und drohendem Tod einer Reihe von gravierenden Belastungen ausgesetzt: unmittelbare körperliche Beschwerden und Symptome von unterschiedlicher Intensität und Dauer; Belastungen durch vermehrte Krankenhausaufenthalte sowie ein oft fremdes Betreuungssystem; Ungewissheit über den Therapieverlauf; soziale Einschränkungen wie eine Verringerung der Lebensräume; körperliche Veränderungen, die das Gefühl der Andersartigkeit und damit eines Stigmas hervorrufen können; ein verändertes, wenn nicht sogar zerstörtes inneres Körperbild; der Verlust von Mobilität, Intimität, Autonomie und Kontrolle sowie letztendlich die Konfrontation mit der Unheilbarkeit der Krankheit und der Endlichkeit des Lebens.[1] Sterben betrifft uns Menschen somit in unserer Ganzheit – körperlich, geistig, spirituell sowie psychosozial – und wirft oft ganz existenzielle Fragen auf.

Mündet der Krankheitsverlauf schließlich in eine palliative Behandlungssituation, besitzt die ärztliche Entscheidung, ein kuratives Therapiekonzept in ein palliatives zu überführen, trotz einer Reihe von Symptomen, deren gemeinsames Charakteristikum Progression und Unumkehrbarkeit sind, oft bei den betroffenen Patienten kein psychisches Korrelat[2]. Erst die Sprache des Körpers verwandelt die von außen herangetragene Information, dass die Krankheit unheilbar ist, allmählich in das emotionale Erleben der Bedeutung des Geschehens. Neben direkten körperlichen Beschwerden, wie Schmerzen und Übelkeit, erlangen die körperlichen Symptome und Funktionsstörungen so in einem palliativ-medizinischen Kontext für die unheilbar kranken Patienten eine ganz unmittelbare und persönliche Bedeutung: Die Symptome symbolisieren den allmählichen Verfall des Körpers und signalisieren angesichts dieser existenziellen Gefährdung das bevorstehende Sterben. Wenn zudem der Patient die Symptome und Funktionsstörungen mit der Art und Weise seines Sterbens assoziiert, erhalten diese einen zusätzlichen Bedrohungswert: Je häufiger und schwerwiegender die Funktionsstörungen sind, umso eher wird ein qualvolles und unwürdiges Sterben erwartet.[3]

Gleichzeitig erleben Patienten die Funktionsstörungen und Körperveränderungen häufig als einen Zerfall der Einheit und Geschlossenheit ihres Körpers (Gestaltzerfall), der ihr Selbstwert- und Identitätsgefühl angreift und zu einer Wahrnehmung von Entfremdung und Desintegration führen kann.

Trotz dieser Belastungssituation – oder vielleicht gerade deshalb – empfinden die Patienten, insbesondere bei einer langjährigen Krankheitsgeschichte, jedoch häufig auch ein Gefühl der Zuversicht z. B. auf Heilung oder zumindest Stagnation des Krankheitsfortschrittes.

Die Folge ist ein ambivalentes, oft diffuses Gefühlschaos: Bedrohungs-, Verlust- sowie Isolationsgefühle und infolgedessen Angst, Trauer und Verzweiflung können fast gleichzeitig mit Gefühlen der oft verzweifelten Hoffnung und des Vertrauens einhergehen. Hinzu kommt, dass es sich bei einer fortschreitenden, unheilbaren Krankheit nicht um eine einmalige, zeitlich begrenzte Krisensituation handelt, sondern um eine Folge existenziell bedrohlicher Erfahrungen, was mit dem Begriff der kumulativen Traumatisierung beschrieben werden kann[4]. Die Bedrohung kommt nicht von außen, sondern von innen, vom eigenen Körper. Flucht ist nicht möglich und ein Gefühl der Hilflosigkeit ist fast zwangsläufig vorprogrammiert. Dieses Belastungserleben führt dazu, dass das innere Gleichgewicht, die persönliche Integrität des Menschen aufs Äußerste ins Schwanken gerät und nur schwerlich mit Hilfe eines innerpsychischen Regulationsaufwandes relativiert werden kann. Der Patient wird immer wieder von der Ungewissheit über seine Lebenszeit, der Instabilität körperlicher Veränderungen sowie von einem wachsenden Gefühl der inneren und äußeren Fremdheit eingeholt.

Infolgedessen beschreiben sterbenskranke Menschen, konfrontiert mit dem Verlust ihres Lebens, ihre Situation häufig als ein ›Ver-rücktsein‹ aus ihrer normalen Wirklichkeit. Alles Vertraute, die gewohnte Wahrnehmung von sich selbst und der Umwelt, verändert sich radikal. Das Gefühl, ›in der Welt zu sein‹, wird brüchig, während die Vorstellung, nicht mehr zu leben, also ›aus der Welt zu sein‹, kaum zu begreifen ist. Sie befinden sich sozusagen in einem Zwischenraum, in dem sich auf der einen Seite ihre bisherige Lebensnormalität zunehmend auflöst, sie aber auf der anderen Seite keine Möglichkeit haben, in ihre Zukunft aktiv gestaltend einzugreifen. Die alltägliche Grundannahme einer »Konstanz der Lebenswelt mit der Illusion des ›Ich-kann-immer-Wieder‹« ist eklatant in Frage gestellt, was das basale Sicherheitsgefühl des Menschen gefährdet und sein Selbst- und Weltverständnis erschüttert[5]. Dies hat zur Folge, dass der Patient sein individuelles ›Passungsgefühl‹, sowohl sich selbst als ›passend‹ zur Lebensumwelt als auch umgekehrt die Umgebung als ›passend‹ für die eigene Person zu empfinden, als gestört erleben kann.

Und dennoch reagieren Menschen auf dieses Belastungskonglomerat auf ganz unterschiedliche Weise und versuchen, ihre verbleibende Lebensqualität sowie ihr seelisches Gleichgewicht inmitten dieses ›Ver-rücktseins‹ auf die eine oder andere Weise aufrechtzuerhalten. Bei einer so wahrgenommenen Bedrohung von Selbstbild und eigenem Kontrollerleben werden große Anstrengungen unternommen, um ein Gefühl von Kohärenz und Selbstwirksamkeit zur Sicherung der eigenen Integrität zu gewährleisten. Dabei sind die unterschiedlichen Belastungsfaktoren, aber auch ihre subjektive Wahrnehmung, Intensität und Verarbeitung, wesentlich vom bisherigen Krankheitsverlauf, der sozialen Einbettung sowie der gelebten Geschichte und auch der aktuellen Lebenssituation der Patienten geprägt. Auch wenn sich der Mensch als ›ver-rückt‹ erlebt, bildet gerade seine Biografie angesichts des antizipierten Todes eine Art Hintergrundfolie für die Wahrnehmung des Fortschreitens seiner Krankheit, aber auch für die Prozesse zur Wiederherstellung bzw. Sicherung seines inneren Kontroll- und Integritätsgefühls.

Für eine ganzheitliche palliative Behandlung und Begleitung des Patienten ist es folglich wichtig, sich folgende Fragen zu stellen: Mit Hilfe welcher Prozesse versuchen sterbenskranke Menschen in dieser höchst fragilen und bedrohlichen Situation, trotz gravierender körperlicher Schmerzen, vielfältiger Behinderungen und erlebter Selbstveränderungen, ihr inneres Gleichgewicht aufrechtzuerhalten, und welche Rolle spielt dabei ihr eigenes Biographieverständnis? Wie können die Patienten bei diesen Prozessen in der Auseinandersetzung mit der lebensbedrohlichen Erkrankung unterstützt und begleitet werden?

## Patienten und Methode

In einem von der Deutschen Krebshilfe geförderten Projekt der Klinik und Poliklinik für Psychosomatik und Psychotherapie in Kooperation mit der Klinik und Poliklinik für Visceral- und Gefäßchirurgie der Universität zu Köln wurde diesen Fragen nachgegangen. In einem Zeitraum von zweieinhalb Jahren wurden 76 Patienten auf der Palliativstation des Dr. Mildred Scheel Hauses psychoonkologisch begleitet (mit insgesamt 580 Kontakten). Im Rahmen dieser Begleitung war es möglich, Zugang zu den subjektiven Wirklichkeiten schwerst- und unheilbar kranker Patienten zu gewinnen. 426 der Begegnungen mündeten in supportive Gespräche unterschiedlicher Dauer und über verschieden lange Zeiträume, in denen die Patienten in Abhängigkeit von ihren Bedürfnissen und Nöten über ihre psychischen ›Innenwelten‹ und ihr Ringen mit der existenziellen Lebensbedrohung sprachen. 135 dieser Gespräche mit insgesamt 35 Patienten konnten mit deren Einverständnis tonkonserviert werden.

Natürlich fanden die Gesprächsäußerungen und Selbstdarstellungen der Patienten in dem Medium statt, das ihnen noch am leichtesten fiel: ihrer selbst gestalteten, lebenslang praktizierten Alltagssprache. Diese alltagssprachlich formulierten Selbstauskünfte bildeten dann die Grundlage für das weitere methodische Vorgehen. Das heißt, die Patienten mussten keine ›Anpassungsarbeit‹ an besondere Abfrageerfordernisse einer Methode (z. B. eines hochstrukturierten Fragebogens) leisten, was für diese todkranken Patienten ohnehin auf Grund ihrer körperlichen und psychischen Verfassung kaum möglich gewesen wäre. Mit Blick auf die in vieler Hinsicht belastende Situation der Patienten stand also die supportive Begleitung der Patienten eindeutig im Vordergrund und nicht eine bestimmte Forschungsmethode zum Zwecke der Datenerfassung.

Ein Verfahren, das an die Alltagssprache der Patienten, in der sie sich nicht ›verbiegen‹ müssen, anknüpft, ist die Heidelberger Struktur-Lege-Technik (SLT)[6]. Sie stellt ein qualitatives Verfahren dar, das über mehrere Arbeitsschritte aus Gesprächsinformationen die subjektiven Bedeutungswelten (›Subjektiven Theorien‹) der Patienten in Form semantischer Netzwerke zu rekonstruieren versucht.[7] In diesen Netzwerken werden die zentralen Aussagen (Konzepte) der Patienten und ihre thematischen Verknüpfungen, wie sie sich im Gespräch entfalten, visuell in Form einer Grafik dargestellt. Das Resultat soll die jeweilige subjektive Sicht des Patienten (z. B. auf die eigene Biografie und die inneren Auseinandersetzungsprozesse) in ihren wesentlichen Komponenten und Zusammenhängen widerspiegeln.

Im Originalverfahren wird die Rekonstruktion der subjektiven Bedeutungswelt sowohl vom Patienten selbst als auch vom begleitenden Psychologen durchgeführt und im Anschluss konsensuell abgestimmt: Letztentscheidender bleibt allerdings der Patient selbst. Dies soll gewährleisten, dass sich der begleitende Psychologe seines Verstehens der subjektiven Bedeutungswelt des Patienten vergewissert und nicht seine eigenen subjektiven Interpretationen in die Rekonstruktion einfließen lässt. Das strukturelle Endmodell hat also den Anspruch, mit einer höchstmöglichen Rekonstruktionsgüte das abzubilden, was der Patient in seiner subjektiven Sicht gemeint hat.

Die *patientenseitigen* Arbeitsschritte des SLT-Originalverfahrens[8] können aber den schwerstkranken und belasteten Patienten in der vorliegenden Studie nicht zugemutet werden. Deswegen wird die patientenseitige Rekonstruktion hier ›stellvertretend‹ von einem unabhängigen Forscher übernommen: Auf der Basis der Tonaufnahme des Gesprächs und dessen Transkripts versucht er, sich als mentaler ‚Doppelgänger‹ (Wahl 1988, 193) in den jeweiligen Patienten einzudenken und dessen Arbeitsschritte zu übernehmen. Die verstehenssichernde Konsensvalidierung wird dann zwischen dem patientenbegleitenden Psychologen und dem unabhängigen Forscher durchgeführt – wenn man so will, eine ›qualitative Interrater-Reliabilität‹.

Sofern es der Krankheitszustand des Patienten erlaubt, kann nun der begleitende Psychologe in einem letzten Schritt mit dem daraus resultierenden Strukturmodell wieder an den Patienten herantreten, es erläutern und gegebenenfalls anhand der Ergänzungen und Korrekturen des Patienten modifizieren, um so eine endgültige Konsensvalidierung zur Verstehenssicherung des Patienten durchzuführen.

Letztlich besteht das Ziel dieses Verfahrens darin, die subjektive Welt des Patienten, soweit sie sich in den Gesprächen verbalisieren lässt, in ihren wesentlichen Sinnzusammenhängen zu rekonstruieren. Dies soll im Folgenden anhand dreier Fallberichte exemplarisch präsentiert werden.

## FALLBEISPIELE: WENN DIE PATIENTEN SELBST ZU WORT KOMMEN ...

Patient A.: »Alles hat mal ein Ende, auch das wilde Leben eines alten Mannes.«

Abbildung 1 zeigt einen Ausschnitt des Strukturmodells eines 70-jährigen Patienten mit einer langen Krankengeschichte (Asthma seit seinem zweiten Lebensjahr, Hepatitis-C, Nierenkarzinom, Prostatakarzinom in situ, Herzinfarkt, Diabetes, Pankreaskopfkarzinom), der auf Grund starker Schmerzen, Obstipation und Fieber auf die Palliativstation des Dr. Mildred Scheel Hauses eingeliefert wurde.

In seinem Lebensrückblick hebt Herr A. besonders seine Tagebücher hervor (Konzept 45), die er als Lebensbegleitung (46), als Zeugnis seines Lebens in der Zeitgeschichte (47) qualifiziert (Qual.-Zeichen) und die alles enthalten, was für ihn wichtig war (48). Dazu gehören insbesondere seine weit reichenden Reisen, an die ihn seine Tagebücher erinnern, wobei diese Erinnerungen fast so lebendig werden wie die Gegenwart (42–44). Massiven psychischen und körperlichen Belastungen ausgesetzt, erfüllen die Tagebücher somit für Herrn A. stellvertretend eine lebensqualitätsstiftende Funktion (40, 41) und geben ihm eine Perspektive: Wenn er auf Grund seiner Krankheit und der notwendigen Einweisung auf die Palliativstation (106) nicht mehr reisen kann (113) und sofern die Schmerzen gemildert werden können (112), hat er die Absicht (Abs.), den nächsten Frühling zu erreichen (115) und die Tagebücher zu einem Buch zu überarbeiten (114).

Leider kann Herr A. seine Absicht nicht mehr in die Tat umsetzen – er spürt, dass sein Leben zu Ende geht: Jemand, der sein Leben sehr gelebt hat, muss nun doch einsehen, dass seine Kräfte nicht zuwachsen, sondern abnehmen (116–120). Diese Einsicht ist schlimm, wird aber durch das Glück mit seiner Frau gemindert (121, 122). »Alles hat einmal ein Ende, auch das wilde Leben eines alten Mannes« (123–125) – ist das Resümee des Patienten. Die Akzeptanz gegenüber dem Tod, die diese Worte ausdrücken, wird jedoch auch immer wieder unterbrochen von Phasen der tiefen Verzweiflung darüber, dass er aus einem Leben gerissen wird, welches er selbst retrospektiv als ausgesprochen »lustvoll« beschreibt.

Dieser SLT-Ausschnitt steht exemplarisch für eine Gruppe von Patienten, die, in Konfrontation mit dem Tod, auf ihr Leben als ein weitgehend erfülltes zurückblicken und es als innere Stütze gegen die innere und äußere Bedrohung in ihrer Vorstellung Revue passieren lassen.

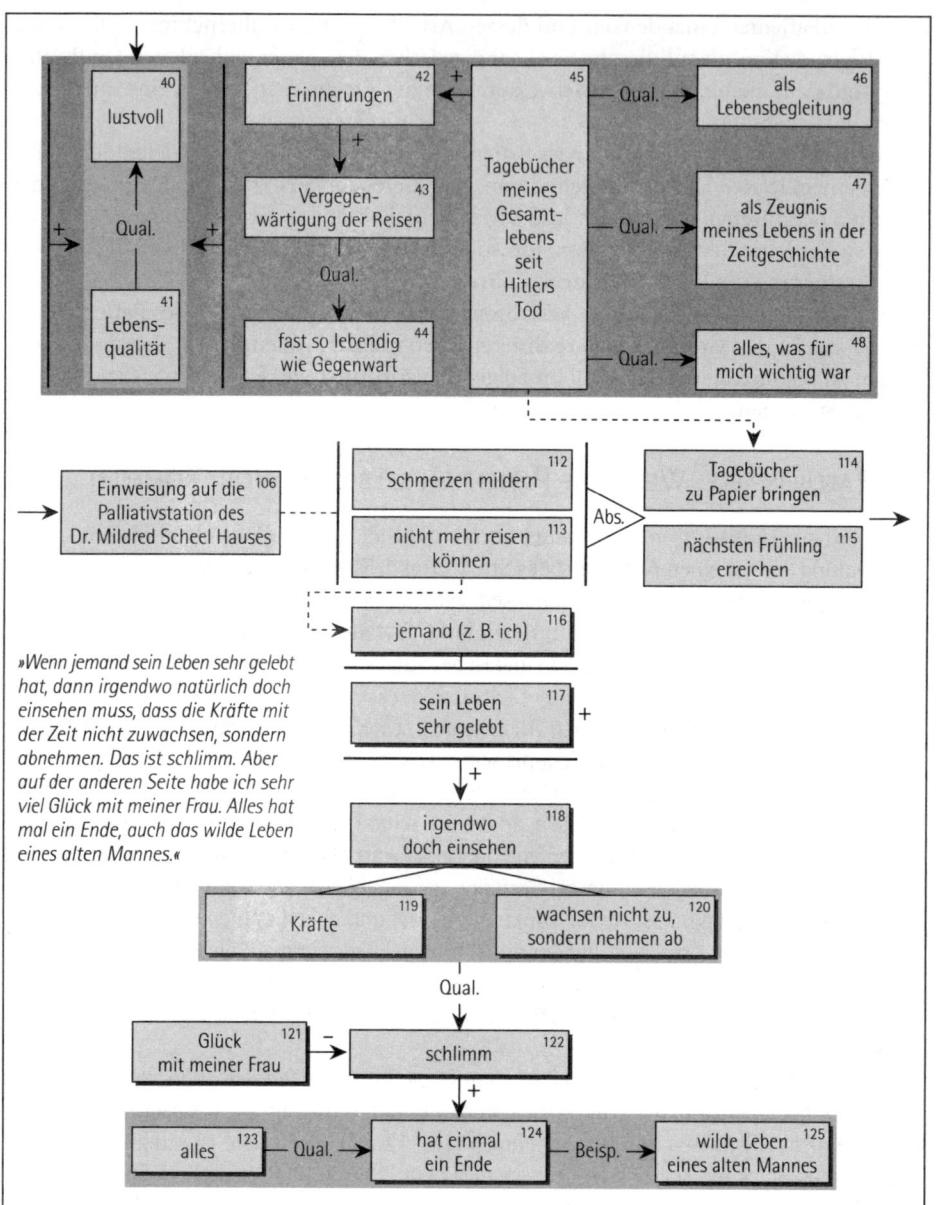

**Abb. 1:** Ausschnitt aus dem Gesamt-SLT-Modell von Patient A. mit insgesamt 125 Konzepten (gestrichelte Linien bedeuten weitere Anschlussstellen im Gesamtmodell, schattierte Konzepte beziehen sich auf den nebenstehenden Patiententext).

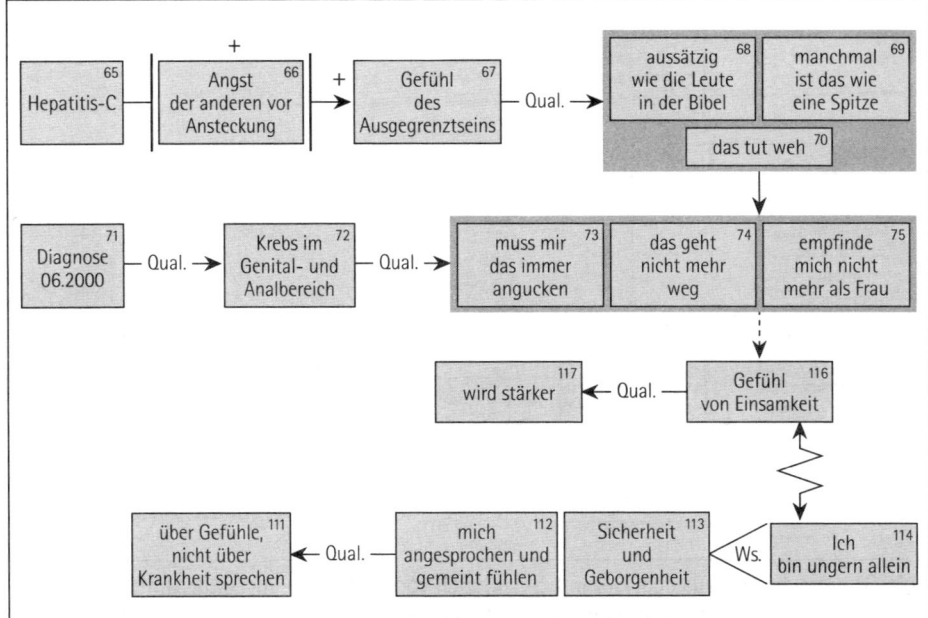

**Abb. 2:** Ausschnitt 1 aus dem Gesamt-SLT-Modell von Patientin T. mit insgesamt 225 Konzepten (gestrichelte Linien bedeuten weitere Anschlussstellen im Gesamtmodell, schattierte Konzepte beziehen sich auf den nebenstehenden Patiententext.

### Patientin T.: »Der Tod rückt näher.«

Eine ganz andere Bedeutung hat dagegen die existenzielle Lebensbedrohung und insbesondere der zunehmende körperliche Verfall für eine 50-jährige Patientin mit einem ausgedehnten inoperablen Vulva- und Analkarzinom, die im Rahmen dieser Studie über 1 ¹/₂ Jahre psychoonkologisch betreut wurde.

Vor dem Hintergrund eines Lebens, das die Patientin selbst zum großen Teil als fragmentarisch und gescheitert beschreibt und in dem ihre soziale Eingebundenheit für sie häufig als fraglich erschien, gewinnt für die Patientin eine Vielzahl von schmerzlichen Themen an Bedeutung: traumatische Ereignisse in der Jugendzeit, kompensatorischer Lebenshunger auf Grund eines als vermeintlich infaust prognostizierten Morbus Crohn im Alter von 23 Jahren mit daraus folgenden wechselnden sexuellen Beziehungen sowie eine Drogenkarriere, aus der sie sich selbst gelöst hat. Ihr Wunsch nach Nähe, Geborgenheit und vertrauten Räumen, den sie rückblickend auf ihre Biografie bereits als weitgehend unerfüllt sieht, erscheint durch die Erkrankung noch unerreichbarer zu werden.

Auf Grund ihrer Hepatitis-C-Erkrankung (Abb. 2, Konzept 65) und der daraus resultierenden Angst anderer Personen vor Ansteckung (66) hat sie das Gefühl, ausgegrenzt zu sein (67) – »aussätzig wie die Leute in der Bibel« (68). Dies ist »manchmal wie eine Spitze (69) und tut weh« (70). Hinzu kommt ihre Krebserkrankung im Genital- und Analbereich (72) seit Juni 2000 (71). Die Erkrankung wird nicht mehr »weggehen« (74), und die Patientin verspürt den Drang, sich diesen Bereich ihres Körpers »immer angucken« zu müssen (73). Die Folge ist, dass sie sich nicht mehr als Frau empfindet (75). Das Gefühl des Aussätzig-Seins und die Bedrohung der eigenen Identität als Frau führen letztendlich dazu, dass ihr Gefühl von Einsamkeit immer stärker wird (116, 117). Dies trifft sie umso schwerwiegender, als sie doch ungern allein ist

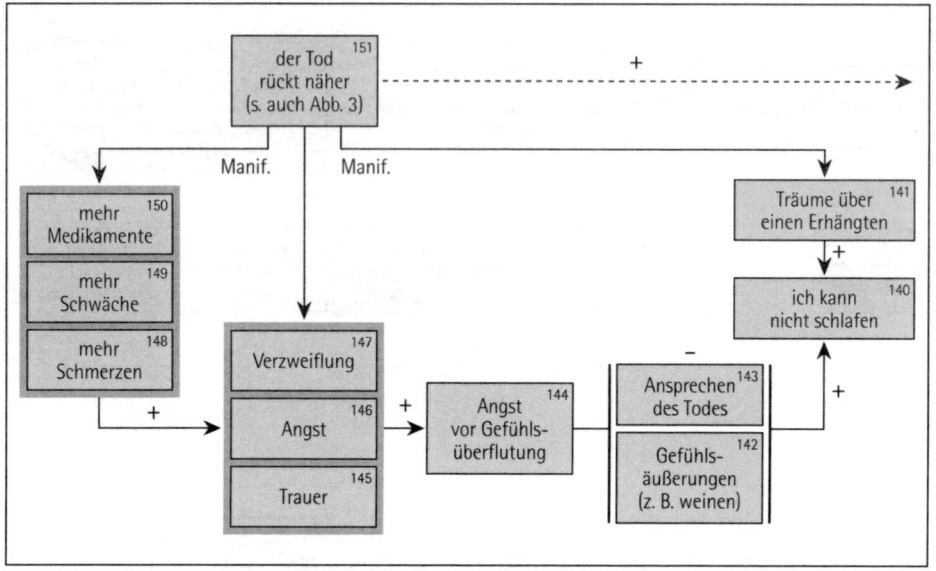

**Abb. 3:** Ausschnitt 2 aus dem Gesamt-SLT-Modell von Patientin T. mit insgesamt 225 Konzepten (gestrichelte Linien bedeuten weitere Anschlussstellen im Gesamtmodell, schattierte Konzepte beziehen sich auf den nebenstehenden Patiententext.

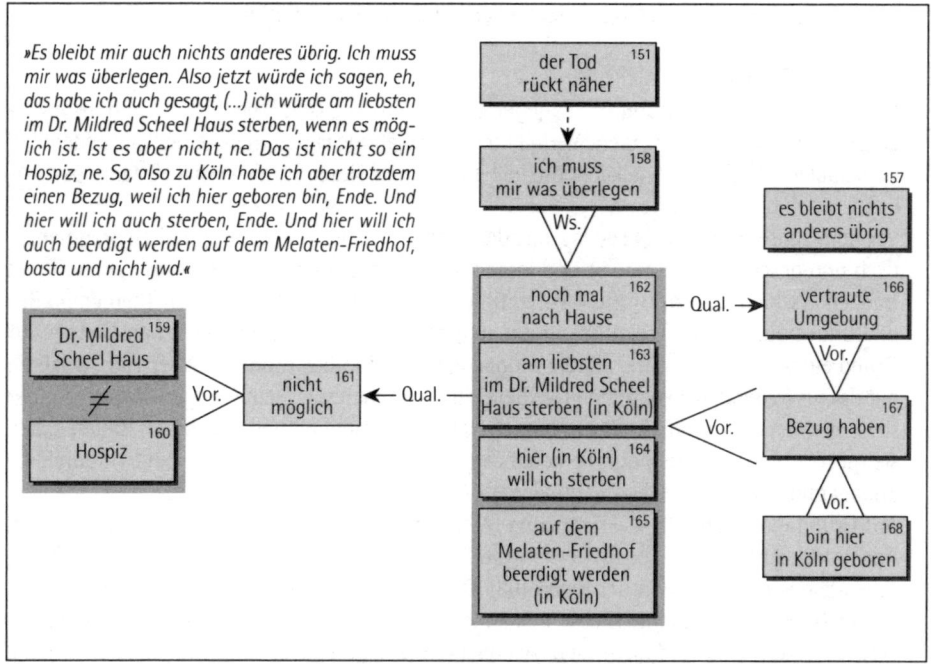

**Abb. 4:** Ausschnitt 3 aus dem Gesamt-SLT-Modell von Patientin T. mit insgesamt 225 Konzepten (gestrichelte Linien bedeuten weitere Anschlussstellen im Gesamtmodell, schattierte Konzepte beziehen sich auf den nebenstehenden Patiententext.

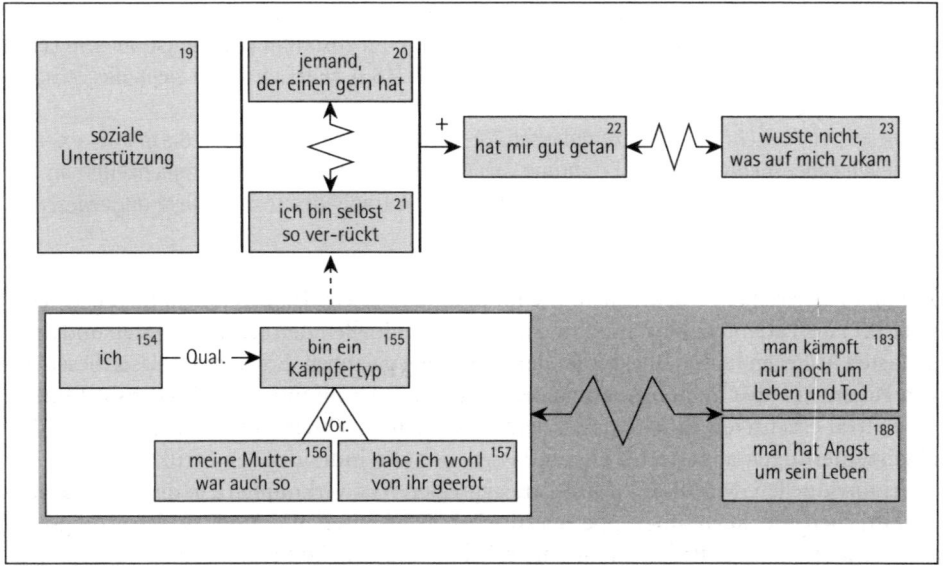

**Abb. 5:** Ausschnitt aus dem Gesamt-SLT-Modell von Patientin W. mit insgesamt 188 Konzepten (gestrichelte Linien bedeuten weitere Anschlussstellen im Gesamtmodell, schattierte Konzepte beziehen sich auf den nebenstehenden Patiententext

(114). Denn eigentlich wünscht (Ws.) sie sich »Sicherheit und Geborgenheit« (113) und möchte sich »angesprochen und gemeint fühlen« (112). Ein Kriterium hierfür wäre, nicht über die Krankheit, sondern über Gefühle zu sprechen (111).

An der Zunahme von Medikamenten, Schwäche und Schmerzen (Abb. 3, 148–150) spürt Frau T., dass der Tod näher rückt (151). Diese Ahnung manifestiert (Manif.) sich in Träumen über einen Erhängten (141). Sie empfindet zunehmend Verzweiflung, Angst und Trauer (145–147) und fürchtet, von diesen Gefühlen überflutet zu werden (144). Sie macht jedoch die Erfahrung, dass sie, wenn sie diesen Gefühlen keinen Ausdruck verleiht (z. B. durch Weinen) (142) und den Tod nicht anspricht (143), nicht schlafen kann (140). Wenn sie dagegen ihrer Furcht und Trauer Raum gibt und von ihren Gedanken über den Tod berichtet, findet sie zumindest hin und wieder Ruhe.

In ihren ›Sterbeüberlegungen‹ (vgl. Abb. 4, 158) ist für sie von besonderer Bedeutung, an Orten, zu denen sie einen Bezug hat, sowohl zu sterben als auch beerdigt zu werden (167). Dies sind die Palliativstation des Dr. Mildred Scheel Hauses (163) und der Melaten-Friedhof (165). Gerade weil sie ihre Sehnsucht nach vertrauten Räumen und Geborgenheit in ihrem Leben als nicht mehr erfüllbar sieht, soll dies zumindest im Sterben geschehen.

Der SLT-Ausschnitt dieser Patientin steht exemplarisch für eine Gruppe von Patienten, die vom Tod schneller als erwartet eingeholt und in ihren Lebenszielen abrupt beschnitten werden. Sie hoffen, sich durch den Bezug zu vertrauten Lebenskontexten Stabilität zu verschaffen.

### Patientin W.: »Ich bin ver-rückt«

Die letzte hier vorzustellende 50-jährige Patientin, die mit den Folgen eines Adenokarzinoms und Nebennierenmetastasen auf die Palliativstation des Dr. Mildred Scheel Hauses eingeliefert wurde, spricht explizit ihr Gefühl des ›Ver-rücktseins‹ (Abb. 5, Konzept 21) an. Diesem Gefühl liegt die Ambivalenz zu Grunde, sich selbst als einen Kämpfertyp (154, 155) zu sehen, der nicht aufgibt, nun jedoch nicht mehr weiß, was auf ihn zukommt (23), Angst um sein Leben hat (188) und nur noch um Leben und Tod kämpft (183). Hilfreich ist für sie in dieser Situation soziale Unterstützung und jemand, der sie gern hat (19, 20).

Dieser SLT-Ausschnitt steht exemplarisch für eine Gruppe von Patienten, die in ihrer existenziellen Lebensbedrohung die Erfahrung machen, mit ihren bisherigen Möglichkeiten an ihre Grenzen zu stoßen und zunehmend stärker auf ein tragendes soziales Netz angewiesen zu sein.

Die drei Fallberichte verdeutlichen, wie im Rahmen der Heidelberger Struktur-Lege-Technik (SLT) die Patienten selbst mit ihren jeweils individuellen Betrachtungsweisen und dringendsten Anliegen in den Blickpunkt der Forschung gelangen. Erst auf der Basis dieser von den Patienten selbst in ihrer Auseinandersetzung mit der unmittelbaren Lebensbedrohung als zentral erachteten Inhalte und Themen werden anschließend überindividuelle Verallgemeinerungen angestrebt. Hierzu lassen sich die individuellen Strukturmodelle zu überindividuellen ›Modal-SLT-Modellen‹ aggregieren (= verknüpfen), in denen die durchschnittlichen oder auch subgruppenspezifischen Sichtweisen und Auseinandersetzungsprozesse schwerstkranker Patienten mit ihrem Leben und dem Tod repräsentiert werden.[9] Obwohl für die Patienten in ihrer letzten Lebensphase sehr verschiedene Themen, Erlebnisse und Verarbeitungsweisen von Bedeutung sind, weisen diese ›Modal-SLT-Modelle‹ – wie es die o.g. thematisierten Essenzen beispielhaft veranschaulichen – gruppenspezifische Gemeinsamkeiten der existenziellen Bedrohung und ihrer Verarbeitung auf.

## FAZIT: ERZÄHLEN, ZUHÖREN UND VERSTEHEN ALS BRÜCKENSTÜTZEN IM ›VER-RÜCKTSEIN‹

Zusammenfassend lässt sich hervorheben, dass schwerkranke und sterbende Menschen ihre Situation häufig als ein ›Ver-rücktsein‹ aus ihrer normalen Wirklichkeit erleben. Das Gefühl, ›in der Welt zu sein‹, wird brüchig, während der Gedanke, nicht mehr zu leben, die eigene Vorstellungskraft übersteigt. In dieser Brüchigkeit können autobiographisch gewachsene Lebensthemen dem Patienten als Hintergrundfolie für sein aktuelles Verständnis von Lebensqualität sowie seine Auseinandersetzung mit der lebensbedrohlichen Erkrankung und dem nahenden Tod dienen.

Mehr noch, das Leben hat eine personenspezifische Geschichte geschaffen. Daher kann das Erzählen der eigenen Biografie, der lebenseigenen Geschichte sowie die Erfahrung des Zuhörens und Verstehens für den schwerkranken und sterbenden Menschen in seinem Gefühl des ›Ver-rücktseins‹ Brückenstützen in vertrautere Räume darstellen und gegen die Ungewissheit über das Danach eine Gewissheit des Gewesenen setzen. Auch die Bewahrung des eigenen Lebens in der Erinnerung des Gegenübers spielt hier eine nicht zu unterschätzende Rolle. Der Patient erlebt, dass er mit seiner Lebensgeschichte, ihrer Einzigartigkeit und deren Wertschätzung im interpersonellen Raum mehr ist als seine Krankheit. Er fühlt sich als Person ›wieder-erkannt‹ und angesprochen, was um seine verletzte Identität eine Art zweite Schutzhülle entstehen lassen kann.

Bei seinen biographischen Selbsterzählungen kann der Patient unter Umständen von dem Eindruck geprägt sein, sein Leben bestünde vorrangig aus Brüchen und Fragmentierungen und lasse ein sinnvolles Ganzes vermissen. Eine solche Wahrnehmung der eigenen Biografie kann im Kontext zunehmender Lebensbedrohung und Selbstveränderung bei dem

Patienten eine zusätzliche Verzweiflung des Unvollendeten hervorrufen und sein inneres Gleichgewicht im Angesicht des Todes belasten.

Die Bewertung der Brüche und Fragmente des eigenen Lebens vollzieht sich dabei jedoch nicht allein auf der Basis des Biographieverständnisses bzw. der Lebensvorstellung des Patienten selbst. Für die Schaffung eines Integritätsgefühls sind auch die soziale Umwelt, die Beziehungen zu den Mitmenschen und insbesondere deren Interpretation des Gelebten als eine Art Spiegel von Bedeutung. Gerade im Gefühl des ›Ver-rücktseins‹ spielen hier also die an der Behandlung und Begleitung des Patienten beteiligten Personen als Zuhörer eine wichtige Rolle. In der Beziehung zum Patienten werden Ärzte, Pflegepersonal und ehrenamtlich Betreuende nicht nur zu wichtigen »Mittlern, Interpreten und Begleitern« des Krankheitsgeschehens und Behandlungsverlaufs[10], sondern sie können dem Patienten auch unterschiedliche Sichtweisen auf sein Leben vermitteln. So können die Brüche und Fragmente nicht nur als Defizit, als Zeichen fehlender Einheit und Kohärenz, die es noch zu schließen gilt, interpretiert werden. Im Gegenteil, diese Fragmente können auch in ihrer Einzigartigkeit oder in der Art, wie der Patient mit ihnen umgegangen ist, eine positive Bedeutung erlangen. Sie können dem Patienten als innere Stütze und Ressource dienen, sich der Fülle seines Lebens und der eigenen Vielgestaltigkeit als etwas Wertvollem zu vergewissern. Damit können sie trotz der Präsenz des konkreten Leidens als selektive Erinnerungsinseln emotional entlastend wirken. Dies soll nicht heißen, dass belastende Erlebnisse in der Biografie, die mit der existenziellen Bedrohung eines näher rückenden Lebensendes wieder virulent werden, künstlich durch das Gegenüber umgedeutet werden sollen. In einer Atmosphäre des Erzählens und Zuhörens, in der – neben den Kohärenzen – auch die Brüche und Fragmente des Lebens als solches ihren Wert haben (Patchwork-These[11]), haben die Patienten auch die Möglichkeit, den Schattenseiten ihres Lebens Raum zu geben und ihrer Trauer und Enttäuschung darüber Ausdruck zu verleihen.

Für die Begleiter, ob Ärzte, Pflegende oder Ehrenamtliche, ist es daher wichtig, ihre eigenen Interpretationsspielräume zu erweitern, um in der Beziehung zum Patienten diesem eine Palette von Verstehenshorizonten anbieten zu können. Die Kenntnis der gelebten, personenspezifischen Geschichte des Patienten ermöglicht ihnen dabei ein tieferes Verständnis in seine Wahrnehmungs-, Gefühls- und Bewertungsprozesse.

Dies schließt nicht aus, dass bei Schwerstkranken in schwierigen, schmerzbelasteten Situationen möglicherweise nur noch das Ertragen der aktuellen Lage von Bedeutung ist. Die Erinnerung an die eigenen biographischen Wurzeln oder den Verlauf des eigenen Lebens wird dann von massiven körperlichen Beschwerden im Hier und Jetzt überlagert, die ein Erzählen autobiographisch gewachsener Lebensthemen oft unmöglich machen. In einer solchen Situation geht es vorrangig darum, einen Zustand der körperlichen Erleichterung herzustellen: »Denn nur, wenn eine situative Minderung des körperlichen Leidensdrucks als Hauptform der äußeren Belastung möglich ist, entsteht ein Sicherheitsgefühl, welches die Auseinandersetzung mit der verbleibenden innerpsychischen und spirituellen Belastung erlaubt«[12]. Dabei können die Schmerzen aber auch Ausdruck der innerlich erlebten Bedrohung sein, oder unter Umständen von den Patienten als eine Art ›Lebensanker‹ beschrieben werden: Durch die Wahrnehmung des eigenen Körpers im ›Ver-rücktsein‹, wenn auch auf schmerzhafte Art, können sie sich rückversichern, noch im Leben und damit ›in der Welt zu sein‹.

## Literatur

Rainer Obliers: Subjektive Welten. Identitätsentwürfe und Prognosen, Frankfurt am Main 2002.

Brigitte Scheele/Norbert Groeben: Die Heidelberger Struktur-Lege-Technik, Weinheim/Basel 1984.

Brigitte Scheele/Norbert Groeben: Dialog-Konsens-Methoden zur Rekonstruktion Subjektiver Theorien, Tübingen 1988.

Diethelm Wahl: Realitätsadäquanz. Falsifikationskriterium, in: Norbert Groeben/Diethelm Wahl/Jörg Schlee/Brigitte Scheele: Das Forschungsprogramm Subjektive Theorien. Eine Einführung in die Psychologie des reflexiven Subjekts, Tübingen 1988, S. 180–205.

[1]   Vgl. Remmel/Kolb/Williams: Erleben. Kommunikation und Beziehung – Psychoonkologische Betreuung Erwachsener, 1997. http://www.krebsinfo.de/ki/empfehlung/leuko/XII.html (Zugriff: 30.10.2003).

[2]   Vgl. Christina Schröder: Psychosoziale Arbeit im Rahmen der palliativmedizinischen Versorgung, 2001. http://www.uni-leipzig.de/medpsy/pdf/schr_pal.pdf (Zugriff: 5.11.2003), mit Rekurs auf Reinhold Schwarz/Oliver Krauß: Palliativmedizin – psychologische Therapie, in: Der Internist (41/2000), S. 612–618.

[3]   Schröder, ebd.

[4]   Bernhard Kleining: Abschlussreferat auf der Jahrestagung 2000 der Deutschen Arbeitsgemeinschaft für Psychosoziale Onkologie (DAPO) in Wiesbaden, 2000.

[5]   Karl Köhle/Claudia Simons/Bernhard Kubanek: Zum Umgang mit unheilbar Kranken, in: Rolf Adler/Jörg Michael Herrmann/Karl Köhle/Othmar W. Schonecke/Thure von Uexküll/Wolfgang Wesiack (Hg.): Lehrbuch der Psychosomatischen Medizin, 5. Auflage, München 1996, S. 1224–1249, hier S. 1229.

[6]   Brigitte Scheele: Struktur-Lege-Verfahren als Dialog-Konsens-Methodik. Ein Zwischenfazit zur Forschungsentwicklung bei der rekonstruktiven Erhebung Subjektiver Theorien, Münster 1992; Brigitte Scheele/Norbert Groeben: Die Heidelberger Struktur-Lege-Technik, Weinheim/Basel 1984; Brigitte Scheele/Norbert Groeben: Dialog-Konsens-Methoden zur Rekonstruktion Subjektiver Theorien, Tübingen 1988.

[7]   Eine Beschreibung der einzelnen Arbeitsschritte findet sich in Hanna Kaerger-Sommerfeld/Marcus Diedrich/Rainer Obliers/Karl Köhle: Schmerz. Beeinträchtigungen und Lebensqualität aus der Sicht von Palliativpatienten – Fallberichte, in: Zeitschrift für Palliativmedizin (4/2003), S. 59–65, hier S. 60f.

[8]   Eine ausführliche Beschreibung des Verfahrens findet sich in Kaerger-Sommerfeld/Diedrich/Obliers/Köhle, ebd., S. 60f.

[9]   Zur Aggregierungsmethode vgl. Angelika Stössel/Brigitte Scheele: Interindividuelle Integration Subjektiver Theorien zu Modalstrukturen, in: Brigitte Scheele (Hg.): Struktur-Lege-Verfahren als Dialog-Konsens-Methoden. Ein Zwischenfazit zur Forschungsentwicklung bei der rekonstruktiven Erhebung Subjektiver Theorien, Münster 1992, S. 333–385 sowie Rainer Obliers: Individuelle und überindividuelle Historizität. Konstanz, Veränderung und Zukunft von Identitätsentwürfen, in: Norbert Groeben (Hg.): Zur Programmatik einer sozialwissenschaftlichen Psychologie, Bd. II: Objekttheoretische Perspektiven, 1. Halbband, Münster 2001, S. 207–250.

[10]  Vgl. Remmel/Kolb/Wilmanns, a.a.O.

[11]  Vgl. Obliers, a.a.O., 2002.

[12]  Vgl. Schröder, a.a.O., mit Rekurs auf Ursula Gruber/Tanja Vollmer/Wolfgang Hiddemann: Palliative Psychoonkologie – Bedarf und Handlungsformen, Am Ende neu beginnen?, in: Der Internist (41/2000), S. 619–626.

*Annemie Schmidt und Hedwig Neu*

# Validation® und Sterben

*Vertrauen schafft Sicherheit*
*Sicherheit schafft Stärke*
*Stärke schafft Selbstwert*
*Selbstwert verringert den Stress*

Naomi Feil

Aus: Naomi Feil: Validation. Ein Weg zum Verständnis verwirrter alter Menschen, © Ernst Reinhardt Verlag, 7. Auflage, München/Basel 2004, S. 11.

## LEBEN UND ABSCHIED BEI ORIENTIERTEN MENSCHEN

Wenn Menschen, unabhängig vom Lebensalter, mit einem großen materiellen oder immateriellen Verlust konfrontiert werden, kann es sein, dass sie diesen Verlust in einem krisenhaften Prozess bewältigen. Sie gehen sprichwörtlich »durch ein tiefes Tal«. Sie begeben sich in einen emotionalen Lernprozess, um am Ende dieses Weges bestenfalls akzeptieren zu können, dass bezogen auf den Verlust, den sie erleben, nichts mehr so ist, wie es einmal war. Sie müssen sich – unter Umständen sehr schmerzhaft – verabschieden. Von ihrem Selbstbild, von vertrauten und lieb gewonnenen Gegenständen, von geliebten Menschen und zuletzt vom Leben selbst, wenn sie sterben. In diesem Geschehen sind sie mit allen universell-menschlichen Gefühlen konfrontiert. Mit der Trauer um das »Verlorene«, mit der Wut um nicht Gelebtes, sie verhandeln, um den »alten Zustand« wieder herzustellen und sie verleugnen zu gewissen Zeiten, überhaupt einen Verlust zu erleiden. Zeitweise nähren sie vielleicht einen Zustand irrationaler Hoffnung, es könne alles wieder werden, wie früher. Wenn der Abschied gelingt, können Menschen »ja« zu ihrem Verlust sagen und ihren inneren Frieden mit sich selbst und ihrer Umwelt finden.

### In der Phase der Annahme von Verlusten

In unserer beruflichen Tätigkeit bei der Begleitung von orientierten erwachsenen Menschen in der Krankenpflege als auch bei eigenen Verlusten haben wir häufig erlebt, dass wir Menschen in der Phase der Annahme unser Leben bewusst resümieren. Möglicherweise stellen wir fest, dass Bedürfnisse und Wünsche nicht gelebt wurden. Dass es über den Verlust hinaus Unausgesprochenes und Ungeklärtes gibt. Dass sachliche und emotionale Angelegenheiten offen sind und geregelt werden müssen. Um unser bisheriges »Lebenshaus« sauber und geordnet zurücklassen zu können und sich der Zukunft bzw. dem eigenen Lebensende zu stellen und Frieden zu finden, werden wir möglicherweise beginnen, unsere emotionalen wie sachlichen Angelegenheiten zu regeln. Wir tun das, mit der Fähigkeit zur Einsicht in unseren Abschied. Dabei korrespondieren Kognition und Emotion, solange wir bewusst am Leben teilnehmen.

### Frieden finden – ein Idealbeispiel

Frau K. ist 55 Jahre alt. Sie ist verheiratet und hat zwei erwachsene Söhne, die nicht mehr zu Hause leben. Sie ist Hausfrau und beschäftigt sich in ihrer Freizeit mit der Ahnenforschung. Auch in der katholischen Kirchengemeinde ist sie sehr aktiv. Zu ihren vier Geschwistern pflegt sie regen Kontakt. Mit 40 Jahren wurde ihr auf Grund eines Magenkarzinoms ein Teil des

Magens entfernt. Jetzt hat sie wegen unerträglicher Rückenschmerzen den Arzt aufgesucht. Bei eingehenden Untersuchungen wurden Knochenmetastasen festgestellt.

Frau K. begibt sich zunächst mit allen Konsequenzen in ihren Trauerprozess. Sie verhandelt mit dem Arzt und mit Gott um ihre weitere Lebenszeit. Sie ist zeitweise zutiefst deprimiert und resigniert. Sie äußert manchmal ihre Angst, alleine zu sterben und gibt ihren Angehörigen die Schuld an ihrer schweren Krankheit. Gelegentlich drückt sie ihre Wut aus, indem sie Besucher schreiend aus ihrem Zimmer weist und sie aufs Übelste beschimpft. In der medizinischen Therapie kämpft sie um ihr weiteres Leben.

Im Laufe der Zeit stellt sich heraus, dass Frau K. den Kampf ums Überleben nicht gewinnen wird. Sie realisiert, dass sie sterben wird. Nachdem sie ihren nahenden Tod annehmen kann, beginnt sie bewusst, ihr Leben zu resümieren. Sie schreibt ihr Testament. Sie spricht mit ihren Söhnen und ihrem Mann und bringt Gefühle zum Ausdruck, die sie vorher nicht ausgesprochen hat. Sie trifft sich noch einmal mit einer Freundin, von der sie über Jahre nichts mehr gehört hat, um sich mit ihr zu versöhnen. Noch einigermaßen gut auf den Beinen, organisiert sie zu ihrem 56. Geburtstag ein Fest, um noch einmal so zu feiern, wie sie es in jungen Jahren getan hat. Sie lädt alle ihre Geschwister dazu ein.

So nutzt sie bewusst ihre beschwerdefreien Tage, um Unerledigtes aufzuarbeiten. Im Alter von 56 Jahren stirbt sie, ausgesöhnt mit ihrem bisherigen Leben. Sie wurde auf ihrem Weg von ihrer Familie, ihren Geschwistern, ihren Freunden, der Pfarrgemeinde und den Ärzten begleitet.

### Abschied bei desorientierten Menschen

Desorientierte sehr alte Menschen befinden sich in ihrer letzten Lebensphase, sie werden sterben. Infolge ihrer kognitiven Verluste sind sie nicht mehr zur rationalen Einsicht fähig. Sie ordnen Gegebenheiten nicht mehr logisch zu. Sie verarbeiten Verluste intuitiv, jedoch mit dem gleichen Ziel, ihr Leben geordnet abzuschließen. Sie brauchen Begleitung durch Validation®.

### WAS IST VALIDATION®?

Validation® ist ein Konzept zur Kommunikation und Begleitung sehr alter desorientierter Menschen, bei denen im hohen Alter häufig eine Demenz vom Typ Alzheimer vermutet wird. In der Regel ist die Diagnose – auch mit heutigen, diagnostischen Verfahren – nicht gesichert.

Naomi Feil, amerikanische Sozialarbeiterin und Altersforscherin, hat dieses Konzept, nachdem sie über Jahrzehnte hinweg mit desorientierten, sehr alten Menschen gelebt und gearbeitet hat, entwickelt. Validation® ist

- eine Grundhaltung
- eine Theorie zum hohen Alter
- eine Kommunikationsform

### Die Grundhaltung

Validation® (aus dem lateinischen, *valere* = für gültig erklären) bedeutet im humanistisch-psychologischen Sinn: Wertschätzen, nicht wertend auf der Basis von Respekt einen anderen annehmen, wie er ist, ihn für gültig erklären. Jedes Verhalten hat seinen Grund in einem lang gelebten Leben und ist im hohen Alter oft eine Kombination von körperlichen, emotionalen und sozialen Verlusten.

Menschen, die im hohen Alter desorientiert werden, können ihr Verhalten nicht mehr ändern. Sie können sich nicht mehr auf die Ebene eines orientierten, logisch denkenden Erwachsenen begeben.

Sofern wir sie jedoch auf der Basis von Wertschätzung und Respekt annehmen, wie sie geworden sind, nicht wertend, d. h. urteilsfrei mit ihnen umgehen, ist es möglich, eine vertrauensvolle Beziehung zu ihnen aufzubauen. Wir können dann mittels Einfühlungsvermögen sprichwörtlich »in ihre Schuhe treten«.

Voraussetzung für Empathie (Einfühlungsvermögen) ist die Sensibilität für sich selbst und für andere. Die Kraft der Empathie ist die Konzentration auf die Augenblickserfahrung mit der Persönlichkeit, die sich verändert und entwickelt.

## Die Theorie

Naomi Feil geht davon aus, dass Desorientierung im hohen Alter nicht nur durch einen hirn-organisch-pathologisch bedingten Abbauprozess herbeigeführt wird. Menschen, die im hohen Alter desorientiert werden, spüren intuitiv, dass sie an ihr Lebensende kommen, dass sie bald sterben müssen. Sie haben im Laufe ihres Lebens – wie jeder Mensch – körperliche, soziale und psychologische Verluste hinnehmen müssen. Sie haben im Angesicht von Krisen, Traumata und Lebensveränderungen nur überleben können, indem sie eigene Bedürfnisse und universelle Gefühle verdrängt haben.

Mit scheidenden kognitiven Fähigkeiten schwindet nun auch die Fähigkeit der kognitiven Kontrolle. Mittels dieser Kontrolle konnten sie die ganze Zeit ihr Leben »im Griff halten« und dafür sorgen, dass sie nicht von Ungelebtem »eingeholt« werden.

Sie kehren mittels Intuition in frühere Phasen ihres Lebens zurück, um Verluste, Krisen, unausgedrückte Gefühle und nicht gelebte Bedürfnisse wieder zu erleben und aufzuarbeiten. Gleichzeitig werden aktuelle Bedürfnisse, wie gebraucht zu werden, geliebt zu werden und gehört zu werden, in der Vergangenheit befriedigt.

> *Allein gelassen in der Wohnung oder gefangen im Rollstuhl, kehren sie in die Zeit zurück, in der sie noch jemand waren. Mit Hilfe lebendiger Erinnerungen stellen sie die Vergangenheit wieder her, als sie noch geliebt und gebraucht, produktiv waren. Sie gehen in eine Zeit zurück, als das, was sie dachten und taten, noch zählte. Sie erleben die Vergangenheit wieder, um ihre Würde wiederherzustellen.* (Naomi Feil)
>
> Aus: Naomi Feil: Validation. Ein Weg zum Verständnis verwirrter alter Menschen, © Ernst Reinhardt Verlag, 7. Auflage, München/Basel 2004, S. 26.

Dieses Zurückkehren in die Vergangenheit nennt Naomi Feil die Weisheit in der Desorientierung. Desorientierte Menschen bemühen sich bis zu ihrem Tod darum, die Vergangenheit wachzurufen, um in Frieden sterben zu können. Im Vergleich zu einem orientierten Erwachsenen bedienen sie sich bei diesem Prozess zunehmend nicht mehr der rationalen Einsichtsfähigkeit, sondern der Intuition und ihrer Gefühle.

Zusammenfassend kann man sagen, dass Naomi Feil drei Gründe, die im hohen Alter zur Desorientierung führen können, hervorhebt. Verluste (körperlich, sozial, psychologisch), Alleinsein und unausgedrückte Gefühle bzw. ungeklärte Konflikte.

Vor diesem oben genannten Hintergrund findet die bewusste Anwendung von Validation® statt.

## Die Technik

Die Techniken der Validation® sind einfach. Man braucht dafür, wie erwähnt, das Vermögen desorientierte alte Menschen zu akzeptieren und sich in sie einzufühlen. Minuten des ehrlichen, mitfühlenden Kommunizierens und Zuhörens verringern deutlich Stresszustände.

Mit spezifischen verbalen und nonverbalen Kommunikationstechniken kann Raum und Resonanz für Gefühle gegeben werden. Validationsanwender folgen dabei dem Grundsatz, dass Gefühle, die in einer vertrauten (intimen) Beziehung ausgedrückt und validiert (für gültig erklärt, nicht gewertet) werden, schwächer werden. Haben wir so einmal Zugang erhalten zur Welt der alten verwirrten Menschen, können wir mit Hilfe der nonverbalen und verbalen Techniken der Validation® die Beziehung und Kommunikation vertiefen.

Für jede Phase der Aufarbeitung in der Desorientierung hat Naomi Feil aus verschiedenen human-psychologischen Schulen Kommunikationstechniken in jahrelanger Feldarbeit geprüft und die Techniken, die sehr alten verwirrten Menschen helfen, in einem neuen Rahmen als Validationstechniken zusammengestellt.

Einige ausgewählte Validationstechniken sind:

- *Zentrieren* = mit Hilfe tiefen Ein- und Ausatmens seine Gedanken und Gefühle wahrnehmen, erkennen und für die Zeit des Validationsmoments beiseite räumen. Dies bewirkt eine gleichzeitige Ausdehnung des Einfühlungsvermögens.
- *Ehrlicher, enger Augenkontakt* = Durch ehrlichen, engen Augenkontakt können Pflegende Anteilnahme entwickeln und dadurch Fürsorge und Sicherheit vermitteln. Auch Menschen, die schlecht sehen oder erblindet sind, spüren den Blick.
- *Offene Fragen stellen* = durch offene Fragen ergibt sich Raum für den Betroffenen Gefühle und Bedürfnisse zu äußern.
- *Wiederholen* = es ist oft wichtig, die eigenen Worte noch einmal zu hören. Deshalb wiederholen Validationsanwender mit den Schlüsselwörtern des Betroffenen und auch der Klang- und Sprachmelodie den Sinn des Gesagten. Dadurch geben sie Resonanz auf das, was ausgedrückt werden muss. Dies kann auch Trost geben, aber nicht im Sinne von »das wird schon wieder« oder »alles halb so schlimm«.
- *Berühren* = Berührung auf liebevolle Art ermöglicht Zugang und Kommunikation. So kann z. B. eine bestimmte Art der Berührung Erinnerungen an frühere Beziehungen (Vater, Mutter, Geschwister, Partner) und die damit verbundenen Gefühle auslösen. Jede Berührung eines anderen Menschen ist sehr intim, und man muss jederzeit Widerstand sofort respektieren.
- *Musik* = Wenn Worte verschwinden, kehren Melodien zurück. Musik gibt Energie und löst Gefühle aus. Es ist wichtig, die Musik und Lieder der alten Menschen zu kennen. Dann kann man mit Liedern und Musik kommunizieren.
- Polarität = Fragen nach der extremsten, d. h. nach der besten, häufigsten, schlimmsten, schönsten Situation zu stellen, machen es dem Betroffenen einfacher, sich mitzuteilen, (z. B. jemand sucht und braucht seine Mutter, da kann es hilfreich sein, zu fragen, »was vermissen Sie am meisten«.)
- *Erinnern* = Diese Technik kann viel Freude für beide Seiten bedeuten. Alte Menschen sind gerne in der Vergangenheit und in Erinnerungen. Es gibt aber auch Menschen, die sich nur an Schlechtes erinnern. Validationsanwender müssen sich immer wieder in die schönen sowie auch schwierigen Erinnerungen einfühlen. Fragen nach der Vergangenheit stellt eine Möglichkeit dar, Vertrauen aufzubauen und auch eine Möglichkeit Lösungen zu

finden, die den Betroffenen im Hier und Jetzt wieder helfen können, seine Situation zu bewältigen.

- *Bevorzugtes Sinnesorgan* = Jeder Mensch teilt sich seiner Umwelt über das Sinnesorgan mit, mit dem er die Umwelt am stärksten wahrnimmt. D. h., ein visueller Mensch gebraucht in seinen Aussagen eher visuelle Worte, wie z. B. »sich ein Bild machen«. Ein hörender Mensch gebraucht eher akustische Worte, wie z. B. »im Einklang sein« und ein kinästhetischer Mensch beschreibt seine Umwelt eher mit gefühlsbetonten Worten, wie z. B. »eine wunde Stelle haben«.
Wenn wir die Sprache des bevorzugten Sinnesorgans kennen und nutzen, haben wir eher die Möglichkeit, in Kontakt zu kommen. Auch nonverbale Menschen werden mit den ihrem bevorzugten Sinnesorgan entsprechenden Worten angesprochen. Bei nonverbalen Menschen können wir das bevorzugte Sinnesorgan über die Atmung und die Augenbewegungen identifizieren. Diese Technik schafft Vertrauen, man spricht sozusagen dieselbe Sprache.

- *Spiegeln* = Wenn Körperbewegungen, Gesichtsausdruck und Atmung mit Hilfe der Nachahmung gespiegelt werden können, ist dies eine Möglichkeit, nonverbal Kontakt aufzunehmen und Resonanz zu geben. Ein lebendiges Spiegelbild für den Betroffenen »ich sehe, was ich fühle«. Dem Validationsanwender hilft diese Technik, das Verhalten des Betroffenen für sich erfahrbarer zu machen, und dadurch einen Bezug zu dem Bedürfnis des alten Menschen herstellen zu können. Diese Technik ist kein Spiel und kein Nachäffen. Sie wird wie alle Techniken mit Empathie angewandt.
Auf diese Art und Weise mit oben aufgeführten Techniken zu kommunizieren ist ein intuitives Wissen der Menschheit. Wir müssen dieses vergrabene Wissen und diese Fähigkeiten wieder aktivieren.

Nur diese drei Elemente zusammen, also die Grundhaltung, die Theorie über das Älterwerden und die darauf gestützten Techniken, ist Validation® nach Naomi Feil.

Menschen, die desorientierte, sehr alte Personen in der Phase des Aufarbeitens validierend begleiten, wissen, dass Verhaltensweisen wie:

- an der Realität orientieren,
- ignorieren,
- konfrontieren,
- ablenken,
- bagatellisieren,
- an die Einsicht appellieren,
- bedauern,
- trösten,
- beraten usw.

(mit denen ein orientierter, erwachsener Mensch – dank seiner kognitiven Fähigkeiten – noch umgehen kann) an der Lebenssituation desorientierter, sehr alter Menschen vorbeigehen. Sie werden häufig als verunsichernd, demütigend, kränkend und schmerzhaft erlebt. Wenn es jedoch gelingt, mittels Wertschätzung und Einfühlungsvermögen mit unterschiedlichen Techniken Raum und Resonanz auf Gefühle zu geben, kann Aufarbeitung erfolgen. Selbst wenn Aufarbeitung unter Umständen nicht gänzlich gelingt, ist Validation® eine Begleitung, die Hilfe zur Selbsthilfe darstellt.

## AUFARBEITEN IN DER DESORIENTIERUNG – EIN FALLBEISPIEL

### Frau M. ohne Validation®

Frau M., 96 Jahre, seit 20 Jahren verwitwet, evangelisch, drei Söhne, zwei Töchter, geboren in Ostpreußen, 1949 vertrieben nach Bayern, wurde 1951 angesiedelt.
Der Vater von Frau M. war Landwirt. Die Mutter war Hausfrau. Sie hatte zwei Brüder und zwei Schwestern. Alle sind verstorben. Frau M. hat schon als Kind im landwirtschaftlichen Betrieb ihres Vaters mitgeholfen. Die Mutter sei sehr streng gewesen, Frau M. habe zu späteren Jahren nur noch brieflich mit ihr verkehrt, obwohl sie am gleichen Ort wohnte. Frau M. sei als Kind gerne in die Schule gegangen, habe aber Angst vor dem strengen Lehrer gehabt. Frau M. hat sich schon als Jugendliche um die Kinder der Tagelöhner gekümmert, was ihre spätere Berufswahl beeinflusste. Sie wurde Familienfürsorgerin. Nach der Ausbildung im Alter von 19 Jahren hat sie den erheblich älteren Herrn M. geheiratet, der Bankangestellter war. Das Ehepaar lebte in einer eigenen Wohnung in K. Auf der Flucht nach Bayern verlor Frau M. zunächst den Kontakt zu ihren Geschwistern und Eltern, ein Bruder galt in Russland als vermisst. Frau M. zog im Alter von 88 Jahren ins Altenheim. Der Umzug wurde wichtig, da sie immer vergesslicher wurde. Sie vergaß beispielsweise nach dem Kochen den Gasherd auszuschalten, weshalb es schon zu einem kleinen Küchenbrand kam, den die zufällig zu Besuch kommende Tochter noch rechtzeitig löschen konnte. Frau M. war aber beim Einzug noch so selbstständig, dass sie ein Einzimmer-Apartment bezog. Die Pflegeperson schilderte sie als freundlich und zugänglich, sie sei sehr auf Lob und Bestätigung aus gewesen. Mit 89 Jahren stürzte Frau M. und musste am Oberschenkelhals operiert werden.
Als sie vom Krankenhaus zurückkam, beschuldigte sie das Pflegepersonal, ihr eine Bernsteinkette gestohlen zu haben, die sie von ihrer geliebten Mutter geschenkt bekommen und auf der Flucht im Rocksaum eingenäht mitgenommen hatte. Das Pflegepersonal fand die Bernsteinkette unter den Handtüchern von Frau M.s Schrank versteckt und wehrte sich gegen diese Beschuldigung. Frau M. bezichtigte sie daraufhin des Lügens.
Da die Beschuldigungen so massiv wurden, dass Frau M. die Menschen in ihrem Umfeld mit dem Stock bedrohte und auch schlug, wurde sie mit ärztlicher Verfügung in eine gerontopsychiatrische Klinik verlegt und auf Psychopharmaka eingestellt. Sie kam in die Alteneinrichtung zurück und wurde in einem Zimmer auf der Pflegeeinheit untergebracht. Sie erkannte die Pflegepersonen in ihrem Umfeld nicht mehr und war zeitlich und örtlich nicht mehr orientiert. Sie war jedoch ruhig über Tag, in der Wohngruppe sprach sie Mitbewohner und Pflegepersonal häufig mit »du« an, gab ihnen fremde Namen und sang ununterbrochen Kinderlieder. Sie suchte nachts nach ihrem Vater und ihrem Bruder. Die Pflegepersonen versuchten ihr zu erklären, dass beide schon längst tot waren. Darauf reagierte Frau M. zunehmend wütend.
Frau M. wurde körperlich immer hinfälliger, stürzte mehrmals bei nächtlichen Ausflügen und war schließlich – im Altern von 94 Jahren – komplett auf den Rollstuhl angewiesen. Durch einen richterlichen Beschluss wurde eine Fixierung im Rollstuhl bewirkt, sodass sich nicht mehr unbeaufsichtigt davonlaufen konnte. Sie schlief auch über Tag sehr viel. Zu gewissen Zeiten konnte man sie dabei beobachten, dass sie immer wieder die Tischdecke vom Tisch zärtlich zusammenrollte und küsste. Sie sprach kaum mehr, wenn dann nur einzelne Laute. Die Pflegepersonen vermuteten, Frau M. vermisse ihr Kind, weshalb sie ihr einen Teddybären als Ersatz für die Tischdecke gaben. Diesen Bären ignorierte Frau M. komplett. Sie zog sich immer weiter in sich zurück und konnte nicht mehr ernährt werden. Seit ihrem 95. Lebensjahr

liegt sie nicht mehr ansprechbar im Bett, hat die Augen meistens geschlossen, wird über Sonde ernährt und rund um die Uhr pflegerisch versorgt. Frau M. ist durch die vier Phasen der Aufarbeitung geschritten. Ein kontinuierlicher Rückzugsprozess aus der schmerzhaften Realität mit sichtbarem Bezug zu biographischen Daten ist zu erkennen.

Naomi Feil hat in ihren langen Beobachtungen, in ihrer Arbeit und im Zusammenleben mit sehr alten desorientierten Menschen die charakteristischen Verhaltensweisen bei desorientierten alten Menschen festgestellt und diese vier Phasen der Aufarbeitung zugeordnet. Dies hat sie nicht getan, um sehr alte Menschen erneut in Schubladen zu stecken, sondern um den Anwendern von Validation® beim Verständnis und Gebrauch der Techniken Unterstützung zu geben. Die jeweiligen Verhaltensweisen in den jeweiligen Phasen sind als Bewältigungsmechanismen zu verstehen.

Die vier Phasen der Aufarbeitung in der Desorientierung nach Naomi Feil sind:

- Phase 1: Mangelhafte Orientierung – unglückliche Orientierung an der Realität
  Es handelt sich um die alten Menschen, die immer andere beschuldigen und verantwortlich machen für das, was gerade in ihrer schmerzlichen Realität passiert. Sie sind im Blick auf Zeit, Ort und Person orientiert, können aber keine Einsicht in die Ursachen ihrer Situation zeigen.
- Phase 2: Zeitverwirrtheit – Verlust der kognitiven Fähigkeiten
  Zeitverwirrte Menschen verlieren den Blick für die Gegenwart. Sie ziehen sich immer mehr in die Vergangenheit zurück und erleben Situationen aus früheren Tagen im Hier und Jetzt.
- Phase 3: Sich wiederholende Bewegungen – sie ersetzen die Sprache
  Der alte Mensch verfällt in vertraute Bewegungen und Geräusche aus früheren Zeiten z. B. Kindheit, Beruf. Sie ersetzen die Sprache.
- Phase 4: Vegetieren – totaler Rückzug nach innen
  Der sehr alte Mensch zieht sich ganz auf sich selbst zurück und liegt meist in Embryonalhaltung ohne Mimik und Gestik im Bett.
  Der Gebrauch der oben genannten Techniken ist in jeder Phase entsprechend dem Verhalten und den Bedürfnissen der alten Menschen unterschiedlich anwendbar.

## Frau P. mit Validation®

Frau P., ebenfalls in Ostpreußen geboren, erlitt ein ganz ähnliches Schicksal wie Frau M. Mit 85 Jahren zog sie, zwar vergesslich, aber sonst noch rüstig, ins Altenheim ein. Als sie 14 Jahre alt war, starb ihre Mutter im Kindbett. Sie musste als 14-Jährige die jüngeren Geschwister versorgen und konnte deshalb ihre Schullaufbahn nicht fortsetzen. Der Vater, zu dem sie ein herzlich-inniges Verhältnis pflegte, war Steinmetz. Mit 22 Jahren heiratete sie Herrn P., der kurz darauf als Soldat eingezogen wurde. Mit ihm hatte sie drei Kinder, zwei Töchter und einen Sohn. Herr P. ist im Krieg gefallen.
Frau P. wurde 1949 mit ihrer Familie aus Ostpreußen vertrieben und 1950 in K. angesiedelt. Ihr geliebter Bruder Hans ist aus der Gefangenschaft nicht zurückgekehrt. Mit 90 Jahren befand sich Frau P. in der Phase der Zeitverwirrtheit. Hier sind zwei Begegnungen in der Validation® geschildert:

Frau P. sitzt am Tisch und ruft laut, fast wütend: »Alle sind wieder zu spät!« Sie klatscht in die Hände und sagt: »Es geht jetzt los!« Dann singt sie laut: »Hänschen klein ging allein ...« mit wütendem Unterton.

- Die Validationsanwenderin (VA) zentriert sich und stellt dadurch die eigene Betroffenheit, das eigene Gefühl auf die Seite.
- Sie geht auf Frau P. zu und stimmt in das Lied mit ein. Dabei passt sie sich mit der Stimme und mit der Gestik und Mimik an die Wut von Frau P. an.
- Beide singen das Lied mit wütendem Unterton zu Ende.
- Die VA fragt: »Ist niemand da?«
- Frau P. antwortet, immer noch wütend: »Nein, sie sind immer zu spät!«
- Die VA: »Kommen sie immer zu spät?«
- Frau P.: »Ja, und wieder ist das Essen kalt!«
- Die VA: »Haben sie immer für alle gekocht?«
- Frau P. beginnt zu weinen.
- Die VA spürt die Trauer von Frau P. und greift sie in Mimik und Gestik auf.
- Frau P. neigt der VA ihre Stirn zu. Beide sitzen Stirn an Stirn eine Zeit lang da.
- Die VA, mit Trauer in der Stimme: »Frau P., wer fehlt Ihnen am meisten?«
- Frau P.: »Die Mutter.«
  Die VA und Frau P. halten einen intensiven Augenkontakt. Die VA berührt Frau P. mit den Handinnenflächen mit kreisenden Bewegungen an den Wangenknochen (mütterliche Berührung) und stimmt das Lied »Du, du liegst mir im Herzen« mit traurigem Unterton an.
- Frau P. stimmt sofort mit ein.
- Nachdem das Lied ausgeklungen ist, atmet Frau P. tief durch. Sie lächelt wehmütig und streichelt der VA sanft über die Wange. Sie sagt: »Es ist gut, dass du da bist.«
- Die VA und Frau P. schauen sich intensiv in die Augen.
- Die VA verabschiedet sich bis zur nächsten Begegnung.

In der letzten Zeit drückt Frau P. weniger Wut aus. Sie formuliert häufig, manchmal wehmütig, dass es weitergehen müsse. Eines Tages findet die Validationsanwenderin (VA) sie weinend vor.

- Sie sagt: »Es kann nicht weitergehen.«
- Die VA fragt: »Was kann nicht weitergehen?«
- Frau P. daraufhin: »So kann es nicht weitergehen. Ich kann nicht weitergehen.«
- Die VA spürt die Trauer von Frau M. und fragt: »Geht es zu Ende?«
- Frau P. sagt klar und mit fester Stimme, fast fröhlich: »Ja, ich bin als Nächste dran.«
- Die VA fragt: »Ist es schlimm?«
- Frau P. antwortet: »Nein, alle warten schon.«
- Die VA fragt: »Wer wartet auf Sie?«
- Frau P.: »Die Mutter, der Vater, der Hans.«
- VA: »Sind sie alle da?«
- Frau P. sagt: »Ja, im Himmel sind alle beisammen.«
- VA: »Was ist besser im Himmel?«
- Frau P.: »Ich muss nicht weitergehen.«
- Die VA berührt Frau P. und sie singen gemeinsam »Großer Gott, wir loben dich«.

Kurz darauf starb Frau P. ohne sich in weitere Phasen der Desorientierung zurückziehen zu müssen.

## Fazit

Frau P. hat an ihrem Lebensende in einer vertrauten Beziehung ihre nicht verarbeiteten Gefühle aus vergangenen Lebenssituationen auf ihre Art und Weise ausdrücken können. Sie hat durch die VA authentische, wertschätzende und empathische Resonanz erfahren. Sie hat sich bei ihrer Art, zu bewältigen, einer symbolhaften Sprache bedient. Die VA hat gelernt, die Bedeutung hinter ihrem verbalen und nonverbalen Ausdruck zu verstehen. Deshalb konnte sie mit Frau P. kommunizieren.

Hospizhelfer begleiten in der Regel orientierte Menschen aller Altersklassen im Sterben. Sie haben gelernt, mittels Wertschätzung und Empathie den Bedürfnissen des orientierten Menschen im Hier und Jetzt zu entsprechen. Sie integrieren in die Kommunikation die rationale Einsichtsfähigkeit des Betroffenen.

Orientierte Menschen brauchen in Trauer und Sterben professionelle Helfer, die auch ihrer Kognition Rechnung tragen und ihnen helfen, Einsicht zu finden. Desorientierte Menschen brauchen in der letzten Phase ihres Lebens Akzeptanz und Liebe.

Es gehört nicht zu den Zielen der Validation®, Gefühle zu forcieren, Prozesse voranzutreiben oder zu ignorieren. Validation® analysiert keine Gefühle und versucht nicht, Gefühle zu spüren, die der Mensch nicht ausdrückt.

*Sie [Validationsanwender] laufen niemals voraus, um ihnen Realität aufzuzwingen, sie laufen nicht herablassend hinterdrein und geben vor, mit ihnen einer Meinung zu sein; ihrer eigenen Realität sicher, können sie neben ihnen hergeben.* (Naomi Feil)

Aus: Naomi Feil: Validation. Ein Weg zum Verständnis verwirrter alter Menschen, © Ernst Reinhardt Verlag, 7. Auflage, München/Basel 2004, S. 35f.

## Resümee und Ausblick

Wir brauchen im Handwerkskoffer der Altenhilfe die Validation®. Man kann Menschen im hohen Alter nicht kategorisieren: Jetzt sind sie sterbend, jetzt sind sie verwirrt, jetzt sind sie noch orientiert, aber stark pflegebedürftig usw. Sie sind Individuen – mehr als in jedem anderen Lebensabschnitt. Sie haben auf Grund der gemeinsamen Generation vielleicht gleiche Schicksale erlebt, aber jeder geht mit seinem Leben anders um. Zu jedem Zeitpunkt können oben genannte Aspekte zusammenkommen. Darauf müssen wir auch im Umgang und in der Kommunikation vorbereitet sein. Mit Hinblick auf den demografischen Wandel lässt sich die Bedeutung von Validation® im Umgang mit sehr alten verwirrten und sterbenden Menschen ableiten. Beobachtet man die Studien und nimmt die damit verbundenen Aufgaben für jüngere Generationen ernst, müssen wir unsere vielseitigen Erkenntnisse um eigene Bedürfnisse im Zusammenhang mit Alter, hohem Alter, auf breiter professioneller Ebene sowie gesellschaftspolitischer und auch privater Ebene sozialkompetent und menschenwürdig umsetzen. Die eigene Würde ist im Umgang mit anderen Menschen erfahrbar, und in allen Altersstufen wird diese Erfahrung gebraucht. Der Verlust von Kultur, nämlich der Verlust von Nähe und Liebe zu unseren Alten und Zugang zu deren Erfahrungen und Weisheit, ist ein Verlust, der so nicht wahrgenommen wird. Vielleicht wird dieser Verlust erst zu einem späteren Zeitpunkt von zukünftigen Generationen erfasst werden.

Diese werden dann analysieren, erforschen und die Frage stellen, wie das der Menschheit passieren konnte. Sie werden Konzepte erarbeiten, um diesen Verlust zu verarbeiten.

Die Forderung nach einer Vorreiterrolle der Altenpolitik können wir nur unterstreichen. Alle Fakten, Statistiken und Konzepte bleiben umsonst, wenn wir nicht in die Lage kommen, die wesentlichen Anliegen der Betroffenen zu verstehen. Wir müssen in ihren Schuhen gehen lernen, um unsere Hilflosigkeit zu verlieren. Denn diese Hilflosigkeit belastet immer beide Seiten. Wissen um Ursachen, Erscheinungsweisen und die Hintergründe von Verwirrtheitszuständen sowie die Kenntnis spezieller Methoden in der Betreuung alter verwirrter Menschen, wie sie sich insbesondere in der Validation® nach Naomi Feil niederschlagen, und deren Anwendung bietet allen Betroffenen eine wesentliche Hilfestellung zur Stabilisierung in der Betreuung und in einem würdevollen Umgang bis in den Tod hinein.

Naomi Feil sagt: »Gebrauche Augen und Ohren, schreibe niemanden ausschließlich einer medizinischen Diagnose wegen ab. Beachte die Lebensgeschichte dieser Person, beachte ihre Muster im Umgang mit Problemen und Krisen über die Zeit, versuche die Bedeutung hinter dem verwirrten Verhalten zu verstehen«.

Die Theorie, auf die sich die Validation® stützt, und ihre grundlegenden Prinzipien stellen in der Gesamtheit das Leitbild der Validation® dar.

## THEORETISCHE GRUNDANNAHMEN DER VALIDATION®

1. Alle Menschen sind einzigartig und müssen als Individuen behandelt werden.
2. Alle Menschen sind wertvoll, ganz gleichgültig, in welchem Ausmaß sie verwirrt sind.
3. Es gibt einen Grund für das Verhalten von verwirrten, sehr alten Menschen.
4. Verhalten im sehr hohen Alter ist nicht nur eine Folge anatomischer Veränderungen des Gehirns, sondern das Ergebnis einer Kombination von körperlichen, sozialen und psychischen Veränderungen, die im Laufe eines Lebens stattgefunden haben.
5. Sehr alte Menschen kann man nicht dazu zwingen, ihr Verhalten zu ändern. Verhalten kann nur dann verändert werden, wenn die betreffende Person es will.
6. Sehr alte Menschen muss man akzeptieren, ohne sie zu verurteilen.
7. Zu jedem Lebensabschnitt gehören bestimmte Aufgaben. Wenn man diese Aufgaben nicht im jeweiligen Lebensabschnitt bewältigt, kann das zu psychischen Problemen führen.
8. Wenn das Kurzzeitgedächtnis nachlässt, versuchen ältere Erwachsene, ihr Leben wieder in ein Gleichgewicht zu bringen, indem sie auf frühere Erinnerungen zurückgreifen. Wenn die Sehstärke nachlässt, sehen sie mit dem inneren Auge. Wenn ihr Gehör immer mehr nachlässt, hören sie Klänge aus der Vergangenheit.
9. Schmerzliche Gefühle, die ausgedrückt, anerkannt und von einer vertrauten Pflegeperson validiert werden, werden schwächer. Schmerzliche Gefühle, die man ignoriert und unterdrückt, werden immer stärker.
10. Einfühlung/Mitgefühl führt zu Vertrauen, verringert Angstzustände und stellt die Würde wieder her.

## Literatur

Naomi Feil: Validation®. Ein Weg zum Verständnis verwirrter alter Menschen, 7. Auflage, München/Basel 2004.

Naomi Feil: Validation® in Anwendung und Beispielen. Der Umgang mit verwirrten alten Menschen, München 2000. Erstauflage erschien unter dem Titel: Aufbruch in die Menschenwürde.

Tom Kitwood: Demenz. Der person-zentrierte Ansatz im Umgang mit verwirrten Menschen, aus dem Englischen von Michael Hermann (Dementia reconsidered), Dt.-sprachige Ausgabe hrsg. von Christian Müller-Hergl (Hans Huber Programmbereich Pflege), Bern, Göttingen, Toronto, Seattle 2000.

*Angelika Weiss*
# Berührende Sterbebegleitung

Das Sterben ist eine Zeit des Loslassens und Abschiednehmens von allem, was einem Menschen bedeutungsvoll ist. Daneben steht der große Wunsch, in dieser letzten Lebensphase nicht alleine zu sein. Die Kräfte und Möglichkeiten, aktiv Kontakte zu gestalten, nehmen ab. Umso mehr sind die Begleitenden herausgefordert, sich auf den kranken Menschen einzustimmen und das rechte Maß im Kontakt zu finden.

Berührende Sterbebegleitung ist neben der Pflege und ehrenamtlichen Begleitung ein neues Angebot in der Hospizarbeit. Was ist dabei unter dem Wort »berührend« zu verstehen? Erinnern wir uns selbst einmal an Situationen, in denen wir innerlich berührt waren. An die Musik, die uns inspirierte, erfreute oder die Tränen zum Fließen brachte, weil sie genau die Stimmung traf, in der wir uns gerade befanden. An die Stille nach einem klärenden Gespräch, in der die Nähe zu dem anderen besonders deutlich wurde. An ein Bild, dessen Farbgestaltung uns so ansprach, dass wir es fasziniert betrachteten und unseren Blick nicht abwenden konnten. An den Duft von frisch gebackenem Brot, das uns in der Fremde an die Heimat erinnerte. An eine feste Umarmung, in der wir uns geborgen fühlten, und an die zarte Berührung, die unsere tiefe Verbundenheit zum Ausdruck brachte.

Wir sind berührbar über die Sinne. Wenn die Impulse uns ansprechen, geraten wir in Schwingung, atmen wir tiefer, dehnen wir uns aus, öffnen wir uns. Die Resonanz macht uns deutlich, dass etwas angekommen ist. Wenn die Sinneseindrücke uns unangenehm sind, dann wehren wir uns innerlich, machen zu, gucken weg, spannen uns an, damit der Reiz uns nicht in der Tiefe erreicht.

Der Tastsinn ist der erste Sinn, der sich entwickelt. Aus der gleichen Zellschicht bildet sich das Hörorgan, Labyrinth und Cochlea, aus. Das Organ ist viereinhalb Monate nach der Befruchtung komplett entwickelt. Die Haut fühlt, das Ohr hört. Die Fähigkeit und der Wunsch zu fühlen und zu hören, der sich bei dem Embryo früh ausbildet, ist auch der Sinn, der als Letztes erlischt. Aus diesem Grunde ist die berührende Sterbebegleitung eine Möglichkeit, in Kontakt zu bleiben, auch dann, wenn Worte nichts mehr sagen. Berührung ist eine gemeinsame Sprache, die wir benutzen können, um zu heilen oder zu trösten, Schmerz zu lindern oder Spannung zu lösen und mitzuteilen, dass uns an dem anderen etwas liegt. Berührung gibt Bestätigung, schafft Verbindung zum anderen und verbindet uns mit uns selbst.

## DIE BEGLEITUNG

Wenn ich das Zimmer eines Patienten betrete, öffnen sich meine Sinne. Welcher Geruch ist im Raum? Wie fühlt sich die Stille oder der Klang im Raum an? Was höre ich? Gibt es Geräuschquellen, wie Fernseher oder Radio? Sind Besucher im Raum? Gibt der Patient Geräusche von sich? Was sehe ich? Wie ist der Raum durch den Patienten gestaltet? Wo befindet sich der Patient? In welcher Haltung liegt, sitzt, steht er? Die Körperhaltung drückt etwas aus von der seelischen Verfassung. Manche Patienten wirken ruhig und in sich ruhend, manche sind aufgelöst, unruhig, manche sehr gefasst, manche verschlossen, manche freuen sich auf Kontakt und manche haben keine Möglichkeit mehr sich auszudrücken. Die Grundhaltung der Begleitung ist eine große Offenheit gegenüber dem, was mir begegnet, und eine Freiheit zu tun oder zu lassen, je nachdem, was angemessen erscheint. Diese ganzen Eindrücke werden sekundenschnell aufgenommen. Sie erzeugen Resonanzen, die mein weiteres Vorgehen leiten.

Mein Anliegen ist es, in Kontakt zu treten und eine Beziehung herzustellen. Dieser Prozess ist so vielgestaltig wie die Menschen. Es gilt, das eigene Handeln auszuloten. Mit welchen Worten stelle ich mich vor? Welche Sprache spricht der andere, und wie kann ich mich mit meinen Angeboten verständlich machen? Was braucht der Patient, damit er sich mir gegenüber öffnen kann und von seiner Befindlichkeit erzählen kann?

Der Patient schildert (so das möglich ist), wie er sich in seinem Körper erlebt. Welche Wahrnehmungen und Nöte stehen im Vordergrund. Im Laufe meiner Arbeit wurden drei Hauptanliegen deutlich. Bei einer Vielzahl von Menschen stehen Schmerz, Atemnot, Schlaflosigkeit, innere Unruhe und Ängste im Vordergrund. Ein anderes Erleben ist die Kraftlosigkeit, die Schwäche, die Unfähigkeit, sich zu bewegen. Eine weitere Not in der Zeit des Sterbens ist die abnehmende Fähigkeit, in Kontakt zu treten. Manche Menschen können die richtigen Worte nicht mehr finden, manche haben durch einen Luftröhrenschnitt die Stimme verloren, manche formen mühsam Worte mit dem Wunsch, sie ihnen von den Augen abzulesen. Vielen Menschen fällt es schwer, das tief greifende, komplexe Erleben in ihrem Inneren in Worte zu fassen, und sie erleben auch, dass es Freunden und Bekannten nicht immer leicht fällt, zuzuhören und auszuhalten.

## BODY-MIND-CENTERING (BMC)

Grundlage meiner Arbeit im Hospiz ist das BMC. Body-Mind-Centering ist eine relativ junge Methode. Sie wurde in den letzten 30 Jahren von der Bewegungsforscherin Bonnie Bainbridge Cohen entwickelt. BMC ist ein erfahrungsbetontes Studium, das auf anatomischen, physiologischen, psychologischen und entwicklungsgeschichtlichen Prinzipien beruht. Es gibt in der Arbeit zwei Hauptgrundlagen.

Erstens die Auseinandersetzung mit der Bewegungsentwicklung des Kleinkindes, dem Prozess der Menschwerdung, dem Vorgang von Wachstum, Entwicklung und Verkörperung. Darunter ist zu verstehen, dass zeitgleich mit der Bewegungsentwicklung die emotionale, mentale und kreative Orientierung in und mit der Umwelt entsteht, sodass die beiden als eng verknüpft verstanden werden müssen. Der zweite Aspekt ist das Studium der Körpersysteme. Im Detail werden die Knochen, Muskeln, Organe, Drüsen, Nerven, Flüssigkeiten, Sinne und Stimme behandelt.

Ziel der Arbeit ist es, sich selbst und andere mit den unterschiedlichen Seinsqualitäten im Körper in Kontakt zu bringen. Die unterschiedlichen Systeme haben bestimmte Funktionen und Ausdrucksweisen, die ebenfalls ihre Entsprechung im Geistigen (mind) haben. Ich möchte das veranschaulichen. Die Knochen liegen tief und haben eine feste Struktur. Sie sind relativ starr und können an den Gelenken bewegt werden. In der Arbeit mit den Knochen entsteht im Menschen aus diesem Grunde ein Gefühl von Klarheit und Struktur. Dieses System bietet eine Festigkeit, an der man sich gut orientieren kann. Bei Menschen, die in Krisen sind und die es schwer haben, in ihrer Situation den Überblick zu behalten, ist die Arbeit auf dieser Ebene erdend, gibt Orientierung und Halt.

Ein weiteres Beispiel verdeutlicht, wie Systeme Stimmungen beinhalten und widerspiegeln. Ein Rhythmus im Flüssigkeitssystem ist der des arteriellen Blutes. Es ist ein starker, kraftvoller, pulsierender Rhythmus. Wenn man den Rhythmus in Bewegung umsetzt, entsteht ein Stampfen mit starkem Bodenkontakt, das am besten mit afrikanischer Musik unterstützt wird. Der Rhythmus des venösen Blutes ähnelt in seinem Steigen und Fallen der Walzermusik. Er ist wellenartig, kontinuierlich, steigend und fallend. Der Rhythmus des arteriellen

Blutes verbindet uns mit unserer Kraft und Aktivität, der des venösen Blutes mit unserem Vertrauen in den Wechsel des Lebens. Er fließt zum Herzen hin und nährt uns.

Im BMC werden verschiedene Wege aufgezeigt, wie man in Kontakt kommen kann mit den unterschiedlichen Ebenen:

## 1. Erspüren (Somatisation)

Wir können unsere Aufmerksamkeit nach innen richten und hinhören. Es ist möglich wahrzunehmen, ob Schmerz am Knochen, in der Muskulatur oder an der Haut zu spüren ist. Durch Hinspüren sind wir in der Lage zu differenzieren.

## 2. Bewegung

Ein System wird bewusster erlebbar, wenn wir es in Bewegung bringen. Am Beispiel des Skeletts bedeutet das die Bewegung von Strecken und Beugen, Öffnen und Schließen und Rotation vom Ansatz der Gelenke aus. In Bewegung lässt sich erkunden, welche Möglichkeiten das entsprechende System beinhaltet und auch wo seine Grenzen liegen.

## 3. Dialog

Wir können uns selber intensiver erfahren, wenn wir in Beziehung treten. Indem wir eine Verbindung aufnehmen, sehen wir uns selbst gespiegelt und erleben uns selbst in neuem Zusammenhang. Wir können zu anderen Menschen, zum Raum und zu uns selber Kontakt herstellen. Dabei verbinden wir unser Tun mit Wachheit und Achtsamkeit.

## 4. Behandlung mit den Händen

Die Behandlung wird am bekleideten Körper durchgeführt. Die Arbeit an den unterschiedlichen Systemen unterscheidet sich durch Druck, Rhythmus und Richtung der Berührung.

Ich stelle nun nachfolgend einige Körpersysteme mit ihren Berührungsqualitäten dar.

**Das Skelett-System**
Dieses System bietet uns unsere zu Grunde liegende Struktur. Es ist unser Grundgerüst, es ist tief liegend und hat klare Formen. Den Knochen erreichen wir mit der Berührung, durch einen festen Druck. Wenn wir uns orientierungslos und schwankend erleben, kann uns die Berührung in diesem System wieder erden, Halt geben und uns orientieren.

**Das Muskel-System**
Muskeln liefern aktive Energie, um Knochen zu bewegen. Sie verbinden Knochen miteinander und bewegen sie in den Gelenken. Sie beeinflussen entscheidend die Haltung des Körpers. In der Muskelstruktur empfinden wir unsere körperliche Energie, Gefühle von Kraft, Reaktionsbereitschaft, Koordination und Kontrolle und Gefühle von Schwäche, Niedergeschlagenheit, Spannung oder Motivationslosigkeit. Muskeln kneten, massieren und vom Knochen differenzieren, ist die gebräuchlichste Art, Muskeln zu lösen, die Durchblutung und die Vitalität zu stimulieren und Haltemuster zu lockern. Passive Bewegung ermöglicht dem Patienten, seinen Körper wahrzunehmen, und sie fördert die Zirkulation der Flüssigkeiten.

## Die Haut

Die Haut ist das größte Organ des Körpers. Sie ist die äußerste Schicht, umhüllt den Rest des Körpers und trennt uns als Individuen von dem, was wir nicht sind. Durch die Haut berühren wir die äußere Welt und werden von ihr berührt. Diese äußere Grenze macht unsere erste Linie des Annehmens und Abstoßens aus. Wir werden durch sie sowohl geschützt, wie eingenommen. Durch sie geben und nehmen wir, durch sie treten wir in Kontakt mit anderen.

Die sanfte Berührung auf dieser Ebene vermittelt dem Behandelten ein Gefühl des Angenommenseins als ganzer Mensch. So wie die Haut den ganzen Körper umschließt, so wird auch die Berührung ganzheitlich empfunden.

## Das Organ-System

Die Organe führen die lebensnotwendigen inneren Funktionen wie Atmung, Zirkulation, Nahrungsaufnahme und Ausscheidung aus. Sie liegen geschützt im Container aus Fleisch und Knochen. Sie geben uns ein Gefühl von Ausgefülltheit und organischer Authentizität. Die Organe sind der Sitz unserer Emotionen. In ihnen erleben wir Tiefe, unsere Neigungen und Erinnerungen an Reaktionen auf Situationen in unserer persönlichen Geschichte.

Während unsere Muskel- und Knochenstrukturen die äußere Bewegung im Raum leiten und ausführen, füllen die Organe den inneren Raum des Körpers und leiten den inneren Teil der Bewegung. Organe sind der Sitz unserer Gefühle. Diese Tatsache wird auch im Allgemeinen Sprachgebrauch häufig ausgedrückt. »Etwas schlägt mir auf den Magen.« »Etwas nimmt mir den Atem.« »Etwas lässt mich nicht mehr schlucken.« Wir wüssten nicht, welche Gefühle sich in uns regen, wenn sie sich nicht über die Organe bemerkbar machen würden.

Bei den meisten Patienten sind die Organe in ihrer Funktion stark eingeschränkt, und es wird Schmerz erlebt. Dadurch kommt es zu Anspannungen, die die Funktion weiter beeinträchtigen. Die Arbeit auf dieser Ebene löst tiefe Haltungsmuster, beruhigt und lässt Ausdehnung wieder mehr zu.

Ich vereinbare mit dem Patienten einen Behandlungsrahmen, auf den er bereit ist, sich einzulassen. Diese klare Absprache ist wichtig, damit Vertrauen entstehen kann.

Die Behandlung erfolgt am bekleideten Körper. Ich nehme mit den Händen Kontakt zum Körper auf und kann ihn dann differenzierter erspüren. Meine Wahrnehmungen leiten mich in dem weiteren Vorgehen. Ziel ist immer, Disharmonien auszugleichen und den ganzen Körper einzubeziehen, nicht nur die Problemzonen. Die Behandlung bewirkt in der Regel eine tiefere Entspannung, die sich sehr positiv auf den Allgemeinzustand auswirkt. Manchmal frage ich, ob es möglich ist, die Erfahrung zu beschreiben. Einige Antworten lauten: »Das hat gut getan! Ich fühle mich erleichtert! Wunderbar! Ich kann wieder besser atmen! Es ist, als ob sie mir eine Last genommen haben!«

## BERÜHRUNG ÖFFNET

Herr F. war ein sehr ruhiger Patient. Er klingelte sehr selten und äußerte kaum Wünsche. Er war im Gespräch verschlossen und erzählte nichts von seiner persönlichen Lebenssituation. Er hatte starkes Übergewicht, erhöhten Blutdruck und Blutzucker. Da er so verschlossen und bewegungseingeschränkt war, bat die Stationsleitung mich, ihn zu besuchen.

Herr F. war bei meinem ersten Besuch reserviert, ließ sich über mein Angebot informieren und äußerte den Wunsch, seine Beine zu massieren und durchzubewegen. Er glaubte, es würde ihm gut tun. Bei meinem nächsten Besuch griff ich sein Anliegen auf und behandelte und bewegte ausgiebig seine Beine und Füße. Er guckte mir bei meinem Tun zu und wir wechselten einige Worte miteinander. Er war zufrieden und wir verabschiedeten uns. Beim nächsten Besuch hatte er schon dafür gesorgt, dass Handtuch und Öl für mich griffbereit dalagen. Er deckte seine Beine ab und streckte sie mir entgegen. Wir kamen etwas mehr ins Gespräch. Herr F. war mehrere Monate im Hospiz. Die Stunden verliefen sehr oft in der gleichen Reihenfolge. Doch es war spürbar, dass bei jedem Besuch sein Vertrauen wuchs und über die Zeit und Aufmerksamkeit, die ich ihm schenkte, seine Seele sich öffnete. Er berichtete immer häufiger während der Behandlung von Szenen aus seinem Leben, von Schicksalsschlägen und davon, wie er mit dem Leben zurechtgekommen ist. Er ließ mich mehr teilhaben an seiner Welt, die er bislang nur mit seinen beiden Hunden und seinen Vögeln teilte. Zu Weihnachten wollte er bei der Feier dabei sein. Er war gefühlsmäßig sehr angesprochen und er konnte diese Gefühle zulassen. Er ließ sich vorzeitig in sein Zimmer bringen. Am nächsten Tag ist er gestorben.

## BERÜHRUNG LÖST

Frau S. wurde über einen längeren Zeitraum vom ambulanten Hospiz betreut, bis ihre Atemnot und innere Unruhe so zunahmen, dass eine Dauerbetreuung notwendig wurde. Frau S. saß aufrecht sitzend im Bett. Sie wurde mit Sauerstoff versorgt. Sie klingelte sehr häufig nach einer Schwester oder nach dem Arzt mit den unterschiedlichsten Anliegen. Ihre extreme Angst verschlimmerte ihren Zustand der Luftnot.
Ich begrüßte Frau S., stellte mich vor und sagte ihr, dass ich eine Stunde Zeit für sie hätte. Das freute sie sehr. Nachdem sie ihre Situation umfänglich schilderte, bot ich ihr an, sie zu behandeln und bat sie, mir ihr Vertrauen zu schenken. Ich erklärte ihr, dass Angst die Muskulatur anspannt und dass dadurch weniger Raum für die Atmung zur Verfügung steht. Im Laufe der Behandlung würde es ihr gelingen, die Muskulatur zu entspannen, und sie werde immer mehr in eine Ruheposition gelangen. Ich kündigte an, dass ich ihr Kopfteil absenken würde, sobald sich der Atem in der jeweiligen Lage stabilisiert hat.
Frau S. fiel es sehr schwer, still zu werden und die Behandlung geschehen zu lassen. Sie begann erneut, von ihren Ängsten zu sprechen. Ich hörte wieder eine Weile zu und forderte sie dann auf, mit ihrer Aufmerksamkeit meinen Händen zu folgen. An diesem Punkt war ihr das möglich. Ich begann, die Spannung in den Schultern auszustreichen und mich dann mit dem Atem von Frau S. zu verbinden. Indem ich ihren Atemrhythmus aufnahm, löste sich bei ihr ein tiefer Atemzug. Dann behandelte ich einzelne Segmente der Lunge. Unter meinen Händen war zu spüren, dass sich die Muskulatur löste und der Atem sich vertiefte. Ich konnte das Rückenteil des Bettes tiefer stellen, sodass auch die anderen Organe in eine entspanntere Position gelangten. Ich unterstützte die Verdauungsorgane, indem ich durch sanfte Lageverschiebung Haltemuster löste. Die Energie, die bislang im oberen Brustbereich festgehalten wurde, konnte jetzt freier durch den Körper fließen. Das Rückenteil konnte wieder ein Stück tiefer gestellt werden, während die Patientin sichtlich gelöster wirkte. Der Atem floss gleichmäßiger und entspannter durch den Körper und beruhigte den Geist. Im weiteren Verlauf schlief Frau S. ein.

## BERÜHRUNG VERBINDET

Frau B. war eine junge marokkanische Frau, die durch einen offenen Tumor am Hals und einen Luftröhrenschnitt nicht mehr sprechen konnte. Ich betrat ihr Zimmer und wurde von ihren strahlenden Augen freundlich empfangen und begrüßt. Über diesen Blickkontakt spürte ich sofort eine Verbindung, ihre Bereitschaft und Freude an der Kommunikation. Ich war nicht sicher, wie offen sie für Berührung ist, da die Prägung in ihrem Kulturkreis eine andere ist als bei uns. Ich sprach meine Unsicherheit offen an, erzählte von meinem Angebot und sie gab mir mit Mimik und Gestik Rückmeldung. Sie signalisierte Aufgeschlossenheit und positive Erwartung. Ich solle anfangen.

Ich begann mit der Berührungsarbeit an den Armen und Händen, den Körperteilen, die am meisten anderen Menschen zugewandt werden. Ich berührte sie auf eine feine, tiefe Weise im Skelettsystem und spürte an ihrem Atem, dass sich über die Berührung Spannung löste. Danach bewegte ich alle kleinen Gelenke durch, auch das Handgelenk, den Ellenbogen und das Schultergelenk. Die Bewegung, die ich in Gang setzte, bekam plötzlich eine neue Dynamik. Frau B. wurde aktiv und reagierte mit ihren eigenen Impulsen auf meine Führung. Es entstand so etwas wie ein Gespräch. Sie ergriff meine Hand, bewegte mich, ließ ihre Hand an meiner Haut entlang gleiten. Ich nahm meine Aktivität mehr zurück und folgte ihren Impulsen. Ihre Berührung war zart und entschlossen zugleich und drückte ihre Freude und ihren Wunsch aus, in Verbindung zu sein und aktiv Kontakt zu gestalten. Die intensive Begegnung und die Nähe, die mit dieser mir bis dahin unbekannten Person erlebbar war, hat mich sehr beeindruckt. Diese erste geschilderte Stunde war der Beginn einer mehrere Monate langen Begleitung.

## BERÜHRUNG STÄRKT

Herr B. war halbseitig gelähmt. Ich behandelte ihn, indem ich insbesondere die gelähmte Seite berührte und passiv bewegte. Bei jedem Besuch erzählte er von seinem Zuhause, von dem großen Garten, von seinen Erinnerungen und Erlebnissen. Er wirkte sehr lebendig, wenn er von der kraftvollen Zeit seines Lebens berichtete. Er sprach auch von seiner Leidenschaft für Musik und davon, dass er ein begnadeter Mundharmonikaspieler war. Ich fragte ihn, ob er sie noch spielen könne, was er bejahte. Nachdem seine Frau die Mundharmonika mitbrachte, änderten sich unsere Stunden. Er spielte Mundharmonika und drückte über das Instrument seine unterschiedlichen Stimmungen aus. Ich bewegte weiterhin seine Arme und Beine, aber jetzt entstand eine neue Verbindung. Es entstand ein gemeinsames Spiel. Er gab mit seinen Tönen den Rhythmus vor und führte so die Bewegung an und konnte sie steuern. Herr B. wirkte sehr befriedigt darüber, dass er trotz seiner Lähmung wieder die Möglichkeit des Ausdrucks und eine neue Form des Kontaktes fand.

*Hans Bartosch*

# Rituale

Der folgende Artikel handelt von den Ritualen des palliativen Feldes. Es geht um wieder-
kehrende Handlungen und Einstellungen im konkreten Umgang mit sterbenden und verstorbenen sowie mit trauernden Menschen.

Dabei kann unter wissenssoziologischer und auch ethnologischer Sicht zunächst festgestellt werden, dass medizinische, pflegerische, soziale und religiöse Verrichtungen im Umfeld des Todes eng und unmittelbar ineinander greifen und erst in den vergangenen beiden
Jahrhunderten im nordeuropäischen und nordamerikanischen Kontext eine Art »Arbeits-
teilung« eingesetzt hat. Palliative Rituale bzw. Schwellenrituale sind demnach erst in zweiter Hinsicht religiös oder gar konfessionell und versammeln die Gesamtheit menschlichen
Verhaltens an den Lebensgrenzen.

Im folgenden Artikel sollen allerdings schwerpunktmäßig die religiösen palliativen Rituale beschrieben werden, so wie sie sich in den vergangenen Jahrzehnten nicht zuletzt im
Umfeld der Hospizbewegung noch einmal neuer und klarer herausgebildet haben. Denn die
Hospizbewegung, die der Soziologe Reimer Gronemeyer unter kulturwissenschaftlichen Gesichtspunkten als »Heimliche Hauptstadt« beschrieben hat, darf wohl auch in Anspruch
nehmen, in religionspraktischer und »religionshandwerklicher« Hinsicht neue Türen geöffnet zu haben.

Nach klassischer religionsphänomenologischer Aufteilung ist im Folgenden von drei palliativen Ritualfeldern zu sprechen:

* Sterbende sind zu segnen für den Schritt über die Schwelle
* Verstorbene sind zu segnen als Dank für ihr Leben und um ihren Leib der Obhut Gottes
  zu übergeben
* Trauernde sind zu segnen für den Weg des Schmerzes und des Neuwerdens

Die ausdrückliche Fokussierung auf »Segnen« stellt heraus, dass diese unmittelbare religiöse
leibliche Handlung im Mittelpunkt des jeweiligen Ritualfeldes steht. Gleichzeitig bleibt gerade das Segnen eingebettet in vielfältige andere religiöse und nicht-religiöse Handlungen
und Verrichtungen. Andernfalls droht gerade hier ein unpersönliches und unangenehmes
Außer-Acht-Lassen der immer persönlichen Begegnungen am Lebensende. Kaum etwas hat
die Großkirchen so diskreditiert wie ein automatistischer Umgang mit dem Segnen am Sterbebett. Umso mehr hat hier die Hospizbewegung Land zurückgewonnen – wichtiges Kul-
turland.

## Die Segnung schwer kranker und sterbender Menschen

Bis weit ins 20. Jh. hinein haben ausdrückliche Segnungen sterbender Menschen weite Verbreitung erfahren. Während im katholischen Kontext selbstverständlich und geradezu notwendig die »Letzte Ölung« geschah, feierten viele evangelische Christinnen und Christen ein
gleichsam letztes *Abendmahl* in den Familien. Der sakramentale Gebrauch von Öl bzw. Wein
und Brot wurde gerahmt durch Gebete und Lieder. Die Zeichnung der Sterbenden mit dem
Kreuzzeichen auf die Stirn bedeutete eine große Geste der Übergabe.

Nach vielfältigen Traditionsumbrüchen, die teilweise auf einen lieblosen und automa-
tistischen Einsatz mit den Sakramenten zurückzuführen ist, wurde die leibhaftig-religiöse

Kennzeichnung der Schwellensituation des Sterbens in den vergangenen Jahrzehnten vor allem im Umfeld der Hospizbewegung wieder neu ergriffen. Dabei spielten überkonfessionelle und auch interreligiöse Impulse eine wichtige Rolle.

Dem Schweigen (mit und ohne Berührung der Sterbenden) und der Musik wird eine weitaus größere Bedeutung beigemessen. Ebenso ist die bewusste Gestaltung des Sterbezimmers zu einer neu ergriffenen Aufgabe geworden.

Vor allem in Einrichtungen der Altenhilfe und in Krankenhäusern bedeutet das *Verändern der Atmosphäre* eine wichtige Wende, d. h.: wenn statt Pflegeutensilien, Flaschen und Tablettenschachteln vielmehr Kerzen, Blumen und Bilder das Zimmer prägen. Das schließt selbstverständlich auch die leichte Zugänglichkeit pflegerischer Hilfsmittel und Getränke mit ein, bedeutet eben vor allem (buchstäblich) einen anderen Gesichtspunkt. Dabei spielt gerade das Nachtschränkchen eine entscheidende Rolle.

In der Auswahl von Karten empfiehlt sich eine Orientierung an der religiösen Ausrichtung der Sterbenden, das Vermeiden von Kitsch und diffusen Loslass-Appellen. Ob ein Kreuz (ggf. ein Kruzifix) aufgestellt wird, sollte ebenfalls eher vom Leben der Verstorbenen aus als von einer vorschnellen missionarischen Entscheidung abhängen. Bei Kerzen können Osterkerzen ein deutliches Zeichen geben, im Ganzen sind feine Kerzen schweren und mächtigen vorzuziehen. Eine schöne Decke (etwa eine schlichte feine Leinendecke) als Unterlage für Kerze, Karte und Kreuz ist genauso zu empfehlen wie Blumen. Bei Blumen sind jahreszeitliche Farben, ggf. die Herkunft aus dem Garten der Sterbenden, sinnvoller als üppige Gestecke.

Zur Aufbewahrung von Kerzen, Kreuzen, Karten, Streichhölzern, Kerzenständern, kleinen Bibeln und Gesangbüchern empfiehlt es sich gerade in Krankenhäusern, Altenheimen und Hospizen einen verbindlichen Aufbewahrungsort zu schaffen, ggf. auch ein besonderes und würdiges Behältnis.

Wenn ein sterbender Mensch gesegnet wird, sollte die Einbettung in Begleitung und Berührung sowie die Veränderung der Atmosphäre des Zimmers vorangegangen sein.

Bei jeder *Segnung* stellt der Zeitpunkt ein sensibles Thema dar. Häufig können Sterbende selbst nicht mehr gefragt werden. Dann hängt es an der Intuition der Familie und der Begleitenden. Teilnehmen sollten möglichst viele der persönlich, aber auch ehrenamtlich oder hauptamtlich Begleitenden. In der Realität wird sich dies ohnehin häufig einschränken. Wichtig erscheint es aber, auf entferntere Verwandte zu warten, sich allerdings auch nicht von »großen Abschiedsbildern«, etwa Aussöhnungen in der Sterbestunde leiten zu lassen.

Nach evangelischem Verständnis kann jede getaufte Christin und jeder getaufte Christ segnen. Nach katholischem Verständnis gilt dasselbe, mit Ausnahme der Spendung des Sakraments der Krankensalbung. Auch die Kommunion bzw. das Abendmahl kann, nach derzeitigem stillschweigenden Brauch beider Großkirchen, von jedem gegeben werden, wenn ein enger Zusammenhang mit einem Gottesdienst besteht.

Die Segenshandlung selbst umfasst Wort und Berührung. Es werden Gebete gesprochen und ein Kreuzzeichen auf Stirn und Hände gegeben, zuweilen auch die Wange berührt. Bei den Gebeten können Psalmen gesprochen werden oder auch frei formulierte Gebete. Die Segensworte sind meist alte Valetsegen und finden sich in den evangelischen und katholischen Gesangbüchern. Dort ist auch ein Ablauf einer Segensfeier beschrieben. Ein Vaterunser und eine Segnung aller Anwesenden schließt das gesamte Ritual ab.

Das Ritual der Segnung ist immer kurz und dicht. Jedes Wort zu viel stört. Tränen fließen reichlich oder still, sollten aber keinesfalls provoziert werden. Häufig allerdings bietet gerade das Ritual eine Gelegenheit, ins Fließen zu kommen. Oft wird dabei für alle Beteiligten die

Unausweichlichkeit, aber auch Bedeutsamkeit des Weges der nächsten Stunden und Tage erheblich spürbarer. Daher sollte nach einem Ritual auch immer Zeit zum Ausatmen, Weinen, Reden und Zusammensein bleiben.

## DIE AUFBAHRUNG UND AUSSEGNUNG VERSTORBENER

Bis weit ins 20. Jh. hinein wurden Verstorbene selbstverständlich bis zur Beisetzung aufgebahrt, und zwar in der Stube oder im Schlafzimmer. Von dort aus wurden sie über eine weitere Aufbahrung in der Kirche (während eines Gottesdienstes) auf den Gräbern der Kirchhöfe und Friedhöfe beigesetzt. Während dieser Zeit von in der Regel drei Tagen fanden sowohl Klagen und Gebete, aber auch das weiter gehende soziale und häusliche Leben rund um die Verstorbenen statt.

Diese Zusammenhänge wurden erstmalig unterbrochen durch ein sich immer mehr verbreitendes Sterben in Krankenhäusern, wo sich immer stärker hygienische Standards auch im Umgang mit den Verstorbenen durchsetzten und jene schließlich recht bald nach dem letzten Atemzug in Kühlkammern verschwinden ließen.

Bei großen regionalen Ungleichzeitigkeiten hat diese Bewegung ihren Einhalt wohl erst gefunden durch Impulse der Hospizbewegung. Einzig einzelne konfessionelle Einrichtungen und Kommunitäten bzw. auch die anthroposophischen Einrichtungen haben einen durchgängig klaren Umgang mit Aufbahrung, Totenwache und auch Aussegnungsritualen gepflegt.

In den letzten Jahrzehnten hat an zahlreichen Stellen hier ein Umdenken zumindest begonnen.

Den Ausgangspunkt bildet wohl eine neue Erfahrung mit *Hausaufbahrungen*. Bei unterschiedlicher Praxis in den einzelnen Bundesländern kann im Ganzen aber gesagt werden, dass ca. anderthalb Tage lang die Verstorbenen an ihrem häuslichen Sterbeort bleiben können. Manchmal kann dies durch eine Sondererlaubnis auch verlängert werden. Häufig bieten, zumindest einzelne Bestattungsunternehmen, hier einen sehr sachkundigen und sensiblen Service, um diese Frage zu prüfen. Eine gute Belüftung und ggf. eine unter dem Bett installierbare Kühlung sowie das Fernbleiben von Haustieren bilden hilfreiche äußere Bedingungen.

Für eine würdige Aufbahrung zu Hause sind aber meistens erfreulich wenig Veränderungen nötig; es kommt vielmehr auf die persönliche Haltung an, die sich nicht zuletzt in einer persönlichen und würdigen Gestaltung des Aufbahrungszimmers ausdrückt, welches meistens ja auch schon das Sterbezimmer gewesen ist.

Für diese *Gestaltung* – und dies gilt dann gleicherweise auch für die Aufbahrung in Altenheimen, Krankenhäusern und Hospizen – sind oft wichtige Schritte der Klärung hilfreich. Falls nicht schon in den letzten Tagen und Stunden des Sterbens eine Bewegung stattgefunden hat von einem eher medizinisch-pflegerischen zu einem eher atmosphärisch-pflegenden Fokus, sollte dies einige Zeit nach dem letzten Atemzug erfolgen. Das Schließen der Augen und möglicherweise auch des Mundes (ohne Kopfbinden ...) wird wohl an erster Stelle stehen. Danach wird es um das sukzessive und ruhige Entfernen aller äußeren Zugänge gehen und um ein Betten in die Horizontale oder Fast-Horizontale. Die Hände können gefaltet oder auf die Bettdecke gelegt werden.

Häufig spielt auch ein gemeinsames Waschen eine wichtige Rolle. In Krankenhäusern und Altenheimen sollte Angehörigen angeboten werden, an dieser Stelle mitzuwirken.

Bei einer Aufbahrung spielen neben ggf. regionalen Bräuchen, Kerzen, Blumen, Kreuze und Bilder eine wichtige Rolle. Dabei empfiehlt sich immer eine gewisse Konzentration, damit der Kontakt sich vor allem auf das Antlitz des Verstorbenen richten kann, um mit ihm innere Zwiesprache halten zu können. Ein ausreichender Platz rund um das Bett erleichtert nicht nur das Hinzutreten, sondern schafft auch den Raum des Respektes.

Ob Verstorbenen Kreuz oder Rosenkranz in die Hände gegeben wird, ist genauso zu prüfen wie die Frage nach der Kleidung. Entweder kann gleich nach dem Waschen die Totenkleidung angezogen werden, aber auch noch später, falls sie erst herbeigebracht werden muss. Das Ankleiden stellt gleich wie das Waschen eine schöne, häufig sehr emotionsbewegte Handlung dar.

Außerhalb des häuslichen Raumes stoßen Aufbahrungen immer noch an Grenzen. Dabei machen gerade stationäre *Hospize* gegenteilige Erfahrungen, indem sie sehr viel Zeit und guten Raum lassen für alle Handlungen und Begegnungen nach dem letzten Atemzug. Einige Hospize haben eigene Aufbahrungs- bzw. Verabschiedungsräume geschaffen, die durch einen ruhigen und spirituellen Charakter geprägt sind, etwa eine besondere Glastür oder Glasfenster, Kerzenbäume, Wandbilder, Ikonen etc.

Ebenso haben einige *Altenheime und Krankenhäuser* begonnen, ihre Aufbahrungs-/Prosekturbereiche neu zu gestalten. Hier kamen sowohl Impulse aus der Hospizbewegung als auch aus anthroposophischen Einrichtungen zusammen.

Krankenhäuser und Altenheime stehen zwar unter dem Druck baldiger Neubelegung von Zimmern, können aber – bei klaren Einrichtungszielen und guter Organisation – eine ruhige und verlässliche Handhabe von Aufbahrung aufweisen.

Dies umfasst dann immer die Aufbahrungszeit im Sterbezimmer als auch (zumindest als Option und Angebot) eine Aufbahrung im eigenständigen Aufbahrungsraum. Dessen Gestaltung sollte dann so aussehen, dass, ähnlich wie in Hospizen, ein besonderer Charakter, Ruhe, Bilder, Kerzen und Stühle vorzufinden sind. Keinesfalls darf ein Aufbahrungsraum den Charakter einer sterilen Leichenhalle haben.

Gerade auch die Wege zum *Aufbahrungs-/Prosekturbereich* spielen dabei eine häufig unterschätzte Rolle, die bei fehlender Beachtung und Gestaltung tief bedrückende Wirkungen zur Folge haben können. Vielmehr kann bereits dieser Weg durch Farben und Bilder seinen besonderen Charakter für ein Haus bekommen und nicht zuletzt den Mitarbeitenden aufzeigen, dass ein »Wegbringen« der Verstorbenen ein besonderer menschlicher Gang ist, der Zeit, Ruhe und Wertschätzung braucht und daher auch mehr einer letzten besonderen menschlichen Geste nahekommt als einem Akt schneller Ver- oder gar Entsorgung.

Eingebettet in diese Gestaltung von Räumen finden *Rituale von Aussegnung* statt. Meist geschieht dies in deutlicher zeitlicher Nähe zum letzten Atemzug und zum Schließen der Augen.

Eine Kennzeichnung mit dem Kreuz an Stirn, Kinn und Brust oder andere Kennzeichnungen sprechen segnend dem Verstorbenen Ehre und Weggeleit zu. Ein Vaterunser und ggf. weitere Lesungen stellen das Geschehen des Sterbens und Hinübergehens in ein größeres Licht. Ähnlich wie bei der Segnung sind wenige Worte und konzentrierte, wenige Gesten besser als deren viele.

Manches Mal schließt sich in Krankenhäusern und Altenheimen, aber ggf. auch in Bestattungshäusern ein weiteres Aussegnungsritual am Tag nach dem Sterbetag an.

Wenn Totenwachen gehalten werden, wird dies auch häufig durch Gebete und Lesungen begleitet.

Neben dem ausdrücklich rituellen Begehen einer Aussegnung sollten die Momente der Stille, auch der Tränen und des Fließens, des gemeinsamen Erzählens und einer oft sehr tiefen Alltäglichkeit im Angesicht des Antlitzes der Verstorbenen deutlich wahrgenommen und gestärkt werden. Kinder sind im Übrigen für solche besonderen Begegnungen in der Regel innerlich besser vorbereitet als viele Erwachsene und brauchen nicht auf falsche Weise geschont werden.

## GEDÄCHTNIS UND GEDENKEN

Das klassische mitteleuropäische Ritual sieht ein Zur-Erde-Legen des Verstorbenen nach drei Tagen vor. In bestimmten Zeitrhythmen schließen sich dieser Beisetzung Gesten und Handlungen des rituellen Erinnerns an, die häufig auch als aktive Zwiesprache mit den Verstorbenen erlebt werden oder auch als aktives Handeln, was sowohl dem Verstorbenen als auch dem Weiterlebenden Segen und Lebenshilfe geben kann.

Während die katholischen Bräuche hier eher vielfältig sind, hat der evangelische Glaube an dieser Stelle eine gewisse Zurückhaltung geübt, weil er einem aktiven Handeln oder einer Zwiesprache mit den Verstorbenen häufig ablehnend gegenübersteht.

In den vergangenen Jahrzehnten hat sich in diesem Bereich sowohl eine interkonfessionelle Annäherung vollzogen als auch der Einfluss anderer nicht-kirchlicher religiöser Strömungen bemerkbarer gemacht. Neben der Individualisierung von Trauerriten und Trauerrhythmen wird allgemein eine weitaus deutlichere Strömung wahrgenommen, das Trauern und Neuwerden bewusster zu leben als auch die Zwiesprache mit den Verstorbenen nicht umgehend pathologisch zu deuten.

Die *klassische Bestattungsfeier* bietet den ersten und wichtigen Schritt für einen Weg des Gedächtnisses und Gedenkens. Große Wertschätzung erfährt nach wie vor eine gute Trauerrede auf dem Friedhof, wie sie gerade im evangelischen Bereich guter Brauch ist. Wenn diese Rede auf Stereotypen und vorschnelle Vertröstung verzichtet und vielmehr konturiert und sensibel das Leben der Verstorbenen vor das geistige Auge der Trauernden stellt, wird ein wichtiger Grundstein gelegt. Biblische Lesungen eröffnen einen Horizont, der Lebende und Tote umfasst. Gebete bitten um Kraft und Segen für die, die gestorben ist und für die Zurückbleibenden.

Sowohl der Trauerzug über den Friedhof als auch die rituellen Handlungen rund um die Grablegung werden in neuerer Zeit wieder bewusster in ihrer tragenden Bedeutung erkannt. Während viele Worte buchstäblich verschallen, prägen sich die Atmosphären einer Bestattung in all ihren Sequenzen sehr tief in das Bildbewusstsein der Trauernden. Daher sind die Details des Ablaufs, die regionalen Bräuche und die individuellen Besonderheiten vor jeder Bestattung sorgfältig zu verabreden. Hilfreich sind hier viele Bestattungsunternehmen, die sich mit zunehmendem Bewusstsein und verstärkter Sensibilität der Gestaltung der Abläufe widmen.

Der Zunahme anonymer Bestattungen als auch einer teilweisen Ent-öffentlichung des Bestattungswesens kann voraussichtlich nicht mit moralischen Appellen begegnet werden, sondern gerade mit einer liebevollen und bewussten Gestaltung und Differenzierung der bestehenden Kultur, die in ihrer Substanz weitaus besser ist als manchmal ihr Ruf. Bis in diese Bereiche hinein haben die Impulse der Hospizbewegung gewirkt, weil sie Authentizität, Sensibilität und Individualität in einen Bereich gebracht haben, der nicht frei ist von der Gefahr so genannter schmerzloser Lösungen.

Nach der Bestattung entsteht für viele Trauernde das berühmte »Loch«, das vermutlich sogar unvermeidlich ist, allerdings in den klassischen Trauerwegen zumindest durch *schwarze* Kleidung und verbindliche Aufnahme und Ansprache offensiver gelöst wurde als heute. Dass diese »Zeichnung«, etwa mit schwarzer Kleidung, häufig als Stigma erlebt wurde und etwa mit Verboten von Freude oder gar Sexualität einherging, sollte nicht verschwiegen werden. Gleichzeitig bildete das Ablegen der Trauerkleidung wiederum einen Akt ritueller Befreiung, dessen heutiges Fehlen oft sehr langzeitige Folgen bei Trauernden hat.

Im Ganzen ist heute sicherlich eine individuelle Trauerpraxis jeglicher formalen Vorgabe vorzuziehen. Mit welchen Gesten sich eine Trauernde etwa zum Bild ihres verstorbenen Mannes verhält oder zur Grabstätte oder zu Symbolen und Orten gemeinsamen Lebens, kann nur geprägt sein von ganz persönlichen Lebens- und Liebesprägungen.

In der neueren Literatur zur Trauer wird gleichzeitig wieder bewusster auch von Gesten und Handlungen des Ablegens und Fortbringens von Trauer gesprochen. Wenn dies keine verordneten externen Trauerverbote sind, darf damit wohl in Zukunft mutiger gelebt und ausprobiert werden.

Neben den individuellen Gesten und Handlungen des Durchschreitens von Trauerwegen spielen geprägte rituelle Formen nach wie vor eine Rolle.

Dabei spielt das katholische *Sechswochenamt* nach wie vor eine wichtige Rolle, zudem hier klassische liturgische Rhythmen und neuere psychologische Forschungen erstaunlich nahe beieinander liegen

Die Feier des Jahresgedenkens, entweder im unmittelbaren Folgejahr des Sterbejahres oder auch in der Abfolge mehrerer Jahre, wird nach wie vor häufig gepflegt. Dieses Gedenken lebt von seiner vollkommenen Einbettung in die Liturgie einer Messe. Einzig die Namensnennung im Rahmen der Fürbitten rund um das Messopfer bildet den persönlichen Teil. Dies ist die Stärke und zuweilen auch die Schwäche dieses Rituals, vor allem wenn es nicht flankiert wird von anderen individuelleren Möglichkeiten.

Außerdem spielt natürlich der katholische Feiertag »Allerheiligen« immer noch eine prominente Rolle. Die Gräber werden an diesem Tag besonders geschmückt und vor allem mit Lichtern versehen, die die Hoffnung auf die Auferstehung symbolisieren. Im Grunde hat der Allerheiligentag die klassische Rolle des am Folgetag (2.11.) gefeierten Allerseelentages übernommen und damit ein verbreitetes Bedürfnis der Volksfrömmigkeit. Dass der neue Brauch des Halloween auch hieran anknüpft, sollte bei aller berechtigten Kritik an diesem kommerzialisierten Tag nicht übersehen werden.

Im evangelischen Kontext hat in vielen Gegenden der Gottesdienst zum *Totensonntag* eine besondere Bedeutung. Er wird Ende November gefeiert als letzter Sonntag des Kirchenjahres. Im Grunde ist er die evangelische Antwort auf Allerheiligen. Dieser Sonntag, der zugleich als so genannter Ewigkeitssonntag an die Auferstehungshoffnung aller Christen erinnert, hat in den vergangenen Jahrzehnten eine neue Aufmerksamkeit bekommen.

Viele evangelische Kirchengemeinden gestalten diesen Tag gemeinsam mit örtlichen Hospizgruppen, sehr oft auf ökumenischer Basis. Im Mittelpunkt stehen die Verlesung der Namen der Toten sowie Lichtrituale. Häufig werden Trauernde eingeladen, für ihre verstorbenen Angehörigen eine Kerze zu entzünden und an besonderen Stellen des Altarraumes zu platzieren, etwa auf Kerzenbäumen, Wasserschalen oder Sandgefäßen.

Nicht zuletzt die Hospize haben neben den geprägten kirchlichen und kirchenräumlichen Gedenkritualen neue Wege beschritten. So zeichnet häufig eine Kerze als *Gedächtnislicht* das Hospiz, wenn dort ein Gast verstorben ist. Diese Kerze brennt dann bereits im Eingangsbereich oder im Wohnzimmer, wobei die Spannung zwischen Öffentlichkeit und Intimität bereits hier sofort sichtbar wird. Auch einige Altenheime haben diesen Brauch übernommen. Oder sie haben (manchmal zusätzlich zur Kerze) ein Buch mit den Namen der Verstorbenen daneben gelegt, manchmal mit einer Ikone und einer Blume gerahmt.

Wesentliche andere Impulse sind von den *Gedächtnisfeiern* der Hospize ausgegangen. Die Angehörigen werden einmal jährlich zu einer besonderen Feier bzw. Gottesdienst eingeladen. Namensnennung und Kerzenritual stehen auch hier im Vordergrund. Ein halbfamiliärer Rahmen schenkt weitgehende Einbettung. Auch den Mitarbeitenden schenkt ein solches Ritual die Gelegenheit des Innehaltens, Erinnerns und Freigebens. Zuweilen schließt sich an eine solche Feier ein Essen an.

Einige Krankenhäuser und Altenheime haben ähnliche Rituale entwickelt. Dabei bewähren sich für Krankenhäuser eher vierteljährliche als jährliche Rhythmen. Statt eines halbfamiliärer Rahmens ergibt sich hier meist ein offenerer, der aber unerwartete Solidaritäten bewirken kann. Allenthalben wachsen die Bedürfnisse von Trauernden, an die Orte des Traumas, des Abschiednehmens und Verlustes zurückzukehren. Erfahrungen aus der Notfallseelsorge bestätigen dies. Gleichzeitig erweist es sich als hilfreich, Trauernde von diesen Orten durch ein oder mehrere Rituale gleichsam zu entlassen und fortzuschicken und etwaige längere Trauerzeiten an neuen Orten (etwa Trauercafés oder therapeutischen Settings) zu beginnen.

## RITUALE BEIM STERBEN UND TOD VON KINDERN

Dies sollte noch einmal gesondert aufgeführt werden, weil hier in den vergangenen Jahren endlich eine neue Sicht und Deutlichkeit sich Bahn gebrochen hat.

Nicht zuletzt die überwiegende Freigabe der Bestattungspflichtgrenzen hat den Blick auf so genannte Fehl- und Totgeburten neu gelenkt.

In vielen Kreissälen ist es mittlerweile selbstverständlicher Brauch, auch tote Kinder ihren Müttern und Vätern auf den Bauch zu legen oder sie in einem »*Moseskörbchen*« zur Berührung zu zeigen. Dass auch von diesen Kindern Fußabdrücke und Fotografien hergestellt werden, gehört ebenfalls zu einem neuen Selbstverständnis, das nicht zuletzt auf der Berufsethik der Hebammen gründet. Rituale der Segnung toter Kinder gehören mittlerweile auch wieder deutlicher in den Kreißsaal.

Ebenfalls hat sich der Umgang mit verstorbenen Neugeborenen dahingehend gewandelt, dass viele Kinderintensivstationen hier vorbereitet sind. In den Tagen und Stunden des Sterbens als auch in den Stunden danach wird weitgehender Raum gewährt. Kinder können, wenn es irgend geht, auf den Armen ihrer Eltern sterben. *Taufen* werden auf Wunsch der Eltern nach wie vor durchgeführt. Allerdings hat sich das Bewusstsein verbreitet, dass auch nichtgetaufte Kinder besondere Geschöpfe Gottes sind und eine alarmistische Nottaufe manchmal gar nicht gut tut. Andererseits macht ein würdiges Ritual der Taufe gerade in diesen Sterbestunden die Gleichwertigkeit dieses sterbenden Kindes mit allen anderen getauften Kindern besonders deutlich. Gestalterisch sollte dies durch Taufdecke, Taufkerzen, Blumen, ggf. ein Taufkleid (zum Drüberlegen) und eine angemessene Taufschale zum Ausdruck kommen.

Beim Sterben größerer Kinder haben sowohl Kinderkrebskliniken als auch zuletzt Kinderhospize ganz neue Wege auch bei Ritualen gefunden. Die immer wieder erstaunlichen Hoffnungen und Zuversichten dieser Kinder werden vor allem in Bildern ihren Ausdruck finden.

Rituale und *Feiern des Gedächtnisses* und Gedenkens für verstorbene Kinder sind vor allem durch die Selbsthilfebewegung verwaister Eltern verbreitet worden. Häufig findet hier das Symbol des Sternes Verwendung, der auf Bildern oder Wänden oder an einer steinernen Stele angebracht wird. Daneben werden dieselben Kerzenrituale wie bei Erwachsenen begangen.

Bei den *Friedhöfen* bzw. Grabstellen für Kinder jedweden Alters und Gewichts hat endlich ein Bewusstsein für die Würde eines jeden Geschöpfes mehr Bewusstsein bekommen. Dies schlägt sich entweder in individuellen Grabstätten mit Namensnennung eines jeden Kindes nieder oder aber auch in Sammelbeisetzungen, die vierteljährlich alle Betroffenen versammelt.

Für die Grabgestaltung größerer Kinder gibt es schon länger sehr bunte und bewegende Zeugnisse; mittlerweile wird von einigen betroffenen Eltern sogar wieder eher eine stille Grabgestaltung bevorzugt.

*Ute Seibert*

# Die Rolle der Ehrenamtlichen in der Sterbebegleitung

Hospizarbeit braucht ehrenamtliche Helfer, ohne Ehrenamtliche wäre die Arbeit nicht zu leisten. Ehrenamtliche Helfer bringen ihre Arbeit und damit einen wichtigen Impuls in die Hospizarbeit. Sie müssen vorbereitet, eingesetzt und begleitet werden.

Der Einsatz von ehrenamtlichen Helfern ambulant, in der häuslichen Umgebung des Betroffenen oder in einem stationären Hospiz bietet eine Facette der vielfältig möglichen Unterstützung. Je nach Struktur des Hospizdienstes arbeiten Ehrenamtliche in rein ehrenamtlich strukturierten Hospizgruppen, die Schwerstkranke in stationären Einrichtungen der Altenpflege, in Krankenhäusern oder zu Hause begleiten und Angehörige entlasten. Viele Ehrenamtliche arbeiten im Rahmen professioneller hospizlicher Pflege und Begleitung. Neben den hauptamtlichen Mitarbeitern, also den Pflegekräften, den Psychologen, den Sozialarbeitern, den Hausärzten, den Seelsorgern und Therapeuten nehmen diese ehrenamtlichen Helfer innerhalb eines interdisziplinären Teams ihre Rolle als Begleiter ein. Damit sie diese Rolle ausfüllen können, bedarf es einer Befähigung. Ehrenamtliche Tätigkeit in der Hospizarbeit ist – in welcher Ausprägung auch immer – eine qualifizierte Tätigkeit. Jedoch soll diese Befähigung keine Ausbildung zu professionellen »Hilfskräften« darstellen.

Ehrenamtliche Helfer in der Hospizarbeit sind »Geschenkebringer«. Sie bringen Zeit mit, zeigen großes Engagement, schenken Aufmerksamkeit und Kreativität. In ihrer Arbeit sind die Ehrenamtlichen Lebensbegleiter der Sterbenden, bieten Hilfe beim Alltagsmanagement und Entlastung für die Angehörigen. Ehrenamtliche unterstützen die hauptamtlichen Mitarbeiter und sind Multiplikatoren des Hospizgedankens.

Ehrenamtliche sind keine »Lückenbüßer« für hauptamtliche Mitarbeiter.

## BEFÄHIGUNG EHRENAMTLICHER HELFER

Die Befähigung ehrenamtlicher Helfer kann nach unterschiedlichen Modellen erfolgen, drei seien beispielhaft vorgestellt:

### Modell ALPHA-Rheinland (100 Stunden)
- *Teil 1:* Grundkurs mit dem Schwerpunkt der Bearbeitung eigener Erfahrung (Biografiearbeit, Trauer, Wahrnehmung und Kommunikation)
- *Teil 2:* Aufbauseminar mit Themen wie Hospizbewegung und Hospizpflege; Krankheitsbilder; der Umgang mit Sterbenden; Tätigkeit im interdisziplinären Team; die Persönlichkeit des Helfers

### Modell »Celler Konzept« – Verlass mich nicht, wenn ich schwach werde – (Acht Abende plus praktische Phase)
- Einführungsteil in acht Schritten (wahrnehmen, mitgehen, zuhören, verstehen, weitergehen, bleiben, loslassen, aufstehen)
- Praktischer Teil
  Anschließend findet ein Aufbaukurs statt.

### Modell »Saarland« (ca. 40 Stunden Theorie plus 20 Stunden Praktikum)
Angelehnt an beide vorgenannte Modelle hat eine Arbeitsgruppe der Landesarbeitsgemeinschaft Hospiz Saarland e.V. folgendes Bausteinkonzept erarbeitet:

- *Baustein 1:* Informationsveranstaltung mit Entscheidungsfindung
- *Baustein 2:* Bildungsphase (Ziel der Befähigung ist es, im Wechsel von theoretischen Grundlagen und persönlicher Auseinandersetzung in der Gruppe, eigene Kompetenz wahrzunehmen und zu entwickeln). Die vermittelten Grundlagen und Fertigkeiten werden in praktischen Einsätzen konkretisiert und vertieft.
- *Baustein 3:* Auswertung mit der Entscheidung und Abschluss der Befähigung

Die Kostenträger des Saarlandes bieten die Möglichkeit der Finanzierung dieser Befähigungskurse nach dem entsprechenden Curriculum. Informationen dazu gibt die Landesarbeitsgemeinschaft Hospiz Saarland e.V.

Basiselemente aller genannten Vorbereitungskurse sind die Auseinandersetzung mit den Themen Tod, Sterben und Trauer sowie der eigenen Sterblichkeit. Die Information über die Inhalte und Ziele der Hospizbewegung, sowie die Vermittlung von Beratungs- und Handlungskompetenz, aber auch die Sammlung von praktischen Erfahrungen im Umgang mit schwer kranken und sterbenden Menschen in ambulanten oder stationären Einrichtungen bilden weitere Schwerpunkte der Vorbereitungskurse.

Es ist wichtig den Interessierten zu vermitteln, dass die aktive Unterstützung der Selbstbestimmung der Betroffenen ein wichtiger Maßstab für die Qualität einer Begleitung ist. Die Auseinandersetzung mit der eigenen Sterblichkeit ist für Ehrenamtliche unabdingbar. Die Ehrenamtlichen sind neben den Hauptamtlichen Mitglieder des interdisziplinären Teams. Die Hospizbewegung lehnt die aktive Sterbehilfe ab, vielmehr ist die Beschwerdefreiheit bis zuletzt oberstes Ziel der Begleitung. Die Wahrhaftigkeit im Umgang mit Tod und Sterben, mit den Betroffenen und den Angehörigen bildet die Basis einer guten Zusammenarbeit aller Beteiligten. Die Betreuung im Hospiz geschieht unabhängig von Konfession, Nationalität, politischer Meinung oder der finanziellen Möglichkeiten. Die Achtung kultureller und religiöser Überzeugungen und das Eingehen auf die jeweiligen Bedürfnisse sind von großer Bedeutung. Für die Ehrenamtlichen ist es nicht nur wichtig, Handlungskompetenz zu erhalten, sondern auch um die Fürsorge für sich selbst zu wissen.

## WELCHE PERSONEN SIND AN EINER EHRENAMTLICHEN TÄTIGKEIT IM HOSPIZ INTERESSIERT?

Es ist wohl auch ein Verdienst der Hospizbewegung, dass eine Erneuerung des Ehrenamtes in unserer Gesellschaft und damit auch eine Veränderung in der Bedeutung ehrenamtlicher Tätigkeit zu bemerken sind. So nimmt die Bereitschaft zur Übernahme von ehrenamtlichen Tätigkeiten nicht ab, sondern in den letzten Jahren ist eine deutliche Zunahme zu verzeichnen. Neben den traditionellen Formen des Ehrenamtes treten neue Formen auf, wie z. B. die Zusammenarbeit Ehrenamtlicher und Hauptamtlicher in einem Team. Auch wenden sich neue Zielgruppen der ehrenamtlichen Tätigkeit zu.

Dabei motiviert die Ehrenamtlichen nicht nur das Helfenwollen, sondern viele möchten auch für sich selbst einen Gewinn aus dieser Tätigkeit ziehen. Dieser Gewinn zielt allerdings nicht auf materielle Güter, sondern auf Zuwachs an Erfahrung und der Wertschätzung, die in Ausübung der Tätigkeit erlebt wird.

Als charakteristisch für den überwiegenden Teil der Ehrenamtlichen in der Hospizarbeit darf gelten:

- Sie sind weiblich,
- sie gehören zur mittleren Altersgruppe oder älter,
- sie verfügen oft über einen sicheren wirtschaftlichen Hintergrund und berufliche Praxis
- und haben häufig schon Erfahrungen mit ehrenamtlicher Tätigkeit.

Neben dem Wandel der Motive ist hier auch ein weiterer Wandel zu beobachten, denn auch Männer zeigen zunehmend ihr Interesse an dieser Tätigkeit.

## DIE RAHMENBEDINGUNGEN IN DER HOSPIZARBEIT STELLEN EINEN WICHTIGEN ENTSCHEIDUNGSHINTERGRUND FÜR DIE EHRENAMTLICHEN DAR

Für die Entscheidung sich gerade im Hospiz ehrenamtlich zu engagieren, sprechen die besonderen Merkmale eines partnerschaftlichen Miteinanders von Haupt- und Ehrenamtlichen. Wichtig ist auch, dass die Ehrenamtlichen ihre eigenen Erwartungen erfüllt sehen und sich begleitet fühlen. Daneben legen Ehrenamtliche (wie Hauptamtliche in der Hospizarbeit) großen Wert auf Fort- und Weiterbildung.

Der Einsatz von ehrenamtlichen Helfern bedarf auf jeden Fall einer kontinuierlichen Koordination, einer Begleitung und der Reflexion durch eine verantwortliche Kraft des Hospizes.

Die Koordinatorin trägt eine Mitverantwortung für die Wahl und Begleitung der ehrenamtlichen Helfer und die Begleitung ehrenamtlicher Helfer während der theoretischen und praktischen Vorbereitungskurse. Im Verlauf des Vorbereitungs-/Befähigungskurses können die Ehrenamtlichen in allen Bereichen Erfahrungen schöpfen. Dies ermöglicht die Auswahl der Einsatzgebiete in der späteren Praxis. Die Koordinatorin unterstützt die Ehrenamtlichen bei der Wahl der Einsatzgebiete und plant gemeinsam mit ihnen die Fort- und Weiterbildung, regelmäßige Treffen und Supervision. Die Koordinatorin ist auch Ansprechpartnerin während des Einsatzes und in der Trauer. Scheidet ein Ehrenamtlicher aus der Tätigkeit aus, führt die Koordinatorin ein Abschlussgespräch.

### EINSATZMÖGLICHKEITEN

#### Bewohnernahe Tätigkeiten

*Sitzwache* bei sterbenden Menschen bedeutet nicht nur, im Zimmer zu sein, sondern den Bewohner zu beobachten, psychische und physische Veränderungen (z. B. bei der Atmung, der Haut usw.) zu bemerken und mitzuteilen.

*Pflegerische Hilfstätigkeiten.* Die ehrenamtlichen Helfer unterstützen die hauptamtlichen Mitarbeiter oder die Angehörigen bei pflegerischen Tätigkeiten (z. B. bei der Ganzkörperpflege, bei der Nahrungsaufnahme oder bei der Mobilisation).

*Besorgungen und Alltagsmanagement* wie Einkäufe tätigen, Hilfsmittel oder Lesematerial zur Verfügung stellen etc. verbessern die Lebensqualität der Bewohner.

*Vermittlung von Besuchen,* wie z. B. von Seelsorgern, anderen Ehrenamtlichen, oder gar Angehörigen, zu denen wenig Kontakt besteht, deren Besuch aber zu diesem Zeitpunkt erwünscht ist.

*Gespräche* über die Themen Sterben, Tod oder Abschied nehmen und biographische Themen sind für den Betroffenen mit der ehrenamtlichen Helferin manchmal einfacher zu führen als mit Angehörigen.

Die *Begleitung* mobiler zu Betreuender bei Spaziergängen, Ausflügen, Arztbesuchen sind wichtige Entlastungsmomente für Angehörige oder Hauptamtliche.

### Bewohnerferne Tätigkeiten

Die *räumliche Ausgestaltung der Zimmer und der Gemeinschaftsräume* entsprechend der Bedürfnisse der Bewohner und der Gäste kann ein Aufgabengebiet darstellen.

Als *Unterstützung der Hauptamtlichen* bieten sich Tätigkeiten im Büro, das Betreuen der Rezeption oder die Ausgestaltung von öffentlichen Veranstaltungen zur Multiplikation des Hospizgedankens als Einsatzgebiete an. Eine *Entlastung der Hauptamtlichen oder Angehörigen* durch die Ehrenamtlichen kann auch das Erledigen von Einkäufen oder die Zubereitung von Mahlzeiten sein.

## WAS BEDEUTET ES FÜR DIE EHRENAMTLICHEN MITGLIED IN EINEM INTERDISZIPLINÄREN TEAM ZU SEIN?

Wichtige Aspekte für die gelingende Zusammenarbeit von Ehrenamtlichen und Hauptamtlichen sind die gegenseitige aktive Wertschätzung, der interdisziplinäre Informationsaustausch, die Abgrenzung der Zuständigkeiten aber auch der gegenseitige Respekt.

Ehrenamtliche Helfer in der Hospizarbeit sind keine »Fachfrauen/-männer« für Sterben und Tod. Sie bieten demjenigen mitmenschliche Hilfe an, der in dieser besonderen Lebenslage Hilfe braucht. Ihre Anwesenheit, ihr »normaler« Umgang mit dem Betroffenen oder dessen Angehörigen kann eine Linderung und eine Erleichterung im Umgang mit der Situation bewirken. So kann die Erfahrung des sozialen Todes vor dem physischen Tod möglicherweise abgewendet werden. Die gegenseitige Akzeptanz von Haupt- und Ehrenamt bewahrheitet sich in der Abgrenzung der unterschiedlichen Zuständigkeiten und der Achtung der Tätigkeitsfelder. Wichtig für dieses Miteinander sind der rege und geregelte Austausch von Informationen und Erlebtem sowie die kontinuierliche Begleitung. Ehrenamtliche sind wertvolle Helfer im Hospiz. Darum gehört zu den wichtigen Aufgaben der Hauptamtlichen ihre Bedürfnisse zu berücksichtigen, zu respektieren und ihre Selbstentfaltung zu fördern. Die Spuren, die die ehrenamtliche Begleitung beim Einzelnen hinterlassen, werden in regelmäßigen *Supervisionen* und/oder Gesprächen mit der Koordinatorin aufgearbeitet. Gleichzeitig erfährt die Koordinatorin so eine Reflexion ihrer eigenen Tätigkeit.

Es ist unabdingbar, dass es auch Möglichkeiten einer verlässlichen *Finanzierung* dieser notwendigen Leistungen gibt. Die Finanzierung der benötigten Einsatz- und Koordinierungsstellen kann im ambulanten Bereich teilweise durch die Rahmenvereinbarung zum § 39 a (2) Satz 6 SGB V sichergestellt werden. Im stationären Bereich helfen die ehrenamtlichen Helfer durch ihren Einsatz, den vom Gesetzgeber festgeschriebenen Anteil von 10 % Eigenmitteln des Trägers zu finanzieren. Ehrenamtliche erhalten eine Unkostenerstattung durch den Träger des Hospizes. Durch diesen sind sie auch Haftpflicht und Unfall versichert. Wie die Hauptamtlichen Mitarbeiter unterliegen die Ehrenamtlichen auch der Schweigepflicht und dem Datenschutz.

Viele Ehrenamtliche berichten, dass sie in der Tätigkeit im Hospiz einen Ausgleich zwischen »Hilfe geben« und »Hilfe erfahren« erleben. So kann ehrenamtliche Hospizarbeit eine Bereicherung fürs eigene Leben werden. Eine Möglichkeit, sich auch mit der eigenen Sterblichkeit auseinander zu setzen. Und das heißt, eine wichtige Dimension des Lebens erfahren und das eigene Leben in seiner Einzigartigkeit und in seinem Wert neu schätzen zu lernen.

*Elke Mohrenstecher*

# Räume für die Trauer – dem Sterben Raum geben

Räume haben in unserem Leben eine besondere Bedeutung. Sie begleiten uns vom ersten Tag unseres Lebens an und werden Markierungspunkte auf unserem Lebensweg durch Höhen und Tiefen. Lange Zeit nach einem Erleben erinnern wir uns an das eine oder andere im Zusammenhang mit dem Geschehenen. Schließen wir die Augen, dann tauchen in uns Bilder auf und sie werden ganz lebendig. Sie erzählen. Sie bekommen Farben, sie bekommen Formen. Den einen oder anderen Gegenstand erinnern wir so, als könnten wir ihn noch einmal berühren, ihn spüren. Es kommen Gerüche in unsere Nase, vielleicht auch ein Klang an unser Ohr. Wachträume lassen dann Erlebtes nachempfinden. Es mag die Heiterkeit im Kindergarten sein, es mag die Geborgenheit im Wohnzimmer der Großeltern sein, es mag das Gefühl des Einsseins im verlorenen Zuhause sein, es mag die Einsamkeit in einem Krankenzimmer sein. Räume prägen unser Werden und Wachsen, Räume sagen etwas aus über den Besitzer, über ihre Besitzerin.

»Haus für Kranke – eine christliche Betriebsethik des Krankenhauses« – dieses Buch von Reinhard Neubauer aus dem Jahr 1981 zeigt überzeugend: »… es ist äußerst schwer, den vergessenen Faktor Humanität nachträglich in das Programm der Institution Krankenhaus einzubauen. Doch dieser schweren Aufgabe muss sich jeder stellen, der für das Krankenhaus in irgendeiner Weise Mitverantwortung trägt, denn die Fortentwicklung des inhumanen Krankenhauses wird allen schaden, den Patienten, den Beschäftigten, der Gesellschaft.« Und »… der Kranke auf seinem Weg von der Erkrankung bis zur Heilung oder bis zum Sterben – auch das! – ist der eigentliche Bezugspunkt aller Funktionen des Krankenhauses. Er bzw. sie in Person und als Person ist der Unterschied zum sonstigen Wirtschaftsbetrieb; um seinetwillen muss das Krankenhaus in vielem andere Wege als andere Betriebe gehen.«[1]

Diese Sätze lassen Folgendes lebendig werden: unser christliches Krankenhaus darf nicht wahrgenommen werden als ein Reparaturbetrieb, sondern »… die Einrichtung, der Umgang mit Bildern und Farben, mit Glasflächen und Möbelstücken und Blumen vermittelt einem Ankömmling auf einen einzigen unreflektierten Blick: Hier wird die Menschenwürde ernst genommen, hier wird ein Mensch ganzheitlich wahrgenommen. Christentum hat etwas mit der ganzheitlichen Wahrnehmung des Menschen zu tun. Christentum ist sinnlich. Wenn ich krank bin, ist mein sinnliches Gleichgewicht gestört. Ich bin viel empfindlicher als sonst im Hören, mit dem Sehen, mit dem Riechen. Ich brauche freundliche Bilder und angenehme Gerüche. Ich möchte als kranker Mensch die Freundlichkeit eines Hauses riechen, hören und sehen.«[2]

Der zitierte Autor und die zitierte Autorin leben mir in ihren Aussagen bereits über Jahre Wahrgenommenes in brillanter Weise vor:

Professionalität in allen Klinikbereichen und in den Führungsstrukturen sollte zur Selbstverständlichkeit gehören. Entscheidend bleibt die Frage: welche Standards, welche Leitlinien hat die christliche Einrichtung – das Krankenhaus, das Altenheim, das Hospiz – in der Wertschätzung der weichen Faktoren? Wie beantworte ich die Frage nach dem Wert der Ästhetik in den Räumen oder wie beantworte ich die Frage nach der ästhetischen Atmosphäre? Daneben steht die Frage nach dem gelebten hospizlichen Gedanken.

Räume schaffen für beginnendes Leben, das ist uns nicht schwer gefallen. Begeisterung dafür musste kaum geweckt werden. Es hatte Pulsschlag und Atem genug. Aber Raum geben und Raum gestalten für das Sterben, für die Trauer, brauchte einen erneuten Anstoß, eine Art Reanimation, einen langen Atem. Vielleicht brauchte es auch das Spüren des Schulterschlusses von Gleichgesinnten. Und das geschah in dem Projekt »Integrierte Sterbebebleitung«.

Von folgenden Teilprojekten will ich berichten:

- Ein Patientenzimmer wird »freigehalten«
- Zwei Palliativ-Zimmer für »pflegeintensive Patienten« in der Hals-Nasen-Ohren-Klinik
- Der Andachts- und Verabschiedungsraum innerhalb der Prosektur und das »Andachtskreuz« für die Stationen.

## EIN PATIENTENZIMMER WIRD »FREIGEHALTEN«

Eine Station in einem Akutkrankenhaus der Regelversorgung mit insgesamt 580 Betten ist ein kleiner Betrieb in sich. 36 kranke Menschen, Männer und Frauen, alte und junge Menschen, Hoffen und Bangen, ein Kommen und ein Gehen, Hektik, professionelles Handeln und ein gekonntes Ineinandergreifen von sich ergänzenden Berufsgruppen und zu Ende gehendem Leben, eine dichte Atmosphäre erlebe, spüre oder erahne ich auf dem langen Flur mit den angrenzenden Dreibettzimmern.

Wie kann der schwer kranke, der sterbende Patient auf dieser Station zu seinem ihm zustehenden Recht kommen? Die Zeit, mit der die Menschen, die Pflegenden und Ärzte laufen und reagieren, hat für ihn eine andere Wertigkeit. Geräusche tun ihm weh, Nähe von Menschen möchte er auswählen können, den Tagesablauf möchte er festsetzen.

Wie kann dieses alles geschehen?

In den monatlichen Besprechungen mit den Stationsleitungen war diese Problematik kein seltenes Thema. Dem Sterben musste Raum gegeben werden.

Das war zuallererst eine Frage und Bewusstmachung der menschlichen Haltung. Gemeinsam mit dem Chefarzt der jeweiligen Klinik und mit den Oberärzten und dem Stationsarzt musste die Pflege eine Leitlinie festschreiben:

Daraus einige Punkte:

- **»Wenn wir es steuern und beeinflussen und erkennen können, dann stirbt auf unserer Station kein Mensch allein ...«**

Zur Unterstützung dieser Haltung, gibt es einen Sitzwachenkreis, eine kleine Gruppe von ehrenamtlichen Frauen und Männern. Sie sind der großen Gruppe der ökumenischen Krankenhaus- und Altenheimhilfe (EKH) angeschlossen. Diese Gruppe wird durch einen regelmäßigen Gesprächskreis unter einer seelsorglichen Begleitung unterstützt. Über die Pflegedienstleitung wird der Einsatz einer Dame oder eines Herren aus dem Sitzwachenkreis zur Begleitung eines sterbenden oder einsamen Patienten abgerufen.

- **»Der Sterbende wird abgeschirmt vor dem hektischen Treiben, vor der Routine auf der Station. Seinem Bedürfnis nach Alleinsein mit dem oder den ihm nahe stehenden Menschen kommen wir nach.«**

Berechnungstage, Fallzahlen, Auslastung einer Station haben ohne Frage ihre wirtschaftliche Bedeutung für jede Klinik in unserem Krankenhaus. Die wirtschaftliche Sichtweise zu vernachlässigen, wäre unverantwortlich. Aber beide Sichtweisen zu vermischen oder gar sie gegeneinander zu setzen und auf dieser Ebene darüber zu diskutieren, verbietet sich von selbst. In unserem EDV-gestützten Stationskommunikationssystem ist jede Station mit ihren

*Kommunikation*

Patientenzimmern und belegten Betten abgebildet. Zu jedem Patienten kann ein verschlüsseltes Pflegemerkmal angezeigt werden, wie z. B. »Diabetiker«, »Marcumar« oder für den sterbenden Patienten, der allein in seinem Zimmer liegen soll, »ethische Indikation«. Mit dieser Bezeichnung haben dann alle, die in die Belegung einer Station eingreifen können, die Information, dass weitere Betten in diesem Zimmer nicht belegt werden können. Stehen jedoch für diese Station Zugänge an, dann muss auch mit Unterstützung der Pflegedienstleitung nach einer Lösung gesucht werden. Folgendes Phänomen lässt immer wieder staunen: tragen alle Beteiligten eine Entscheidung mit, dann finden sich ungeahnte Wege.

- »Angehörige, Freunde sprechen mit uns über ihre Wünsche, Erwartungen und Einstellungen im Zusammenhang mit der Aufbahrung ihres Verstorbenen.«

Wir wissen, dass Angehörige und dem Verstorbenen nahe stehende Menschen Raum oder Rituale für den Abschied brauchen. Das Halten einer Totenwache ist dafür das deutlichste Zeichen. In jedem bisher gewünschten Fall konnte sie ermöglicht werden. Auch hier ist Ideenvielfalt gefragt und darüber hinaus ein sich Hineinversetzen. Das letzte Abschiednehmen braucht Raum – Raum auch für alle Sinne und besonders Raum für die Seele.

## Memento

*Vor meinem eigenen Tod ist mir nicht bang,*
*Nur vor dem Tode derer, die mir nah sind.*
*Wie soll ich leben, wenn sie nicht mehr da sind?*

*Allein im Nebel tast ich todentlang*
*Und laß mich willig in das Dunkel treiben.*
*Das Gehen schmerzt nicht halb so wie das Bleiben.*

*Der weiß es wohl, dem gleiches widerfuhr;*
*– Und die es trugen, mögen mir vergeben.*
*Bedenkt: den eignen Tod, den stirbt man nur,*
*Doch mit dem Tod des andern muß man leben.*

Mascha Kaléko
Aus: Verse für Zeitgenossen, © Eremiten-Presse, Düsseldorf.

## ZWEI PALLIATIV-ZIMMER FÜR »PFLEGEINTENSIVE PATIENTEN« IN DER HALS-NASEN-OHREN-KLINIK

Diese 39 Patientenbetten große HNO-Station hat einen medizinischen Schwerpunkt. Patienten mit dem Verdacht eines Tumors im Mund- oder Kehlkopfbereich werden stationär aufgenommen, diagnostiziert und operiert. Diese Patienten haben eine lange Krankenhausgeschichte. Sie kommen wieder und wieder. Sie können ihren Tumor nicht verstecken. Nach und nach werden ihnen durch das Fortschreiten der Erkrankung kommunikative Fähigkeiten genommen. Es kommt der Zeitpunkt, an dem Intensivmedizin ein Ende hat. Intensive Pflege, menschliches Begleiten und ein palliativ-medizinisches Konzept treten an die Stelle und erhalten einen unschätzbaren Stellenwert. Im Laufe der Zeit wurde uns immer deutlicher, diese Patienten müssen in ihrer bekannten Umgebung, auf ihrer HNO-Station bleiben. Vielleicht darf man es als ein zweites Zuhause bezeichnen. Sie kennen die Räumlichkeiten, sie kennen vor allem die Menschen – die Ärzte, die Pflegenden, den Seelsorger oder die Seelsorgerin.

Zwei dienstzimmernahe Patientenzimmer wurden für diese Patienten ausgesucht. Aus Dreibettzimmern wurden Zweibettzimmer. Der tumorkranke HNO-Patient braucht um sich herum eigenen Raum. Er braucht Platz für seine Geräte, die seine lebensunterstützenden Funktionen sichern. Er braucht auch einen Schutzraum.

Er braucht spürbar geduldige, offene, annehmende Kommunikation, denn er ist sehr dünnhäutig geworden.

Raum und Einrichtung wie in einem Hospiz zu schaffen, das war der eine Schritt. Der andere zeitgleiche Schritt zu einem hospizlichen Denken und Handeln innerhalb des Pflegeteams und innerhalb der Stationsabläufe musste viele Male bewusst neu angestoßen werden. Eine dem Pflegemodell von »Dorothea Orem« nahe Pflege bezogen auf die Patienten in den beiden genannten Zimmern wird eingeübt. Einen gleichermaßen hohen und unverzichtbaren Stellenwert hat die seelsorgliche Begleitung sowohl für die Patienten als auch für die Pflegenden und für die Angehörigen.

## DER ANDACHTS- UND VERABSCHIEDUNGSRAUM INNERHALB DER PROSEKTUR UND DAS »ANDACHTSKREUZ« FÜR DIE STATIONEN

In unserem Krankenhaus liegt die Prosektur im Keller. Von hieraus hat sie eine gut zu erreichende Anbindung zur Tiefgarage. Die Bestattungswagen der Beerdigungsinstitute haben somit einen direkten, geschützten, diskreten Zugang. Im Blick auf Patienten und Besucher kann von der Krankenhauskonzeption und in der Beurteilung von sinnvollen Abläufen und Strukturen ein verantwortliches und tragbares Handeln erwartet werden.

Daher muss in einem hohen Maß an Sensibilität auf die Räume der Prosektur und insbesondere auf den Andachts- und Verabschiedungsraum geschaut werden. Ich erwähne in diesem Zusammenhang bewusst alle Räume innerhalb der Prosektur. Wenn wir als »Krankenhaus« von unseren Mitarbeiterinnen und Mitarbeitern einen würdevollen Umgang mit unseren verstorbenen Patienten erwarten, dann müssen alle Räume, die von der Ablauforganisation her vor dem Verabschiedungsraum liegen, entsprechend ausgestattet sein. Damit meine ich gute, sichere, sinnvolle Gegenstände für das Umbetten und Aufbahren der Verstorbenen.

Nun zum Andachtsraum, zum Verabschiedungsraum. Jahraus, jahrein begleiten die Mitarbeitenden in der Seelsorge, die Pflegenden aus dem jeweiligen Stationsteam oder die Mitarbeitenden in der Pflegedienstleitung Angehörige zu jeder Zeit in den Andachtsraum, um ihnen dort einen angemessenen Abschied von ihren Verstorbenen zu ermöglichen. In der Regel bevorzugen wir die Station und das Sterbezimmer des Patienten als Ort des Abschieds. Doch aus verständlichen Gründen ist das nicht immer realisierbar. Im Rahmen des Projektes »Integrierte Sterbebegleitung« haben wir erneut sehr sensibilisiert und verantwortungsbewusst auf den Prozess und auf Rituale des Abschiednehmens von einem nahe stehenden Menschen geschaut. Wir wissen es alle, Abschiednehmen für immer ist nicht nur ein punktuelles Geschehen, eine Sache des Augenblicks. Obwohl auch hier Augenblicke und scheinbar Nebensächlichkeiten zählen und sich einbrennen. Dieses Abschiednehmen kann ein Leben auf Jahre begleiten, erschüttern oder auch tragbar machen – es hilft der Bewältigung.

In unserem Krankenhaus sterben Menschen aus unterschiedlichen Kulturkreisen. Wir waren uns einig, mit einer Verschmelzung von religiösen Motiven wird nur scheinbar ein

*Kommunikation*

guter Weg gefunden. Im klaren, akzeptierten Nebeneinander mit einer zurückhaltenden und doch sichtbaren und spürbaren christlichen Aussage konnten wir uns bei der Neugestaltung des Raumes wiederfinden.

Ich zitiere aus dem Gesamtentwurf des mit der Gestaltung beauftragten Künstlers Herrn Matthias Hintz einige Sätze:

>»Die Prosektur wird in ihrer Gesamtheit ein Raum der Andacht und der Geborgenheit. ›Keine Amtsstube‹, wo die Gegenstände drapiert sind, sondern ein Raum, in dem eine Atmosphäre herrscht, die Vergänglichkeit und Bewahrtsein erfahrbar werden lässt. Der Mensch in seiner Einmaligkeit soll an diesem Ort Trost finden können. Der Raum wird Platz für maximal 12 Personen bieten. Sitzgelegenheiten, ein Kerzenständer werden das Interieur zur Kunst bilden. Die vorhandene Klimaanlage sorgt für gleich bleibende Temperatur.*

*Der Sarg wird im Zentrum des Raumes stehen, sodass die Angehörigen sich frei um den Verstorbenen bewegen können. Der Durchgang von der Prosektur zu den Nebenräumen wird mit einer satinierten Glasschiebetür versehen, die in ihrer Materialität Tiefe suggerieren soll.*

*Die Raumdecke wird ebenfalls in der ganzen Fläche mit satiniertem Plexiglas abgehangen, um so einen Himmelcharakter zu vermitteln.*

*Eine gleichmäßige angeordnete Beleuchtung zwischen der Decke und der Abhängung soll die Prosektur in ein ›sakrales Licht‹ betten. Statt dem Linoleum wird ein Holzfußboden verlegt. Der Wandfarbton wird, im Vergleich mit den anderen Weiß-grau-Farbtönen, im Bereich Weiß sein: Der Tod als Fest der Auferstehung.*

*Damit wird der Prosektur ein würdevoller und auch sinnlicher Charakter verliehen. Die Wände werden auch weit und durchsichtig erscheinen.*

*Vor den Fenstern wird in ganzer Raumbreite und Höhe eine Wachswand aufgebaut, die durch den Fensterlichteinfall einen opaken Charakter erhält. Auf dieser Wachswand, die aus vielen Wachstafeln besteht, werden religiöse Symbole der verschiedenen Glaubensrichtungen eingeritzt.*

*Das Wachs vermittelt:*
* *Vergänglichkeit*
* *Verletzbares*
* *Bewahrendes*
* *Durchscheinendes*
* *Begreifbares*
* *Erinnerungen*

*Die ›Wand der Andacht‹ bildet kein Ende, sondern ist eine Wand der Tiefe und Durchsichtigkeit. Ein Wachskreuz wird das vorhandene Holzkreuz an der Wand ersetzen.«*

Das Projekt ist abgeschlossen. Es ist alles gut geworden! Das Abschiednehmen hat in unserem großen Krankenhaus einen angemessenen Raum bekommen. Wir werden Angehörigen und dem Verstorbenen nahe stehende Menschen diesen Raum regelmäßig und gerne anbieten. Darüber hinaus können wir uns in diesem Verabschiedungsraum im Rahmen der Weiterbildung »Sterben begleiten« einzelne Module der Meditation vorstellen.

Im Ablauf des oben genannten Prozesses haben wir eine weitere Lücke entdeckt. Es kam die Frage auf: wie können wir noch würdevoller auf der Station den letzten Wunsch des Sterbenden nach dem Abendmahl, nach der Krankensalbung, nach einem Segen erfüllen?

Es fehlte uns eine unterstützende Ordnung. Mit Hilfe des Künstlers ist ein »Andachtskreuz« in einer Kastenform aus dunklem Holz entstanden. Das breite Kreuz auf dem Kasten nimmt das Kreuz aus dem Verabschiedungsraum auf.

In dem Kasten befinden sich u. a.:

- ein Holzkreuz
- eine aufstellbare Kerze und Streichhölzer
- eine Bibel
- Meditationskarten
- eine kleine Stoffdecke.

Auf jeder Etage unseres Hauses und somit für jeweils zwei Stationen, für die Altenheime und für das Hospiz sind die genannten »Andachtskreuze« hergestellt worden. Einsatz und Umgang mit dem »Andachtskreuz« werden in einer so genannten »Leitlinie« festgehalten.

Das waren unsere ersten Schritte unter der Überschrift »Raum für das Sterben schaffen«. Ich bin überzeugt, dass auf Grund einer entstandenen neuen Sensibilität ein hoher Anteil der Mitarbeiterinnen und Mitarbeiter in der Begleitung von Sterbenden weitere Ideen entwickeln werden. Das Thema ist uns hautnah gekommen!

---

[1]  Reinhard Neubauer: Haus für Kranke, Göttingen 1981, S. 16 u. 45.
[2]  Zitat Johanna Haberer: Vortrag Evangelischer Krankenhausverband.

# Trauern 3

*Sylvia Brathuhn*

## Tod und Trauer

### DIE TRAUER DER HINTERBLIEBENEN – EINE ANTWORT AUF DEN TOD

#### Einleitende und hinführende Gedanken

*Trauer ist ein Prozess, der an mir geschieht und den ich an mir geschehen lassen muss und den ich nicht leisten kann. … Ich bin erschüttert, verwundet, sinnlos und verlassen. Meine Fähigkeiten haben sich verflüchtigt, mein Wille ist gestorben. Ich bin schlaff und ausgetrocknet. Das Leben ist Tod. Der Tag ist grau. Die Zukunft ist ungewiss. Ich habe Angst. … Ich muss aushalten. Ich muss durchstehen. Hoffen, dass es wieder einmal erträglicher wird. Auf einen Morgen warten. Die Morgendämmerung kann ja nicht erarbeitet werden. Wir können nur hoffen, dass sie kommt. Wir müssen sie kommen lassen.*[1]

Die folgenden Gedanken sind als Einblick in ein Thema gedacht, das alle betrifft (auch die Autorin), wenn sie sich auf Begegnungen an den Übergängen von Leben und Tod einlassen. Sie sind zu lesen als ein Beitrag, der sich an alle die wendet, die den Lebensübergängen Raum und Gestalt geben möchten.

Wie sehr der Mensch in seinem Trauerschmerz verhaftet ist, hängt von vielen Faktoren ab. Ein wesentlicher Faktor jedoch, aus dem »Trauertal« herauszufinden, ist die mitmenschliche und unterstützende Begleitung. Sie kann dem Trauernden Hilfe und Möglichkeiten bieten, seiner Trauer Worte zu verleihen und ihr einen angemessenen Platz im Leben einzuräumen. Hierzu bedarf es vor jedem Professionalisierungsansatz und vor jeder theoretischen Konzeptionalisierung eines Begleithandelns, das die Komponente der »Mit-Menschlichkeit« in den Vordergrund stellt. Sie ist die »existenzielle Dimension«, die eine Trauerbegleitung zum Raum werden lässt, in dem die durch den Tod entstandene existenzielle Leerstelle miteinander ausgehalten werden kann.

Wenn wir im Folgenden den Tod eines geliebten Menschen als Konstitutivum für die leidvolle Trauererfahrung betrachten, dann soll hier ergänzend auf die Worte des Philosophen Paul Ludwig Landsberg verwiesen werden, der in seinem Buch »Die Erfahrung des Todes« hervorhebt, dass »ein einziger Akt menschlicher Liebe genügt«[2], um bei einer Begleitung die existenzielle Trauererfahrung teilen zu können, d. h., es bedarf keiner lange vorher gewachsenen, keiner verwandtschaftlichen oder romantischen Beziehung. Dieser Aspekt ist hinsichtlich der Begleitung insofern von Bedeutung, weil er darlegt, dass auch die »Professionellen« eine »liebende« Beziehung zum Sterbenden aufgebaut haben und somit im gewissen Sinne auch Trauernde sein können.[3] Der Gedanke kann als Chance und Herausforderung zugleich begriffen werden, denn immer wieder bringen Trauernde zum Ausdruck, dass nur die, die selbst Trauer erlebt haben, »heilend zum Herzen Trauernder sprechen«[4] können.

Berücksichtigen wir, dass die Mehrzahl der Menschen in Kliniken, Alten- und Pflegeheimen sterben, dann erscheint es nahe liegend, das Phänomen »Trauer« in einem »Handbuch zum Thema Sterbebegleitung« aus dem Institutionsalltag heraus zu reflektieren, es also aus dem unmittelbaren Umkreis von Sterben und Tod heraus zu bedenken und zu erörtern. Demgemäß soll der Schwerpunkt nicht auf die lange Zeit der Trauer, d. h. auf das Prozesshafte oder auf die Trauerarbeit, gelegt werden, sondern der Kerngedanke soll sich an der Verlusterfahrung orientieren, die den Hinterbliebenen angesichts des Todes eines vertrauten Menschen »überschwemmt«.

Welch großen Stellenwert das Thema »Trauer« einnimmt, lässt sich zunächst anhand von Zahlen verdeutlichen. Jährlich sterben beispielsweise in Nordrhein-Westfalen ca. 190.000 Menschen, davon etwa 100.000, also mehr als jeder Zweite, im Krankenhaus.[5] Gehen wir davon aus, dass jedem Verstorbenen mindestens ein oder zwei Menschen als Vertraute zur Seite standen, für die der eingetretene Tod dieses Menschen ein großer Verlust bedeutet, und berücksichtigen wir hierbei zusätzlich die Zahl derer, die im Rahmen ihres professionellen Alltags eine Beziehung zu dem Verstorbenen aufgebaut haben, dann erhalten wir eine hohe Zahl an trauernden Menschen, die des Beistands, der Begleitung, der Unterstützung und des Mit-Fühlens bedürfen. Sterben, Tod und Trauerweg werden zwar im Krankenhaus unmittelbar aneinander anschließend erlebt, aber gerade der Übergang vom »Hoffen zum Trauern« wird von den Professionellen im Gesundheitssystem häufig – aus den unterschiedlichsten Gründen – weder aufgefangen noch als Aufgabe gesehen.[6] Dabei ist gerade diese Übergangsphase für die Hinterbliebenen von großer Bedeutung, ist es doch die Qualität der »Akut-Begleitung«, die den Hinterbliebenen in der sich anschließenden Trauerzeit ein Wegweiser hinsichtlich ihrer Fähigkeit oder Unfähigkeit zu trauern sein kann.[7] Nicht selten berichten Trauernde, wie sehr ihnen diese »letzte Situation« haften geblieben bzw. ihnen »ins Gedächtnis eingebrannt« ist.

Wenn wir uns mit dem Thema Tod und Trauer beschäftigen, müssen wir dabei berücksichtigen, dass Tod und Trauer, Sterbe- und Trauerbegleitung nicht losgelöst vom jeweiligen kulturellen und gesellschaftlichen Kontext betrachtet werden können. Die Sterbenden, die Trauernden, die Helfenden und Begleitenden sind in ein gesellschaftlich-kulturelles System eingebettet, das sie spiegeln. Dies impliziert, dass eine bewusste Auseinandersetzung mit den Phänomenen Tod und Trauer (und eine möglicherweise daraus resultierende Ableitung von Handlungsansätzen) stets vor dem Hintergrund dessen geschieht, was in unserer gegenwärtigen Zeit an Gedanken über Sterben, Tod und Trauer und über mitmenschliche Nähe, Solidarität und Begleitung leitend und lebendig ist. Wir sind bereits in irgendeiner Richtung engagiert, wenn wir uns mit Fragen um Tod und Trauer auseinander setzen.[8] Nur im Kontext dieses Wissens können wir ein Bewusstsein darüber erlangen, wie viel »Raum« – sowohl im physischen Sinne (z. B. Räumlichkeiten wie Abschiedszimmer, Aufbahrungsraum, Friedhof) als auch im übertragenen Sinne (z. B. Zuwendung, Zeit für Gespräche) – wir dem Verlusterleben und den damit verbundenen vielfältigen Auseinandersetzungen (z. B. Bewusstwerdung der eigenen Sterblichkeit, Sinnfrage, Suche nach Hoffnung) einräumen können. Nur so können wir erkennen, was an Begleitung (personal) und Begleithandeln (kulturelles Umfeld, das wir prägen) nötig ist.

## TOD UND TRAUER IM LICHTE DER GEGENWARTSKULTUR

*Da die Menschen nicht Tod, Elend und Unwissenheit heilen konnten, sind sie, um sich glücklich zu machen, auf den Einfall gekommen, nicht daran zu denken.*[9]

Tod und Trauer sind Begrifflichkeiten, die nicht unabhängig voneinander betrachtet werden können, sondern vom Menschen als ineinander verflochten erfahren werden. Erst beim endgültigen Verlust eines geliebten Menschen wird der Tod in unser Leben aufgenommen, hört er auf, nur leerer Abgrund zu sein.[10] Wir erfahren ihn in seiner »Wirklichkeit« und antworten darauf mit einem Gefühl von Trauer, das weder willentlich motiviert noch wissentlich intendiert ist, aber von unserem ganzen Dasein Besitz ergreift, ja »gleichsam vom Kern der Person her das Ganze unserer Existenz und unserer ›Welt‹ [erfüllt].«[11]

Tod und Trauer sind zwei Phänomene, die konstitutiv zum Leben des Menschen gehören, es aber dennoch in unvorstellbarer Weise aus der Bahn werfen können. Simone de Beauvoir lässt in ihrem Roman »Alle Menschen sind sterblich« in Fosca eine fiktive Figur entstehen, der auf Grund eines »Zaubertrunkes« Unsterblichkeit verliehen ist. Zweierlei wird hier deutlich: Wir als Menschen sind Sterbliche und wir wissen um unsere Sterblichkeit. Dieses Wissen – das »existenzielle Grundmotiv«[12] überhaupt – macht uns wesentlich zu Menschen.

De Beauvoir stellt zudem heraus, dass wir Menschen uns nicht mit unserer Sterblichkeit abfinden können, ja dass wir in einer Art »Selbstvergottungswahn«[13] immer wieder versuchen, unserem Schicksal zu entkommen. Im Grunde glauben wir nicht an unseren eigenen Tod, bzw. – so formulierte es Sigmund Freud – ist jeder letztlich »im Unbewussten … von seiner Unsterblichkeit überzeugt«.[14] Obwohl wir in jedem Augenblick unseres Lebens mit dem Tod leben, weichen wir diesem existenziellen Faktum auf vielfältige Weise aus, richten uns in unserem Dasein ein, als gäbe es das Sterben nicht, als ginge uns der Tod nichts an. Wir wiegen uns in dem trügerischen Wahn, dass es immer der Tod der anderen ist, der irgendwann anderswo stattfindet, und versuchen der Unausweichlichkeit des eigenen Todes zu entkommen. So laufen wir »unbekümmert in den Abgrund, nachdem wir irgendetwas vor uns hingestellt haben, das uns hindern soll, ihn zu sehen.«[15]

Einst galt das *Memento mori*, die Aufforderung seines eigenen Todes zu gedenken, als eine Möglichkeit, die Erinnerung an das Unausweichliche wach zu halten und sich den Tod als Inbegriff der menschlichen Ohnmacht zu jeder Zeit – auch auf den Höhepunkten des Lebens – zu vergegenwärtigen. Es sollte lehren, mit der eigenen Sterblichkeit zu leben, und so sollte – verkürzt gesagt – die Bedeutsamkeit des Augenblicks herausgestellt werden.[16] Heute wird das »Memento mori« übertönt und überhört – vielleicht haben wir auch kein »Memento mori« mehr. Immer häufiger anästhesieren Menschen ihre Angst vor dem Tod durch Bekämpfung, Ausgrenzung und Marginalisierung des Lebensendes. Hierdurch geht ein humaner Umgang mit Sterbenden verloren, wird eine wahrhafte Auseinandersetzung mit dem Tod behindert und werden noch rudimentär vorhandene Rituale der Trauer gefährdet: Der Umgang mit Sterbenden und Trauernden wird aus unserer alltäglichen Erfahrungs- und Lebenswelt verdrängt.

Das alltägliche Dasein (privat oder professionell), das (zumindest gedanklich) immer schon mit Krankheit und Leiden, Sterben, Tod und Trauer konfrontiert ist, in der Illusion der Unsterblichkeit zu leben, gelingt dem Menschen unterschiedlich, je nach Maß ihrer Ausweichens-, Zerstreuens- oder Vergessensstrategien. Jedoch spätestens wenn der Tod den Modus der »anwesenden Abwesenheit«[17] verlässt und real wird, »zerfällt« die Unsterblichkeitsillusion. Spätestens dann, wenn der Tod als bestimmter Tod – nämlich als »mein Tod« oder als »Tod eines nahe stehenden Menschen« – in das Leben hereinbricht, wird er für uns mehr als ein objektives Faktum, geht er weit über das »man stirbt eben«[18] hinaus, erschüttert er uns, wird er uns existenziell.[19] In dieser das ganze Leben verändernden Situation, die für den betroffenen Menschen einen krisenhaften Charakter hat und eine Grenzsituation darstellt,[20] werden wir angesichts der zur Wirklichkeit gewordenen Unmöglichkeit erschüttert, erfahren die Zerbrechlichkeit unseres Daseins und werden von einem Gefühl heimgesucht, das wir »*Trauer*« nennen.

Haben wir bisher von einer Ausgrenzungstendenz des Todeswissens – und der damit einhergehenden Auseinandersetzung um unsere eigene Sterblichkeit – in unserer Gesellschaft gesprochen, so kann diese Tendenz auch beim Einzelnen (und seinen sozialen Bezügen) beobachtet werden, wenn er mit dem vorhersehbaren oder eingetretenen Tod eines nahe stehenden Menschen konfrontiert wird. Die zunehmende Entfernung vom Tod und von den Toten begünstigt den Zerfall der direkten und intersubjektiven Kommunikationskultur und beraubt die Trauer ihres Platzes. In den Untersuchungen zur »Geschichte des Todes« von Philippe Ariès wird deutlich, dass das Trauerverhalten in den letzten Jahrhunderten auf Grund allgemein anerkannter Rituale immer einen gesellschaftlichen Platz hatte. Die Trauer wurde in einem gesellschaftlich regulierten Raum gelebt, unterstützt und mitgetragen. Das Trauerverhalten erfuhr dadurch zwar einerseits eine gewisse Verengung, da es gesellschaftlich reguliert und so auch fremdbestimmt wurde, aber andererseits war das Trauern grundsätzlich erlaubt, konnte – und vor allem durfte – öffentlich zum Ausdruck gebracht werden.

Im letzten Jahrhundert zeigt sich ein Veränderungsprozess im gesellschaftlichen Umgang mit Trauer, der zum einen in der Säkularisierung der Gesellschaft und zum anderen in der Segmentierung von Tod und Trauer verankert ist. Bei Ariès finden wir unmissverständlich das Trauerverhalten, wie es heute gelebt und praktiziert wird, artikuliert: »Auf das Leichenbegräbnis und die Beisetzung folgt eine Zeit der Trauer. Die Hinterbliebenen können tiefen und anhaltenden Schmerz empfinden, doch nahezu im gesamten Abendland ist es heute zur Regel geworden, dass er nie öffentlich gezeigt werden darf.«[21] Demzufolge wird das Gefühl der Trauer, das sich beim Tod des geliebten Menschen einstellt, zwar zur Kenntnis genommen und anerkannt, darf jedoch nur im mehr oder weniger »unsichtbaren« Privatbereich zum Ausdruck gebracht werden. Trauer wird als ein vorübergehender Vorgang betrachtet, der häufig schon mit der Bestattung als beendet angesehen wird. Die Verbannung der Trauer aus der Öffentlichkeit zeigt sich in der Ausbreitung der anonymen Bestattungen, den zum Teil sehr unpersönlich gehaltenen Todesanzeigen, dem Wegfall der Trauerkleidung, um nur einiges zu nennen. Die immer wieder formulierte Bemerkung von Hinterbliebenen, dass sie den Toten, so wie er im Leben aussah, in Erinnerung behalten wollen, kann als Anzeichen für eine fundamentale Angst vor dem Tod, dem Leichnam, dem Abschiedsschmerz und der eigenen Trauer betrachtet werden. Die eigene Trauer laut zu äußern und öffentlich zu zeigen, gilt als unangebracht oder als unschicklich, ist gewissermaßen verboten, und so wächst sowohl die Unsicherheit der Trauernden selbst als auch die ihrer Mitmenschen im Umgang mit ihnen.

Es erscheint daher gerechtfertigt, das Phänomen »Trauer« in unserer Gesellschaft mit Hilfe zweier charakteristischen Merkmale zu umschreiben: »*Ortlosigkeit und Wortlosigkeit*«[22]. Immer wieder werden diese beiden Kennzeichen als Dimensionen der gegenwärtigen Trauerkultur von trauernden Menschen, wenn auch in unterschiedlicher Intensität, wahrgenommen, erfahren und beklagt. Beim Tod des geliebten Menschen erlebt sich der Zurückbleibende orientierungs- und hilflos, einsam und auf sich selbst zurückgeworfen. Er erlebt sich als »Ortloser«, der fassungslos und ausgeliefert mit ansehen muss, wie die Umwelt, wie seine Mitmenschen – trotz der über ihn hereingebrochenen Katastrophe – nach wie vor in ihrem gewohnten Alltag beheimatet sind und mehr oder weniger unbeirrt zur Tagesordnung übergehen. Die Dimension der »Ortlosigkeit« verweist darüber hinaus auf einen fehlenden Platz für ein angemessenes Abschiednehmen vom Verstorbenen sowie auf das Fehlen von Ritualen, die dem Trauernden Halt geben und sich so zu einem lebensrettenden Ort entwickeln können.[23]

Eng verwoben mit dem Gefühl der »Ortlosigkeit« ist die Erfahrung der »Wortlosigkeit«, die der Zurückbleibende in seiner Trauer erfährt und durchleidet. Auch die »Wortlosigkeit« muss vor dem Hintergrund zweier Dimensionen Berücksichtigung finden: Zum einen findet der Trauernde selbst keine Worte, um seinem Schmerz und seiner Verzweiflung Ausdruck zu verleihen. Das, was er empfindet, liegt jenseits dessen, was wir mit Worten auszudrücken vermögen. Wir können nur etwas in Sprache fassen, das in unserer Realität gegeben ist, denn menschliche Sprache bezieht sich hauptsächlich auf gemachte Erfahrungen. Der Tod aber liegt außerhalb unserer menschlichen Erfahrung und setzt somit dem semantischen Vermögen der Worte Grenzen. Zum anderen verweist die Wortlosigkeit auch auf die Befangenheit und Sprachlosigkeit der Mitmenschen, auf ihre Angst und Hilflosigkeit im Umgang mit trauernden Menschen. Die hölzernen (oder ausbleibenden) Beileidsbekundungen am Grab, das Unterlassen von Trauerbesuchen und das Fehlen von Trost – im Gegensatz zu den üblichen Ver-Tröstungen – verweisen sowohl auf die rituelle Sprachlosigkeit als auf die Erfahrungsarmut und verfestigen so die Einsamkeit und Isolierung des Trauernden. »In einer kulturellen Wüste ist beschwerlich trauern, und sie macht vieles schwerer, als es eigentlich ist.«[24]

Hierin ist der Ansatz für eine mit-menschliche Begleitung zu sehen, deren Aufgabe es ist, Trauernden einen Ausweg aus der »kulturellen Wüste« mit ihrer »Ort- und Wortlosigkeit« zu bieten und sie bei der »Verortung« und »Verwortung« ihrer Trauer zu unterstützen. Die neuzeitliche Hospizbewegung kann als ein Beispiel für eine solche mit-menschliche Begleitungsbewegung genannt werden. Sie ist eine lebensraumorientierte Bürgerbewegung, die den zutiefst menschlichen Erfahrungen von Sterben, Tod und Trauer einen Platz inmitten des Lebens einräumt und konkrete Hilfsangebote entwickelt.

## TRAUER – EIN SCHMERZENDES VERLUSTEMPFINDEN

*Heute lebe ich in einer blicklosen Welt. Mein Leben ist leer.*[25]

Es soll nun der Frage nachgegangen werden: »Was ist Trauer?«. Hierzu werden wir zunächst das Phänomen »Trauer« im Überblick darstellen, um dann in einem zweiten Schritt den »Verlust« als zentrales Phänomen der Trauer zu entfalten.

In der Auseinandersetzung mit diesem Phänomen lassen sich zwar grundlegende Gemeinsamkeiten hinsichtlich der Trauerreaktionen, des Trauerverhaltens und des Trauerverlaufs ausmachen. Dennoch gilt es zu beachten, dass diese menschlichen Grundgegebenheiten je individuell erfahren und unter bewusster oder unbewusster Berücksichtigung unzähliger Faktoren (physischer, psychischer, kultureller, sozialer, religiöser usw.) persönlich gedeutet werden. Hierin liegt ein eindeutiger Auftrag an die Betreuenden: Alle Überlegungen zu Tod und Trauer – und so auch zur Begleitungsarbeit – tragen immer nur den Charakter der Vorläufigkeit und müssen im Angesicht des je betroffenen Menschen beständig bedacht und modifiziert werden.

Die Lebensbiographie eines jeden Menschen ist von gewollten oder nicht gewollten Trennungen und Verlusten, von Abschieds- und Trauererfahrungen geprägt, die bewusst oder unbewusst tiefe Spuren in der Seelenlandschaft hinterlassen haben und denen wir bis zu einem gewissen Grad mit einem lebensgeschichtlich erworbenen Kontingent an persönlichem Handlungs- und Bewältigungsrepertoire (so genannten Coping-Strategien) begegnen können. Stirbt jedoch ein Mensch, der uns nahe steht, ein Mensch, den wir lieben, konfrontiert uns diese Verlusterfahrung mit der Brüchigkeit des Lebens in seiner ganzen Verletzlich- und Endlichkeit so, dass zunächst alle Coping-Strategien oder das bisherige Bewältigungsrepertoire versagen. Dieser letzte und definitive Abschied, dieses unwiderrufliche »Aus und vorbei! Nie wieder!« ruft in uns ein Gefühl von Trauer hervor, das unser Dasein in seiner Ganzheit mit Dunkelheit überschattet. Da der Mensch nicht in einem verlustleeren Vakuum lebt, wird er beim »Tod des Nächsten«[26] nicht nur mit seiner akut vorherrschenden Trauer konfrontiert, sondern sein ganzer »Verlusthintergrund«, der aus vorhergegangenen, oft weit zurückliegenden, teilweise unbewältigten Leidenserfahrungen resultiert, wird mit aufgerufen. Empfindungen wie Entsetzen, Wut, Ergebenheit, Hilflosigkeit, Vereinsamung, Angst, Hoffnungslosigkeit, Verzweiflung prägen die »Landschaft der Trauer« und bringen den Zurückbleibenden in einen Abgrund des Leides. Angesichts der Furchtbarkeit der Trennung, angesichts des unwiderruflichen Verlustes dieses Menschen, der für sein Leben eine wichtige Bedeutung hatte, angesichts der Bedeutungslosigkeit, die das für andere hat, scheint der Boden unter seinen Füßen zu schwanken, scheint alles Halt- und Orientierungsgebende, das bisher Leben sicher und sinnvoll machte, im Nichts zu verschwinden. Zurück bleibt ein verunsicherter, einsamer und verzweifelter Mensch: ein Trauernder.

Wir haben mit dem Tod einen Menschen verloren, der für unser Leben einzigartig und unersetzbar war und mit ihm – so sagen es Trauernde – etwas von uns (»mein Herz«, »meine Mitte«) oder gar uns selbst verloren. Wie sehr das Verlustempfinden ein Kerngedanke der Trauer ist, bestätigt sich in vielen Versuchen der Versprachlichung dieser Erfahrung. Zur Verdeutlichung sind hier exemplarisch (siehe Abb. 1) einige Definitionsansätze dargestellt, die die Verlusterfahrung in den Mittelpunkt ihrer Überlegungen gestellt haben.

Bevor wir näher auf die Qualität des Verlustempfindens in der Trauer eingehen, soll anhand eines Beispiels aufgezeigt werden, dass die hier angesprochene »existenzielle Verlusterfahrung« als eine jederzeit aktualisierbare Möglichkeit in unserem täglichen Dasein zugegen ist. Immer schon steht alles Lebendige, steht alles, was wir lieben – auch wir selbst – in der Konfliktsituation, vom Tode bedroht zu sein.

Nehmen wir zur Verdeutlichung dieser Aussage einmal die allen Menschen bekannte Abschiedsszene am Bahnhof. Wir bringen einen uns nahe stehenden Menschen zum Zug, wir verabschieden uns am Bahngleis von ihm und in diesem Abschiedsmoment erspüren wir eine Schmälerung, eine Einschränkung unserer Lebensfreude: Dieser Mensch verlässt uns, er lässt uns allein am Bahnhof zurück, er »hinterlässt« uns gewissermaßen. Sicher, wir meinen zu »wissen«, dass er wiederkommt, wir denken uns den Abschied als einen ersten Schritt zu einem erneuten Wiedersehen und halten die Trennung für vorübergehend, für reversibel. Trotzdem spüren wir mit der Abfahrt des Zuges eine Bedrohlichkeit aufscheinen, deren äußerste Gestalt der Tod ist. Wir spüren den Schmerz und werden von einem Moment der Trauer erfüllt und durchzogen, der sich in dem Gedanken »hoffentlich sehe ich ihn wieder«, »hoffentlich passiert ihm nichts«, Gestalt verschafft und uns darauf verweist, dass die Möglichkeit der Irreversibilität immer schon im Hintergrund »lauert«. Vielleicht nur kurz wird uns deutlich, dass die auf Dauer erhoffte Reversibilität des Abschieds in jeder Sekunde unseres Lebens bedroht ist.

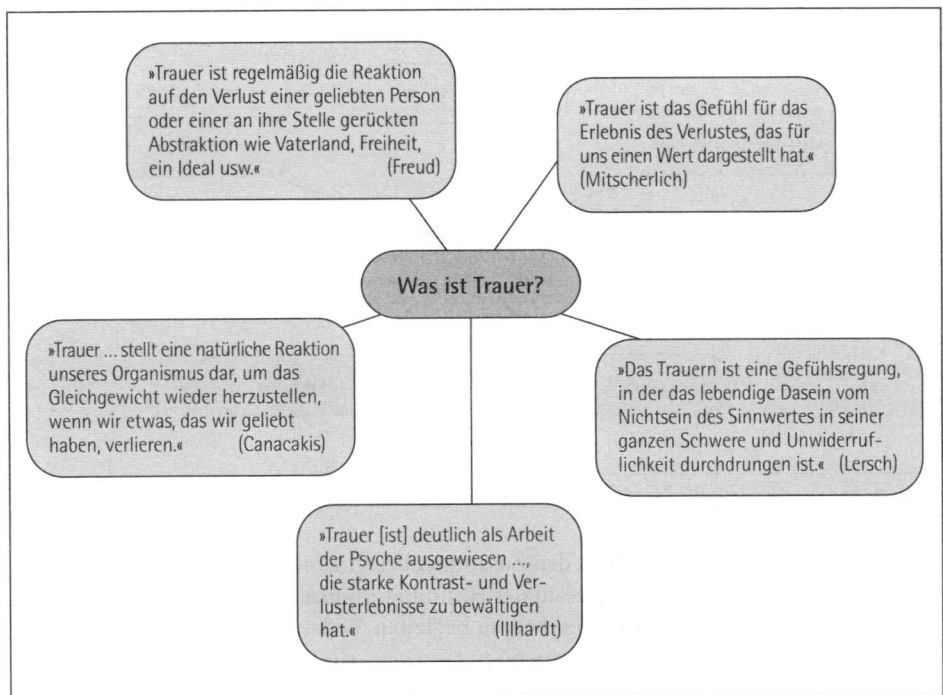

**Abb. 1:** Exemplarisch ausgewählte Versprachlichungsversuche des Phänomens »Trauer«

Stirbt nun tatsächlich ein nahe stehender Mensch, so bricht mit dem Tod die »katastrophale Nichtungsmöglichkeit«[27] allen menschlichen Lebens, ein Verlust in das Leben des Hinterbliebenen hinein, der alle Ebenen seines Seins berührt, der Quelle und Abgrund der Trauer zugleich zu sein scheint und in ihm das Empfinden hervorruft, als sei »in [s]einem Inneren kein Stein auf dem anderen geblieben«.[28] Der Abschied, der vollzogen werden muss, ist auf Dauer gestellt, ist für die Ewigkeit gedacht, ist endgültig und irreversibel, bedeutet einen existenziellen Verlust. Dieser unwiderrufliche Verlust eines Menschen, dessen Dasein für unser Leben eine wesentliche Bedeutung hatte, ruft ein »schmerzendes Defizitempfinden«[29] hervor und hinterlässt eine »rätselhafte Leere«[30].

Die Leere, die der Hinterbliebene empfindet, speist sich aus der Erfahrung des Verlustes. Wir unterscheiden maßgeblich zwei Verlustkategorien: der physische Verlust und der symbolische Verlust.[31] Der physische Verlust ist konkret fassbar, wird vom Menschen erkannt und ist ihm bewusst. Das Wissen um den physischen Verlust macht es ihm möglich, diesen zu betrauern. Der symbolische Verlust (siehe Abb. 2) hingegen – und um diesen soll es hier gehen – wird häufig weder vom Trauernden selbst noch von den Mitmenschen erkannt. Das Nichtwahrnehmen dieses Verlustes erschwert den Trauerweg eines Hinterbliebenen in beachtlicher Weise. Wenn wir einem Trauernden »begegnen«, ihm zum »Du« (Buber) werden, dann ist es von Bedeutung, dass wir die symbolischen Verluste wahrnehmen und erkennen, dass wir sie »sehen lernen«[32].

Der Tod eines geliebten Menschen reißt den Trauernden in einen Strudel der Vergänglichkeit. Mit dem Verlust der *Unsterblichkeitsillusion* gehen auch die ihn sichernden und haltenden Bewältigungsstrategien verloren. Im Todesbewusstsein stellt er nicht nur den *Sinn* des Daseins, sondern auch sich selbst in Frage. Er weiß nicht mehr, wer er ist, erlebt die

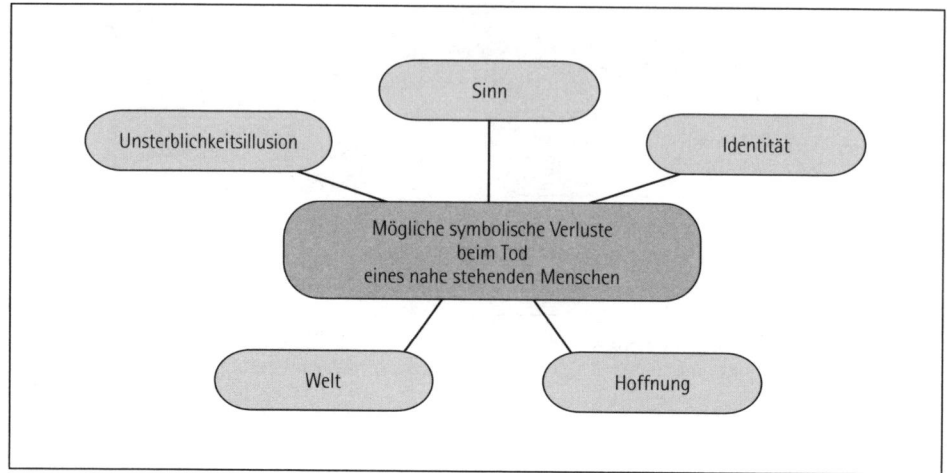

**Abb. 2:** Mögliche symbolische Verluste beim Tod eines nahe stehenden Menschen.

Bedrohung seiner eigenen *Identität*, den Zusammenbruch seiner *Welt*, scheint alle *Hoffnung* zu verlieren und droht in einem Gefühl der Hoffnungslosigkeit zu versinken.

Einen geliebten Menschen im Sterben zu begleiten, bedeutet, einem ungeheuerlichen Zwiespalt ausgesetzt zu sein. Auf der einen Seite »wissen« wir, dass dieser Mensch stirbt, dass er an einer Krankheit leidet, die unweigerlich zum Tode führen wird, auf der anderen Seite hoffen wir verzweifelt auf ein »Wunder«, sei es medizinischer oder übernatürlicher Art. Einerseits wünschen wir dem leidenden Menschen (und uns selbst), dass seine Qual ein Ende hat, andererseits ergreifen wir jeden Strohhalm, der sich uns bietet, ihn noch nicht, nicht jetzt, nicht für immer gehen lassen zu müssen. Solange dieser Mensch noch atmet, noch lebt, seine Haut noch Spuren von Wärme ausstrahlt, haben wir das Gefühl, den Sterbenden noch irgendwie zu »erreichen«, ihm noch in liebender Lebendigkeit »begegnen« zu können. Im Augenblick des Todes jedoch, im Augenblick dieser zur Wirklichkeit gewordenen Unmöglichkeit, fühlen wir »uns hinübergeführt in die fremde und kalte Welt des vollendeten Todes. Das vitale Mitleid tastet nun ins Leere und wird mit einem Schlag aufgehoben in der tieferen Bewusstwerdung, dass dieses Wesen in der Einzigartigkeit seiner Persönlichkeit nicht mehr da ist und nicht mehr in diesen Körper zurückzukehren vermag. Er wird nicht mehr zu uns sprechen, er wird nicht mehr in unserer Gemeinschaft leben, wie vorher: Niemals wieder.«[33] Fassungslos und erschüttert erleben wir die Spannung von Dasein (der noch greifbare Leichnam) und Wegsein (fehlende Resonanz in der Begegnung), fühlen »den Kontrast zwischen dieser sichtbaren irdischen Realität und der rätselhaften Abwesenheit des Geliebten«[34]. Wir erleben, wie der vollendete Tod gleichsam in unsere eigene Existenz eingedrungen ist und als Vergleichgültiger alles Besonderen sowie als Destrukteur allen Sinns unsere Welt in Tod verwandelt.[35]

Der Einbruch des Todes in das Leben des geliebten Menschen stellt uns zugleich in die reale Möglichkeit des eigenen Todes, zwingt uns den Blick bewusst auf die »Unwiederholbarkeit des Lebens«[36] zu richten, lässt »die Todesbedrohtheit in ihrer ganzen Wucht und Fülle«[37] existenziell erfahrbar und sie so dem möglichen konkreten Verstehen zugänglich werden. Im Tod des geliebten Menschen gelangen wir zu einer Erkenntnis, die weit über ein »objektives Wissen« hinausgeht: Wir werden der »existenziellen Erfahrung« teilhaftig, die sich auch an uns richtet: »Auch ich werde einmal nicht mehr sein.« Nicht nur der, den wir

*Trauern*

so sehr liebten, ist tot, sondern auch wir selbst und alle anderen Menschen stehen nun im Lichte dieser todbringenden Gewissheit: »So werden wir alle sterben. Unser Leben wird enden. Endgültig! Unwiderruflich! Definitiv!« In diesem Moment erfahren wir den Tod wie von innen und werden »zu einer erlebten Kenntnis unseres eigenen Sterbenmüssens hingerissen«[38]. Wir sind nicht länger in der Lage, die Illusion der Unsterblichkeit aufrechtzuerhalten. Indem wir durch das Tor des Todes gesehen und die dahinter »gähnende Tiefe«[39] erblickt haben, überwältigt uns das Nichtwissen um die Bestimmung des Verstorbenen und das Nichtwissen um unsere eigene Bestimmung. Die Fragwürdigkeit unseres Daseins und unseres bisherigen Seinsverständnisses mündet in die radikale Frage nach dem Sinn des Seins überhaupt.

Wir leben in der selbstverständlichen Annahme, dass der Mensch ein auf Sinn verwiesenes Wesen ist, dass es uns Menschen aufgegeben ist, die Frage nach Sinn zu stellen und zu ergründen. Aber wir stellen uns die Sinnfrage nicht unaufhörlich. Wir können sie beiseite schieben oder wenigstens zeitweise in einem Modus der Sinnerfülltheit leben. Die Frage nach Sinn tritt dann in den Vordergrund, wenn wir uns in einer Situation befinden, in der uns der Sinn des Daseins überhaupt fragwürdig geworden oder vielleicht verloren gegangen ist. Der unwiederbringliche Verlust eines geliebten Menschen stellt eine solche Situation dar. Er hat die Sinnerfülltheit, in der wir unseren Alltag leben und bestehen, aufgehoben. Alle bisherigen Sicherheiten und Selbstverständlichkeiten brechen unter uns weg und angesichts der Leere werden wir uns selber »zu einer großen Frage«[40]. Die nun aufbrechenden Fragen sind auch spiritueller Natur, die mal im Bereich der »innerweltlichen« Lebensdeutung bleiben, mal transzendenten Charakter haben und wiederholt mit der Frage nach Gott und der Auseinandersetzung mit bisher fraglos Geglaubtem einhergehen.

Der eingetretene Tod lässt uns das menschliche Leben von Grund auf in Frage stellen – »Was für einen Sinn hat das alles?« – und bezieht auf radikale Weise auch die Fragen des Glaubens – »Wo bleibt Gott?« – mit ein. Diese Fragen brechen als Ausdruck von Schmerz, Ohnmacht und Hilflosigkeit dann aus uns heraus, wenn es keinen Ausweg mehr zu geben scheint. Sie sind ein diffuser Hilfeschrei, um diesem unfassbaren Einschnitt in unserem Leben Bedeutung und Sinn beimessen zu können. Der Tod ist uns demnach in einer Art »dialektischen Bosheit«[41] gegeben. Indem wir angesichts des Todes die Frage nach Sinn stellen, scheint der Tod einerseits ein Konstitutivum für Bedeutung und Sinn zu sein, andererseits erfahren wir ihn kraft seiner zerstörerischen Macht als destruktiv und ruinös, als Vernichter des Geliebten. Der Tod begegnet uns janusköpfig: Er ist Sinnzerstörer und Sinngewährer, er stürzt uns in die Verzweiflung und hebt uns gleichzeitig in die Hoffnung.

Der eingetretene Tod zerreißt den Bund zweier Menschen, die in einem besonderen Verhältnis zueinander standen. Diese Spaltung bedroht das »Ich« des Zurückbleibenden an seinen Wurzeln, bedroht seine Identität und bringt sie in Gefahr. Wenn wir einen nahe stehenden Menschen durch den Tod verlieren, bleiben wir allein zurück, wir werden »Hinterbliebene«, sind gewissermaßen eine »Hinterlassenschaft, wie etwas, das der tote Mensch hinter sich gelassen hat und das zunächst ohne neue Bedeutung ist.«[42] Der Tod eines nahe stehenden Menschen, mit dem wir in einem Bund gegenseitiger Liebe verbunden ein »Wir« waren, bedeutet Trennung und Separation, bedeutet ein Herausfallen aus der Weite des »Wir sind« in die Enge des »Ich bin«: in die Einsamkeit der Vereinzelung.

Diese Spaltung bedroht das Ich des Zurückbleibenden an seinen Wurzeln, an seinem Selbstverständnis. Der Verstorbene war ihm ein herausforderndes, unterstützendes und begrenzendes Gegenüber, das »die Ichkräfte strukturierte und sinnvoll bestätigte«[43]: Es war ihm eine »Reflexionsfläche« zur Entwicklung und Bestätigung seiner eigenen Identität.

Angesichts dessen Todes bleibt das Gefühl zurück, nur noch »hälftig zu leben«[44], »entzwei-gerissen zu sein«[45]. Der Schmerz des »Zerrissenwerdens« wird von Trauernden vielfach er-lebt als Zerfall ihrer »Identität in kleine Stücke, die wie in einem Kaleidoskop durcheinan-der gerüttelt«[46] sind und in dem nichts mehr richtig zusammenpasst. Angesichts dieser Konfusion in ihrem inneren und äußeren Dasein wirft sich für viele Trauernde die Frage auf: »Wer bin ich eigentlich?« und »Wie bin ich eigentlich?« Bestimmen wir die Identität als das Gefühl, eine einzige, kohärente Einheit zu sein, die sich im Strom der Veränderung durch-hält, dann »sehen« wir hier eine weitere Dimension des Verlustes, die es zu berücksichtigen gilt.

Wenn wir mit einem Menschen in einer besonderen Beziehung leben, dann stellen wir nicht nur einen gemeinsamen Bezug zur Welt her, sondern wir gestalten eine gemeinsame Welt, wir nehmen eine Welt an. Diese »angenommene Welt«[47] ist ein internes Konstrukt des Menschen, das alles enthält, was ein Mensch auf Grund seiner bisherigen Erfahrungen für wahr hält, aus dem heraus er sich orientiert und sein Verhalten plant. Für den Zurückblei-benden verliert dieses »gegliederte Ganze der Verhältnisse«[48] mit dem vollendeten Tod seine Einheit und Ganzheit und so auch den Sinnhorizont. Aller Zusammenhang scheint dem Zu-rückbleibenden verloren. Seine Welt ist fremd, »arm und leer«[49] geworden, entbehrt der Ver-trautheit und verweist auf die ihn umgebende Beziehungslosigkeit in all ihren Facetten. Mit diesem »Weltverlust« empfindet der Hinterbliebene nicht nur den Verlust von Vergangen-heit, sondern auch die Zukunft mit ihren Perspektiven ist ihm verloren gegangen. Der ein-getretene Tod hat die Erwartungen an das Leben und die Lebensplanung abgebrochen. Die gemeinsam geschmiedeten Pläne und die Erwartungen, die an den Verstorbenen geknüpft waren, gehen ins Leere. Was bleibt, ist das Gefühl der Hoffnungslosigkeit.

Angesichts des verstorbenen Menschen, der uns so viel bedeutete, werden wir von einer tiefen Hoffnungslosigkeit überwältigt, die sich als »enttäuschte Hoffnung« in lähmendem Schweigen oder trotzigen, verzweifelten und resignativen Äußerungen Ausdruck verschaf-fen kann: »Ich habe so sehr gehofft, dass sie wieder gesund wird. Es hat nichts geholfen. Was soll ich denn noch hoffen? Worauf soll ich hoffen?« Die Möglichkeit der Begegnung, die uns in der Verbindung von Leib, Geist und Seele, in der Lebendigkeit des geliebten Menschen gegeben war, ist ein für alle Mal vorbei. Er ist unerreichbar geworden, alles ist still. Es bleibt nur Leere und Leblosigkeit.

Zuvor haben wir beschrieben, dass der bevorstehende Tod eines geliebten Menschen im-mer begleitet ist von der Hoffnung, der Sterbende möge bleiben. Diese Hoffnung speist sich als »Genesungshoffnung«[50] aus dem innerweltlichen Kontext (z. B. von Medizin und Pflege), trägt eher den Charakter einer »Erwartung«, ist objektbezogen, diffus, unsicher, unwissend, kann jederzeit enttäuscht werden und wird es letztlich auch.[51] Begreifen wir aber diese Hoff-nungslosigkeit nicht als Abwesenheit von Hoffnung, sondern verstehen sie im Sinne einer »stumpfen Teilnahmslosigkeit«[52], dann können wir darauf vertrauen, dass die Hoffnung noch in Resten, wie tief diese auch verschüttet sein mögen, in uns geborgen ist. So verstehen wir die Hoffnung als eine anthropologische Konstante, die als der »letzte Grund der Seele … so unablösbar zu den notwendigen Voraussetzungen des Lebens [gehört], dass die Men-schen sie nicht einmal mit Trotz, nicht einmal mit Willen und Vorsatz ganz aus sich he-rausreißen können. Auch wenn sie im Anflug der Verzweiflung nicht hoffen wollen, auch wenn sie meinen, sich von allen Regungen der Hoffnung befreit zu haben – auch wenn sie es nicht wissen, insofern sie leben, hoffen sie noch.«[53]

Gabriel Marcel pointiert die Hoffnung noch radikaler, indem er auf ihre transzendente Dimension – im Sinne eines Überschreitens der Gegenständlichkeit – verweist. Er sagt: »Einen Menschen lieben heißt zu ihm sagen: ›Du wirst nicht sterben‹«[54]– und das sagt Marcel angesichts der bleibenden Erfahrung von Sterben und Tod. Wir werden hier mit einem Hoffnungsmoment konfrontiert, das Unsterblichkeit (der Seele) des Geliebten impliziert. Obgleich dieser Gedanke Trost spenden und Halt geben kann, müssen wir uns darüber bewusst sein, dass er den Hinterbliebenen im Moment des Verlustes weder tragen noch den Schmerz um das verloren Gegangene schmälern kann. Hinzu kommt, dass die empfundene Hoffnungslosigkeit häufig verstärkt wird durch das Gefühl, dem Verstorbenen noch etwas schuldig geblieben zu sein. Die Empfindungen der Trauernden dürfen – wie unrealistisch sie den Begleitenden auch klingen – nicht bagatellisiert werden. Trauernde müssen angesichts der Unfassbarkeit die Gelegenheit haben, das, was sie bedrückt, zu formulieren. Die Begleitenden müssen keine Antworten finden, können mitfühlend Stütze und Halt sein. Gerade in der Begleitung Trauernder ist es wichtig, auch die sog. »kleinen Hoffnungen«[55] zu berücksichtigen, die immer auf das Erschließen und Annehmen der Realität, also auf die konkrete Situation gerichtet sind. Durch sie haben wir die Möglichkeit, dem Trauernden Brücken zu bauen und ihm dabei behilflich zu sein, sich in kleinen Schritten die Realität – seine Realität – zu erschließen, um das noch lebbare Leben anzunehmen und sich wieder, wenn auch verändert, auf es einzulassen.

## ZUSAMMENFASSUNG

Abschließend lassen sich folgende wesentliche Aspekte festhalten:

- Die Auseinandersetzung mit Sterben, Tod und Trauer erfolgt immer vor dem Hintergrund einer latenten Anthropologie, immer liegt unserem Denken, Fühlen und Handeln ein bestimmtes Menschenbild zu Grunde.
- Der gegenwärtige Umgang mit Sterben, Tod und Trauer, mit Sterbenden und Trauernden, mit Krankheit und Leiden ist durch Verdrängung, Marginalisierung, Ort- und Wortlosigkeit zu charakterisieren.
- Die Erfahrung der Trauer ist im Leben des Menschen integriert, erfährt jedoch mit dem Tod eines nahe stehenden Menschen ihre existenzielle Dimension.
- Alle Trauerbiographien haben trotz vieler Gemeinsamkeiten hinsichtlich der Trauerreaktionen, des Trauerverhaltens und des Trauerverlaufs den Charakter der Individualität.
- Trauer ist ein schmerzendes Defizitempfinden mit grenzsituativem Charakter, konstituiert durch den unwiderruflichen Verlust des geliebten Menschen.
- Mit dem Tod des geliebten Menschen gehen für den Zurückbleibenden symbolische Verluste (wie z. B. der Verlust der Unsterblichkeitsillusion, der Verlust von Sinn, von Identität, von Welt und Hoffnung) einher, deren Wahrnehmen und Erkennen bedeutsam für den Trauerverlauf ist.
- Angesichts dieses existenziellen Verlusthorizontes versagen dem Trauernden seine bisherigen Bewältigungsstrategien.
- Um aus dem Abgrund der Trauer herauszufinden, bedarf der Hinterbliebene vor allem anderen mit-menschlicher Begleitung und zugewandten Begegnungen.
- Begleitende sollen den Hinterbliebenen vorbehaltlos mit spürbarer Mit-Menschlichkeit annehmen, sich in ihn einfühlen und ihn sensibel bei der »Verortung« und »Verwortung« seines Verlustempfindens unterstützen.
- Die Qualität der Begleitung in der Übergangsphase zwischen Sterben, Tod und Trauerphase ist wegweisend für den sich anschließenden Trauerweg.

## Literatur

Simone de Beauvoir: Alle Menschen sind sterblich, Reinbek bei Hamburg, 34. Auflage 2003.

Franz-Josef Illhardt: Trauer. Eine moraltheologische und anthropologische Untersuchung, Düsseldorf 1982.

Philipp Lersch: Aufbau der Person, München, 11. Auflage 1970.

Margarete Mitscherlich: Erinnerungsarbeit. Zur Psychoanalyse der Unfähigkeit zu trauern, Frankfurt am Main 1987.

Helmut Zöpfl: Bildung und Erziehung, Donauwörth 1967.

1    Karl Guido Rey: Du fehlst mir so sehr. Der Weg der Liebe durch Tod und Trauer, München 1998, S. 88.

2    Paul Ludwig Landsberg: Die Erfahrung des Todes, Frankfurt 1973, S. 32.

3    Vgl. zur Trauer des medizinischen Personals Klimbingat, Sigrid Klimbingat: Gedanken und Erfahrungen zur Trauer im Bereich der Medizin, S. 36–62. In: Kaleidoskop der Trauer. Hrsg.: Renata Bauer-Mehren, Karina Kopp-Breinlinger, Petra Rechenberg-Winter, Regensburg 2003, S. 48–56.

4    Rey, a.a.O., S. 8.

5    Julius Sieberz: Zwischen menschlicher Zuwendung und ärztlicher Allmacht. Der Umgang mit Tod und Trauer im Krankenhaus, in: Fachtagung. Neue Kultur im Umgang mit Tod und Trauer. Dokumentation, Wuppertal 1998, S. 126f.

6    Vgl. Klimbingat, a.a.O., S. 47.

7    Vgl. ebd., S. 48.

8    Vgl. Sylvia Brathuhn: Lernen, mit dem Tod zu leben. Menschenwürdiges Sterben – Möglichkeiten der Sterbebegleitung – Hospizbewegung, Bad Iburg 1999, S. 31.

9    Blaise Pascal: In: Pascal. Philosophie Jetzt! Ausgewählt und vorgestellt von Eduard Zwierlein, München 1997, S. 264.

10   Vgl. Karl Jaspers: Philosophie. Zweites Buch: Existenzerhellung, Berlin, Göttingen, Heidelberg 2. Auflage 1948, S. 484.

11   Max Scheler: Der Formalismus in der Ethik und die materiale Wertethik. Gesammelte Werke, Band 2, 4. Auflage, Bern 1954, S. 355.

12   Paul Ludwig Landsberg: Einführung in die philosophische Anthropologie, Frankfurt am Main 1934, S. 48.

13   Eduard Zwierlein: Tod und Sinn, in: Logotherapie & Existenzanalyse. Zeitschrift der Deutschen Gesellschaft für Logotherapie und Existenzanalyse e.V., Jg. 2, Heft 1, November 1993, S. 35ff.

14   Sigmund Freud: Zeitgemäßes über Krieg und Tod. In: Sigmund Freud: Gesammelte Werke. Zehnter Band, Werke aus den Jahren 1913–1917, Frankfurt am Main, 8. Auflage 1991, S. 324ff., bes. S. 341.

15   Blaise Pascal: In: Pascal. Gedanken. Übertragen von Wolfgang Rüttenauer, Bremen 1958, S. 83.

16   Vgl. zu Begriff und Tradition des »Memento mori« die Ausführungen bei Armin Nassehi/Georg Weber: Tod, Modernität und Gesellschaft, Münster 1989, S. 328ff.

17   Landsberg, a.a.O., S. 45.

18   Martin Heidegger: Sein und Zeit, Tübingen, 15. Auflage 1979, S. 253.

19   Vgl. Jaspers, a.a.O., S. 483ff.

20   Vgl. Jaspers, a.a.O., S. 484f.

21   Philippe Ariès: Geschichte des Todes, München, 2. Auflage 1980, S. 740.

22   Vgl. Thomas Meurer: Trauernde trösten – aber wie?, in: Geist und Leben, Heft 5, Würzburg September/Oktober 1994, S. 373ff.

23   Vgl. Jorgos Canacakis: Ich sehe deine Tränen: trauern – klagen – leben können, Stuttgart, 3. Auflage 1989, S. 88.

24   Jean Ziegler: Die Lebenden und der Tod, Darmstadt und Neuwied, 1977, S. 118.

25   Anne Philipe: Nur einen Seufzer lang, Reinbek bei Hamburg, 21. Auflage, S. 8.

26   Jaspers, a.a.O., S. 484.

27   Eduard Zwierlein: Selbstauffassung und Selbstgestaltung. Die Idee einer philosophischen Anthropologie bei Paul Ludwig Landsberg, Hamburg 1987, S. 90.

28   Harrad Schenk: Das Haus, das Glück und der Tod, München 1998, S. 155f.

29   Karl-Joachim Twer: »Ich kann es noch nicht fassen …«. Begleitung und Betreuung von Trauernden in der Gemeindearbeit, Mit praktischen Modellen von Trauerabenden und Beispielen für Seelsorgegespräche, Gütersloh 2003, S. 10.

30   Dietrich von Hildebrand: Über den Tod, St. Ottilien, 2. Auflage 1989, S. 16.

31   Vgl. Therese Rando: Die Anpassung an den Verlust, in: Joachim Wittkowski (Hg.): Sterben, Tod und Trauer, Stuttgart 2003, S. 173ff., bes. S. 179.

32  Eduard Zwierlein: Der Mensch und seine Gefährdung in der Gegenwart, in: Logotherapie, Zeitschrift der Deutschen Gesellschaft für Logotherapie, Jg. 4 (3/1989/90), S. 161ff.

33  Landsberg, a.a.O., S. 22f.

34  Hildebrandt, a.a.O., S. 13f.

35  Vgl. Zwierlein, a.a.O., 1993, S. 40f.

36  Helmuth Plessner: Gesammelte Schriften, Band VII. Ausdruck und menschliche Natur, Frankfurt am Main 1982, S. 356.

37  Zwierlein, a.a.O., 1987, S. 85.

38  Landsberg, a.a.O., S. 26.

39  Sören Kierkegaard: Der Begriff Angst. In: Emanuel Hirsch/Hayo Gerdes (Hg.): Sören Kierkegaard, Werkausgabe I, Düsseldorf, Köln 1971, S. 177ff., bes. S. 240.

40  Aurelius Augustinus: Die Bekenntnisse. Übertragung, Einleitung und Anmerkungen von Hans Urs von Balthasar, Einsiedeln, 4. Auflage 2002, S. IV 4.9.

41  Zwierlein, a.a.O., 1993, S. 43.

42  Chris Paul: Wie kann ich mit meiner Trauer leben? Ein Begleitbuch, Gütersloh 2000, S. 83.

43  Rey, a.a.O., S. 247.

44  Augustinus, a.a.O., S. IV 6.11.

45  Vgl. Colin Murray Parkes: Vereinsamung. Die Lebenskrise bei Partnerverlust/psychologisch-soziologische Untersuchung des Trauerverhaltens, Reinbek bei Hamburg 1974, S. 114f.

46  Schenk, a.a.O., S. 155.

47  Rando, a.a.O., S. 179.

48  Georg Scherer: Sinnerfahrung und Unsterblichkeit, Darmstadt 1985, S. 66.

49  Sigmund Freud: Trauer und Melancholie. In: Sigmund Freud: Gesammelte Werke. Zehnter Band, Werke aus den Jahren 1913–1917, Frankfurt am Main, 8. Auflage 1991, S. 429ff., bes. S. 431.

50  Franco Rest: Hoffnung gegen die Hoffnungslosigkeit, in: Renata Bauer-Mehren/Karina Kopp-Breinlinger/Petra Rechenberg-Winter (Hg.): Kaleidoskop der Trauer, Regensburg 2003, S. 12 ff., bes. S. 14.

51  Ebd., S. 14f.

52  Otto Friedrich Bollnow: Neue Geborgenheit. Das Problem der Überwindung des Existentialismus, Stuttgart 1955, S. 111.

53  Ebd., S. 111.

54  Gabriel Marcel: Geheimnis des Seins, Wien 1952, S. 472.

55  Klaus Aurnhammer: Hoffnung, in: Christoph Drolshagen (Hg.): Lexikon Hospiz, Gütersloh 2003, S. 69.

*Ruthmarijke Smeding*

# Sechsundzwanzig Worte für Schnee, warum nur ein Wort für Trauer?[1]

*»Sie trauert.« – Was bedeutet dieser Satz?*

Wenn ich eigene Erfahrungen mit Trauer gesammelt habe, habe ich vielleicht eine Vorstellung, aber sonst? Ohne zurück zu fragen, kann ich aus dieser Mitteilung wenig ableiten. Und genau dieses Nachfragen, so sagen die Trauernden, geschieht so wenig. Da sagte er, » ›ach so, furchtbar …‹ und gleich anschließend wechselten sie das Thema …«, so hörte ich es vor einigen Wochen wieder in einem Workshop.

Was heißt es, wenn man sagt: »Sie trauert?«

- Dass es ihr schlecht geht?
- Dass sie vor fünf Jahren ihren Mann verloren hat und keinen Weg findet, um mit dieser Tatsache zu leben?
- Dass ihr Vater gestern starb?
- Dass ihr Bruder sein Kind vor einem Jahr verloren hat und dass sie sich stark mit diesem Kind verbunden fühlte?
- Dass ihre Tochter letzte Woche verunglückt ist?
- Dass ihre beste Freundin gestorben ist?

Wir brauchen Informationen, um dem Wort »Trauer« einen Inhalt zu verleihen, um zu verstehen, was dieser Person widerfahren ist. Es kann hilfreich sein, diese Informationen mit eigenen Erfahrungen zu vergleichen, aber nur, wenn wir voraussetzen, dass unsere Erfahrungen nicht identisch sind. Trauer ist eine sehr individuelle Erfahrung, die dennoch Muster kennt.

Trauer. Beim Beschreiben eines Geschmacks sind wir differenzierter. Dafür gibt es zumindest vier Wörter: etwas ist süß, es ist salzig, es ist sauer oder bitter. Bei Trauer nehmen wir automatisch an, dass es wohl »bitter« sein wird.

> Prof. Chan, die in Hong Kong mit Verwitweten arbeitet, erzählte mir, dass sie in diesen Gruppen einen spezifischen Tee ausschenkt, der erst bitter schmeckt, aber dann, ganz am Ende, ganz plötzlich, einen süßen Nachgeschmack hat. So kann ein Trauerweg auch sein …

Wer selber einen Trauerweg gegangen ist, weiß, dass auf dem Trauerweg mindestens so viel Unterschiedliches zu erfahren ist, wie wir Wörter brauchen würden, um z. B. den Geschmack eines Weines zu beschreiben. Ein schwierig zu vermittelnder Inhalt wird mittels Metaphern zugänglich. Folgten wir der Lektion der Beschreibung der Weine, könnten wir die Trauer schon anders kommunizieren:

> *»Die Trauer hatte einen höllischen, leer aber zur gleichen Zeit voll schreienden Anfang, eine sich endlos kurvende Mittelzeit, die von verwirrend zu labyrinthartigen Erfahrungen führte und nach einer schier endlosen Zeitspanne zu Erinnerungen führte, die immer wieder aufflackern, heute aber eher in einem schönen, manchmal melancholischen Raum hineinführen …«*

Wie bei einem Wein bekommen wir eine Ahnung. Es ist eher ein Prozess als ein Moment, etwas, was einen Anfang, eine Mitte und dann ein »Ende« hat, das jedoch nicht wie ein richtiges Ende ist … Wenn die Trauernden sich angewöhnen würden, die Trauer wie den Geschmack eines Weines zu beschreiben, wäre die Trauer vielleicht häufiger Gegenstand unserer täglichen Gespräche? Wer aber, mit Ausnahme der Dichter, hält Ausschau nach solchen Beschreibungen? Ein Winzer versucht seine Weine zu verkaufen, die Weintrinker halten nach ansprechenden Beschreibungen Ausschau. Nach sehr vielen Vorlesungen Kursen, Seminaren und Workshops bin ich mir nicht mehr so sicher, dass es nicht auch viele gibt, die nach solchen Beschreibungen der Trauer suchen würden, damit sie sich besser verständlich machen können. Warum sind die Säle so voll, wenn Vorlesungen über Trauer gehalten werden? Vielleicht ist es mit der Trauer wie beim Wein, man kann ihn erst beschreiben, wenn er fertig ist.

Vielleicht sollten wir andere Metaphern wählen, um der Trauer näher zu kommen. Was hat die Natur uns zu sagen?

Die Sami, die Bewohner des Nordens von Norwegen, Schweden und Finnland, kennen zwei Herbste, den Herbst mit den vielen Farben, und dann noch, zusätzlich, den schwarzen Herbst. Dieser bezeichnet die Zeit, wo die Blätter ihre Farben verloren haben, aber noch an den Zweigen hängen. Das Leuchten ist weg, aber eine dunkle Erinnerung an das, was geleuchtet hat, bleibt noch.

Der schwarze Herbst der Trauer? Vielleicht wäre das eine passende Beschreibung für die Zeit, in der man nach den vielen Versuchen, mit dieser Herausforderung fertig zu werden, erschöpft zurückbleibt. Nun ist da nur noch das Aushalten des Gefühles: »Es ist doch alles zu spät. Ich habe meine Erinnerungen, aber wie werde ich mit der Zukunft fertig? Ich schaffe das nie …«

Der Anfang eines Trauerweges wäre vielleicht noch wie der Anfang des Herbstes zu beschreiben: Die Farben der Beziehung leuchten noch, jeder ist bereit darüber zu sprechen: »Ach ja, er war doch immer …«. Aber dann kommt, was trauernde Eltern mal die »Durststrecke« genannt haben. Alles ist gesagt, ausgetauscht, herausgekehrt, abgeklopft auf mögliche Hilfestellungen. Der Gedanke an die Erleichterung, dass das Leiden der geliebten Person vorbei ist, oder dass sie zumindest nicht mit schweren Behinderungen weiterleben muss – eben alles, was man sich ausdenkt, um den Weg, den man gehen muss, auszuhalten, all das hat seine motivierende Kraft, das eigene Leiden zu ertragen, nun eingebüßt. Und immer noch ist es nicht vorbei … Das will, so scheint es, dann keiner mehr hören … Der schwarze Herbst beginnt, wenn alles verloren ist, wenn man erschöpft vorwärts geht, einen Fuß vor den anderen. Keine Hoffnung mehr, nur noch Weitergehen auf einem Weg, der in das Nirgendwo führt. Schwarzer Herbst. Keiner kann sich vorstellen, dass je wieder Frühling wird, der schwarze Herbst schiebt sich vor die Hoffnung: das Wörtchen »Ende« drängt nun nach seiner Bedeutung. Das hat nichts mehr zu tun mit dem Leben, das geteilt wurde mit der geliebten Person, eher mit dem eigenen Leben, in dem die geliebte Person nun fehlt. Vor jeglichem möglichen Neuanfang liegt noch die Ruhepause des Winters. Erst das Ende des Winters lässt die Ankündigung des Frühlings zu. Jetzt kommt die Zeit, wo ausgehalten werden muss, dass da wohl keine Hoffnung mehr ist. Düster. Alle, die einen schweren Trauerweg gegangen sind, wissen um diese Zeit.

Wenn man nicht muss, wer hält so etwas schon aus? Das Wunder besteht darin, dass man auch hier lebt, sich langsam bewusst wird, dass man lebt. Immer noch und wieder.

Haben Sie schon mal den frischen Geruch morgens wahrgenommen, nachdem der Regen sich so richtig über uns die ganze Nacht hindurch ausgegossen hat?

Es ist kalt, vielleicht noch ein wenig nebelig, aber es liegt so etwas Andeutendes, – nein, noch keine Hoffnung, das wäre zu viel – eine Ahnung in der Luft. Als ob man sich leer geweint hätte, wie der Regen, der endlich ein Ende fand. Da ist noch nichts, was dafür spricht, dass es weitergeht. Der Gedanke, dass es vielleicht einen Neuanfang geben könnte, kann noch nicht gedacht werden. Zunächst ist da nur die Erleichterung, dass das Vorangegangene, Hoffnungslose, aufhören könnte. Der schwarze Herbst, vom Regen verwandelt in die klare, leere Ruhe, die den Neuanfang in sich trägt, aber eben noch nicht der Neuanfang ist. Die Bäume sind kahl. Der Acker ist leer. Man kann aber feststellen, dass man selbst noch lebt, spüren, dass das eigene Herz noch klopft. Das muss nicht unbedingt Freude machen, kann sogar eine schwere Aufgabe klar machen: Man ist nicht mehr der Hinterbliebene von, sondern: Alleine. Der Hiergebliebene. Und das erfordert einen aktiven Umgang, ein Hierbleibender zu sein: es wagen hier zu bleiben, in dieser Ruhe. Das einfach, aber aktiv auszuhalten: da sein. Ein Stück des Weges ist gegangen worden. Es nährte sich aus Erinnern, noch Wissen um das, was war, wichtig war. Was bleibt? – Eine Richtung des Weges ist noch nicht sichtbar. Einfach ist das nicht: Trauern, wenn die Zeit der Farben vorbei ist.

Dieses Schwarz ist nicht identisch mit dem Schwarz der öffentlichen Beerdigungstrauer. Das orientiert sich eher an dem Status »Hinterbliebener« sein und hat nicht immer mit schwarz zu tun. Manche Kulturen (z. B. Ghana) tragen rot, andere (z. B. manche Teile Indiens) tragen weiß, wenn sie trauern.

Wenn die Farben verblichen sind, ist die Trauer anfänglich sehr kahl, sehr straff, sehr ruhig. Die Beziehung steht an einem Wendepunkt. Es ruht. Nach der Ernte, vor der Neusaat. Ruhen. In den vergangenen Jahrzehnten, so ungefähr bis Ende der Siebzigerjahre, dachte man, in (wahrscheinlich irrtümlicher Interpretation von) Sigmund Freuds Gedanken, dass die Beziehung nun abgeschlossen werden sollte.

Auch auf diesem Weg der Ruhe, die auch trügerisch sein kann, kann die Natur uns weiterhelfen. Schnee bringt diese Ruhe mit sich, die alles bedeckt und verdeckt.

Schon beim Denken des Wortes »Schnee« erwachen in mir Bilder von hohen Schneebergen, links und rechts der Straße aufgehäuft, in der Mitte ein schmaler Pfad. Die spezifische Stille, die eine schneebedeckte Landschaft ausmacht. Diese hohen Schneeberge sind eine Erinnerung aus der Zeit, als ich in den USA Trauerwissenschaften studierte. Beeindruckende Bilder, sie schieben sich heute vor meine schönen Kindheitserinnerungen an Schnee. Und vielleicht noch beeindruckender, das Wort »Schnee« löst auch ein Gehörbild aus: Wenn der erste Tau kommt, nachdem man fünf Monate in einer Welt lebte, in der die Umgebungsgeräusche vom Schnee in Watte eingepackt schienen, spricht man dort vom »Sprechen des Schnees«. Diejenigen, die da oben an der kanadischen Grenze wohnen, kennen dieses »Sprechen des Schnees«, ein Gespräch darüber zu führen, ist für diese Menschen kein Problem. Aufwachen in der Nacht zu diesem ganz typischen Geräusch, das man kennt. Wenn man gemeinsam im selben Kontext lebt, gibt es eine gemeinsame Erfahrung, und die Sprache greift eben darauf zurück. Eine Familie, in der eine Person gestorben ist, hätte auch eine gemeinsame Erfahrung, über die dann leicht zu sprechen wäre. Das klappt aber nur manchmal. Vielleicht ist die Gruppe, die das zusammen erlebt, heutzutage zu klein? Trauergruppen sind da eher geeignet. Sie eröffnen einen gemeinsamen Raum, der einlädt, sich im gemeinsamen Kontext auf den Weg zu machen, um zu begreifen. In den gemeinsamen Erfahrungen reifen Worte. Solche Erfahrungen kann man nicht so leicht aus diesen Gruppen nach außen exportieren, wie Trauernde schnell merken.

## Schnee. Wie kann er uns weiterhelfen?

Es ist eine Weile her, dass ich in einer Zeitung einen kleinen Artikel sah, der in Inuit – der Sprache der Nordkanadischen Eskimos – das Wort »Schnee« beschrieb. Wenn ich mich recht erinnere, gibt es 26 verschiedene Worte für Schnee, wobei jedes Wort eine andere Variante des Schnees beschreibt.

Ein Zeichen für »matschiger Schnee«, eines für »festgefrorener Schnee«, eines für »weicher Schnee«, eines für »eisiger Schnee«. »Verregneter Schnee«, »frischer Schnee«, »Schnee über einem Loch im Eis«. Schneewörter in der Sprache eines Volkes, für das es überlebenswichtig ist, so viele verschiedene, lebenswichtige Umweltsituationen miteinander zu besprechen. Eine Parallele zu den Trauergruppen, in denen auch so viel Lebenswichtiges besprochen sein will?

Lassen wir uns einmal auf die »Schneemetaphern« ein:

- *Glitschige Trauer:* Vorsichtig vorangehen, in jedem Moment ist das Ausrutschen mitten in das tiefe Loch hinein möglich.
- *Frische Trauer:* Man sinkt schenkeltief darin ein, es ist mühsam. Oder es läuft sich noch gut darin, es hat sich noch nichts verdichtet, es ist etwas da, aber es stört noch nicht richtig.
- *Festgefrorene Trauer* wäre dann eine Beschreibung für jene Trauer, die vereist ist. Das Leben liegt wie eingefroren unter einer dicken Kruste. Vielleicht muss man geschickt daran sägen, damit der Lebensfluss wieder berührbar werden kann. Aber vorsichtig, das geht nicht mit bloßen Händen, es braucht schon dieses gute Handwerkszeug der gelernten Fähigkeiten. Sägt man da nicht richtig, stürzen alle unters Eis …

Kleine Anweisungen für den täglichen Umgang mit Schnee. Warnungen auch vor täglichem Umgang mit dem Eisigen, dem Unbekannten, Hinweise auf Wege und Gefahren.

Wie alle Eltern lehren die Inuit-Eltern ihre Kinder die Wörter, wenn sie im Alltag »fällig« sind, d. h., wenn sich die Gelegenheit zum Lernen bietet. Man lernt die Wörter nicht im leeren Raum verstehen, sondern im geeigneten Kontext. Vielleicht gilt das auch für die Trauer, es macht nur Sinn, wenn es »fällig« ist. Ist es so, dass man Trauernder sein muss oder gewesen sein muss, um über die Trauer reden zu können? Das Reden über eigene Trauererfahrungen gestaltet sich oft als ein mühseliges Suchen, was denn nun genau darüber zu sagen wäre. Wenn man dann von einer Person begleitet wird, die sich auskennt, die da mitdenkt, fallen die Wörter dann leichter? Manchmal. Aber meistens, wenn ein echtes Gespräch entsteht, verschwindet das Wort Trauer, kommen ganz andere Wörter auf den Tisch, die eben das beschreiben, was diese Trauer ausmacht. Und da ist Zuhören schon sehr hilfreich, ob mit oder ohne Erfahrung.

Und noch eines lässt sich vom Erlernen einer Sprache auf das Sprechen über Trauererfahrungen übertragen: Kinder antworten oft auf ihre eigene Art. Man sagt ihnen ein Wort, aber sie machen manchmal etwas Eigenes daraus. Sie eröffnen sich die Welt der Kommunikation auch aus der eigenen Perspektive.

»Halikopies« sagte mein Bruder, als er klein war, zu Kartoffeln. Nichts verwies auf das Wort »Kartoffel«, aber er benutzte seine Vokabel so konsequent, dass meine Mutter eines Tages im Gemüsegeschäft nach einem Kilo Halikopies fragte. Die Gemüsehändlerin übernahm das Wort, es zog richtig Kreise.

So muss der Spracherwerb der Kinder in ihrer Umgebung eine gegenseitige Kommunikation auslösen, damit das Kind nun aktiver Teil der gemeinsamen Welt wird. In dieser Kommunikation entsteht seine weitere Entwicklung. Ebenso muss ein Trauernder oder eine Trauernde hoffen, dass die Welt auf sie eingeht, ein Gegenüber sein will, bei ihrem mühsamen Versuch zu begreifen und zu benennen, wie die Welt, in der sie lebten, sich unerwünscht neu gestaltet. Manchmal helfen Metaphern. Aber jeder Trauernde sollte hoffen dürfen, dass seine Sprache in seiner Umgebung auf ein Verstandenwerden stößt, dass es andere gibt, auch wenn diese sich in der fremden Trauerwelt noch nicht auskennen. Die Warnungen vor tückischen Stellen können dann diejenigen übernehmen, die sich dort wohl auskennen. Aber die tückischen Stellen sind nicht für alle gleich, auch wenn es einige Muster gibt.

Die Suche nach treffenden Formulierungen, die den Weg der Trauer einsichtig machen, auch wenn man selbst gerade nicht trauert, spiegelt sich in der Fachliteratur deutlich. Es lassen sich zwei verschiedene Sprachsysteme unterscheiden, so wie Meteorologen eben anders über den Schnee sprechen als diejenigen, die darin herumstapfen müssen. Dennoch können die Warnungen der Experten, der Meteorologen, die der Erfahrenen ergänzen und so vielleicht den Weg begehbarer machen.

In der zweiten Auflage seines Buches beschreibt der amerikanische Thanatologe J. William Worden vier Aufgaben für die Trauernden. Die vierte und letzte Aufgabe der Trauernden besteht nach Worden darin, dass der Trauernde die Beziehung zu der gestorbenen Person »an einen anderen Ort in sich selbst tragen sollte ...«. Das englische Wort ›relocat‹ beschreibt es sehr plastisch so, als ob man die geliebte gestorbene Person einfach einpacken und ihn oder sie in sich umziehen lassen könnte (Worden, 1982, 1991, 1997). Aber jeder, der schon einmal umgezogen ist, weiß, wie lange es dauert, bis man endlich im neuen Haus zu Hause ist und die Lichtschalter wieder ohne Suchen in der Nacht bedienen kann. Ein Umzug. Wenn eine geliebte Person verstorben ist, kann das Bild eines Umzugs verstehen helfen, dass danach vieles nicht mehr an derselben Stelle im inneren Haus der Hierbleibenden zu finden ist. Das Neu-Ordnen ist eine wichtige Voraussetzung, um Wordens vierte Aufgabe, die *Relocation*, meistern zu können.

Trauer folgt auf eine verlorene Beziehung. Die westliche Welt orientiert sich an familiengeprägten Systemen. Die Trauer hält sich an diesen Regeln aber dann wieder auch nicht. Plötzlich trauert man um eine Freundin, als ob die eigene Schwester gestorben wäre. Vor allem in den Großstädten haben sich die Beziehungsmuster und -formen sehr gewandelt. Unsere Gesellschaft scheint momentan für Trauer neuen Raum zu eröffnen, aber dieser Raum ist noch stark familienorientiert. Eine Kultur gibt vor, was als »normal« anzusehen ist. Wir scheinen einem öffentlichen Raum für Trauer näher zu kommen, obwohl die Tür zu diesem Raum oft noch gesucht werden muss. Es gibt sie, und das meint einen Wandel, der sich in den letzten zwei Jahrzehnten in Deutschland vollzogen hat.

Wie ist es zu erklären, dass wir bis vor kurzem eigentlich gut klarkamen mit dem einen Wort Trauer und es nun auf einmal so unzureichend erscheint? Die Antwort auf diese Frage ist vielfältig. Hier sollen zwei Aspekte dargestellt werden.

Als ich vor mehr als 15 Jahren begonnen habe, in diesem Lande zu arbeiten, befand sich die Hospizbewegung in Deutschland ebenfalls in ihrem Anfangsstadium. Sie hat den Themenbereich »Sterben und Tod« langsam neu ins Licht der Öffentlichkeit gerückt.

Dabei war die Trauer, die nach und vor dem Tode kommt, vielerorts noch kein Teil der sich neu entwickelnden Begleitungskonzepte, vielleicht auch, weil viele der deutschen Impulse aus dem kirchlichen Bereich stammten, in dem man bis dahin wohl mit Sterben und Tod, aber noch nicht so sehr mit Trauer befasst war. Dame Cicely Saunders, die Gründerin der englischen *Hospice*-Bewegung, hatte aber schon bei der Eröffnung ihres englischen Hospice St. Christophers im Jahr 1968 bestimmt, dass die Trauer ein Teil des von ihr entwickelten Konzepts sein sollte. So ist in den von England beeinflussten (Ausbildungs-)konzepten, anders als in der deutschen Hospizbewegung, von Beginn an die Triade Sterben, Tod und Trauer prägend gewesen. Und, ebenfalls wichtig, diese Konzeption wurde, eingebunden in Palliative Care, von Anfang an wissenschaftlich begleitet. Ich bin nach dem englischen Modell ausgebildet und bin davon überzeugt, dass die drei Grundbegriffe Sterben, Tod und Trauer zusammengehören. Diese Einsicht hat sich heute, fünfzehn Jahre später, auch in Deutschland durchgesetzt. Gerade für die Angehörigen, die eine geliebte Person verlieren, ist die Erfahrung des Sterbens und des Eintretens des Todes mit der anschließenden Trauer unlösbar verknüpft (Smeding/Aulbert, 1997).

Als Ausländerin spiele ich gerne mit einer fremden Sprache, höre aber auch Dinge, die anderen vielleicht so nicht auffallen. So ist für mich das Wort »Hinterbliebene« ein Wort geworden, das ich verstehen wollte, weil es mich befremdete. Dieses Wort kann nur in enger Verbindung mit dem Verstorbenen verstanden werden: sie/er ist die Hinterbliebene von dem Verstorbenen Herrn X. Obwohl Herr X oder Frau X nicht mehr da ist, wird die Beziehung aus der Perspektive der Person X benannt: seine, ihre Hinterbliebene. Das kann man verstehen, weil es historisch gesehen so ist, dass wir aus einer so genannten »totenzentrierten« Phase des gesellschaftlichen Verständnisses der Trauer kommen. Der Tote stand im Mittelpunkt, seine Wünsche waren wichtig. Typisch ist eine Art Totenverehrung, die den Verstorbenen in der ersten Zeit nach dem Tode im Zentrum lässt. Betrachten wir die Geschichte des Umgangs mit dem Tod, kann man feststellen, dass sich in den westlichen Kulturen »totenzentrierte« und »trauerzentrierte« Phasen abwechseln. Die nordwestliche Kultur kommt momentan aus einer Zeit, in der es wenig Aufmerksamkeit für die Trauernden gab: sie waren die Hinterbliebenen. Die vorhergehenden trauerorientierten Perioden wurden in der Vergangenheit z. B. abgelöst, weil Ritualelemente so teuer wurden, dass niemand es sich mehr leisten konnte, eine ordentliche Beerdigung zu organisieren. Die Thoradja in Indonesien z. B. hatten eine Tradition, nach der so viel an die Trauergäste ausgeteilt werden musste, dass man ein Jahr warten musste, bis die Beerdigung stattfinden konnte. Ebenfalls war es in den USA im 18. Jahrhundert so, dass man so teure Geschenke bei einer Beerdigung machen musste, dass sich das niemand mehr leisten konnte. Es wurde ein Gesetz erlassen, das diese Praxis verbot, und die Aufmerksamkeit verschob sich wieder mehr in Richtung der Toten.

Momentan scheint die Zeit des totenzentrierten Denkens wieder abgelöst zu werden. Diesen Paradigmenwechsel könnte man so beschreiben: Vom »Hinterbliebenen« zum »Hiergebliebenen« – mit einer anderen, noch aktiveren Form – zum »Hierbleibenden«.

Das Wort »Hierbleibender« beinhaltet immer noch die Verbindung zu demjenigen, der gegangen ist. Aber es findet eine wichtige Akzentverschiebung von einer jenseitszentrierten zu einer diesseitszentrierten Sicht- und Erlebensweise statt. Eine aktive Interaktion mit der Trauer, mit den Trauernden, wird in der Sprache sichtbar. Darum sind die Worte andere als die, die wir lernten, als wir unsere Verstorbenen bis zum, eventuell sogar im Jenseits begleiteten (z. B. mit Gebeten). Wenn »Hierbleiben« aktiviert wird, muss auch mit dem Jenseits umgegangen werden, denn das »hier« versteht sich von dem her, was nicht mehr hier ist.

Die Weiterentwicklungen der heutigen Trauertheorien drücken genau diese Entwicklung aus: Vom »unsichtbar-sein« (Anfang des 20. Jahrhunderts) zum »passiv sein«, immer ist man den Phasen der Trauer ausgesetzt. Seit 1982, nach Wordens erster Publikation, wandelt sich das Verständnis hin zu einem aktiv sich mit den Traueraufgaben auseinander setzenden Trauernden.

Diese Akzentverschiebung ist der erste Teil der Antwort auf die Frage, warum das Wort »Trauer« als solches unscharf geworden ist. Die Kultur in Deutschland verschiebt sich nach meinen Beobachtungen momentan. Jedoch wandelt sich das Verhalten nicht wie in den vorangegangenen Zeiten von »totenzentrierten« zu einem »trauerzentrierten«, sondern in der Richtung eines Versuches, sowohl toten- als auch trauerzentriert zu denken und zu handeln.

Die Suche nach Begriffen, die die Kommunikation solchen kulturellen Wandels ermöglichen, ist nicht abgeschlosssen. Die Antworten auf diese Frage sind neu, so etwas hat es vorher noch nicht gegeben. Wir suchen Worte, die heute eindeutig unsere gegenwärtigen Erfahrungen der Trauer um unsere und mit unseren geliebten Personen im Jenseits beschreiben können. Es ist eine neue Aufgabe, diese vielen Nuancierungen klarer auszudrücken. Dazu langt das Wort »Trauer« allein nicht mehr.

Trauer lässt sich zumindest nach vier weiteren unterschiedlichen Aspekten differenzieren:

## a. Nach Ursachen

Trauer, z. B. um den Suizid eines Ehepartners, ist etwas anders als Trauer um den Suizid eines Kindes, die gemeinsam mit, aber oft auch so einsam getrennt vom Partner oder von der Partnerin betrauert wird. Diese Einsamkeit in der Gemeinsamkeit braucht neue Worte und neue Kommunikationswege.

Suizid und Autounfall lösen beide plötzliche Trauer aus. Dennoch sind sie nicht dasselbe. Und ein Herzinfarkt hat noch mal andere eigene Aspekte. Die ersten beiden Verlustformen wurden »von außen« zugefügt, der Herzinfarkt ist auch plötzlich, wird aber oft als weniger machtvoll erlebt. Das war ein nicht zu verhinderndes Ereignis in diesem Menschen, da trägt kein anderer Schuld. – Trauer wird gemeinsam und doch sehr unterschiedlich erlebt. In der heutigen Zeit sind wir mehr und mehr mit der Tatsache konfrontiert, dass ein Suizid auch den Tod von anderen unbeteiligten Menschen nach sich zieht. Der 11. September, die heutigen Suizid-Attacken oder eine Schießerei mit anschließendem Selbstmord fordern uns heraus, uns auch mit der Trauer nach Kombinationen von Mord und Suizid auseinander zu setzen.

Eine weitere Differenzierung ist hier noch notwendig, wenn es sich nicht um einzelne Personen, sondern um plötzliche, massive Todesfälle handelt. Trauer bei großen Zahlen, wie z. B. beim Zugunfall in Eschede, kennt weitere, sehr bestimmende Aspekte, die in dem Ausmaß bei singulärem Tod manchmal auch bestimmend sein können, aber nicht müssen. Man denke z. B. an den Einfluss und die Effekte der Medien.

Weiterhin ist hier noch eine andere Gruppe der Trauernden zu nennen: nämlich die Gruppen, die beruflich eingesetzt werden, wie z. B. Feuerwehrleute oder Rettungswagenfahrer, Ärzte und Pflegende oder andere Helfer. Auch ihre Trauer wird anders als die der »biografisch Trauernden« begleitet.

## b. Nach Beziehungsformen

Die Trauer um einen gestorbenen Ehepartner war die erste Form der Trauer, die man ungefähr Mitte der Sechziger Jahre in ihren verschiedenen Erscheinungen untersuchte. Lange Zeit hat man angenommen, dass z. B. Eltern, die um ihr verlorenes Kind trauern, ähnliche Prozesse durchmachen wie Partner oder Partnerinnen, die um ihren Partner trauern. In einer weiteren Differenzierung der Trauer fand man dann, neben Gemeinsamkeiten, auch Unterschiede zwischen trauernden Eltern und trauernden Witwen heraus.

## c. Nach Lebenszyklus

Lange Zeit nahm man an, dass das Alter einer Person im Moment der Verwitwung nicht so wichtig sei. Erst in den Achtzigerjahren wurden diese Fragestellungen erforscht. Die damals vorangetriebene Witwen-Forschung hat weitere Besonderheiten in dieser Trauer verdeutlicht: jüngere Verwitwung, gerade wenn man mit kleinen Kindern zurückbleibt, wird heutzutage als »Risiko-Trauer« eingestuft, d. h. als Trauer, die als normal einzustufen wäre, so aber unter erschwerten Umständen gelebt werden muss. Die Ursache des Todes spielt dabei nicht die wichtigste Rolle, sondern die so genannten Sekundär-Verluste – die Verluste, die mit dem Trauerfall automatisch verbunden sind –, wie z. B. finanzielle Folgen (noch nicht genügend eingezahlte Renten), das nun alleine Erziehenmüssen der ebenfalls trauernden Kinder mit allen damit verbundenen Folgen usw.

## d. Nach Abschluss

Überraschenderweise fand man heraus, dass Partner und Eltern, aber auch andere »Hierbleibende« ihre Trauer nicht immer abrunden oder zu Ende bringen, sondern mit ihr oft – in einer mehr oder weniger aktiven Form – weiterleben, auch wenn sie ihren akuten Trauerprozess als beendet betrachten. Das ergab neue Perspektiven für das Verständnis von Trauer bei Verwitwung, die z. B. kürzlich von der Soziologin und »Trauermeteorologin für Witwentrauer« Helena Znaniecka Lopata aus Chicago (1996) beschrieben wurden. Kässler (1995), eine deutsche Forscherin, fand ähnliche Effekte.

Wenn wir die Unterschiede bei denjenigen, die ihren Weg zum aktiven Hierbleiben suchen müssen, nicht einfach übergehen wollen, muss Begleitung diese unterschiedlichen Aspekte in Betracht ziehen.

Farbe ist wohl die nahe liegendste Metapher, um die vielen feinen Unterschiede in einem Trauerfall verständlich machen zu können. Kein Mensch kommt auf die Idee einen rosaroten Pullover zur selben Farbe zuordnen zu wollen, wie einen apfelroten oder einen fuchsroten oder einen kirschroten usw. … Trauer, einst ausgedrückt durch die eine Farbe Schwarz, ist in ihren Erscheinungsformen sehr bunt geworden. Präzise Beschreibungen machen effektive Kommunikation erst möglich.

Wenn ich noch einmal zu den Eskimos zurückkehre: Laufen in frischem Schnee ist weniger gefährlich als auf hart gefrorenem Schnee, aber das Weiterkommen auf dieser Art von Schnee erfordert einen besonderen Umgang und Fähigkeiten. Mit klaren Beschreibungen der Trauer kann die notwendige Begleitung genauer umschrieben werden, pauschale Standardantworten helfen nicht weiter.

Die Zeit der »frischen Trauer« nach einem Todesfall dauert meistens zwei bis sechs Monate. Man sollte sehr genau hinschauen, *wer* in dieser Zeit Begleitung braucht, *warum* und vor allem *welche Art der Begleitung* denn nun hilfreich sein könnte. Die neueste Forschung warnt sogar vor dem Zufügen von Schaden, wenn automatisch Trauerbegleitung angeboten und eben nicht sorgfältig hingeschaut wird (Stroebe und Stroebe, 2003). Eine wichtige Frage wäre auch noch die Frage nach dem *wann* der Begleitung.

In meinem Modell »Trauer erschließen« steht das Wort »*Schleusenzeit*« für die Zeit zwischen Tod und Beerdigung. Es ist die Zeit, in der die Trauernden auf natürlichem Wege mit Fachleuten in Berührung kommen. In dem Training nach diesem Modell trainieren wir die verschiedenen Personen, die in dieser Zeit arbeiten, ihre Fachkompetenz jetzt einzusetzen, damit der Abschied von demjenigen, der ins Jenseits überwechselt, nun von den Hierbleibenden nachvollzogen werden kann. Zunehmend zeigt sich, wie wichtig dieses Abschiednehmen ist (z. B. Swarte et. al., 2003). Es steht schon viel Abschied nehmen, viel Umgang mit dem Tod an, noch lange bevor das Ritual der Trennung – die Beerdigung – das Endgültige nun so vollzieht, dass diese Schnittstelle zwischen Leben und Tod zur gleichen Zeit wieder zu einer Nahtstelle wird. Eine aktiv gestaltete Schleusenzeit macht den Trauerweg nicht kürzer, wirkt aber wie eine Zurüstung und eine gute Erinnerung, die als Stärkung für das weitere Unterwegssein wie Proviant mitgenommen werden können. Sie können eine unterstützende Funktion im Prozess des Neuordnens entfalten, beim Erobern von Neuland, welches erst einmal völlig unter dem Schnee versteckt scheint.

Gerade in der Schleusenzeit ist es notwendig, dass die Professionellen, deren Fachwissen und Kompetenzen auf dem neuesten Stand sein sollten, jetzt ein trainiertes und reflektiertes Handeln zur Verfügung stellen, damit eine toten- und trauerzentrierte Haltung aktiviert werden kann. Ärzte und Pflegende, Bestatter und Pastoren oder freie Redner sollten verstehen, dass sich hier ein Wandel von einer totenzentrierten oder hinterbliebenenorientierten Haltung hin zur Integration eines Hierbleibenden vollziehen kann, der sich jetzt auch aktiv zu demjenigen verhalten kann, der geht oder gegangen ist.

Zusammenarbeiten mit den Hierbleibenden, damit diese sich immer noch auf diejenigen beziehen können, die sich jetzt immer weiter entfernen, weg von den Hierbleibenden. Bei den Professionellen ist da ebenfalls ein Wandel in der Haltung zu schulen: Das eine Auge richtet sich auf den Verstorbenen, das andere auf den Hierbleibenden, damit das gesamte System im Blickfeld bleibt.

Der Arzt oder die Ärztin, die den Tod feststellt, hat damit noch nicht den Dienst beendet. Da ist noch die Prävention, die sich um die Personen bemüht, die nun einen Verlust erleiden. Sie sind noch mit vielen psychischen und seelischen Bindungen mit dem Verstorbenen verbunden und diese Verknüpfungen lösen sich nicht mit dem Feststellen des Todes.

Der Seelsorger am Totenbett ist ein ›Schleusenwärter‹. Er geht gemeinsam mit den Hierbleibenden – oft zum ersten Mal – die ersten Schritte im Bereich rund um den Tod (siehe z. B. Weiher-Smeding, 2004).

Die Pflegenden kennen die Hierbleibenden oft länger und besser. Sie verbringen mehr und anders gefüllte Zeit mit ihnen als die Ärzte. Das Miteinander-unterwegs-gewesen-sein bis zu dieser Schleusentür, die sich zum Tode öffnet, löst bei der Pflege oft ein letztes Um-Dich-besorgt-sein aus. Bei zugewandter Sterbebegleitung funktioniert das Pflegebewusstsein meist automatisch auf der Ebene der Einbeziehung der Angehörigen. Herzlichkeit und Wärme sind eine gute Mitgift für den weiteren Lebensweg.

Pflegende bekommen oft wenig Raum für ihre eigenen Emotionen. Wenn wir von ihnen verlangen, dass ihre professionelle Begleitung rund um den Tod sowohl die Verstorbenen als auch das Angehörigensystem einbeziehen soll, dann brauchen wir auch hier neue Rituale, um diejenigen angemessen zu begleiten, die regelmäßig mit dem Tod umgehen.

Es wäre ein professioneller Fehler, diese Trauer mit denselben Methoden zu begleiten wie die Verlustreaktionen, die Angehörige erleiden.

Bei guter Begleitung in der Schleusenzeit, ist der Bedarf an professioneller Begleitung nachher deutlich geringer, als wenn diese Zeit weniger gut begleitet wurde. Wichtig bleibt, sicherlich in der Zeit der farbigen Erinnerungen, die noch Kraft spenden, bis einschließlich des Eintretens des schwarzen Herbstes, dass Menschen, die begleiten, ihr » Dasein« aktivieren. Das kann jeder, der zuhören kann. Das ist generell eine sehr wichtige Fähigkeit in unserer Gesellschaft, aber ganz besonders in der Trauerzeit.

Nach dem schwarzen Herbst kommt die Ruhephase (bevor sich der Umzug der Verstorbenen in das innere Haus vollzieht), in der man den anderen, nun in sich, wieder gut finden kann. Das Modell »Trauer erschließen« geht davon aus, dass das Beenden der physischen

Bindungen zur gleichen Zeit verlangt, dass die geistigen Bindungen sich transformieren müssen. Wer um diesen schmerzhaften Prozess weiß, stellt nicht nur den Tod fest, sondern sieht sorgsam auf diejenigen, die mit dieser Feststellung den unausweichlichen Auftrag zu einem tiefen Wandlungsprozess erhalten. Die Feststellung eines Todes (eine medizinische Handlung) ist zugleich ein systemischer Wandlungsauftrag für die nun Hierbleibenden.

Nicht alleine durch das Land der Trauer gehen müssen, das sich mit der Beerdigung aufgetan hat, meint nicht unbedingt, dass professionelle Begleitung notwendig ist, eher dass die Nachbarn, der Kirchenchor oder der Gartenverein sich interessiert, mitgeht, unterstützt beim mühsamen Spracherwerb für das, was da geschah.

Sprache entsteht in Kontakt. Nicht nur im Kontakt mit den anderen, die noch hier sind, sondern auch im Kontakt mit dem, was nun als unumkehrbare Wirklichkeit einen Menschen vor fast zu große Aufgaben stellt.

Wege durch das Land der Trauer. Eine zeitweilig vielleicht farblose, dennoch oft sehr intensive Erfahrung. Wer lehrt uns diese Differenzierungen, die für Trauernde so wichtig sind, wenn wir nur einfach Trauer sagen und unseren Kindern noch nicht mal die einfachsten Elemente dieser Erfahrungen nahe gebracht werden, weil man sie lieber vor solchen Seiten des Lebens schützt? Wenn ihnen die Fähigkeit zu trauern nicht vermittelt wird, sind sie unvorbereitet für diesen Teil des Lebens. Und diese Wirklichkeit erreicht alle, sie ist unvermeidlich. Um es noch einmal in die Farbmetapher zu übersetzen: Wenn wir unsere Kinder die Farbtöne der Trauer nicht gelehrt haben, werden sie später nur farbenblind herumtappen können in einer Welt, die schmerzlich ist, die aber über den Weg der Sprache und der Kommunikation nicht einsam sein müsste.

Wir dürfen annehmen, dass eine Eskimo-Mutter ihr Kind das Wort für hart gefrorenen Schnee nicht lehren wird, wenn es in frischem Schnee rumstapft. So wird man ein Kind nicht auf den Tod in seinem eigenen Leben vorbereiten, indem man nur über einen Schmetterling spricht, und darüber, dass es jedes Jahr neue Schmetterlinge gibt. Die richtigen Wörter lernen für das, was da geschieht, und das Kind befähigen, mit diesen Erfahrungen umzugehen, das kann dort geschehen, wo der Tod im Leben begegnet. Da ist die Oma des Kindergartenfreundes, der Goldfisch in der Schule, eine ausgetrocknete Pflanze und der Unfalltod des Vaters von Marcel. Bunt und unterschiedlich lehrt man all das natürlich nicht mit denselben Begriffen, aber doch, manchmal, mit ähnlichen Handlungen. Der Weg des Verstehens dieser Unterschiede bereitet den Grund, auf den sich die gleichen Handlungen dann je anders beziehen.

Für solches Lernen gibt es gute Kinderbücher, mit denen das Kind eine passende Sprache erlernt und so seine Fragen formulieren kann. Im Beantworten dieser Fragen, das ehrlich, aber nicht über das, was das Kind wirklich fragt, hinausreichen sollte, wird dem Kind ein Halt geboten, eine Orientierung für sein Leben. Es lernt, dass das Leben nicht verloren ist, weder in den Farben der Erinnerungen, noch im schwarzen Herbst, wenn sich die Zeit der Ruhe ankündigt. Leben mit den Erinnerungen, die Trauer auslösen, braucht Halt, der kleinen Kindern durch Gestalten, kleine Rituale und gemeinsames Singen geboten werden kann. Einüben, was später gelernt werden muss: das Weiterleben ohne eine geliebte Person oder geliebte Personen. Trauern, aber auch weiterleben dürfen, wieder aufhören dürfen zu trauern, weil die nächste Gelegenheit von alleine kommt. (Finger 1999, Ennulat, 1998).

## Was hat das mit den Hospizen und den Palliativstationen zu tun?

Eine Frau, die auf der Palliativstation an Brustkrebs sterben wird, verlor vielleicht vor acht Monaten ihr Mann oder vor einigen Jahren ein Kind. Wenn sie gestorben ist, werden ihre Kinder zu Halb- oder zu Vollwaisen. Der ältere Herr, der jetzt im Hospiz an den Folgen seines Colonkrebs stirbt, verlor vielleicht vor einem Jahr seine Lieblingsschwester. Geschwistertrauer wird in solchen Situationen, so zeigten die »Trauermeteorologen«, viel zu wenig Aufmerksamkeit gewidmet. Gerade jetzt ist die Schwester ihm vielleicht sehr wichtig. Wenn er gestorben ist, werden ihn auch seine Enkel mitbegraben. Wer hört ihnen zu? Und wie wollen wir den sterbenden Menschen zuhören? Indem alles aufgerissen wird, die Trauer »zum Fließen« gebracht wird, weil wir annehmen, dass es »heraus« muss? Oder sollten wir da doch anders zuhören? Die Begleitung der Trauer vor dem Tode dürfte mehr professionell reflektierte Begleitung brauchen, als die Trauer nach dem Tode notwendig macht (Valdimarsdóttir, 2003).

Das Einbeziehen des Lebens bis zum Ende – und über das Ende hinweg – ist für die Planung professionellen Handelns, aber auch für die Entwürfe der ehrenamtlichen Begleitung von großer Bedeutung. Das gilt für jene Orte, an denen in unserer Gesellschaft gestorben wird, d. h. zu Hause, in Altenheimen und in Krankenhäusern. Sicher muss es in den Palliativstationen und Hospizen angemessen berücksichtigt werden.

Wenn das eigene Sterben unmittelbar bevorsteht, darf man erwarten, dass zumindest drei unterschiedliche Aspekte der Trauer vorkommen:

Erstens werden schon erlebte, tief einschneidende Verlusterfahrungen wieder lebendig. Pathologisch, weil damals nicht genug getrauert worden ist? Oder eher ein normaler Bestandteil einer Lebensbilanz?

Zweitens: die Trauer über das eigene Ende.

Und dann noch drittens die Trauer um die, die einen überleben werden. Manche Patienten und Patientinnen bewältigen diesen Teil nicht, weil er zu belastend wird. Andere sind gerade dort sehr aktiv, wollen noch so gut wie möglich gestalten. Die Vorstellung zum Beispiel, wie es sein wird, wenn die jetzt 12-jährige Tochter einmal heiraten wird. Es ist unendlich schmerzlich, aber manche Menschen gestalten auch diesen Abschnitt ihres Lebens und schreiben einen Brief an diese Tochter.

Angehörige erleben das Vorwegnehmen des Todes anders. Es ist kaum möglich, sich einen Lebenden als »tot« vorzustellen. Das ist eine dieser schmerzlichen Wahrheiten, die in Trauergruppen oft ausgesprochen wird: »So hatte ich mir das nicht vorgestellt …« Es ist vorher nicht vorstellbar, wie tief ein Faden manchmal in das eigene Lebenstuch mitverwoben ist. Dennoch, das, was man sich vorstellt, kann heute noch zu Fragen führen, vielleicht eben zu dieser aktiven Gestaltung. Behutsame Begleitung, auch da ein Zuhören und ein Heraussondieren, was jetzt hilfreich und wichtig wäre und was auch noch warten kann, hilft den Angehörigen dabei, diese Zeit voll zu leben. Ein wichtiger Nebenaspekt wird in dieser Zeit von den Angehörigen selbst kaum realisiert: Wird die letzte Lebensphase mit einem Sterbenden so bewusst gestaltet, werden auch noch gute Erinnerungen für den folgenden Trauerweg ermöglicht …

In manchen Fällen, gerade dann, wenn die Angehörigen dazu nicht in der Lage sind, sollten die Professionellen eine besondere Erschwernis oder ein Risiko für die Angehörigen einschätzen können. Für die Einschätzung von Belastungen bei Trauer, z. B. nach Krankheit, ist von Bedeutung, wie lange diese Krankheit schon dauert. Kürzer als vier Monate scheint schnell zu sein, länger als neun Monate Krankheit ist, aus der Sicht eines eher optimalen Trauerverlaufs für diejenigen, die hier bleiben, wohl sehr lang (Valdimardottir, 2003). Natürlich macht es einen Unterschied, ob eine Krankheit zu Debilität, großer körperlicher Hinfälligkeit oder Entstellung am Lebensende führt (z. B. bei Morbus Alzheimer).

Ich möchte noch eine Gruppe nennen, die in der Hospizbewegung noch sehr im Tabubereich zu liegen scheint, wahrscheinlich auch durch die große Hilflosigkeit, die wir bei dieser Gruppe von Sterbenden und den ihnen nahe Stehenden erfahren: die Krankheiten, die zu geistigen Behinderungen führen, und das Sterben derjenigen, die als geistig behinderte Menschen zur Welt kamen. Hospizarbeit, auch als Unterstützung betroffener Eltern, findet hier einen wichtigen Bereich, der bislang nur sporadisch wahrgenommen wird. Die Trauer der betroffenen Eltern und Geschwister ist oft mit großer Verlassenheit und extremen Überbelastungen verbunden, die Fortschritte auf dem Trauerweg sehr stark blockieren können.

So viele Formen der Trauer, so viele Ding, die berücksichtigt sein wollen. Vielleicht sieht man jetzt auf meiner Farbpalette vor lauter Farben kein Muster mehr? Bei fehlender Übersicht kann es sinnvoll sein, nach Ausgangslagen zu suchen. Wie man es bei Farben lernen muss, so muss man es auch bei der Trauer lernen. So wie es bei den Farben viele Nuancen gibt, so auch in der Trauer. Trauer ist ein Wort wie Farbe, wie Geschmack, wie Schnee. Die erste Frage sollte sein: Welche?

Schwarzer Herbst? Sauer, mit schrecklichem Nachgeschmack? Oder matschiger Schnee? Ruhige Trauer, wie ein Teich an einem Winternachmittag?

»Sie trauert.« – Die Gegenfrage könnte zumindest lauten: »Wer ist gestorben?« Und wenn man dann noch fragt: »Wie ist er gestorben?«, ist ein Gespräch in Gang gekommen. Und das hilft, wenn ein Mensch trauert. Nicht immer und nicht überall, aber immer öfter. Wer Zeit hat, braucht nur noch ein Drittes zu sagen, nachdem das Wer und das Wie geklärt sind: »Erzähle mir von deiner Trauer.« Das Zuhören-Können ist das Gold unserer Menschlichkeit, wir besitzen es in unerschöpflichen Mengen. Drei Fragen. Mehr muss man nicht können. Wer jetzt keine Zeit hat, darf das ruhig sagen, wenn er sich zu einer Fortsetzung verabredet.

Die Liebe, die ein Leben durchzogen hat, muss nicht aus dem Lebenstuch des trauernden Menschen entfernt werden. Er oder sie hat ein Recht auf die Hoffnung des schwarzen Herbstes. Die Farben kehren wieder. Die Farben, die diese Beziehung ausgemacht haben, ihr Leuchten verliehen haben, sie sind noch da. Sie liegen verborgen unter der Schneedecke und es ist ein unvergesslicher Moment, wenn der Schnee anfängt zu reden.

Eine Metapher habe ich noch nicht benutzt: die der Musik. In ihrer genauen Beschreibung gibt es ein schönes Wort: *ritinuendo*, das heißt: spielen mit Zurückhaltung. Ich denke, bevor wir jetzt loslegen, alles zu benennen und zu objektivieren, lasst uns als Begleiter ritinuendo vorangehen, denn die Hauptspieler bleiben die Trauernden.

Daher ja das Wort begleiten. Wir gehen zu seinem oder zu ihrem Haus. Trauernde wissen, wenn man sie lässt, meistens um ihren eigenen Weg. Das ist das Anliegen meines Modells. »*Ritinuendo*« voran, damit wir den Wert der Liebe festhalten, die in keinem Modell, keiner Theorie zu fangen ist, und immer wieder in der menschlichen Begegnung, in all seinen Schattierungen und Farben, aufleuchtet.

### Literatur

Gertrud Enulat: Kinder in ihrer Trauer begleiten. Freiburg 1998.
Gertraud Finger: Mit Kindern trauern. Stuttgart 1999.
Helga Käsler: Die langfristige Trauer bei Verlust eines Lebenspartners. Hamburg 1995.

Helena Znaniecka Lopata, Widowhood and Husband Sanctification (Verwitwung und Ehemannverherrlichung), in: Dennis Klass, Phyllis R. Silvermann, Steven L. Nickman: Continuing Bonds. New understandings of Grief (Durchgehende Bindungen, neue Einsichten der Trauer). Washington, D. C. 1996.

Ruthmarijke Smeding.: Wenn das Martinshorn schweigt … in: Ruthmarijke Smeding und Margarete Heitkönig-Wilp: Trauer Erschließen. Eine Tafel der Gezeiten, Wuppertal 2004.

Ruthmarijke Smeding/Eberhard Aulbert: Trauer und Trauerbegleitung in der Palliativmedizin, in: Eberhard Aulbert, Detlev Zech: Lehrbuch der Palliativmedizin, Stuttgart 1997.

Wolfgang Stroebe/Margret Stroebe/Henk Schut: Zur Wirksamkeit der Trauerbegleitung: Was hilft wem? in: TrauerInstitut Deutschland (Hg.): Qualität in der Trauerbegleitung. Wuppertal 2003.

Nikkie B. Swarte/Marije L. Lee/Johanna G. van der Bom/Jan van den Bout/Paul M. Heintz: Effects of euthanasia on the bereaved family and friends: a cross sectional study. (Effekte einer Euthanasie auf die Trauerfamilie und ihre Freunde: eine vergleichende Studie), British Medical Journal, 32, 26. Juli, 2003.

Unnur Valdimarsdóttir: The Loss of a Husband to Cancer: Additional and Avoidable Psychological Traumata. (Verlust des Ehemannes an Krebs: zusätzliche und vermeidbare psychologische Traumata). Stockholm 2003.

Erhard Weiher/Ruthmarijke Smeding: Tot und Begraben? Der Seelsorger als Schleusenwärter, in: Erhard Weiher: Die Religion, die Trauer und der Trost, Mainz 1998/2004.

James W. Worrden: Grief Counseling and Grief Therapy; a Handbook for the Mental Health Practioner, New York 1982.

James W. Worden: Beratung und Therapie in Trauerfällen. Ein Handbuch. Bern 1987/1999.

*Ellen Scherrer*

# Wehmütig grüßt der, der ich bin, den, der ich mal war – oder: Die Trauer des Sterbenden[1]

Gekämpft – gehofft – und doch verloren ... lesen wir oft in Todesanzeigen deutscher Zeitungen als Überschrift, und um den Leser vertraut zu machen mit dem Verstorbenen, wird gleichsam als Erklärung mitgeliefert: Er hatte noch so viel vor, oder sie hätte so gerne noch gelebt. Zugegeben, diese Sätze werden von den Angehörigen des Verstorbenen ausgewählt und sind nicht immer sein Diktat. Gleichwohl wird ausgesagt, dass sich der Lebensplan nicht vollendet hat und der Tod zu früh, zum falschen Zeitpunkt eintrat. Er starb nicht alt und lebenssatt. Jedenfalls ist die traurige Information, dass der Kampf »vergebens« war, und das stimmt auch beim Lesen traurig.

In diesem Kapitel nun versuche ich mich ausschließlich in die Gedanken und Gefühle desjenigen zu versetzen, der den Lebenskampf verloren hat. Ich will nachvollziehen, wie er die unheilvolle Diagnose der Krankheit aufgenommen hat. Wie er nach der ersten Erschütterung mit Akribie und Genauigkeit, mit der er sonst sein Leben meistert, wie er dem unausweichlichen Sterben Tage, Wochen, oftmals Jahre abtrotzt. Insofern entspricht er den gesellschaftlichen Spielregeln, die heißen: Kämpfen – Weitermachen – Hoffen! Er lernt viele Ärzte kennen, wechselt die Kliniken, lässt sich operieren, bestrahlen, mit Chemotherapie behandeln, stellt seine Ernährung um und ist überzeugt, stärker zu sein als die Krankheit. Besinnt sich auf sich, tritt beruflich kürzer, sucht die Nähe vertrauter Menschen.

Die so erstrittene Lebenszeit, manchmal gelingt es, sie zu Jahren zu machen, erlebt der Kranke als Gewinn so lange, bis das Urteil lautet: Unheilbar – wir können jetzt nichts mehr für sie tun. Stellen sie sich auf einige Wochen, höchstens Monate ein! Von nun an wird der Kranke zum Sterbenden. Spürt seine Kraft schwinden, kennt sich nicht mehr aus mit sich selbst, wird sich fremd, fremder als nach den Symptomen der Chemotherapie, als die Haare ausfielen und die Muskeln schlapp wurden. Ab jetzt ist er sich überhaupt nicht mehr sicher, außer, dass er weiß, der »Count-down« läuft. Unwiderruflich!

Der Verzweiflung, der Verbitterung folgt Trauer. Trauer darüber, dass »*alles*« nichts nützte. Nun werden die Schmerzen immer unerträglicher, dauernde Übelkeit, Schwindel, Verstopfung machen das Leben schwer. Angst breitet sich aus – besonders nachts.

Jetzt kommt der Kranke ins Hospiz. Mag sein, dass er sich selbst angemeldet hat – informiert wie er ja ist –, oder andere haben es für ihn getan. Jedenfalls bleibt ihm nichts anderes übrig, als der Einweisung zuzustimmen; denn die Schmerzen, die Angst, die Unsicherheit sind groß. Panik vor nicht zu berechnenden Schwierigkeiten plagt ihn. Die Frage ›Wie werde ich sterben; muss ich ersticken; verbluten oder ...?‹ kreisen im Mittelpunkt seiner Gedanken. Gleichzeitig heißt die Anmeldung im Hospiz: Den Kampf des Lebens beenden: Mich aufgeben! Hab' Vertrauen, raten die Angehörigen. In wen, in was? Er verliert die Kontrolle. Muss er einwilligen?

»Schließen Sie nicht von dem, den Sie sehen, auf den, der ich bin.« So begrüßt mich ein 55-jähriger Patient bei der Aufnahme ins Hospiz. Er hat gerade einen mühevollen Krankentransport hinter sich und trägt noch das Hemd der Klinik, aus der er entlassen worden ist und die ihn bei uns angemeldet hat. Er will auf keinen Fall reduziert werden auf dieses ›Häufchen Elend‹, sondern will wahrgenommen werden als Persönlichkeit, die er 55 Jahre war. Mein späterer Hinweis, dass alle Räume des Hospizes auch mit dem Bett zu erreichen sind, weil es ihm wegen der

Schmerzen liegend am besten geht, sind ihm weder Trost noch Verlockung. »Ich will nicht liegend an Veranstaltungen teilnehmen!« ist seine deutliche Erwiderung auf die Einladung, in den Wintergarten gefahren zu werden. *So* soll ihn niemand sehen. *So* will er sich nicht darstellen.

Eine 50-jährige Frau bricht in verzweifeltes Weinen aus, als eine noch junge Krankenschwester ihr forsch und wohlmeinend anbietet, eine ›Schnabeltasse‹ zu holen, damit das Trinken leichter fällt. Für diese Frau ist *das* das Ende aller Hoffnung und kein Hilfsmittel.

»So schön habe ich noch nie gewohnt!«, sagt Gerda, 72 Jahre alt, als sie zu uns kommt. Sie genießt das sonnige Zimmer, den aufmerksamen Service, das zubereitete Essen, dass immer jemand da ist, wenn sie Unterhaltung braucht. Sie hat ein entbehrungsreiches Leben hinter sich. Selbst kränkelnd, als Älteste einer körperbehinderten Mutter geboren, die dann noch fünf Kinder bekommt und von ihr, der Erstgeborenen, alles fordert. Später hat sie selbst drei Kinder, führt eine unglückliche Ehe, wie sie beschreibt, weil sie den erstbesten Mann geheiratet hat, um das Elternhaus verlassen zu können. Durch ihre schwere Erkrankung und ihre tapfere Bewältigung gewinnt sie schon im Krankenhaus viel Aufmerksamkeit, aber bei uns im Hospiz fühlt sie sich wohl und will, dass es ›ewig dauert‹. Nur nicht sterben! Alle haben wir uns angestrengt, ihr die Wünsche von den Augen abzulesen und sie schaffte es, neun Monate bei uns zu sein. Dann starb sie nach der ›schönsten Zeit meines Lebens‹ – wie sie in den letzten Lebensstunden sagte, und ließ uns traurig zurück.

### Wehmütig grüsst der, der ich bin, den, der ich mal war ...

**Körperliche Entstellung als Grund der Trauer**

Der groß gewachsene schlanke 45-jährige Horst leidet an einem Mundbodenkarzinom, das sein Gesicht zu einem monsterhaften Mondgesicht hat werden lassen. Er kann nicht essen, nicht trinken und auch nicht sprechen. Seine blauen Augen verraten etwas von seiner Persönlichkeit. Auf ein Täfelchen schreibt er mit schneller Schrift: »Am normalsten ist Zeitung lesen – dahinter steckt immer ein kluger Kopf!«

Die 52-jährige Gisela hat sich ganz zurückgezogen. Früher, erzählt sie, war sie eine Vereinsnudel. Die zahllosen Bilder an den Wänden, mit denen ihr Zimmer dekoriert ist, geben eine Ahnung aus der Zeit vor der Krankheit. Jetzt ist sie nur noch ein Schatten ihrer selbst, abgemagert auf 40 Kilo. Niemand soll sie so sehen. Ihr Mann kommt treu jeden Tag viele Stunden, aber ihren Freundinnen hat sie den Zutritt verboten. »Ich kann den Schreck nicht ertragen, wenn sie mich sehen.« Auch wenn sie nichts sagen, weiß Gisela, was sie denken; und das ist das Schlimmste. Sie erkennen sie gar nicht mehr. »Ich kenne mich ja auch nicht mehr. Wenn ich keine Schmerzen habe, bin ich erschöpft. Ich habe keine Kraft mehr, ich werde immer dünner. Meinen Ring kann ich bald als Armreif tragen. Keine Brille passt mehr, das Gebiss hält nicht. Sich erschrecken vor dem eigenen Spiegelbild – das ist doch kein Leben.«

**Der, der ich mal war:**
- konnte sich elegant bewegen
- sah gut aus und war gesellig
- freute sich des Lebens
- gab gerne den Ton an
- war manchmal laut und ungerecht
- wusste vieles besser
- kannte sich aus mit sich
- war gerne unabhängig und frei

- machte die Nacht zum Tag
- trank gerne Wein in großen Mengen.

**Der, der ich bin:**
- fühlt sich elend und schlapp
- ist blass und mager
- hat die dunklen Haare verloren
- leidet unter Schmerzen und kriegt keine Luft
- schläft schlecht, aber viel
- ist ausgeliefert an andere und unbeweglich
- verträgt keinen Lärm.

Sich nicht mehr auskennen mit sich selbst heißt, mit dem Leben nicht mehr zurechtkommen, seinen Platz verloren zu haben in der Familie, im Beruf, bei den Freunden. Noch da zu sein, aber nicht mehr dazuzugehören. Mitleid zu wecken und Betroffenheit auszulösen.

»Ich kann es nicht sehen, das Gesicht meiner Freundin, wenn sie das Zimmer betritt. Sie versucht, den Schreck zu überspielen, redet dummes Zeug, macht hektische Bewegungen und läuft schnell, die Blumenvase zu holen und bleibt lange weg. Wenn sie endlich wieder ins Zimmer kommt mit schwarzen Rändern unter den Augen von verlaufener Wimperntusche, finden wir nicht mehr zueinander. Ich sehe alles, kann es aber nicht ändern, finde kein Thema, keine Geste, die uns vertraut wäre. Wie soll ich es ihr leicht machen, wo ich es doch selbst so schwer habe? Sie will mir nichts erzählen vom Leben draußen. Im Grunde will ich auch gar nichts hören von den Kollegen, die reisen, die neue Lieben finden, Enkelkinder bekommen. Warum sie und nicht ich? Ich bin neidisch auf die anderen, auf die Gesunden. Ich bin seit sieben Monaten krank und niemand schlägt mir vor, die Rente zu beantragen. Lohnt sich das nicht mehr? Wo ist meine Zukunft? Gibt es nur noch das Heute oder gar das Jetzt? ›Genieße den Augenblick!‹ – Ich schlafe darüber ein, wenn die Schmerzen unter Kontrolle sind. Vieles wird zur Qual: Das Zähneputzen, Aufstehen, zur Toilette gehen. Die Erschöpfung danach ist so groß. Auf fünfzehn Minuten Anstrengung folgen sechzig Minuten Ausruhen. Die Freundin soll sich zu mir setzen; sie riecht gut. Ich möchte sie in den Arm nehmen, aber ich kann mich selbst nicht riechen. Ob sie sich ekelt vor mir? Jedenfalls versucht sie, es nicht zu zeigen, und will mir die Haare frisieren. Aber mir wird schwindlig beim Sitzen, und ich sinke in die Kissen zurück. Ich will mich verstecken. Will, dass sie geht, und möchte doch, dass sie bleibt.«
So schildert Anneliese, 50 Jahre alt, den Besuch ihrer Freundin. Später telefoniert sie nur noch mit ihr, erträgt diese Fremdheit nicht noch einmal. Mit mir kann sie darüber reden, ich kenne sie ja nur so, in diesem Zustand, mager, bleich und schwach. Dann zeigt sie mir ein Foto vom letzten Urlaub vor zwei Jahren. Ich habe Mühe, sie in der Gruppe zu erkennen und muss mich anstrengen, meine Bestürzung über diese unglaubliche Veränderung nicht merken zu lassen.
Die helle sonnige Atmosphäre im Hospizzimmer sorgt dafür, dass Patient Dieter mit seiner Frau Barbara an manchen Tagen geradezu heiteren Sinnes auf dem Balkon sitzen kann. Sie trinken ein Glas Wein und träumen davon, dass alles noch mal gut wird. In diese lauschige Abendstimmung hinein sagt Dieter plötzlich: »Ich habe Lust auf eine Last-Minute-Reise, am besten Richtung Westen, da gewinn ich Zeit – einen ganzen Tag!« Barbara, seine Frau, erschreckt sich und hat die vermutlich letzte Reise vor Augen, die sie mit ihm machen wird, wenn seine Urne, wie er es sich wünscht, in der Nordsee versenkt wird. Ihr wird kalt. Aber Dieter lässt sich in seinen Träumen nicht stören und hält eine Reise – sehr bald – für möglich.

Sein Traum und ihre Gedanken verdunkeln die Stimmung, ein Schatten legt sich über sie und macht die traurige Gewissheit deutlich, dass nichts mehr so ist, wie es war, und Pläne zerplatzen wie Seifenblasen. Trotzdem wärmt der Humor, mit dem Dieter seiner ›Reise‹ Gestalt gibt, und das Vergnügen über die gewonnene Zeit lässt ihn für eine Weile schmunzeln. Das währt, bis wieder der Schwindel zurückkehrt, der auch Übelkeit bringt und den Dieter nur liegend erträgt. Der Traum ist ausgeträumt – eine Last-Minute-Reise zu zweit wird es nicht mehr geben!

Das ist ein schmerzlicher Prozess, zu begreifen, dass manches wirklich nie mehr sein wird. Das ist unvorstellbar, und in dieser Trauer gibt es keinen Trost.

Die Trauer des Sterbenden ist im Unterschied zur Trauer Hinterbliebener ohne Perspektive. Dies gilt besonders bei noch jungen Menschen, die weit entfernt sind von einem erfüllten Leben, die sich noch verantwortlich wissen für ihre Kinder, Partner oder den Fortbestand der von ihnen gegründeten Firma. Es fällt ihnen schwer, sich vorzustellen, dass die anderen weiterleben ohne sie. Sie habe eine Ahnung davon, dass *alles*, im wahrsten Sinn des Wortes, *alles* auch ohne sie weitergeht. Aber das ist nicht zu denken. Auch das Versprechen der Weiterlebenden, immer an ihn/sie zu denken und in seinem/ihrem Sinne weiterzuleben, überzeugt nicht wirklich, denn der Sterbende hatte seinen so frühen Tod nicht bedacht, hatte nicht damit gerechnet, so früh abtreten zu müssen und erinnert sich oftmals daran, dass seine Äußerungen, sein Lebensstil, seine Eifersucht, sein Neid, seine Arroganz die mit ihm Lebenden und Arbeitenden nicht selten abgeschreckt, entsetzt oder wütend gemacht haben. Jetzt scheint nichts mehr wieder gut zu machen zu sein. Die anderen sind nicht mehr angewiesen auf ihn, so scheint es. Sie widmen ihm noch ihre Zeit, harren am Bett aus, auch mitten am Tag, fahren nicht in Ferien ohne ihn, wissen aber wohl, dass ihre Zukunft ohne ihn wird gelingen müssen. Es gibt keine gemeinsame Zukunft mehr. Sicher sprechen die Angehörigen von ihrer erheblichen Angst vor dem *Allein*-verantwortlich-Sein für all die bisher gemeinsam getragenen Verpflichtungen. Seine Einmischung, seine Dominanz werden fehlen. Denn waren sie auch nicht immer erwünscht, so bewahrten sie doch vor manchem Fehlkauf, unnützer Investition oder falscher Entscheidung. Die Vorstellung, dass alle nach einer Zeit der Traurigkeit weitermachen wie bisher, nur eben ohne ihn, lähmt den Sterbenden und macht ihn einerseits fassungslos, kann andererseits aber auch den Mut stärken, geradezu rücksichtslos und ausschließlich an sich selbst zu denken. Ein vor der Zeit Sterbender hat weder Kraft noch Fantasie zum Trost anderer. Er bleibt gedanklich ausschließlich bei sich selbst und erwartet, dass die anderen das akzeptieren.

Innerhalb eines Hospizes scheint das leichter zu gelingen als in der häuslichen Umgebung. Das mag daran liegen, dass der Schwerkranke seine eigene Kraft schwinden fühlt, sich auf das eigene Ende einstellt, aber hoffnungslos traurig wird über den unausweichlichen Abschied von den Lieben. Manches spricht dafür, dass neutrale Umgebung einen sanfteren Abgang ermöglicht.

Wir erinnern uns an Reisende, die sich zum Bahnhof oder Flughafen bringen lassen und sich wort- und tränenreich mit langem Winken verabschieden. Andere verlassen das Haus allein bei Nacht und Nebel, hinterlassen vielleicht ein paar Zeilen oder einen Brief, verzichten aber auf die ›Szene des Abschieds‹ und jede Sentimentalität.

Überhaupt ist das Sterben ein Prozess, der so einmalig und unwiederholbar ist, dass für falsche Gefühle kein Platz bleibt. Der Sterbende hat einen glasklaren Blick für Echtheit und Wahrhaftigkeit. Sentimentalität muss zwangsläufig den Gefühlen weichen. Im Sterben lässt man sich offenbar weder täuschen noch betören. Das fördert aber auch die Einsamkeit des Sterbenden und wirft ihn ganz auf sich selbst zurück. Im Hospiz steht ihm ein Team gut ausgebildeter Begleiter zur Verfügung. Es erfüllt Wünsche, befriedigt Bedürfnisse, hört sich Lebensgeschichten an, ohne zu bewerten, ist nicht kränkbar, bleibt gleichbleibend aufmerksam, freundlich und überzeugt durch richtiges Tun zur gewünschten Zeit.

Der Kranke weiß, dass solche Umsorgung die Ausnahme ist. Aber er lernt, sie bald anzunehmen, weil er empfindet, dass ihn diese Handreichungen unabhängig sein lassen von körperlichen Unzulänglichkeiten. Der Kranke hört spätestens jetzt auf, um des lieben Friedens willen zu schweigen oder klein beizugeben. Es scheint, dass besonders Frauen am Ende des Lebens sich diesen Raum nehmen, den sie oft Jahrzehnte lang anderen überlassen haben. Männer haben offenbar einen leichteren Zugang zu diesem Verhalten, wie das Beispiel des 60-jährigen Christian zeigt, der wenige Tage vor seinem Tod von seiner weinenden Frau verlangt, entweder aufzuhören mit dem Weinen oder zu gehen, wenn sie es nicht aushalten kann. Er verlangt von der Frau fast Unmögliches und bringt sie in große Not. Andererseits verleiht diese Klarheit der Frau neue Kraft und sie schafft es, den ganzen Todeskampf an seiner Seite auszuhalten. Wochen nach dem Tod des Mannes wird deutlich, dass ihr dieser Akt Stärke, Kraft und Halt gibt in ihrer großen Trauer. Sie ist so erleichtert, dass es ihr gelungen ist, von sich abzusehen und seinem Wunsch entsprochen zu haben. Jetzt fließen ihre Tränen und werden irgendwann neuer Freude weichen.

Beim Sterbenden bis zuletzt zu sein, das erfordert manchmal fast unmenschliche Kraft. Das gut eingespielte Team des Hospizes kann durch Präsenz und Empathie Angehörige stützen und für Sterbende da sein, ohne zu stören oder hinderlich zu sein. In solch einer Umgebung wird es möglich, intim miteinander umzugehen. Ein von außen an die Tür gehängtes Schild ›Nicht stören‹ wird nur durch das Klingeln des Patienten oder des Angehörigen außer Kraft gesetzt. Zu wissen, jederzeit andere rufen zu können, lässt vieles möglich werden und hilft dem eigentlich sonst Ängstlichen auszuhalten. Mitarbeitende im Hospiz nehmen die Gefühle des Sterbenden wahr und entwickeln mit Respekt, Fantasie und nicht zuletzt mit Humor Handlungsmuster, die geeignet sind, Vertrauen in angespannter Atmosphäre wachsen zu lassen. Es gilt, aufmerksam zu erspüren, was der Sterbende will und braucht.

Die 44-jährige Anita berichtet mir, dass Besuch da war, der sich vorgenommen hatte, mit ihr über das Sterben zu reden, damit es leichter für sie würde. Ihre Antwort darauf entspricht ihrem auch sonst schnörkellosen Lebensstil. »Ich habe direkt gesagt, das Sterben ist nicht mein Thema, das Sterben ist mein Zustand!« Dann fügt sie noch augenzwinkernd für mich hinzu: »Wenn mir die Fluppe nicht mehr schmeckt, wenn ich keine Zigarette mehr will, dann können Sie mit dem Feuerzeug die Kerze anmachen!«

Diese deutliche Mitteilung der Patientin relativiert den immer wieder erlebten Anspruch Außenstehender, dass sich Sterbende in die Auseinandersetzung mit dem Tod zu begeben und die Todesangst nicht länger zu verdrängen hätten. Deutlich ist, dass die Todesangst eine Angst vor dem Sterben ist. Hier gilt Gleiches wie beim Bergsteigen: Nicht in den Abgrund sehen; denn dann erfasst dich Schwindel und der Absturz ist nah! Sieh auf den Berg und erspüre, was jetzt der mögliche und nächste Schritt ist! Die Antwort besteht im Ausschauhalten nach dem Weg und im Gehen des nächsten Schrittes. Von den Begleitenden muss erwartet werden, sich darauf einzustellen, und das erfordert demütiges Sich-Einlassen auf den anderen. Dann kann die Begleitung Sicherheit und Geleit sein.

Die Überschrift zu diesem Kapitel lautet: Wehmütig grüßt der, der ich bin, den, der ich mal war … Das will sagen: Ich kann mich (noch) nicht anfreunden mit dem Unausweichlichen, will mich nicht ergeben dem Unwiederbringlichen der Kraft, der Schönheit, des Lebens. Will mich nicht beugen einem Leben ohne Alter. Mein Körper zerfällt, gehorcht mir nicht mehr, aber die Gedanken sind (noch) frei. Sie versuchen, den Armen zu befehlen und den Beinen, zu gehorchen, den Augen, wach zu bleiben, dem Mund, zu lachen. Die Summe der einzelnen Körperteile, Sinne und der Verstand waren aufeinander eingespielt, koordinierten sich gleichsam von selbst und machten mich aus. Das ist jetzt vorbei. Zwar sehe ich noch ganz gut, aber nichts will mir schmecken. Die alltäglichen Verrichtungen werden zur täglichen Plage und Last. In dieser Phase des Lebens, also der Krankheit, wird der Spiegel im Bad zum Feind. Der Kranke empfindet sich als der Verlierer seines Lebenskampfes. Von früher Jugend an hatte er gelernt, Gewinner zu sein. Hatte gelernt, trainiert, studiert, um siegen zu können, und soll nun einwilligen in das vorzeitige Ende des Kampfes. Das ist eine der schwersten Übungen des Lebens. Zu wissen, dass das Leben verloren ist, dass kein Trick mehr übrig geblieben ist und ich doch als der sterben will, der ich immer war.

Einfühlsames Wahrnehmen der Schwächen des Kranken und Erkennen seiner besonderen, ihm eigenen Stärken geben ihm die Würde, die er braucht, um Vertrauen zu fassen und Glauben gewinnen zu können. Begleitende auf der letzten Wegstrecke zeigen ihre Sympathie für den Todkranken; sind seine Sympathisanten und Verbündete, schützen so wirksam gegen Ausgrenzung und bewahren vor der Entfernung aus der öffentlichen Wahrnehmung.

Statt eines Schlusswortes ein Gedicht von Rose Ausländer:

*Ich denke*

*Ich denke*
*an die Eltern die mich verwöhnten*
*an Spielzeug und Kindergespielen*

*an Lust und Qual meiner*
*ersten Liebe*

*an Venedig Luzern die*
*Riviera und Israel*

*an Hölderlin Trakl*
*Kafka und Celan*

*an das Getto an Todestransporte*
*Hunger und Angst*

*an den Unfall*
*das ewige Bett an die Freunde die*
*mich verließen und Menschen*
*die mir beistehn*

*Ich denke an die Ohnmacht meines Körpers*
*die Macht des Denkens*
*an Zauberworte und*
*Lebenszauber*

*Der winkende Tod*
*denkt an mich*

Aus: Rose Ausländer, Ich höre das Herz des Oleanders. Gedichte 1977–1979. © S. Fischer Verlag GmbH, Frankfurt am Main 1984.

---

[1]  Im Folgenden wird in der männlichen Form geschrieben, um eine Verwechslung von dem Sterbenden und den Sterbenden zu vermeiden und dadurch den einsamen Prozess des Sterbens zu verdeutlichen.

# Juristische Perspektiven 4

Hans Lilie

## Rechtliche Diskussion der Sterbehilfe in Deutschland

### Einleitung

In seinem 1805 verfassten Entwurf einer allgemeinen Therapie hat der Hallesche Arzt Johann Christian Reil beklagt, dass es zwar eine eigene Kunst dem Menschen ins Leben zu verhelfen gäbe, aber dafür, dass man erträglich wieder herauskomme, fast nichts getan sei. Diese zweihundert Jahre alte Klage hat nichts von ihrer Aktualität eingebüßt, obwohl selten so intensiv über die Sterbehilfe im weitesten Sinne diskutiert wurde wie heute. So bleibt in vielen Details anhaltende Ratlosigkeit, für die symptomatisch ist, dass alle juristische Kompetenz, die sich um eine Regelung bemüht hat, nicht wirklich zu einem durchschlagenden Erfolg gekommen ist. Trotz des Entwurfs eines Arbeitskreises deutscher, schweizerischer und österreichischer Strafrechtslehrerinnen und Strafrechtslehrer sowie einer eingehenden Befassung mit diesem Thema auf dem 56. Deutschen Juristentag[1], ist ein Gesetzgebungsvorhaben des Bundestages für eine gesetzliche Regelung der Sterbehilfe zuletzt im Jahre 1986 gescheitert.

Eine ganze Reihe von Gerichtsentscheidungen, angefangen mit dem sog. *Wittig-Fall*[2] aus dem Jahre 1984, gefolgt vom sog. *Wuppertaler Krankenschwesternfall*[3] und nicht zuletzt auch die Vorgänge um den Arzt Hackethal und seine Patientin Hermi Eckert im Jahre 1987[4], haben immer noch nicht dazu beigetragen, dass Patienten und Ärzten klärende Leitlinien für die existenzielle Grenzsituation am Lebensende zur Verfügung gestellt wurden.

Hinzu kommt, dass in vielen Nachbarländern die Diskussion deutlich weiter fortgeschritten ist. In den Niederlanden versteht man unter Sterbehilfe lebensbeendende Handlungen, die ein Arzt auf Verlangen seines Patienten vornimmt. Die niederländische Regierung hat, nach einer fast dreißig Jahre andauernden breiten Diskussion in Gesellschaft und Politik, die Augen nicht vor der Tatsache verschlossen, dass Sterbehilfe in der Praxis täglich geleistet wird. Vergleichbares gilt für das belgische Gesetz zur Sterbehilfe. Auch in der Schweiz geht man offen mit dieser Problematik um. Bei einer Umfrage für das Schweizer Institut für Sozial- und Präventivmedizin sowie für das Institut für Rechtsmedizin der Universität Zürich ergab sich auf der Basis von 5000 befragten Ärzten, dass in jedem zweiten Todesfall Sterbehilfe eine Rolle spielt. Damit scheint die Schweiz in Europa bei der Häufigkeit der Sterbehilfe an der Spitze zu stehen. In 28 % der Fälle wurde passive Sterbehilfe, in 22 % indirekte aktive Sterbehilfe geleistet. Auf die aktive Sterbehilfe und die Suizidbeihilfe entfielen dabei weit weniger als ein Prozent. Hinzu kommt, dass in der Schweiz mit der Vereinigung für »Humanes Sterben Exit« und dem Verein »Dignitas – Würdiges Leben, Würdiges Sterben« zwei Vereinigungen gegründet wurden, die weit über 60.000 Mitglieder zählen und genau wie der inzwischen vom Psychiater Peter Baumann gegründete Verein »Suizidhilfe« jährlich ca. 300 assistierte Suizide organisieren.[5] Dabei geht man von einer weiterhin steigenden Tendenz aus.

Trotz all dieser Aktivitäten ist in der deutschen Diskussion kein wirklicher Fortschritt zu verzeichnen. Während dieser Tage das Thema Sterbehilfe vor allem vor einem zivilrechtlichen Hintergrund betrachtet wird, nicht zuletzt auch wegen der Rechtsprechung des XII. Zivilsenats des Bundesgerichtshofs zur Patientenerklärung[6], schwächt die strafrechtliche Auseinandersetzung mit diesem Thema augenscheinlich ab. Ein abschließend klärendes Urteil des Bundesgerichtshofes für Strafsachen sucht man vergeblich. Demgegenüber ist mit einer weiteren Entscheidung des XII. Zivilsenats in dieser Sache zu rechnen. Auch der Bericht der Arbeitsgruppe »Patientenautonomie am Lebensende« vom 10. Juni 2004 (sog. Katzerpapier) zeigt keine wirkliche Lösung auf, da die vorgeschlagenen Textbausteine für eine Patientenverfügung ebenso in der Praxis der wirklichen Anwendung viel zu kompliziert sind und deshalb den gleichen Mangel aufweisen, wie die jüngste »Formulierungshilfe Patientenverfügung« des Bundesministeriums der Justiz. Gerade das letzte Papier führt zu unauflösbaren Widersprüchen bei einer Organspende.

Blickt man auf die bisherige strafrechtliche Diskussion zurück, so zeigen sich im Wesentlichen drei Problemkreise, auf die im Folgenden näher eingegangen werden soll:

1. Darf sich ein Arzt mit oder ohne Einwilligung des Patienten passiv verhalten und auf den Einsatz von technischen Mitteln zur Lebensverlängerung verzichten, wenn für den Patienten dadurch nur eine kurzfristige, aber mit erheblichen Leiden verbundene Lebensverlängerung erreichbar ist – passive Sterbehilfe?
2. Darf der Arzt einem unheilbar Kranken zur Linderung seiner Schmerzen solche Medikamente verabreichen, die neben der Schmerzstillung möglicherweise auch den Eintritt des Todes beschleunigen – indirekte Sterbehilfe?
3. Soll es auf Wunsch des Patienten hin zulässig sein, dass der Arzt ihn, im Falle einer unheilbaren Erkrankung, durch ein aktives Eingreifen von seinem Leid erlöst – aktive Sterbehilfe?

## Die passive Sterbehilfe

In der Praxis kommt diesen Fällen die größte Bedeutung zu. Der Verzicht auf lebensverlängernde Maßnahmen bei Sterbenden oder Patienten mit infauster Prognose steht immer unter dem »Damoklesschwert« der strafrechtlichen Verfolgung als Tötungsdelikt. Regelmäßig ist zunächst davon auszugehen, dass der Arzt, der keine Maßnahmen zur Lebensverlängerung ergreift, wegen Totschlags, in der Regel durch Unterlassen (§ 13 StGB), belangt werden kann. In diesem Zusammenhang wird darauf abgestellt, dass der Arzt auf Grund der Behandlungsübernahme verpflichtet sei, den Todeseintritt hinauszuzögern, wenn ihm die hierzu erforderlichen Möglichkeiten zur Verfügung stehen. Freilich wird viel zu selten die Frage gestellt, ob und inwieweit in einer Weiterbehandlung über das für ein Individuum oft unerträgliche Maß hinaus, eine Körperverletzung i. S. d. § 223 StGB gesehen werden muss. Maßgeblich hierfür wäre der Gedanke, dass mit der Ausweglosigkeit der weiteren Behandlung auch der bewusstlose Patient an dieser kein Interesse mehr haben kann, sodass die aus dem Behandlungsvertrag folgende strafrechtliche Garantenstellung des Arztes erlischt.

Wenn dem Arzt im Einzelfall eine solche Lebenserhaltungspflicht auferlegt ist, so kann der Verzicht auf weitere Maßnahmen nur dann unproblematisch sein, wenn der Patient in einer hoffnungslosen Situation sein tatsächliches Einverständnis zur Nichtaufnahme der Behandlung bzw. zu ihrem Abbruch erteilt hat. In diesem Fall ist der Arzt an den erklärten Willen des Patienten gebunden. Umgekehrt hat sich der Arzt dem Wunsch des Patienten zu beugen, wenn dieser wünscht, alles in seiner Macht stehende zur Lebensverlängerung zu tun. Gleiches gilt für den Fall, dass der Patient seinen Willen dahingehend formuliert hat, keine, wenn auch kurze Frist unter qualvollen Schmerzen leiden zu müssen. Insoweit muss der Arzt, auch wenn er persönlich anderer Meinung ist, den wohl überlegten und eindeutig geäußerten Willen des Patienten respektieren.[7]

Diese Bindung des Arztes erklärt sich aus dem grundgesetzlich geschützten Selbstbestimmungsrecht des Patienten und ist Bestandteil seiner Würde, gerade wenn sich das Leben dem Ende zuneigt. Schließlich darf niemand für sich das Recht reklamieren, einem todkranken oder sterbenden Menschen die Pflicht aufzuerlegen, sein Leben unter für ihn unerträglichen Leiden oder Qualen fortzusetzen, wenn er konsequent den Wunsch hat, sich diesem Leid zu entziehen.[8] Demzufolge ist für den Fall, dass der todkranke Patient nicht mehr selbst entscheiden kann, sein mutmaßlicher Wille und nicht das Ermessen des behandelnden Arztes der rechtliche Maßstab dafür, welche lebensverlängernden Maßnahmen zulässig sind und wie lange sie fortgesetzt werden dürfen. Der Vorrang des Selbstbestimmungsrechts wurde von der Rechtsprechung immer wieder herausgestellt, *voluntas aegroti suprema lex*.[9]

Insbesondere bindet der gegen eine Behandlung gerichtete Wille des Patienten den Arzt selbst dann noch, wenn der Patient zwischenzeitlich das Bewusstsein verloren hat. Der Bundesgerichtshof hat dazu ausgeführt:»Sterbehilfe ist nur entsprechend dem erklärten oder mutmaßlichen Patientenwillen durch die Nichteinleitung oder den Abbruch lebensverlängernder Maßnahmen zulässig, um dem Sterben seinen natürlichen, der Würde des Menschen gemäßen Verlauf zu lassen.«[10] Sterbehilfe in diesem Sinne setzt – so der Bundesgerichtshof – voraus, »dass das Grundleiden eines Kranken nach ärztlicher Überzeugung unumkehrbar (irreversibel) ist, einen tödlichen Verlauf angenommen hat und der Tod in kurzer Zeit eintreten wird.« Die Grundsätze der Bundesärztekammer zur ärztlichen Sterbebegleitung – die gegenwärtig wieder überarbeitet werden – betrachten den vom Willen des sterbenden Patienten getragenen Verzicht oder Abbruch lebensverlängernder Maßnahmen als eine zulässige Behandlungsbegrenzung.[11]

Wenn der Bundesgerichtshof den mutmaßlichen Willen des Patienten dabei in den Vordergrund rückt, so ist zur Ermittlung dieses Willens an die entsprechenden Maßstäbe der Rechtsprechung anzuknüpfen. Der Bundesgerichtshof hat dazu ausgeführt, dass »der Inhalt des mutmaßlichen Willens in erster Linie aus den persönlichen Umständen des Betroffenen, aus seinen individuellen Interessen, Wünschen, Bedürfnissen und Wertvorstellungen zu ermitteln« sei. Objektive Kriterien, insbesondere die Beurteilung einer Maßnahme als gemeinhin vernünftig oder normal, so wie den Interessen eines verständigen Patienten üblicherweise entsprechend, haben keine eigenständige Bedeutung. Unbefriedigend an diesen Maßstäben ist allerdings, dass sie in ihrer allgemeinen Art kaum zu hinreichenden Handlungsanleitungen für den konkreten Einzelfall führen. Gerade bei äußerungsunfähigen Patienten, die keine entsprechende Erklärung zuvor abgefasst haben, wird es schwierig sein, ihre persönlichen Umstände zu ermitteln. Maßstab für die individuellen Interessen und persönlichen Wertvorstellungen des Patienten können nur die Angaben der Angehörigen sein, soweit diese den Ärzten bekannt sind. Es wird nur wenige Fälle geben, in denen sich Arzt und Patient in vorangehenden Gesprächen über Einzelheiten ausgetauscht haben. Hinzu kommt, dass häufig die objektiven Bedingungen in Krankenhäusern, aber auch beim Hausarzt derartig unzureichend sind, dass die Zeit für solche Gespräche fehlt.

Für den Fall, dass dem Arzt in der konkreten Situation keine Anhaltspunkte vorliegen, wie sich der Patient entschieden hat, wird in der Regel davon auszugehen sein, dass der Patientenwille mit dem übereinstimmt, was gemeinhin als normal und vernünftig angesehen wird.[12] Der Bundesgerichtshof versucht also gegenwärtig, einen Ausweg dadurch zu finden, dass er das Selbstbestimmungsrecht des Patienten einerseits betont und andererseits, dann, wenn der Wille des Patienten nicht feststellbar ist, seine individuellen Interessen und Wünsche als Maßstab heranzieht. Auch wenn manchmal das Selbstbestimmungsrecht zu einer kaum zu ertragenden Last werden kann, setzt sich mehr und mehr der Aspekt durch, dass der Wille des Patienten Grund und zugleich Grenze für den ärztlichen Behandlungsauftrag ist und bleiben muss.

Bei alledem sollte man sich jedoch nicht von der künstlich geschaffenen Rechtsfigur eines »abstrakt vernünftigen« Patienten leiten lassen, sondern sollte stets die Situation des konkret leidenden Patienten als Maßstab für ärztliches Handeln heranziehen. So wie wir allgemein bei der Aufklärung dem Patienten das Recht einräumen, sich gegen eine zu aufdringliche Aufklärung zu wehren, wird man immer erwägen müssen, wie man das Maß der Information im Einzelfall bestimmt, wenn der Patient am Lebensende ausdrücklich, und wie es in der Praxis viel häufiger sein wird, stillschweigend um Hilfe bittet. Der Arzt sollte den Wunsch des Patienten, nicht weiter mit lebensverlängernden Maßnahmen behandelt zu werden, dann respektieren, wenn der Kranke nicht nur infolge einer augenblicklichen Depression, sondern bewusstseinsklar die Konsequenzen seiner Entscheidung überschauend äußert. Für die vielen anderen Fälle, in denen eine derart objektivierbare Entscheidung nicht mehr getroffen werden kann, muss Folgendes gelten: Ist sicher, dass das Endstadium einer unaufhaltbaren Krankheit begonnen hat, und äußert der Patient nicht selbst den Wunsch nach Verlängerung des Lebens um jeden Preis und mit allen möglichen medizinischen Mitteln, so kann der Arzt nicht verpflichtet sein, diese Behandlungsmethoden einzusetzen.[13] Gleiches gilt in den Fällen, wo man im Zusammenhang mit der Behandlung zu der Erkenntnis kommt, dass das Krankheitsbild so weit fortgeschritten ist, dass in absehbarer Zeit mit dem Eintritt des Todes gerechnet werden muss. In diesen Fällen soll – und das wird auch in den Grundsätzen der Bundesärztekammer zur ärztlichen Sterbebegleitung betont – eine Änderung des Behandlungszieles in Betracht gezogen werden.[14] Wird durch die Behandlung bestehendes Leiden nur noch verlängert, so sollten diese Maßnahmen durch eine palliativmedizinische Versorgung ersetzt werden. Dabei geht es um höchste Qualität von Palliativmedizin, einschließlich der erforderlichen pflegerischen Absicherung. Da in dieser Situation zwangsläufig der Schwerpunkt der Versorgung des Schwerstkranken beim Pflegepersonal liegen wird, empfiehlt es sich, wie auch die Erfahrung aus der Rechtsprechung lehrt, eine intensive Beratung im Team mit Ärzten, Pflegenden und Angehörigen vorzunehmen.[15] Zu Recht wird in diesem Zusammenhang oft darauf hingewiesen, dass in solchen Fällen, insbesondere dann, wenn es sich um Patienten mit schwersten zerebralen Schädigungen handelt, der Wille kaum zu ermitteln ist.

Einigkeit ist darüber zu erzielen, dass die Lebenserhaltungspflicht dort ihre Grenzen finden muss, wo dem Menschen auf Grund unwiderruflichen Verlusts aller Reaktions- und Kommunikationsfähigkeit jede Möglichkeit weiterer Selbstwahrnehmung und Selbstverwirklichung genommen ist. Auch ohne das mutmaßliche Einverständnis des Betroffenen sind deshalb spätestens bei nachweislich irreversiblem Bewusstseinsverlust des Patienten ein Sterben lassen und damit der Verzicht auf aktive Maßnahmen zur Lebensverlängerung zulässig.

Noch weitergehend könnte man freilich vertreten, dass Ärzte lebensverlängernde Maßnahmen nicht erst bei einem irreversiblen Verlust der Kommunikationsfähigkeit oder Umweltbezogenheit unterlassen dürfen. Wenn aggressive Eingriffe im terminalen Stadium nur noch eine kurzfristige, mit erheblichem Leiden verbundene Verlängerung des Lebens bewirken können, dann muss die Behandlung auf Linderung von Schmerz, Angst und Unruhe sowie auf Pflege und menschliche Zuwendung begrenzt werden. Die rechtlich beschränkte Unzumutbarkeit bloß sinnlosen Eingreifens begrenzt hier die Pflicht zur Behandlung. Allerdings muss bei einer unsicheren Prognose im Zweifel immer die Lebensverlängerung gewählt werden. Abzuwägen ist im Einzelfall zwischen dem möglichen Gewinn einer Lebensverlängerung mit den Belastungen, Schmerzen und Nebenfolgen der Therapie und der Leidensminderung für den Patienten. Erst recht gilt dies, wenn bei dem Patienten der Sterbeprozess noch nicht begonnen hat, der einwilligungs- und einsichtsfähige Patient aber die weiteren ärztlichen Maßnahmen ablehnt.

Allein diese schwierigen Fragen sollten immer wieder als Mahnung angesehen werden, an einen Bevollmächtigten für Gesundheitsangelegenheiten zu denken. Ist dieser nicht vorhanden, so kann der Wille durchaus im Gespräch mit den Angehörigen ermittelt werden. In der Regel ist nicht davon auszugehen, dass von den Angehörigen in erster Linie Negatives zu erwarten ist. Vielfach lehrt die Erfahrung, dass ein offenes und intensives Gespräch Vertrauen schafft, das in solchen, für alle Beteiligten schwierigen Situationen die Basis für schwer wiegende Entscheidungen sein und bleiben muss. Im Einzelfall wird der Arzt freilich zu erwägen haben, wie er mit der Verschwiegenheitsverpflichtung umgeht. Liegen Indizien vor, dass der Patient, könnte er selbst entscheiden, mit einem Angehörigengespräch einverstanden wäre, so sind keinerlei Bedenken anzumelden. Dies gilt in erster Linie für die Angehörigen, die sich im Verlauf der Krankheit stets um den Patienten gesorgt und gekümmert haben und so die erforderliche Nähe für die zu treffende Entscheidung objektiv auch belegen können. Dagegen wird in aller Regel Vorsicht geboten sein, wenn jene Verwandten oder Angehörigen Einfluss auf die Entscheidung reklamieren, die dem Arzt bislang völlig unbekannt geblieben sind und gerade bei einem längeren Krankenlager kein wahrnehmbares Interesse für den Patienten gezeigt haben.

Eine wesentliche Rolle kommt in diesem Zusammenhang den allseits anerkannten Patientenverfügungen oder Patientenerklärungen zu.

## INDIREKTE STERBEHILFE

An die soeben erörterten Fragen schließt sich unmittelbar der Problemkreis um die indirekte Sterbehilfe an. Die Rede ist von solchen Fällen, in denen es medizinisch indiziert ist, dem Sterbenden Präparate zur Schmerzlinderung zu verabreichen. Folge der Medikamentengabe ist nicht selten der als unbeabsichtigte Nebenfolge schneller eintretende Tod des Patienten. Der Patient hat dann Anspruch auf eine entsprechende Behandlung, wenn gerade die Verabreichung von Schmerzmitteln oder bewusstseinsdämpfenden Medikamenten von der ärztlichen Behandlungspflicht umfasst ist. Auch wenn ein modernes Regime der Schmerzbekämpfung heute nicht mehr notwendigerweise eine Lebensverkürzung zur Folge hat, bleiben doch bei schwersten Erkrankungen Fälle übrig, in denen Opiate oder andere Mittel verabreicht werden müssen, die lebensverkürzend wirken können. Eine derartige Behandlungsmethode ist objektiv als aktive Tötung zu beurteilen, die, auch wenn sie auf ausdrückliches und ernstes Verlangen des Patienten zurückgeht, nach § 216 StGB bestraft werden kann. Heute herrscht jedoch weitgehend Einigkeit darüber, dass grundsätzlich in solchen Fällen die Leidensminderung derartig in den Vordergrund rückt, dass die Möglichkeit einer Lebensverkürzung als Nebenwirkung in Kauf zu nehmen ist. Entscheidend ist bei diesen Fällen jedoch immer der erklärte oder mutmaßliche Patientenwille. Dieser lässt die unerwünschte

Folge zurücktreten. Zur Straflosigkeit kommt man freilich mit unterschiedlichen dogmatischen Begründungen. Angeführt wird, dass wegen der Handlungsintention schon der Tatbestand der Tötungsdelikte nicht gegeben sei.[16] Andere führen hingegen an, dass es hier an einem Tötungsvorsatz fehle und Schutzzweckerwägungen das erlaubte Risiko tragen lassen.[17] Ein wesentlicher Aspekt ist weiterhin der rechtfertigende Notstand nach § 34 StGB, der zur Konkretisierung mit der Einwilligung kombiniert wird.[18] Der Bundesgerichtshof hat dazu ausgeführt, dass es wichtiger sei, dem Patienten zu ermöglichen, die letzten Lebenstage in Würde und Schmerzfreiheit zu erleben. Dies sei ein höherwertigeres Rechtsgut als die Aussicht, unter schwersten Schmerzen, insbesondere sog. Vernichtungsschmerzen, nur noch eine kurze Zeit länger leben zu müssen.[19] In einer jüngeren Entscheidung betont der Bundesgerichtshof, dass auch eine Rechtfertigung allein aus Notstand in Betracht kommen kann.[20] Im Einzelfall wird es hier schwierig sein, eine angemessene Balance zwischen den Handlungszielen zu finden. Je sicherer der Arzt sieht und erkennt, dass seine Maßnahme zwangsläufig zur Lebensverkürzung führt, und die Maßnahme der Lebensverkürzung auch stärker von der Motivation des handelnden Arztes getragen wird, desto eher nähert sich der Arzt der bis heute nach überwiegender Ansicht verbotenen aktiven Sterbehilfe.

## GRENZZIEHUNG ZUR AKTIVEN STERBEHILFE

Die aktive Sterbehilfe, die auf eine gezielte Lebensverkürzung ausgerichtet ist, muss an § 216 StGB gemessen werden. § 216 StGB verbietet ausdrücklich die Tötung auf Verlangen. Danach wird mit Freiheitsstrafe von sechs Monaten bis fünf Jahren bestraft, wer einen anderen, auch auf dessen ausdrückliches und ernstliches Verlangen hin, tötet. Spätestens jetzt wird deutlich, dass zwischen indirekter und aktiver Sterbehilfe nur ein schmaler Grat besteht, da letztlich auch indirekte Sterbehilfe eine Form der aktiven Sterbehilfe ist. Einzig die Intention des Handelnden ist der Maßstab für eine Unterscheidung. Ein solches Unterscheidungskriterium ist in der Praxis immer schwer zu ermitteln.[21] Hier lassen sich kaum noch haltbare Abgrenzungslinien für die Praxis aufstellen, da die Fälle in den einzelnen Sachverhalten sehr unterschiedlich sind und von einer großen Anzahl individueller Kriterien geprägt werden. Solange die Schmerzlinderung dominant bleibt, sind auch lebensverkürzende Maßnahmen zulässig und in vielen Fällen das angemessene Mittel. Es ist einzuräumen – und hier kann kaum juristischer Rat in pauschaler Art weiterhelfen –, dass die Grenzen im Einzelnen fließend sind und im konkreten Fall von seiner Grundkonstellation abhängen. In jedem Fall sollte sich der Arzt von seinem Behandlungsziel leiten lassen und vom ärztlich Notwendigen ausgehen. Jedenfalls kann man hier nicht unterstellen, dass die schwierigen juristischen Streitigkeiten als abschließend geklärt gelten dürfen.

## DISKUSSIONSBEDARF IN DEUTSCHLAND

Anders als in unseren Nachbarländern tut sich die deutsche Öffentlichkeit mit einer in allen Bevölkerungsschichten geführten Diskussion noch immer schwer. Während Holland und Belgien, ohne die schweren Vorbelastungen aus dem Missbrauch im Dritten Reich, zu einem öffentlichen Konsens gelangt sind, lagert auf dem Begriff »Euthanasie« jene schwere Schuld, welche durch die Unmenschlichkeiten der Nationalsozialisten bedingt ist. Trotz dieses Hintergrundes sollte man gleichwohl in der deutschen Debatte berücksichtigen, dass auch die Fragen der Zulässigkeit aktiver Sterbehilfe einer dringenden Klärung bedürfen. Vermehrt sind hier zu Lande zu Recht Stimmen zu vernehmen, die in Ausnahmesituationen es durchaus für denkbar halten, in einer sachlich geführten Diskussion darüber zu beraten, ob es Konstellationen geben kann, die dazu führen müssen, über das absolute Verbot der aktiven Sterbehilfe nachzudenken.[22] Wie bereits oben ausgeführt wurde, ist die aktive Sterbehilfe eine vielfach geleugnete Realität. Dabei geht es freilich nicht darum, die Lösungsmodelle anderer Länder unbesehen zu übernehmen. Weder die holländische noch die belgische Regelung oder die schweizerischen »Vereinsmodelle« eignen sich als Vorbild für die deutsche Situation. Gleichwohl ist es erforderlich, dass alle Beteiligten bereit sind, die Verantwortung zu übernehmen, die sie den Schwerstkranken in ihrer Hilflosigkeit in den letzten Stunden schulden.

Es gibt Krankheitsbilder – die freilich nur Mediziner benennen können –, bei denen ein Endstadium ein so hohes Maß an Leid verursachen kann, dass auch modernste Schmerztherapien keine Hilfe mehr versprechen können. Wenn unter diesen Voraussetzungen insbesondere palliativ alles Machbare dem Patienten zugewendet wurde, bleiben im Endstadium einer nicht mehr aufhaltbaren Krankheit dennoch einige Fälle übrig, in denen Menschen auf andere Weise geholfen werden muss. Hier ist die Rechtsordnung aufgefordert, eine offene Debatte zu führen, um auch solchen Patienten die Würdehaftigkeit des Sterbens erlebbarer zu machen. Letztendlich ist Todeskontrolle in diesem Sinne eine Sache menschlicher Würde.

Trotz allem ist die Ärzteschaft aufgefordert, in Zusammenarbeit mit Juristen, Theologen und den Betroffenen Kriterien zu definieren, die im Falle nicht behebbarer Ausweglosigkeit Schwerstkranken ausreichende Sicherheit bieten, wenn diese es ausdrücklich und zur Wahrnehmung ihrer Selbstbestimmung wünschen. Insoweit trägt auch der Vergleich mit dem nationalsozialistischen Unrecht nicht, denn dort handelte es sich nicht um Sterbehilfe, sondern um staatlich befohlenen Mord.[23]

Auch wenn gelegentlich angeführt wird, dass die Öffnung dieser Möglichkeit ein Einbruch in das Vertrauensverhältnis von Arzt und Patient bedeuten würde, so ist dem entgegenzuhalten, dass ein unwürdiger und qualvoller Tod viel schwerer wiegt. Denn wenn Patienten wissen, dass nur auf ihren ausdrücklichen Wunsch hin Hilfe möglich ist, können sie das notwendige Maß an Zutrauen und Sicherheit fassen, die unabdingbar sind, wenn im Behandlungsverhältnis die schwierigsten Fragen zu klären sind.

---

1   Vgl. Otto: Recht auf den eigenen Tod? Strafrecht im Spannungsverhältnis zwischen Lebenserhaltungspflicht und Selbstbestimmung. Gutachten D zum 56. DJT 1986, D, S. 9ff.
2   Vgl. BGHSt 32, S. 367ff.; dazu u. a. Schöch, Nstz 1955, S. 135ff., Dölling, MedR 1987, S. 10; Roxin, NStZ 1987, S. 346; Tröndle, ZStW 99 (1987), S. 25.44 f.; Gropp, NStZ 1985, S. 97; Schmitt, JZ 1984, S. 866; Brändel, ZRP 1985, S. 85; Sowada, Jura 1985, S. 75; Schultz, JuS 1985, S. 270; Herzberg, JA 1985, S. 177.
3   Vgl. BGHSt 37, S. 376ff.; dazu Roxin, NStZ 1992, S. 35f.
4   Vgl. OLG München, NJW 1987, 2940.
5   Vgl. End-of-life decision-making in six European countries: descriptive Study, in: The Lancet, Vol. 361, No. 9374, 14.6.2003, abrufbar unter www.thelancet.com; vgl. NZZ vom 19.6.2003, Nr. 139, S. 13 und Tages-Anzeiger vom 19.6.2003, S. 11.
6   Vgl. BGH, NJW 2003, S. 1588; vgl. die kritische Besprechung des Urteils durch Verrel in NStZ 2003, 449ff.; zu den Gründen für die Verlagerung vom Strafrecht auf das Zivilrecht s. Verrel KritV 2001, S. 443f.
7   Vgl. BGHSt 11, 111.114; BGHSt 37, 376.378; Laufs, Arztrecht 1993, Rdnr. 148.
8   Vgl. Council of Europe, Parlamentarische Versammlung, Dok. 9898, 10. September 2003, Sterbehilfebericht, Ausschuss für Soziales, Gesundheit und Familie, Berichterstatter: Dick Marty, Schweiz; http://assembly.coe.int,
9   Vgl. BGHSt 11, 111.114; BGHSt 37, 376.378; Lilie, FS-Steffen, S. 273.276; Steffen, NJW 1996, 1581; Uhlenbruck/Ulsenheim, in: Laufs/Uhlenbruck, Handbuch des Arztrechts 2002, § 132 Rdnrn. 31.32.
10  BGHSt 37, 376.379.
11  Vgl. Grundsätze der Bundesärztekammer zur ärztlichen Sterbebegleitung, NJW 1998, 3406, 3407.

[12] Vgl. BGHSt 40, 257.263.

[13] Vgl. Albrecht, FS-Schreiber, S. 551.557.

[14] Vgl. Grundsätze der Bundesärztekammer zur ärztlichen Sterbebegleitung, Deutsches Ärzteblatt 2004, S. A 1298.

[15] Vgl. Grundsätze der Bundesärztekammer zur ärztlichen Sterbebegleitung, NJW 1998, 3406, 3407.

[16] Vgl. Bockelmann: Strafrecht des Arztes. S. 70f.

[17] Vgl. Eser, in: Schönke/Schröder, StGB, 26. Auflage, Vor § 211 Rdnr. 26.

[18] Vgl. Dölling: MedR 1987, S. 7; Geilen: Euthanasie und Selbstbestimmung. S. 22f.; Hirsch: FS-Lackner, S. 597.609. Ders.: FS-Welzel, S. 775.795; Kutzer: NStZ 1994, S. 110.115; Otto: ZfL 2002, S.42.48; Schreiber: NStZ 1986, S. 337.340. Ders.: Palliativmedizin in Deutschland – nicht eingelöster gesellschaftlicher Anspruch an die moderne Medizin, in: Ahlbert: Palliativmedizin – Ausdruck gesellschaftlicher Verantwortung, 2002, S. 41ff.

[19] Vgl. BGHSt 42, 302.305.

[20] Vgl. BGHSt 46, 279.285,

[21] Vgl. Schöch: NStZ 1997, S. 409.410; Schreiber: NStZ 1986, S. 337.341; ders.: In: Hanack-Festschrift: S. 735.739; zum Ganzen auch Uhlenbruck/Ulsenheimer, in: Laufs/Uhlenbruck: Handbuch des Arztrechts. § 132, Rdnr. 5, 2002.

[22] Vgl. Wolfslast: FS-Schreiber. S. 913f.

[23] Vgl. Wolfslast a.a.O.

*Dieter Schwab und Thomas Wagenitz*

# Betreuungsrechtliche Aspekte der Sterbehilfe

## ZUGLEICH EINE ANMERKUNG ZUR ENTSCHEIDUNG DES BUNDESGERICHTSHOFS VOM 17. MÄRZ 2003

## I.

Für den Zivilrechtler ist der Umgang mit den Grenzfragen zwischen Leben und Sterben ungewohnt. Wenn er sich der Problematik der Sterbehilfe nähert, ist er deshalb nicht schlecht beraten, sich zur besseren gedanklichen Strukturierung an dem Kanon von Fallgruppen auszurichten, den die Strafrechtswissenschaft als Orientierungshilfe, wenn auch vielleicht nicht durchweg mit scharfen Konturen, erarbeitet hat.[1]

Eine erste – unproblematische – Gruppe bilden danach Maßnahmen der Schmerzlinderung, die keinerlei lebensverkürzendes Risiko begründen und deshalb – bei tatsächlicher oder mutmaßlicher Einwilligung des Patienten – uneingeschränkt zulässig sind.

Eine zweite Gruppe umfasst die Fälle der aktiven Sterbehilfe. Hier wird gemeinhin zwischen indirekter und direkter Sterbehilfe unterschieden:

- Die indirekte Sterbehilfe umfasst schmerzlindernde Maßnahmen, die als unbeabsichtigte, aber in Kauf genommene unvermeidbare Nebenfolge das Leben des Patienten verkürzen. Solche schmerzlindernden Interventionen werden – wirkliche oder mutmaßliche Einwilligung vorausgesetzt – für strafrechtlich zulässig erachtet, wobei die Begründungen divergieren: Die einen sehen schon den objektiven Tatbestand der Tötungsdelikte als nicht erfüllt an; die andern verneinen die Rechtswidrigkeit, wobei umstritten ist, welcher Rechtfertigungsgrund (erlaubtes Risiko, wirkliche oder mutmaßliche Einwilligung oder rechtfertigender Notstand) eingreift.[2]
- Der Gegenbegriff zur indirekten Sterbehilfe ist die direkte, gezielte Lebensverkürzung. Sie ist – von Ausnahmefällen abgesehen – als Tötungsdelikt strafbar, selbst wenn die Tat auf einem ausdrücklichen Verlangen des Patienten beruht und vom Täter allein aus Barmherzigkeit verübt wird.

Eine dritte – praktisch wichtigste und juristisch wohl schwierigste – Gruppe ist die passive Sterbehilfe, in der es um ärztliches Unterlassen geht: Sei es, dass der Arzt, wie vom Patienten gefordert, eine lebensverlängernde Therapie gar nicht erst aufnimmt. Sei es, dass der Arzt eine solche lebensverlängernde Therapie abbricht, weil sie im Ergebnis keinerlei Erfolg mehr verspricht und das Leiden also nur verlängert. Zur passiven Sterbehilfe wird zumeist auch der sog. technische Behandlungsabbruch gezählt, weil beim Abschalten lebenserhaltender Geräte – entgegen der äußeren Sichtweise – nicht das positive Tun (der Knopfdruck), sondern das Unterlassen der weiteren technischen Behandlung im Vordergrund der rechtlichen Betrachtung steht. Auch bei der passiven Sterbehilfe werden zwei Untergruppen unterschieden: die passive Sterbehilfe im engeren und die passive Sterbehilfe im weiteren Sinn.[3]

- Die Sterbehilfe im engeren Sinn umfasst Fälle, in denen das Leiden einen irreversiblen tödlichen Verlauf genommen hat und der Tod in kurzer Zeit eintreten wird. In solchen Fällen ist dem Arzt der Verzicht auf lebensverlängernde Maßnahmen schlechthin erlaubt. Ein solcher Verzicht wird auch Hilfe für den Sterbenden oder Hilfe beim Sterben genannt.

- Fehlt es an der unmittelbaren Todesnähe, spricht man beim Unterlassen lebenserhaltender oder -verlängernder Maßnahmen von einer »Hilfe zum Sterben« oder – einfacher – von Sterbehilfe im weiteren Sinn. Ihre Zulässigkeit beurteilt sich – folgt man dem Urteil des 1. Strafsenats des BGH im sog. »Kemptener-Fall«[4] – nach dem Willen des Patienten. Ist der aktuelle Wille nicht feststellbar, soll – allerdings wohl nur in (nicht näher beschrieben) »Grenzfällen« und »bei besonderen Umständen« – der mutmaßliche Wille des Patienten entscheidend sein.

## II.

In dieser zweiten Untergruppe der passiven Sterbehilfe – der Sterbehilfe im weiteren Sinn – ist auch der Fall angesiedelt, den der BGH im März dieses Jahres – und zwar nunmehr aus zivilrechtlicher, genauer: aus betreuungsrechtlicher Sicht – zu entscheiden hatte.[5] Kurz zum Sachverhalt:

Ein ca. 70-jähriger Mann erlitt im November 2000 infolge eines Herzinfarkts einen hypoxischen (auf Sauerstoffmangel beruhenden) Gehirnschaden im Sinne eines sog. apallischen Syndroms. Der Patient verfiel in ein Koma, war nicht mehr ansprechbar und wurde fortan in einem Pflegeheim über eine Magensonde künstlich ernährt. Der zum Betreuer bestellte Sohn beantragte – im Einverständnis mit der Ehefrau und der Tochter des Patienten – im April 2002 beim Vormundschaftsgericht zu genehmigen, dass die künstliche Ernährung seines Vaters eingestellt werde. Er stütze sich dabei auf eine von seinem Vater 1998 errichtete sog. Patientenverfügung, in der es u. a. hieß:
»Für den Fall, dass ich zu einer Entscheidung nicht mehr fähig bin, verfüge ich: Im Falle meiner irreversiblen Bewusstlosigkeit, schwerster Dauerschäden meines Gehirns ... oder im Endstadium einer zum Tode führenden Krankheit ... will ich keine Intensivbehandlung, Einstellung der Ernährung, ... keine künstliche Beatmung, keine Bluttransfusion, keine Organtransplantation, keinen Anschluss an eine Herz-Lungen-Maschine. Meine Vertrauenspersonen sind ...«
(es folgen die Namen von Ehefrau, Sohn und Tochter sowie Ort, Datum und Unterschrift).

Das Amtsgericht und – auf die Beschwerde des Sohnes – das Landgericht hatten die beantragte Genehmigung abgelehnt, weil es für ein vormundschaftsgerichtliches Tätigwerden an einer Rechtsgrundlage fehle. Das daraufhin vom Sohn mit der weiteren Beschwerde angerufene Schleswig-Holsteinische Oberlandesgericht hielt die Entscheidungen der Vorinstanzen für richtig.[6] Insbesondere sei § 1904 BGB auf Fälle der vorliegenden Art nicht – auch nicht analog – anwendbar. Nach dieser Vorschrift bedarf der Betreuer eines selbst einwilligungsunfähigen Betreuten, wenn er einem ärztlichen Eingriff oder einer Heilmaßnahme am Betreuten zustimmen will, der Genehmigung des Vormundschaftsgerichts, sofern die begründete Gefahr besteht, dass der Patient auf Grund dieser Maßnahme stirbt oder einen schweren Gesundheitsschaden erleidet. Diese Voraussetzungen lägen hier nicht vor; auch fehle es an einer ausfüllungsbedürftigen Gesetzeslücke, sodass der Antrag des Sohnes und Betreuers wegen fehlender Genehmigungskompetenz der Gerichte unzulässig sei. Das Oberlandesgericht konnte die weitere Beschwerde des Sohnes allerdings nicht selbst zurückweisen, weil zuvor zwei andere Oberlandesgerichte – Frankfurt und Karlsruhe – gegenteilig entschieden hatten.[7] Es musste die Sache deshalb dem Bundesgerichtshof zur Entscheidung vorlegen (§ 28 Abs. FGG).

Der zuständige XII. Zivilsenat des Bundesgerichtshofs hat sich mit seiner Entscheidung schwer getan – wohl in der Erkenntnis, dass Entscheidungskonflikte am Ende des Lebens mehrdimensional sind: Philosophisch-weltanschauliche Sichtweisen treffen auf medizinisch nicht immer bis ins Letzte geklärte Fragen und Entwicklungen. Hinzu kommt das Recht, von dem dennoch möglichst klare Antworten erwartet werden und das obendrein gesellschaftliche und wirtschaftliche Rahmenbedingungen einbeziehen soll, ohne bei der Gewichtung aller Aspekte auf einem gefestigten Konsens über die Stufung von Werten aufbauen zu können. Entscheidungen in diesem Spannungsfeld dürfen sich der – auch engagierten – Kritik allemal sicher sein. Dem Beschluss des XII. ZS ist es – unbeschadet einer bewussten Beschränkung auf betreuungsrechtliche Fragen – nicht anders ergangen.[8] Um das Ergebnis vorwegzunehmen: Der XII. ZS hat eine Genehmigung durch das Vormundschaftsgericht für – unter bestimmten Voraussetzungen – möglich und erforderlich erachtet und deshalb die Sache an das Vormundschaftsgericht zum Zwecke der weiteren Aufklärung des Sachverhalts zurückverwiesen. Allerdings hat der BGH dieses Ergebnis nicht aus einer Analogie zu § 1904 hergeleitet, sondern auf eine richterliche Rechtsfortbildung gestützt und aus einer Gesamtschau des Betreuungsrechts begründet.

## III.

Die Kernaussagen der Entscheidung betreffen vier Probleme, die aufeinander aufbauen: Zum Ersten die Frage nach der Maßgeblichkeit des Patientenwillens. Zum Zweiten die Frage, wer berufen ist, den maßgebenden Patientenwillen verantwortlich zu interpretieren. Darauf basierend drittens die Frage, ob und unter welchen Voraussetzungen ein Betreuer bei der Interpretation und Durchsetzung des Patientenwillens der Mitwirkung des Vormundschaftsgerichts bedarf. Schließlich viertens die Frage, was das Vormundschaftsgericht bei dieser Mitwirkung eigentlich zu prüfen hat. Die Kernaussagen seien kurz wiedergegeben:

1. Lebenserhaltende oder -verlängernde Maßnahmen bedürfen der Einwilligung des Patienten. Dabei macht es rechtlich keinen Unterschied, ob die Maßnahme erstmals zur Anwendung gebracht werden soll oder ob es um ihre Fortführung geht. (Im vom BGH entschiedenen Fall ging es um die zweite Variante – nämlich um die Beibehaltung der bereits vor Jahren gelegten Magensonde und die weitere Zuführung von Nahrungsflüssigkeit über diese Sonde.)
   Die Maßgeblichkeit des Patientenwillens bereitet keine Probleme, wenn der Patient selbst einwilligungsfähig ist. Das Recht auf Selbstbestimmung verbietet jegliche Zwangstherapie – und zwar auch dann, wenn das Unterlassen der Therapie unweigerlich zum Tod des einwilligungsfähigen, aber nicht einwilligenden Patienten führen würde. Schwierig wird es, wenn der Patient selbst nicht einwilligungsfähig ist – insbesondere weil er, wie im entschiedenen Fall, auf Grund seiner Bewusstlosigkeit keinen eigenen aktuellen Willen zu bilden vermag. Hier sind zwei Varianten zu unterscheiden:
   - In der ersten Variante sind frühere – schriftliche wie mündliche – Willensbekundungen des Patienten feststellbar, mit denen er für Situationen der nunmehr eingetretenen Art sein Einverständnis mit medizinischen Maßnahmen der nunmehr in Frage stehenden Art erklärt oder verweigert hat (konkret: der Patient hat sich für den Fall eines dauerhaften Komas mit der künstlichen Ernährung über eine Magensonde einverstanden erklärt oder eine solche Behandlung vorausschauend untersagt). In einem solchen Fall wirken – lt. BGH – diese Willensbekundungen fort, sofern der Patient sie

nicht zwischenzeitlich widerrufen hat. Der zeitlich nach der Willensbekundung eingetretene Verlust der Einwilligungsfähigkeit ändert – entsprechend dem Rechtsgedanken des (für empfangsbedürftige rechtsgeschäftliche Willenserklärungen geltenden) § 130 Abs. 2 BGB an der Fortgeltung der früheren Erklärung nichts. In dieser Aussage liegt die Anerkennung der sog. Patientenverfügung als Rechtshandlung: Der früher geäußerte Wille erlangt – wie eine rechtsgeschäftliche Willenserklärung auch – eine rechtliche Eigenständigkeit (insoweit ist der plakative Begriff »Patiententestament« gut gewählt – sofern man sich bewusst bleibt, dass die vorausgreifende Erklärung des Patientenwillens jedenfalls *de lege lata* keiner Form bedarf). Wohlgemerkt: Die so verstandene Patientenverfügung ist kein bloßes – mehr oder minder starkes – Indiz für den mutmaßlichen Willen eines Patienten, der zur aktuellen Willensbekundung nicht mehr in der Lage ist. Sie ist (jedenfalls nach der vom BGH nunmehr aufgestellten Doktrin) der fortwirkende wirkliche Wille dieses Patienten. Als solcher ist er bindend – es sei denn, der Patient hätte »sich von seiner früheren Verfügung mit erkennbarem Widerrufswillen distanziert« oder die Sachlage hätte »sich nachträglich so erheblich geändert, dass die früher selbstverantwortlich getroffene Entscheidung die aktuelle Sachlage nicht umfasst«.

- In der zweiten Fallvariante fehlt es an einer früheren Willensbekundung des Patienten. Dann beurteilt sich die Maßnahme nach dem mutmaßlichen Willen des Patienten. Dieser mutmaßliche Wille des Patienten ist – jedenfalls in einem ersten Schritt – der individuelle mutmaßliche Wille; zu beantworten ist also die Frage, ob der konkrete Patient, könnte er einen aktuellen Willen bilden, sich in der konkreten Situation – nach seiner Religion, seiner Weltanschauung, seinen ihn prägenden Lebensumständen – sich für oder gegen die in Frage stehende ärztliche Maßnahme entscheiden würde.
Der Schwachpunkt liegt auf der Hand: Ein solcher individuell-mutmaßlicher Wille wird sich vielfach nicht ermitteln lassen. Aus diesem Dilemma gibt es drei mögliche Auswege: Die eine Meinung rekurriert auf den objektiv mutmaßlichen Willen des Patienten, d. h. auf die Frage, wie sich ein gedachter vernünftiger Patient (und das ist im Zweifel immer der Beurteiler selbst) entscheiden würde. Die zweite Auffassung – die auch beim BGH im sog. Kemptener Urteil[9] anklingt – sucht Zuflucht bei allgemeinen Wertvorstellungen, über deren Herleitung und Verbindlichkeit man dann trefflich rechten kann; denn auch hier ist die Versuchung jedes Beurteilers groß, den eigenen Überzeugungen Allgemeingültigkeit zu attestieren. Die dritte Auffassung schließlich argumentiert scheinbar rein juristisch, indem sie aus allgemeinen Rechtsgrundsätzen ein Regel-Ausnahme-Verhältnis ableitet. Damit werden, wie das kontroverse Ergebnis zeigt, die persönlichen Wertungen des Beurteilers aber wohl nur verdeckt: Während die einen – gern unter Berufung auf die Verfassung – mit dem Schlagwort *in dubio pro vita* für den Non-liquet-Fall lebensverlängernde Maßnahmen einfordern, argumentieren die anderen – ziselierter – mit dem Charakter solcher Maßnahmen als einem Eingriff in die körperliche Unversehrtheit, der einer zumindest individuell mutmaßlichen Einwilligung bedarf und folglich unterbleiben müsse, wenn ein solcher individuell mutmaßlicher Wille nicht feststellbar sei. Der XII. Zivilsenat hat sich in seiner Entscheidung auf keines dieser Gleise begeben, Sympathien für die Entwicklung medizinischer Behandlungsstandards erkennen, die Frage – weil nicht entscheidungserheblich (es lag eine klare Patientenverfügung vor) – aber letztlich dahinstehen lassen.[10]

2. Die sich anschließende Frage, wer denn nun legitimiert sei, den wirklichen oder mutmaßlichen Willen des Patienten zu ermitteln und – erforderlichenfalls – auch zu inter-

*Juristische Perspektiven*

pretieren, hat der BGH dagegen unmissverständlich beantwortet: Solange ein Betreuer nicht bestellt oder nicht erreichbar ist, der Arzt; sobald ein Betreuer bestellt und auch erreichbar ist, nur noch der Betreuer. Das gilt nicht nur für die Ermittlung des mutmaßlichen Patientenwillens, sondern auch für die Feststellung und Durchsetzung des wirklichen Patientenwillens, insbesondere also auch für die Feststellung, Auslegung und Umsetzung einer schriftlichen Patientenverfügung. Das erklärt sich letztlich aus der Funktion des Betreuers als dem gesetzlichen Vertreter des Patienten: Bei einem rechtlich handlungsfähigen, insbesondere einwilligungsfähigen Patienten entscheidet über die Zulässigkeit ärztlicher Eingriffe nicht ein früher erklärter, sondern – naturgemäß – der aktuelle Wille des Patienten. Mit der Bestellung des Betreuers ist die rechtliche Handlungsfähigkeit des Patienten wiederhergestellt. Deshalb entscheidet über die Zulässigkeit eines ärztlichen Eingriffs an Stelle des Patienten nunmehr der Betreuer, der sich bei dieser Entscheidung freilich am wirklichen oder mutmaßlichen Willen des von ihm betreuten Patienten auszurichten, d. h. diesen Willen verantwortlich festzustellen und umzusetzen hat.

3. Mit dieser Aufgabe wird dem Betreuer viel, vielleicht zu viel zugemutet, wenn er sich bei der Umsetzung des Willens des Patienten in Widerspruch zu den Empfehlungen setzt, die ihm ärztlicherseits gegeben werden. Das gilt namentlich dann, wenn ärztlicherseits eine lebenserhaltende oder verlängernde Behandlung als medizinisch indiziert angesehen und angeboten wird, die so angebotene Behandlung aber – jedenfalls nach der Auffassung des Betreuers – dem wirklichen oder mutmaßlichen Willen des von ihm betreuten Patienten widerspricht. Dieser Konflikt – und nur dieser Konflikt – ist das eigentliche Thema der Entscheidung des BGH. Der Betreuer soll, so der BGH, in diesem Zwiespalt – ärztlicher Rat hier und wirklicher oder mutmaßlicher Patientenwille dort – nicht allein gelassen werden. Er kann sich zwar gegen die ärztlicherseits empfohlenen lebenserhaltenden oder -verlängernden Maßnahmen entscheiden, bedarf dazu jedoch der Genehmigung des Vormundschaftsgerichts. Das Genehmigungserfordernis verfolgt dabei ein doppeltes Ziel: Zum einen wird die Ermittlung, Auslegung und Umsetzung des Patientenwillens einer Kontrolle unterzogen. Zum andern erfährt die dem ärztlichen Rat oder doch Angebot konträre Betreuerentscheidung eine Art »Legitimation durch Verfahren«.[11]

4. Bleibt zu fragen, an welchen Kriterien sich das Vormundschaftsgericht bei seiner Entscheidung auszurichten hat. Die Antwort ergibt sich aus den bereits angestellten Überlegungen: Das Vormundschaftsgericht entscheidet nicht – wie so gern pathetisch formuliert wird – über Leben oder Tod des Patienten.[12] Diese Entscheidung hat der Patient selbst oder, falls er keinen Willen verlautbart hat, sein Betreuer getroffen. Das Vormundschaftsgericht kontrolliert lediglich, ob die Betreuerentscheidung gegen die ärztlich vorgeschlagenen Maßnahmen den rechtlichen Vorgaben – und d. h. vorrangig: dem wirklichen oder mutmaßlichen Willen des Patienten – entspricht. Das Vormundschaftsgericht muss dabei – natürlich – auch prüfen, ob die Rechtsordnung – insbesondere das Strafrecht – die vom Betreuer gewünschte Unterlassung der ärztlicherseits angebotenen Maßnahmen gestattet; denn das Zivilrecht kann nicht erlauben, was das Strafrecht verbietet.

## IV.

Was diese Kernaussagen für die Entscheidung eines konkreten Falles unseres Erachtens bedeuten, soll – in aller Kürze – an einigen Situationen veranschaulicht werden. Wir wollen davon ausgehen, dass bei einem Patienten die strafrechtlichen Voraussetzungen zulässiger

Sterbehilfe vorliegen. Für den Patienten, der irreversibel bewusstlos ist, sei ein Betreuer bestellt, dessen Aufgabenkreis auch die Einwilligung in lebenserhaltende oder -verlängernde Maßnahmen umfasst.

1. Hält in einer solchen Situation der Arzt lebenserhaltende oder -verlängernde Maßnahmen für geboten, so ist zu unterscheiden:
   a) Stimmt der Betreuer dem ärztlichen Rat zu, hat es damit betreuungsrechtlich sein Bewenden: die Maßnahme kann durchgeführt werden. Die Prüfung, ob die Durchführung dieser Maßnahmen dem Willen des Patienten entspricht, oblag dem Betreuer; eine Kontrolle durch das Vormundschaftsgericht findet nicht statt. [Der Arzt ist damit zugleich »auf der sicheren Seite«; denn auch ein entgegenstehender Wille des Patienten wird durch die Einwilligung des Betreuers als gesetzlichem Vertreter ersetzt.]
   b) Anders ist die Situation, wenn sich der Betreuer dem ärztlichen Votum, lebenserhaltende oder -verlängernde Maßnahmen durchzuführen, widersetzt: Hier bedarf der Betreuer, wenn er die Durchführung der ärztlich für notwendig erachteten Maßnahmen untersagen will, der vormundschaftsgerichtlichen Genehmigung. Dies gilt auch dann, wenn der Patient zuvor in einwilligungsfähigem Zustand seinen Willen, keine lebensverlängernden Maßnahmen zu dulden, erklärt hat. Das Vormundschaftsgericht hat dann zu prüfen, ob das vom Betreuer geforderte Unterlassen oder der gewünschte Abbruch der Maßnahme tatsächlich vom verlautbarten Willen des Patienten gedeckt ist. Fehlt es an einem solchen verlautbarten Willen, muss das Vormundschaftsgericht der Frage nachgehen, ob der mutmaßliche Wille des Patienten den ärztlich vorgeschlagenen Maßnahmen entgegensteht – was im Einzelfall freilich die u.U. schwierige Erhebung komplexer Tatsachen (Weltanschauung, Lebensauffassung des Patienten etc.) bedeuten kann.
2. Nehmen wir den umgekehrten Fall: Der Arzt plädiert für das Unterlassen oder für den Abbruch lebenserhaltender oder -verlängernder Maßnahmen.
   a) Schließt sich der Betreuer dieser Empfehlung des Arztes an, hat es damit – betreuungsrechtlich – sein Bewenden; das Vormundschaftsgericht wird nicht befasst – eine gerichtliche Prüfung, ob das von Arzt und Betreuer übereinstimmend befürwortete Unterbleiben der Maßnahmen dem wirklichen oder mutmaßlichen Willen des Patienten entspricht, findet nicht statt.
   b) Schwierig wird es, wenn der Betreuer – entgegen dem ärztlichen Votum, aber unter Berufung auf den wirklichen oder mutmaßlichen Willen des Patienten – die Aufnahme oder Fortsetzung lebenserhaltender oder -verlängernder Maßnahmen verlangt. Hier kann der Betreuer, wenn der Arzt die geforderten Maßnahmen ablehnt, nur aus dem Behandlungsvertrag gegen den Arzt vorgehen und die Erfüllung des Behandlungsauftrags – ggf. im Wege des einstweiligen Rechtsschutzes – einklagen, dies allerdings nicht vor dem Vormundschaftsgericht, sondern im zivilprozessualen Verfahren vor dem Streitgericht.

## V.

Die Entscheidung des BGH hat – von Vertretern ganz unterschiedlicher Positionen und folglich mit durchaus divergierenden Angriffszielen – Kritik erfahren.[13] Das ist nicht überraschend und – jedenfalls in der Sache – sicher legitim, sollte aber eines nicht übersehen: Der Bundesgerichtshof hatte nicht die Aufgabe, das Recht der Sterbehilfe oder auch nur die Patientenverfügung normativ zu regeln. Er hatte vielmehr eine bestimmte betreuungsrechtliche Konfliktsituation – dies allerdings durchaus mit Wegweisungen für die Instanz-gerichte – zu klären. Deshalb sei abschließend ein kurzer Blick auf die Fragen geworfen, die der Bundesgerichtshof nicht entschieden hat und, wie wir meinen, auch nicht entscheiden musste:

1.  Der BGH hat nicht entschieden, welche Maßnahmen der Arzt im Bereich der Sterbehilfe zu ergreifen oder zu unterlassen hat.
    *   Anknüpfungspunkt der betreuungsrechtlichen Betrachtung ist systembedingt die Frage, was der Arzt tatsächlich vorschlägt (»anbietet«): Denn nur was der Arzt faktisch an-bietet, kann der Betreuer annehmen oder ablehnen. Die Frage, aus welchen Gründen der Arzt denkbare Maßnahmen nicht anbietet, ist keine betreuungsrechtliche Frage. Sicher kann der Betreuer bestimmte vom Arzt nicht angebotene Maßnahmen einfor-dern. Über die Berechtigung solcher Forderungen entscheidet aber nicht das Betreu-ungsrecht, sondern das allgemeine Zivilrecht – und damit nicht das Vormundschafts-, sondern das Streitgericht.
    *   Im Regelfall wird ein Arzt nur solche Maßnahmen anbieten, die nach seiner Ansicht medizinisch indiziert sind. Die Frage, ob diese ärztliche Einschätzung zutrifft, kann als Vorfrage betreuungsrechtlich relevant sein, denn vom wirklichen oder mutmaßlichen Patientenwillen des einwilligungsunfähigen Patienten werden nur solche Maßnahmen gedeckt, die medizinisch indiziert sind. Für den BGH stellte sich die Frage nach der ärztlichen Indikation nicht: Zum einen, weil sie vom sachverständig beratenen Tat-richter, nicht vom Rechtsbeschwerdegericht zu beantworten ist. Zum andern, weil sie für die Entscheidung des Rechtsstreits ohne Belang war: Der Arzt hatte Maßnahmen angeboten, die der Patient zuvor – im einwilligungsfähigen Zustand – unmissver-ständlich abgelehnt hatte. Eine solche Konstellation lässt auch dem Tatrichter für die Feststellung ärztlicher Indikation keinen Raum.

2.  Der XII. ZS hatte nicht über die strafrechtlichen Grenzen zulässiger Sterbehilfe zu ent-scheiden. Er hat den – richtigen – Grundsatz betont, dass das Zivilrecht nicht erlauben kann, was das Strafrecht verbietet. Er hat daraus gefolgert, dass das Vormundschaftsge-richt nicht das vom Betreuer geforderte Unterlassen lebenserhaltender ärztlicher Maß-nahmen genehmigen kann, wenn das Strafrecht die Durchführung eben solcher Maß-nahmen verlangt. Damit hat er sich freilich auf ein vermintes Gelände begeben. Denn welche Maßnahmen das Strafrecht im Bereich der Sterbehilfe im weiteren Sinn (keine unmittelbare Todesnähe) verlangt, scheint keineswegs sicher: In der Entscheidung des 1. Strafsenats im Kemptener Fall[14] wird – wie dargelegt – die Zulässigkeit der »Hilfe zum Sterben« (also vor Eintritt des Sterbevorgangs) vom mutmaßlichen Willen (wozu nach der Strafrechtsdoktrin auch ein früher verlautbarter Wille zählt) abhängig gemacht, dies aber nur »in Grenzfällen« und bei Vorliegen »besonderer Umstände« – beides Kriterien, die weder erläutert werden noch sich fallbezogen von selbst erklären. Der XII. ZS hat deshalb versucht, mit dem Merkmal des »irreversiblen tödlichen Verlaufs« des Leidens eine – objektive – Eingrenzung für die Hilfe zum Sterben zu finden und unter dieses dem Kemptener Urteil entlehnte Merkmal unausgesprochen die Apalliker subsumiert, was be-grifflich möglicherweise der Verdeutlichung bedarf, jedenfalls zu Irritationen geführt hat.[15]

3.  Nicht beantwortet hat der BGH auch die – praktisch sicher wichtige, für die Entschei-dung des BGH aber irrelevante – Frage, unter welchen Voraussetzungen in den Grenz-situationen zwischen Leben und Tod für den selbst nicht mehr einwilligungsfähigen Patienten ein Betreuer zu bestellen ist. Ein Betreuer ist nur dann zu bestellen, wenn seine Bestellung erforderlich ist, weil ein rechtliches Handeln des Patienten vonnöten ist. Diese

Voraussetzung wird von gewichtigen Stimmen in der Literatur jedenfalls dann verneint, wenn der Patient zuvor seinen Willen hinreichend klar verlautbart hat und diese Willensbekundung, folgt man der neuen Lehre des BGH, fortwirkt. Das lässt sich durchaus hören, muss aber zur Kammerentscheidung des BVerfG vom 2. 8. 2001[16] in Bezug gesetzt werden: Dort hatte das BVerfG die Bestellung des Ehemannes zum Betreuer seiner den Zeugen Jehova angehörenden Frau gebilligt; der Ehemann – selbst nicht Mitglied dieser Gemeinschaft – sollte in eine Bluttransfusion bei seiner Frau einwilligen, obwohl die Frau sich schriftlich gegen diese Maßnahme ausgesprochen hatte.

4. Unbeantwortet bleibt schließlich auch die Frage, ob sich die vom BGH für den Betreuer aufgestellten Grundsätze auf den Vorsorgebevollmächtigten übertragen lassen. Dafür spricht die Parallelität der Rechtsstellung von Betreuer und Bevollmächtigtem, die durch die vom BtÄndG eingeführten vormundschaftsgerichtlichen Genehmigungsvorbehalte auch für Bevollmächtigte unterstrichen worden ist. Dagegen lässt sich das besondere Vertrauen anführen, das der Patient dem Vorsorgebevollmächtigten entgegengebracht hat und das eine gerichtliche Kontrolle möglicherweise verzichtbar erscheinen lässt.

## VI.

Der kurze Überblick zeigt: Es sind viele Fragen offen. Der BGH wird sich sicher noch öfter mit diesem Thema zu befassen haben.[17] Zusammenfassend: Die angesprochenen Probleme bewegen sich im Spannungsfeld von Autonomie, Leben und Sterben. Wo immer die Grenzen genau zu ziehen sind, wird die weitere Rechtsprechung oder – noch besser – der Gesetzgeber zeigen. Bis dahin sollten wir – und das ist vielleicht auch eine Botschaft der BGH-Entscheidung – versuchen, uns ein wenig dem autonomen Sterben anzunähern. Das werden die beteiligten Disziplinen – vor allem also Mediziner, Theologen und Juristen – aber wohl nur gemeinsam schaffen.

---

[1] Vgl. etwa MünchKomm/Schneider: StGB 2003 Vor §§ 211 ff. Rdn. 88 ff.; LeipzKomm/Jähnke: StGB 11. Auflage, vor § 211 Rdn. 11ff.; NomosKomm/Neumann: StGB 1995 Vor § 211 Rdn. 86 ff.; Laufs/Uhlenbruck/Ulsenheimer: Handbuch des Arztrechts. München 2002, S. 1158ff.

[2] Zum Streitstand vgl. MünchKomm/Schneider: a.a.O. (Fn. 1) Rdn. 99ff.

[3] BGH NJW 1995, S. 204f. (sog. »Kemptener Fall«).

[4] Fn. 3.

[5] BGH FamRZ 2003, S. 748 = NJW 2003, S. 1588.

[6] OLG Schleswig FamRZ 2003, S. 554.

[7] OLG Frankfurt FamRZ 1998, S. 1137 und FamRZ 2002, S. 575; OLG Karlsruhe FamRZ 2002, S. 488.

[8] Etwa Höfling/Rixen JZ 2003, S. 884; Uhlenbruck NJW 2003, S. 1730; Alberts BtPrax 2003, S. 139; Kutzer ZRP 2003, S. 209. Vgl. ferner die Würdigung bei Lipp FamRZ 2003, S. 756; ders. FamRZ 2004, S. 317; Deutsch NJW 2003, S. 1567 Albrecht/Albrecht MittBayNot 2003, S. 48; Strätling/Sedemund-Adip/Bax/Scharf/Fieber/Schmucker Sonderveröff. zu BtPrax 5/2003; Borasio/Putz/Eisenmenger Dt. Ärzteblatt 2003, A 2062; Sprickhoff JZ 2003, S. 739.

[9] Fn. 3.

[10] BGH (Fn. 5) sub III. 2. c) cc) mit ausf. Nachw.

[11] Vgl. auch Saliger JuS 1999, 16.20: »Prozedurale Legalisierung«.

[12] Etwa Deichmann MDR 1995, S. 983.984.

[13] Nachw. Fn. 8.

[14] Fn. 3.

[15] Vgl. etwa Lipp FamRZ 2003, S. 756.

[16] NJW 2002, S. 206.

[17] Vgl. etwa LG Traunstein NJW-RR 2003, S. 221 und OLG München NJW 2003, S. 1744; dazu Süddeutsche Zeitung vom 6. April 2004 »Sterbehilfe für Komapatienten«.

# Die religiöse Deutung von Sterben und Tod

*Muhammed Salim Abdullah*

## Sterbebegleitung, Bestattungsriten und Friedhofskultur im Islam

### DAS ISLAMISCHE LEIDENSVERSTÄNDNIS

Der muslimische Reformtheologe, Aufklärer und Mystiker Abu Hamid al-Ghazzali (1058–1111 christlicher Zeitrechnung) überliefert: »Der Prophet Muhammad trat eines Tages bei einer Gruppe seiner Gefährten ein und fragte: Seid ihr gläubig? Sie schwiegen. Schließlich antwortet Omar: Ja, o Gesandter Gottes. Muhammad fragte: Was ist das Zeichen eures Glaubens? Sie antworteten: Wir danken im Wohlergehen, wir sind geduldig in der Prüfung und wir sind mit der Bestimmung Gottes zufrieden. Darauf sagte der Prophet: Ihr seid Gläubige, beim Herrn der Ka'ba.«

Wenngleich der tiefgläubige und leidgeprüfte Ayyub (Hiob) ein Araber war, ein Sohn Ismails, der in die Hebräische Bibel Eingang gefunden hat, kennt der Islam keine ausgeprägte Leidenstheologie, sieht man einmal von der schiitischen Denkschule der Imamiyya ab.

Der Islam hat vielmehr das menschliche Leiden in den Beziehungsrahmen von Sünde, Warnung, Verletzung der Rechte Gottes, von Reue, Buße und Umkehr gestellt und damit der Bußtheologie zugeordnet.

Diese Einordnung hat nun allerdings zur Folge, dass sich muslimische Autoren nur sehr selten in systematischer Weise mit dem Problem befasst haben. Im Allgemeinen findet man daher im Islam kaum eine ausdrückliche Behandlung dieses Themas. Gleichwohl bieten sich anhand des Koran und der Sunna (Hadith) zwei Verständnisebenen an:

- Leiden als von Gott auferlegte Prüfung und
- als verdiente Strafe für begangene Sünden und Frevelhaftigkeit.

### Leiden als Prüfung

Für die islamische Lehre ist die Welt, in der wir leben, der Ort der Bewährung. Gott hat die Menschen nicht »in Sinnlosigkeit geschaffen«, verkündet der Koran (Sura 28,116), sondern zum »Wetteifern miteinander in guten Taten«, um auf diese Weise ihm zu dienen. Das ist der Maßstab, den Gott am Tage der Verantwortung an uns und unser mitmenschliches Verhalten anlegen wird (Sura 5,49).

Im Koran sagt Gott: »Meinen die Menschen, sie würden in Ruhe gelassen werden; nur weil sie sagen: Wir glauben – und sie würden nicht auf die Probe gestellt werden? Wir stellten doch auch die auf die Probe, die vor ihnen waren. Also wird Gott gewiss die bezeichnen, die wahrhaftig sind, und gewiss wird er die Lügner bezeichnen« (Sura 29,3–4).

Leiden und Krankheit werden den Menschen von Gott bestimmt und auch der Tod ist eine Prüfung Gottes. Wir lesen in Sura 67,3: »Der den Tod geschaffen hat und das Leben, dass er euch prüfe, wer von euch der Beste ist im Handeln ...« Und in Sura 21,36: »Jedes Lebewesen soll den Tod kosten, und wir stellen euch auf die Probe mit Bösem und Gutem als eine Prüfung und zu ihm (Gott) sollt ihr zurückgebracht werden«.

Der Traditionalist Mohammed bin Ismail Al-Buhari (810–870 christlicher Zeitrechnung) hat einmal gesagt, dass die Geduld die Hälfte des Glaubens sei. Und in der Tat: Die Geduld ist eine der Kardinaltugenden des Islam. Dafür mag folgende Belegstelle aus dem Koran dienen: »Wahrlich, wir werden euch prüfen mit ein wenig Furcht und Hunger und Verlust an Gut und Leben und Früchten; doch gib frohe Botschaft den Geduldigen, die sagen, wenn ein Unglück sie trifft: Wahrlich, Gottes sind wir und zu ihm kehren wir heim. Sie sind es, auf die Segen und Gnade ausfließen von ihrem Herrn und die rechtgeleitet sind« (Sura 2,156–158).

## Leiden als Strafe

Im Koran finden sich zahlreiche Belege dafür, wie Gott mit Menschen und Völkern in der Geschichte verfahren ist, die sich gegen ihn und seine Rechte aufgelehnt und daher der Frevelhaftigkeit schuldig gemacht hatten. Immer wieder führt der Koran den Muslimen eindringlich die Bußpredigten der Propheten Noah, Hud, Salih, Schoaib, Lot und Moses vor Augen und das furchtbare Schicksal der Völker Ad, Thamud, Midian und des Pharao.

Das Buch Gottes befasst sich aber auch immer wieder mit jenen Menschen, die sich in der Heimsuchung verzweifelt wieder der Sünde zuneigen und auf diese Weise schließlich der göttlichen Gnade verlustig gehen.

»Und unter den Menschen ist manch einer, der über Gott streitet ohne Wissen und Führung oder ein erleuchtendes Buch: sich hochmütig abwendend, dass er wegführe von Gottes Weg. Ihm ist Schande bestimmt hienieden; und am Tage der Auferstehung werden wir ihn die Strafe des Verbrennens kosten lassen. Das geschieht um dessentwillen, was seine Hände vorausgeschickt haben; denn Gott ist nicht ungerecht gegen die Diener. Und unter den Menschen ist manch einer, der Gott (sozusagen) am Rande dient. Wenn ihn Gutes trifft, so ist er damit zufrieden, trifft ihn aber eine Prüfung, denn kehrt er zu seinem (früheren) Weg zurück. Er verliert diese Welt so gut wie die zukünftige. Das ist ein offenbarer Verlust ...« (Sura 29,9–14).

## DER TOD ODER DIE ANDERE WIRKLICHKEIT DES LEBENS

Der Muslim soll den Tod nicht aus seinem Leben verdrängen. Er wird im Gegenteil dazu angehalten, mit dem Tod zu leben. Der Tod ist der tägliche Begleiter des Menschen. Dessen soll sich der Mensch bewusst werden, um des Lebens willen. Im Koran steht geschrieben: »Wo ihr auch sein mögt, der Tod ereilt euch doch und wäret ihr in hohen Burgen« (Sura 4,79).

Fünf Mal am Tag spricht der Muslim die Formel: »Bei der flüchtigen Zeit, wahrlich, der Mensch ist verloren, außer jenen, die glauben und Gutes tun und sich gegenseitig zur Wahrheitsliebe anspornen und einander zum Ausharren mahnen.«

Der Islam ist vor diesem Hintergrund die bedingungslose und vertrauensvolle Hingabe der eigenen Person an den unerforschlichen Willen Gottes in der eschatologischen Erwartung des Gerichtstages. Er ist das im Hinblick auf diesen Tag Gottes, als dem Ewigen, der dauert, dargebrachte nahtlose Zeugnis.

Der Tod ist im Glaubensleben der Muslime, der islamischen Gemeinschaft, also nicht überdeckt oder beiseite geschoben. Wohl aber wird ihm eine besondere Bedeutung beigemessen – oder besser gesagt, der eigentliche Sinn gegeben. Gott ruft im Koran den Menschen ins
Gedächtnis, dass der Tod eben nicht ausschließlich und primär der »Sünde Sold« ist, sondern vor allem »Heimkehr« und nicht Ende. Das, was wir als Tod ansehen, als Exitus – Aus-
gang, Schluss, Ende, Untergang – oder gar als Katastrophe, ist in der religiösen Wirklichkeit
die Rückkehr des Lebens zu seinem Ursprung, die »Vereinigung mit Gott« (Sura 5,36).

Tod als Grenze des Lebens? Zumindest macht Gott im Koran deutlich, dass er den Tod so
nicht verstanden wissen möchte, wie immer der Mensch auch darüber denken mag.

Das irdische Leben, die so genannte reale Wirklichkeit unseres Daseins, wird von Gott im
Koran – wie bereits erwähnt – immer wieder als Prüfung hingestellt. Das wird in Sura 57,21
nochmals verdeutlicht, wenn es dort heißt: »Wisset, dass das Leben in dieser Welt nur ein
Spiel und ein Tand ist und ein Gepränge und Geprahle unter euch, und ein Wettrennen um
Mehrung nach Gut und Kindern …«

Der Mensch soll seiner Bestimmung nach im diesseitigen Leben Gottes Diener, Statthal-
ter und Gehilfe sein (Sura 10,94; 35,40; 51,57 und öfter) und seinem Willen folgen; denn
Gott hat ihn geschaffen und ihm aus seiner Barmherzigkeit Leben gegeben. Mit dem
Augenblick des Todes ist grundsätzlich über das diesseitige Leben entschieden. Diejenigen
nun, die das zeitliche Leben als Gottes Diener verbracht haben, werden das wahre Leben gewinnen; denn sie haben in der Zeit der Prüfung ihr Leben auf Gott und das Jenseits ausgerichtet und nicht auf das diesseitige Leben allein. Jacques Waardenburg schreibt in seinem
Aufsatz »Leben verlieren oder Leben gewinnen als Alternative in prophetischen Religionen«,
dass in koranischer Sicht das menschliche Leben vergegenwärtigt wird als ein Geschehen,
das schließlich mehr als »natürlich« ist: Es reicht von dem Schöpfungstropfen bis hin zum
Himmel oder zur Hölle, je nachdem, ob es Gott ergeben ist oder nicht und wie Gott darüber urteilt. Das Gott nicht ergebene Leben ist wesentlich zum Tode und wird im Koran als
verwirrt und töricht beschrieben, wahrscheinlich, weil es nur einen beschränkten und daher irregeleiteten Blick auf das Besondere des Menschenlebens zulässt. Für den gotterge-
benen Glaubenden sind Tod und Leben zwar im Diesseits eine Alternative, aber nicht mehr im
Hinblick auf das Jenseits, wo Gott in seiner Allmacht den Menschen aus dem Tode zum Leben erweckt und der Tod vor dem allmächtigen Gott seine Bedeutung verliert. Leben und
Tod sind ja von Anfang an Instrumente der Vorsehung Gottes. Nochmals: Der Islam lehrt,
dass die erschaffene Welt in zwei voneinander abgegrenzte Teile zerfällt: die wahrnehmbare
Welt, in der wir leben, und eine Wirklichkeit, die des Menschen nach dem Tode harrt. Wohlgemerkt, hier ist von einer Wirklichkeit die Rede und nicht etwa von einer Hoffnung, die
von Menschen, Theologen oder Philosophen konstruiert worden wäre.

Aus der Überlieferung erfahren wir, dass der Mensch erst im Tode »frei« ist; und sie fordert daher: »Nimm den Tod vorweg und lebe. Wer an die Quelle will, muss gegen den Strom.«

## PARADIESVORSTELLUNGEN UND IHR ZIEL

Der Mensch kann sich Freude und Leid nur im Zusammenhang mit seinen persönlichen Lebenserfahrungen und mit den Gegebenheiten seiner konkreten Umwelt vorstellen. Muhammad Hamidullah schreibt dazu, dass die Form und die Inhalte der Aussagen über Paradies und Hölle natürlich auf den Erwartungshorizont und die Vorstellungskraft der
Zeitgenossen des Propheten Muhammad abgestimmt gewesen seien, dass sie sich auf Situationen der damaligen Zeit und Umwelt bezogen hätten. Im Gegenständlichen erinnern sie

zudem an das, was uns hier im irdischen Leben umgibt: Gärten und Bäche, schöne Frauen, Teppiche und kostbare Kleider, Perlen, wertvolle Steine, Früchte, Wein und all das, was der Mensch sich wünschen kann. Desgleichen gibt es in der Hölle Feuer, Schlangen, kochendes Wasser und andere Folterungen; auch Eiswüsten – und dennoch (!!) keinen Tod.

Selbst wenn uns diese Bilder in der heutigen Zeit nicht mehr nahe genug sind, spürt man aus ihnen die überspannte Intensität, die etwas vermitteln will, was nicht für den Verstand, für eine logische und kühle Verarbeitung, sondern für die Gefühlswelt bestimmt ist. Dennoch bleibt das Ziel deutlich: Wir haben es mit einem in Bilder gegossenen Hilfsmittel zur Festigung unseres moralisch-sittlichen und sozial-mitmenschlichen Verhaltens zu tun. Z. B. sagte der Prophet nach Ibn Omar, Musnad Ahmad (780–855 christlicher Zeitrechnung): »Wenn der Tod zu einem Gläubigen kommt, bedeutet das für ihn eine gute Nachricht von Gottes Wohlgefallen und von seiner Gnade. Nichts ist ihm lieber als das, was ihm bevorsteht. Er sehnt sich nach der Begegnung mit Gott und Gott sehnt sich nach der Begegnung mit ihm.«

## Die Anschauung Gottes

Der Schlüssel zum Verständnis dessen, was die Frommen am Ende des Weges als Heil erwartet, bietet sich in Sura 10,26 an. Dort heißt es: »Denen, die Gutes tun, wird das Beste werden und noch mehr«. Die Traditionalisten Imam Muslim (gest. 857 christlicher Zeitrechnung) und Muhammad Abu Isa al-Tirmidi (824–892 christlicher Zeitrechnung) überliefern, dass sich der Prophet Muhammad auf diese Koranstelle berufen habe, wenn er die »Anschauung Gottes« als höchste Belohnung für die Gläubigen bezeichnete. Ein Hadith überliefert, dass Gott allen Versammelten am »Ort des Aufenthaltes« erscheinen wird und alle ihn sehen würden, »wie man den Mond in der Nacht sieht, wenn er in vollem Glanz erstrahlt«.

Das Endziel, dem der Muslim entgegenstrebt, ist die »Vereinigung mit Gott«, die »Anschauung Gottes«. Im Koran heißt es dazu: »Manche Gesichter werden an jenem Tage leuchtend sein und zu ihrem Herrn schauen« (Sura 75,23). Das ist nach Sura 9,72 die »höchste Glückseligkeit«, die Stätte ewigen Friedens, der Zustand Islam, als Endpunkt des »Geraden Weges« (Sura 10,26).Und Gott verheißt in Überwindung des Todes: »Doch du, o beruhigte Seele, kehre zurück zu deinem Herrn, befriedigt in (seiner) Zufriedenheit. So tritt denn ein unter meine Diener und tritt ein in meinen Garten« (Sura 89,28–31).

Über allen Traditionen und Verheißungen steht der große Aufruf Gottes, das wahre Leben zu ergreifen, »o ihr Gläubigen, antwortet Gott und dem Gesandten, wenn er euch ruft, auf dass er euch Leben gebe und wisset, dass Gott zwischen einen Menschen und sein Herz tritt und dass zu ihm ihr werdet alle versammelt werden« (Sura 8,25).

## UMGANG MIT DEM STERBENDEN

Das Leben eines gläubigen Muslim kann mit dem folgenden Koranvers umschrieben werden:

»Gewiss, mein Gebet, mein Opfer, mein Leben und mein Sterben gehören Gott, dem Herrn der Welten« (Sura 6,163–164).

Das war von Anfang an auch sein Gelöbnis: »Ich bezeuge, dass niemand anbetungswürdig ist außer Gott, und dass es keinen Gegenstand der Liebe und des Verlangens gibt außer Gott.«

Folglich versucht der Muslim auch angesichts des Todes an sich die rituelle Waschung vorzunehmen und die Worte des Glaubensbekenntnisses zu sprechen.

Es ist üblich, dass der Sterbende in der Stunde des herannahenden Todes nicht allein gelassen wird. Am Sterbebett sollen sich rechtschaffene Gläubige einfinden, die dem Sterbenden durch Gebet und Anrufungen Gottes zu einem guten, hoffnungsvollen Tod verhelfen sollen. Der Prophet Muhammad hat der Überlieferung zufolge einmal gesagt:

»Wenn ihr bei einem Sterbenden zugegen seid, dann sprecht Gutes, denn den Engeln wird das anvertraut, was ihr sagt.«

Die bei dem Sterbenden anwesenden Angehörigen und Freunde sollen mit sanfter, aber hörbarer Stimme das islamische Glaubensbekenntnis sprechen, um auf diese Weise den Sterbenden anzuregen, dieses Zeugnis des Glaubens als letzte Worte vor seinem Dahinscheiden auszusprechen.

Kann der Sterbende nicht mehr reden, soll ihm einer der Anwesenden das Glaubensbekenntnis vorsprechen; er selbst weist dann als Bestätigung mit dem Zeigefinger seiner rechten Hand nach oben. Jedoch gilt auch in der Stunde des Todes, dass kein Zwang sein soll in Glaubensdingen. (Sura 2,256)

Verbindlicher Brauch ist sodann die Rezitation der Sura Yasin (offenbart zu Mekka, Sura 36). Dazu wird von Muhammad überliefert: »Yasin ist das Herzstück des Koran. Kein Mensch liest diese Sura um Gottes willen und um das Jenseits zu gewinnen, ohne dass ihm dafür Vergebung zuteil wird. Lest sie daher einem Sterbenden vor. … Kein Sterbender, über den Yasin rezitiert wird, stirbt, ohne dass Gott ihm sein Los leicht gemacht hat. … Es gibt keinen Kranken, bei dem Yasin rezitiert wird, der nicht mit gelöschtem Durst stirbt, mit gelöschtem Durst das Grab belegt und mit gelöschtem Durst am Tag der Auferstehung mit den anderen versammelt wird.«

Hier nun einige Abschnitte dieser Sura, um ihren Stellenwert im Ritus der Gemeinschaft zu verdeutlichen:

- »Wahrlich, Wir selbst beleben die Toten, und Wir schreiben das auf, was sie vor sich hersenden, zugleich mit dem, was sie zurücklassen; und alle Dinge haben Wir verzeichnet in einem deutlichen Buch« (Vers 12);
- »Wahrlich, die Bewohner des Himmels (des Paradieses) sollen an jedem Tage Freude finden an einer Beschäftigung. Sie und ihre Gattinnen befinden sich im Schatten und lehnen auf Liegen. Sie haben darin Früchte, und sie haben, was sie für sich wünschen. Frieden, als Anrede von einem barmherzigen Herrn« (Verse 55–58);
- »Preis sei dem, in dessen Hand die Herrschaft über alle Dinge ist und zu dem ihr zurückgebracht werdet« (Vers 83).

Und der Prophet hat schließlich gesagt:

»Keiner soll sterben, ohne eine gute Meinung von Gott zu haben, dass er sich seiner erbarmt und ihm vergibt.«

## Die rituelle Waschung des Verstorbenen als Vorbereitung zum ewigen Gebet

Nach dem Ableben wird der Körper einer vollkommenen Waschung unterzogen. Dabei wird von einem der Anwesenden zumeist die Sura Al-Anam (= Das Vieh, Sura 6) des Korans rezitiert.

- Die Waschung geht wie folgt vor sich:
- Der Körper des Verstorbenen wird seiner Alltagskleidung vollständig entledigt
- Der Leichnam wird auf einen Tisch gelegt und mit einem Tuch zugedeckt, um die Schamteile zu verhüllen
- Der Leichenwäscher versucht sodann mit sanftem Druck die Leiche zu entleeren
- Dann werden die verschmutzten Körperteile des Leichnams gründlich gesäubert
- Daran anschließend folgt die eigentliche rituelle Waschung des Leichnams wie vor dem Gebet
- Dann wird der ganze Körper gewaschen; erst die rechte Seite, dann die linke, damit das verwendete Seifenwasser den gesamten Körper erreicht und reinigt
- Die Waschung wird zumeist drei Mal vorgenommen. Am Ende wird der Leichnam mit einer Kampferlösung übergossen.

Dann wird der Tote in ein weißes, ungenähtes Tuch (oder drei Stoffbahnen) gehüllt, in eine offene Lade gelegt und zumeist noch am selben Tage in die Moschee gebracht, wobei darauf aufmerksam gemacht werden muss, dass die Leiche bei den Hanifiten vor der Moschee aufgebahrt wird. 72 % der in Deutschland lebenden Muslime bekennen sich zum hanifitischen Ritus des sunnitischen Islam.

Angemerkt sei noch, dass in den arabischen Ländern die Totenklage und eine Art Totentanz durch so genannte Klageweiber eine große Rolle spielen. Die Totenklage besteht aus einer Aufzählung der Tugenden und Verdienste des Verstorbenen. Streng genommen lehnt der Islam diesen Brauch jedoch ab. Die Klage um die Verstorbenen soll still und verinnerlicht sein und nicht offen zur Schau getragen werden.

Allgemein gilt zudem, dass die Nachlassangelegenheiten bereits erledigt werden, bevor der Leichnam zur Moschee getragen wird.

## ABSCHIED UND GEWISSHEIT – TOTENFEIER UND BESTATTUNG

Die Totenfeier ist im Islam Gemeinschaftspflicht. Alle Gläubigen sollen an ihr teilnehmen. In der im September 1981 verabschiedeten »Allgemeinen Islamischen Menschenrechtserklärung« heißt es dazu:

»Wie im Leben, so ist der Körper des Menschen auch im Tode unantastbar. Der Muslim ist verpflichtet, dafür zu sorgen, dass der Körper eines Verstorbenen würdig bestattet wird.«

Der Vorbeter (Imam) steht bei den Männern am Kopf- und bei Frauen am Fußende. Wie später im Grabe, so liegt der Tote während der Feier auf der rechten Seite, mit dem Gesicht zur Ka'ba in Mekka.

Die Durchführung der Totenfeier unterscheidet sich vom allgemeinen Gottesdienst: Man nimmt die rituelle Waschung vor, wendet sich zur Qibla, erhebt die Hände und formuliert die Gebetsabsicht.

Dann folgt wie üblich das »Allahu akbar«, der Lobspruch, die »Al-Fatiha« und ein anderer Koranvers – wie beim Gottesdienst üblich –, aber die Rukus (= Verneigungen) und die Sadschdah (= Niederwerfungen) entfallen.

Nach der Koranrezitation bleibt man stehen, spricht das »Allahu akbar« und richtet dann sein Gebet an Gott, indem Vergebung für alle lebenden und toten Muslime erfleht wird.

Dann folgt der Segenswunsch für den Propheten Muhammad und ein drittes »Allahu akbar« leitet das Gebet für den Verstorbenen ein.

Das bekannteste dieser Gebete wird Muhammad zugesprochen. Es lautet:

»O Gott, vergib ihm und erbarme dich seiner. Verzeihe ihm und bewahre ihn, bereite ihm eine ehrenvolle Aufnahme und ebne ihm einen breiten Zugang. Wasche ihn mit Wasser und Schnee und Hagel und reinige ihn von den Sünden, wie das weiße Kleid von Schmutz gereinigt wird. Gib ihm zum Tausch eine Wohnung, die besser ist als seine irdische Wohnung, Angehörige, die besser sind als seine Angehörigen, eine Gattin, die besser ist als seine Gattin. Bewahre ihn vor der Verführung des Grabes und vor der Pein des Höllenfeuers.«

Es folgt sodann ein viertes Mal die Lobpreisung der Größe Gottes und dann die zweimalige Grußformel »Assalamo alaikum wa rah mat'ullah wa barakatuh« (= Friede sei mit euch und Gottes Barmherzigkeit und seine Segnungen).

Während des Trauerzuges zur Moschee bzw. zum Friedhof wechseln sich die Träger der Totenlade ab. Auch für Straßenpassanten ist es verdienstlich, den Leichnam einige Schritte mitzutragen. Am Grabe selbst wird oftmals noch einmal die Sura Yasin rezitiert. Sie wird in diesem Zusammenhang als das große Tor für die Toten bezeichnet. Die Macht der Sura ist zweifacher Art: Sie unterweist die Trauernden über das wahre Wesen des menschlichen Lebens und gibt ihnen tröstende Kraft. Dem Toten dagegen ist sie eine Bestätigung dafür, dass er tatsächlich gestorben ist, und sie übermittelt ihm gleichzeitig kraft ihrer Rezitation die Barmherzigkeit Gottes.

Während des Begräbnisses ist die Rezitation des Glaubensbekenntnisses durch die Trauernden eine Erinnerung des Verstorbenen an die Antworten, die sie dem Befragungsengel im Grabe zu geben haben. Darauf wurde eingangs ausführlich verwiesen.

Zum Grabe selbst ist Folgendes zu sagen:

- Es wird so ausgehoben, dass es parallel zu Mekka liegt. Das Haupt des Toten wird leicht zur rechten Seite hin geneigt, sodass das Antlitz, wie bei der Aufbahrung sich der Ka'ba gegenüber befindet (von der Bundesrepublik aus in südöstlicher Richtung)
- Der Kopf des Toten weist nach Westen, die Füße nach Osten
- Die Tiefe des Grabes sollte bei Männern 1,50 m und bei Frauen 1,60–1,70 m betragen
- Das Grab wird von der Trauergemeinde selbst geschlossen
- Der Bestatter beginnt die Grablegung mit der Formel: »Im Namen Gottes und entsprechend der Glaubensrichtung des Gesandten Gottes.«

Darauf werfen die Anwesenden drei Hand voll Erde in das Grab. Dabei wird zumeist jeweils die Formel gesprochen:

»Daraus haben wir euch erschaffen.« – »Dazu lassen wir euch zurückkehren.« – »Und daraus werden wir euch ein zweites Mal hervorbringen.«

Nach islamischem Brauch werden die Toten an sich ohne Sarg in ihren Leichentüchern bestattet. Die in Europa übliche Sargbestattung ist allerdings in den letzten Jahren durch eine Fatwa (= religiöses Dekret) sanktioniert worden und bietet daher keinen Hinderungsgrund mehr für islamische Bestattungen auch in der Bundesrepublik. Wobei einschränkend darauf verwiesen werden muss, dass die Fatwa von Holzsärgen ausgeht. Es sei hier noch angemerkt, dass in den ersten vierzig Tagen nach der Bestattung Armenspeisungen, Trauersitzungen und Koranlesungen durchgeführt werden.

### Weitere technische Daten

Das islamische Grab darf zwar eingefriedigt, nicht aber zubetoniert werden. Diese Vorschrift gilt auch angesichts der Grabmoscheen und Mausoleen.

Die Grabsteine (Türben) stehen grundsätzlich im Westen, also am Kopfende des Toten. Das Aufstellen von Stelen auch im Osten ist in das Ermessen der Hinterbliebenen gestellt.

Die Überlieferung wendet sich gegen Grabbauten und Grabinschriften, allenfalls ist ein Koranvers zugelassen oder der Name des Verstorbenen. Das Zeichen des Halbmondes ist als politisches Symbol verpönt, an seine Stelle tritt das eigentliche Symbol des Islam: das Glaubensbekenntnis.

Im Übrigen sind die Stelen kein gemeinislamisches Gut. Diese Bestattungssitte wurde von den nomadischen Türken aus Mittelasien mitgebracht. Bei männlichen Verstorbenen werden die Stelen seit der islamischen Zeit mit einem Turban versehen.

Trotz des Verbots der architektonischen Ausgestaltung von Gräbern nimmt bereits das erste große Baudenkmal des Islam, der Felsendom in Jerusalem (691 christlicher Zeitrechnung), ein Hauptthema des islamischen Grabbaus vorweg, das des Memorialbaus, der auf einen oder mehrere Heilige bezogenen Gedenkstätte, des Heiligengrabes. Das früheste bekannte muslimische Mausoleum datiert aus dem Jahre 862, aber erst im 10. Jh. setzt eine Zunahme der Grabbauten ein, und seit der Mitte des 12. Jh. kann von einer allgemeinen Verbreitung von Grabarchitekturen in der islamischen Welt gesprochen werden.

Muhammad soll nach einem Bericht über eine mit Bildern ausgestattete Kirche in Äthiopien gesagt haben: »Wenn unter denen ein frommer Mann stirbt, bauen sie über seinem Grab eine Gebetsstätte und bringen darin diese Bilder an. Solche Leute sind vor Gott am Tage der Auferstehung die schlechtesten Geschöpfe.«

Heute werden auch muslimische Gräber mit Strauchwerk und Blumen geschmückt. An den islamischen Feiertagen, insbesondere nach Beendigung der Fastenzeit, bringen die Frauen Palmenzweige und grünes Gezweig auf die Friedhöfe, um die Gräber ihrer Angehörigen damit zu bedecken. Oft besuchen islamische Familien die Gräber, um an ihnen ein Dua-Gebet für die Verstorbenen zu verrichten.

## Bestattung von Fehlgeburten

Fehlgeburten werden nach hanifitischer Tradition (Sunna) in Leichentücher gehüllt und in der Erde bestattet. Eine Verbrennung ist grundsätzlich verboten.

Anders als bei Erwachsenen wird die Leiche einer Fehlgeburt nicht gewaschen. Auch werden für sie keine Bittgebete gesprochen, da sie nach islamischem Verständnis ohne Sünde ist. Sie wird rein vor Gott treten.

Während Gott bei erwachsenen Toten gebeten wird, ihnen die Sünden und Verfehlungen zu vergeben, werden Fehlgeburten am Grabe gebeten, für die Hinterbliebenen bei Gott Fürsprache einzulegen.

Es ist gute Tradition, der Fehlgeburt einen Namen zu geben, damit Gott sie beim Namen rufen kann.

Die Bestattung erfolgt auf einem islamischen Gräberfeld durch einen Imam.

## Der Friedhof im Leben der islamischen Gemeinde

Nach islamischer Tradition sollte der Friedhof außerhalb der Städte und Ortschaften liegen und keine Statuen oder Ornamente aus Schmiedeeisen enthalten.

Der Friedhof ist für die islamische Gemeinde aber nicht nur Bestattungsplatz, sondern auch der Ort, an dem die Toten angesichts der Ka'ba zu Mekka der Auferstehung harren. Die Qibla, nach der die Toten ausgerichtet sind, ist auch die Qibla der Lebenden. Sie hält die

*Die religiöse Deutung von Sterben und Tod*

Gemeinschaft zusammen und erweist sich als das einigende Band, das sowohl die umschließt, die dahingegangen sind, als auch die, die zurückblieben.

Die Qibla symbolisiert jedoch noch ein Weiteres. Sie ist das Merkmal der Eigenständigkeit des Islam innerhalb der biblischen Tradition. Erst durch die Abwendung der Gläubigen von Jerusalem und die Erwählung Mekkas zur neuen Gebetsrichtung wurde der Islam eine eigenständige Glaubensweise neben dem Juden- und dem Christentum. Mekka wurde so zur geographischen Mitte des Islam, die den Nichtmuslimen verboten wurde.

Auf unser Thema bezogen bedeutet das, dass Muslime nicht unter Nichtmuslimen bestattet werden dürfen. Und die logische Konsequenz aus dieser Feststellung lautet: Wir benötigen islamische Friedhöfe bzw. für Muslime reservierte geschlossene Sektionen oder Gräberfelder auf den Friedhöfen in der Bundesrepublik. Nur dann lassen sich nämlich die Grablegungsvorschriften einhalten, wie sie hier angerissen worden sind.

Bislang lassen viele ausländische Arbeitnehmer islamischen Glaubens ihre verstorbenen Familienangehörigen in die Türkei oder andere Herkunftsländer ausfliegen, um sie dort nach islamischem Ritus auf islamischen Friedhöfen bestatten zu lassen. Es wurden eigens Bestattungsunternehmen gegründet, die sich auf die »Luftbrücke der Toten« spezialisiert haben. Aber das kann nur eine vorübergehende Lösung sein und taugt nicht als Dauereinrichtung, von der finanziellen Belastung, die den Angehörigen daraus entsteht, einmal abgesehen. Immer mehr islamische Familien richten sich auf einen Daueraufenthalt in der Bundesrepublik ein. Sie wollen hier sesshaft werden. Das gilt insbesondere für die heranwachsenden Generationen. Die türkischen Muslime beginnen zunehmend damit, ihre Wahlheimat auch innerlich anzunehmen und das bedeutet, dass sie auch ihre verstorbenen Angehörigen hier behalten und bestatten möchten. Angesichts der Tatsache, dass die Muslime 4,3 % der Bevölkerung der Bundesrepublik ausmachen, wird die Frage nach der Einrichtung islamischer Gräberfelder auf deutschen Friedhöfen wie etwa in München, Neu-Ulm und Forchheim immer dringlicher.

Abgesehen davon, dass durch die Anwesenheit der Verstorbenen die neue Heimat an Fremdheit verlieren würde, ist bei der Einrichtung islamischer Friedhöfe von vornherein zu klären, ob man damit nicht gleichzeitig den Bau von Friedhofsmoscheen für die Verrichtung der Totengebete verbinden könnte. Diese Friedhofsmoscheen – der türkische Friedhof am Columbiadamm in Berlin könnte als Vorbild dienen – brauchen keine kostspieligen Bauten zu sein. Zweckbauten aus Holz tun es auch. Außerdem würden die Muslime jederzeit bereit sein, die Finanzierung derartiger Baumaßnahmen selbst zu übernehmen, wenn sie nur Gelegenheit dazu hätten.

Eine solche Friedhofsmoschee müsste zwei Räume umfassen: einen, um die Toten ordnungsgemäß waschen zu können (dieser Raum muss einen Tisch aus Holz oder Stein enthalten, auf dem die Waschung vorgenommen werden kann, außerdem muss fließend Warm- und Kaltwasser vorhanden sein, ein entsprechender Abfluss sowie Waschbecken für die Leichenwäscher selbst), und einen zweiten, in dem die Leiche hernach aufgebahrt werden kann und die Totengebete gesprochen werden können.

Natürlich tut es die kommunale allgemeine Leichenhalle vorübergehend auch, falls darin eine entsprechende Waschgelegenheit vorhanden ist und die Möglichkeit besteht, die islamischen Bestattungsriten würdig und ungestört zu vollziehen.

*Peter Krogull*

# »Sterben wir, so sterben wir dem Herrn.«
# Zur christlichen Deutung des Sterbens und des Todes

## Eine Deutung – mehrere Grundhaltungen

Gibt es eine biblisch fundierte und dem christlichen Glauben entsprechende Deutung des Todes, die Menschen in helfenden Berufen und im Ehrenamt bei der Begleitung Sterbender orientieren kann?

Die Überschrift dieses Artikels beantwortet diese Frage mit einem Ja.

Im Folgenden soll dazu anhand des alt- und neutestamentlichen Textbefundes diese Deutung und ihre Entwicklung skizziert werden und dabei von vornherein ein Missverständnis vermieden werden. Nämlich das Missverständnis, als entspreche dieser *einen* Deutung des Todes nur *eine* bestimmte Grundhaltung gegenüber den Sterbenden. Dies ist nicht der Fall. Vielmehr ergeben sich aus dem Zeugnis der Bibel verschiedene Haltungen, besser noch Lebensbewegungen, mit denen wir Sterbende hilfreich begleiten können. Warum also überhaupt die Warnung vor einem Missverständnis?

## Vier Todesfälle – eine Erkenntnis

»Damals, als unsere vier Kinder gestorben waren, merkte ich erst, wie hart Gott gegen Menschen sein kann, und darüber bin ich barmherzig geworden gegen andere.«[1] 1869 verlor das Ehepaar von Bodelschwingh vier seiner acht Kinder binnen 14 Tagen infolge einer Diphtherie.

Friedrich von Bodelschwingh, Begründer des diakonischen Werkes Bethel, beschreibt mit dem einleitenden Zitat, welchem Ereignis er seine diakonische Lebenseinstellung verdankt: Paradoxerweise einer schrecklichen Erfahrung von Leid und Tod. Von Bodelschwingh erkennt in Gott den Urheber der Erkrankung und des Sterbens seiner Kinder, doch anstatt sich von Gott abzuwenden, wendet Friedrich von Bodelschwingh sich den Menschen zu. Nachhaltig hat diese Einstellung zum Tod, die im Sterben einen Sinn und nicht Sinnlosigkeit erkennt, die christliche Deutung des Sterbens im letzten Jahrhundert geprägt. So heißt Sterben für viele gläubige Menschen immer noch »heimgehen zu Gott« und Ruhe finden bei dem Herrn, dessen Wege oft nicht unsere Wege sind. Sich im Sterben vertrauensvoll in Gottes Arme fallen lassen, kann für Gläubige Ausdruck unbedingten Glaubens und Vertrauens darauf sein, dass Jesus Christus dem Tod seinen Stachel genommen hat. Diese Sicht des Glaubens mag tröstend und sinnstiftend sein für den leidenden, sterbenden Gläubigen. Sie kann jedoch da kalt und unmenschlich werden, wo dieses im Tod einen Sinn erkennende Sterben zu einer Norm erhoben wird. Eindrücklich weist Manfred Josuttis nach, dass dieses Verständnis des Todes als »seliges« und »sinnvolles« Sterben an der Realität sowohl vieler Sterbenden als auch ihrer Angehörigen vorbeigeht. Festzuhalten ist vielmehr: auch wenn kein Mensch »sich selber stirbt«, so erlebt doch jeder Mensch sein Sterben anders und wird im Sterben anders erlebt. Dieser Erkenntnis entsprechen die unterschiedlichen Stimmen der Bibel über den Tod und das Sterben.

## »Gott ist ein Gott der Lebenden« – und damit auch der Sterbenden

Altes und Neues Testament sind sich einig darin, dass Gott »nicht ein Gott der Toten, sondern der Lebenden« (Markus 12,27) ist. Diese Bezeichnung Gottes im Neuen Testament hat ihre Wurzeln in der Hochschätzung des Lebens im Alten Testament. Angesichts einer enormen frühen Sterblichkeit des Menschen erkennt man im Leben »der Güter höchstes«[2]. »Und du sollst fahren zu deinen Vätern mit Frieden und in gutem Alter begraben werden.« spricht Gott zu Abraham in Genesis 15,15. Die Endlichkeit des Lebens und das Sterben des Menschen werden hier und an anderen Stellen des Alten Testamentes nicht problematisiert und hinterfragt, sondern als gottgegeben hingenommen. Der Fokus des Glaubens liegt daher nicht auf einem Einüben ins Sterben, sondern auf einem Einüben in ein gefülltes Leben. Denn Leben meint im Alten Testament nie einfach nur »nacktes Dasein, bloßes Existieren«[3], sondern ist immer Leben in Beziehung. Dieses Leben in Beziehung zu Gott und zum Nächsten gibt dem Leben erst sein Ziel. Ein Ziel, das da erreicht wird, wo der Gläubige, gleichsam wie Abraham und Isaak, »alt und lebenssatt« (Genesis 35,29) sterben darf. Dabei kennt das Alte Testament freilich auch ganz andere Erfahrungen des Todes.

Da gibt es das viel zu frühe und plötzliche Sterben von Kindern, angesichts dessen sich all die Eltern als gesegnet fühlen dürfen, die ihre Kinder »davongebracht und großgezogen« (Jesaja 1,2) haben.

Alle Erfahrungen, welche wie Krankheit, Armut und Einsamkeit die Qualität des Lebens mindern, sind mitten im Leben Vorboten des Todes. Schlimm sind diese Erfahrungen und schlimm sind die Tode, die manche Menschen sterben müssen. Angesichts dieser negativen und häufigen Todeserlebnisse verstehen Menschen den Tod als Machtbereich, als einen unersättlichen Rachen, der nie spricht: »Es ist genug!« (Sprüche 30,16)

Von daher besitzt das Sterben im Alten Testament »ein eigentümliches Janusgesicht«.[4] Es könnte das natürliche Lebensende des Menschen im hohen, gesegneten Alter sein. De facto aber wird der Tod im Alten Testament immer wieder als etwas Widernatürliches erlebt, als eine Fluchwirklichkeit, die Gott und den Menschen voneinander entfremdet.

Diese Entfremdung von Gott und Mensch ist »das eigentliche Elend des Todes«[5]. Damit liegt der Tod auf einer Linie mit der Sünde, also jeglicher Störung der Beziehung zwischen Gott und Mensch. Umgeschminkt und ungeschönt nimmt das Alte Testament den Tod von daher in den Blick. Das Totenreich, im Hebräischen die »Scheol«, ist der Ort, an dem man Gott nicht mehr gedenken kann. So heißt es bei Jesaja 38,18–19: »Denn die Toten loben dich nicht, und der Tod rühmt dich nicht, und die in die Grube fahren, warten nicht auf deine Treue; sondern allein, die da leben, loben dich so wie ich heute.« Erst an den Rändern des Alten Testamentes kommt eine Hoffnung in den Blick, die an der Grenze des Todes nicht Halt macht. So heißt es im Danielbuch aus dem 2. Jh. vor Christus: »Und viele, die unter der Erde schlafen liegen, werden aufwachen, die einen zum ewigen Leben, die andern zu ewiger Schmach und Schande.« (Daniel 12,2). Diese Ansage einer Auferweckung will jene trösten, die in dieser Welt leidvolle Erfahrungen von Unterdrückung machen müssen. Denn Gott ist Bundespartner der Lebenden und Leidenden und somit auch der Sterbenden.

## »Tod, wo ist dein Stachel?« – eine neue Perspektive

a) Das einleitende Zitat aus 1 Korinther 15,55 beschreibt die grundlegend andere Sicht auf den Tod, von der das Neue Testament geprägt ist.

Es muss etwas mit dem Tod selbst geschehen sein, dass Paulus in diesem Brief an die Gemeinde in Korinth vom Sieg über den Tod und vom Verlust der Spitze des Todes sprechen kann. Vom Alten Testament« her wissen wir, dass die eigentlich schreckliche Spitze des Todes, sein Stachel, die Entfremdung zwischen Gott und Mensch gewesen ist; jene Eigenschaft also, die den Tod immer wieder in ein enges Verwandtschaftsverhältnis mit der Sünde zieht. Paulus erklärt diesen Zusammenhang von Tod und Gottesferne für immer beendet, denn Gott selbst hat die Entfremdung aufgehoben: »Gott aber sei Dank, der uns den Sieg gibt durch unsern Herrn Jesus Christus.« (1 Korinther 15,57). Es ist der Glaube an die Auferweckung des Gekreuzigten, die Paulus den Tod so frech angehen lässt. Diese Hoffnung und Gewissheit, dass Gott selbst in Jesus Christus den Tod überwunden hat, durchzieht das ganze Neue Testament und ist spürbar in einer aufgeregten »Explosion der Sprache«[6], die die Freude über das Osterereignis kaum in Worte fassen kann. Aus der Sicht der damaligen Menschen, die noch ganz unter dem Eindruck der Auferstehung Jesu standen, sind triumphalistische Worte wie die in 1 Korinther 15,55 »Tod, wo ist dein Sieg? Tod, wo ist dein Stachel?« verständlich. Aus unserer heutigen Perspektive muten diese Passagen des Neuen Testamentes oft befremdlich an. Und sie werden vor allen Dingen von Trauernden immer wieder da als unpassend und wenig tröstend erlebt, wo diese Worte Eingang in Trauerfeiern finden. Denn die Erfahrung von Sterbenden und Trauernden spricht oft eine ganz andere Sprache, eine, die noch ganz unter der Macht der Eindrücke des Sterbens und des Todes steht. Wird hier vorschnell vom göttlichen Sieg über den Tod gesprochen, kann der Eindruck entstehen, als wolle man vor der schrecklichen Wirklichkeit des Todes in eine im Moment kaum nachvollziehbare Hoffnung flüchten. Dabei ist jedoch festzuhalten: Gottes Sieg über den Tod und das Leben und Sterben von Menschen sind nicht gegeneinander auszuspielen, sondern das eine erfährt vom anderen her erst seine Deutung. Denn ausgerechnet in einer das Sterben eines Menschen begleitenden Geschichte erzählen die Evangelien von Gottes Sieg über den Tod.

b) Es ist das Leiden und Sterben eines jungen Mannes, von dem die Evangelien berichten, um die Gestalt des göttlichen Sieges über den Tod zu deuten. Ein junger Mann, der sich in seinem Leben ausgerechnet den Menschen zuwendet, die in ihrem Leben unter Todeserfahrungen zu leiden haben, unter Erfahrungen von Einsamkeit, Ablehnung, Krankheit und Tod. Jesus von Nazareth sagt ausgerechnet diesen sündigen, eigentlich gottfernen Menschen die befreiende Nähe Gottes zu. Mehr noch, er selbst will ihnen diese Nähe sein und kann daher sagen: »Wenn ich aber durch Gottes Finger die bösen Geister austreibe, so ist ja das Reich Gottes zu euch gekommen.« (Lukas 11,20). In diesem besonderen Bewusstsein der Gottesnähe hat Jesus gewirkt und ein Leben geführt, dessen Ziel eigentlich nur sein konnte, entweder so gesegnet alt und lebenssatt sterben zu können wie Abraham oder aber Gottes Kommen in diese Welt schon zu Lebzeiten miterleben zu dürfen. Beides war dem irdischen Jesus nicht vergönnt.

Er, »der von keiner Sünde wusste« (2 Korinther 5,21), ist einen Leidensweg in den Tod gegangen, wie er damals eigentlich nur besonders gottverlassenen Menschen zugedacht werden konnte. Von seinem engsten Kreis allein gelassen und von einem Vertrauten verraten, starb Jesus einen qualvollen Tod am Kreuz, wie ihn die damalige Rechtspraxis nur für Sklaven und Verbrecher vorsah. Manche Texte der Bibel, besonders die Passionsgeschichte des Johannesevangeliums, schildern Jesus auch noch in seinem Sterben als souveränen Autor seiner eigenen Geschichte, der in seinem Tod die Erfüllung seines Lebens erkennen darf. Doch lassen sich diese Texte allesamt als nachösterlich bestimmen; das heißt als Dokumente, die erst im Bewusstsein der Auferweckung und im Glauben an den

*Die religiöse Deutung von Sterben und Tod*

Auferstandenen verfasst wurden und im Nachhinein Jesu Leiden deuten. Es ist wahrscheinlich, dass der irdische Jesus sein eigenes Sterben nicht als sinnvolle Erfüllung, sondern als schrecklichen, sinnlosen Abbruch seines Lebens erfahren hat. Denn seine Erwartung, »dass Gott durch ihn die große Wende zu Gunsten Israels und der Welt durchführen werde«[7], erfüllte sich nicht zu seinen Lebzeiten. Auch wenn der bekannte Psalmvers »Mein Gott, mein Gott, warum hast du mich verlassen?« (Psalm 22,2) dem sterbenden Jesus erst später zugeschrieben wurde im Wissen, dass eben dieser 22. Psalm in einem Bekenntnis der Treue Gottes endet, bleibt festzuhalten, dass auch dieser Vers die Gottverlassenheit Jesu im Sterben nicht verschweigt. »Als heroisch Sterbenden darf man sich den Gekreuzigten jedenfalls nicht vorstellen.«[8]

c) Das Neue Testament selber springt an der Stelle des Todes Jesu nicht voreilig über zur Osterfreude, sondern es erzählt zuerst von den Menschen, die in der Begleitung von Jesu Leiden und Sterben keine gute Figur gemacht hatten. Es wird erzählt von den Jüngern, die Jesus in seiner Einsamkeit erst nicht zur Seite stehen (Markus 14,37) und dann auch noch verlassen (Markus 14,50). Es wird erzählt von den Frauen, die Jesu Sterben aus sicherer Entfernung mitverfolgen (Markus 15,40–41) und später in Angst geraten ob des leeren Grabes (Markus 16,8). Es wird erzählt auch von Menschen, die traurig sind über Jesu Tod und über den Verlust von Perspektive für ihr eigenes Leben (Lukas 24,21). Aber, und das wird an der zuletzt angeführten Geschichte der Emmausjünger besonders deutlich, das Neue Testament verschweigt auch nicht, dass sich ausgerechnet nach Jesu Tod eine ganz neue Gewissheit Bahn bricht. Nämlich die Gewissheit, dass Gott selbst sich mit diesem geschundenen, leidenden Menschen identifiziert und ihn deshalb nicht im Tode lässt: »Der Herr ist wahrhaftig auferstanden« (Lukas 24,34). Es ist für unser Begleiten von Sterbenden und ihren Angehörigen von Bedeutung, dass die Bibel ihre Hoffnung über den Tod hinaus nicht an leidvollen Erfahrungen vorbei entwirft, sondern sie diese Hoffnung angesichts des Leidens und Sterbens eines bestimmten Menschen entfaltet. Und mehr noch: Angesichts Jesu Leiden und Sterben können die Gläubigen eine neue lebensgestaltende Weltsicht entwickeln.

## »Leben wir, so leben wir dem Herrn;
## sterben wir, so sterben wir dem Herrn.
## Darum: wir leben oder sterben, so sind wir des Herrn.«

Angesichts des Todes eines Menschen relativiert sich vieles. In diesem Satz äußert sich eine Erfahrung, die viele Hinterbliebenen schon einmal gemacht haben. Ausgerechnet nach dem Tod eines Menschen wird deutlich, was im Leben wirklich wichtig ist. Vorletzte Aspekte des Lebens treten dagegen in den Hintergrund. Auf Leiden und Sterben Jesu angewandt, kann diese Erfahrung für die ersten Christinnen und Christen heißen: Angesichts des Todes Jesu relativiert sich für die Gläubigen *alles*. Wo vorher noch der Tod dem Leben eine Hoffnungsgrenze gesetzt hatte, lassen Tod und Auferstehung Jesu nun alles in einem neuen Licht erscheinen. Der Tod steht der Liebe zwischen Gott und den Menschen nicht mehr im Wege. Zwar ist das Leben des Menschen immer noch begrenzt, zwar kann der Mensch immer noch unendlich großes Leid erfahren, aber der Tod hat seinen Gott und Mensch trennenden Stachel der Sünde verloren. Von daher können die Menschen des Neuen Testaments den Tod wieder sehr nüchtern in den Blick nehmen: Nämlich als das Ende des Lebens, wie wir es kennen. Neue Fragen müssen auf einmal gestellt werden, wie z. B. die, was eigentlich mit den

Menschen passieren wird, die schon vor dem Erscheinen Jesu auf Erden gestorben sind. Werden auch sie auferstehen? Diese Frage beschäftigt die Gemeinde in Thessaloniki. Paulus beantwortet ihre Frage von der neugewonnenen Mitte seines Lebens und Denkens, von Tod und Auferstehung Jesu her: »Denn wenn wir glauben, dass Jesus gestorben und auferstanden ist, so wird Gott auch die, die entschlafen sind, durch Jesus mit ihm einher führen.« (1 Thessalonicher 4,14). So begründet Paulus im Römerbrief ausgerechnet vom Sterben Jesu her das Leben der christlichen Gemeinde: »Denn keiner von uns lebt sich selber, und keiner stirbt sich selber. Leben wir, so leben wir dem Herrn; sterben wir, so sterben wir dem Herrn. Darum: wir leben oder sterben, so sind wir des Herrn. Denn dazu ist Christus gestorben und wieder lebendig geworden, dass er über Tote und Lebende Herr sei.« (Römer 14,7ff.). Der Gedanke, dass wir Menschen auch im Sterben und darüber hinaus zu Jesus Christus gehören, hat dazu geführt, dass diese bekannten Worte einen festen Platz in vielen Bestattungsagenden haben. Dabei werden diese Worte ausgerechnet in der Trauer von den Hinterbliebenen oftmals anders gehört; nämlich so, als lägen Leben und Sterben auf einer Ebene, als seien sie im wahrsten Sinne des Wortes »gleich-gültig«. Abgesehen davon, dass diese Deutung nicht seelsorgerlich ist, entspricht sie zudem nicht dem paulinischen Denken.

Der Tod hat für Paulus »keineswegs den gleichen Wert wie das Leben oder gar einen höheren als dieses«.[9] Denn es ist nicht der Tod, sondern das alltägliche Leben der Gemeinde, an dem Paulus im Römerbrief interessiert ist. Weil Christinnen und Christen nicht im Tod, sondern in Gott das Ziel ihres Lebens finden, müssen alle unsere Urteile in dieser Welt vorläufige Urteile bleiben. Gott selber wird einmal diese Welt richten. Besser also, wenn Menschen im Alltag einander nicht verurteilen, sondern unterstützen und liebevoll zurechtweisen (Römer 14,11–15). So kann Paulus ausgerechnet aus dem Sterben und Auferstehen Jesu eine neue, lebensgestaltende Perspektive gewinnen.

### NEUTESTAMENTLICHE LEBENSBEWEGUNGEN IN DER STERBEBEGLEITUNG

Die Verheißung, aus Jesu Sterben und Auferstehen neue Lebensorientierung zu gewinnen, gilt allen Menschen. Die Erfahrung, aus *eigenem* erlebten Leid eine neue und hilfreiche Perspektive gewinnen zu dürfen, wird nicht von allen gemacht. Friedrich von Bodelschwingh wurde sie zuteil, andere Menschen erleben ihr Leiden und manchmal auch ihre letzte Lebensphase als einen inneren Reifeprozess. Eine solche Sicht auf das eigene Leiden ist eine besondere Perspektive des Glaubens, ein Geschenk. Dies gilt es gerade da zu betonen, wo das menschliche Sterben als »radikale Entscheidungssituation«[10] verstanden wird. In dieser Deutung des Sterbens wird die letzte Lebensphase des Menschen zu seiner letzten Möglichkeit, »das Vorzeichen seines Lebens zu bestimmen«.[11] Den eigenen Tod annehmen können, eben das »selige Sterben«, wird dabei zum besonderen Testfall des Glaubens.

Zwei Aspekte des neutestamentlichen Zeugnisses lassen diesen Gedanken kritikwürdig erscheinen. Der irdische Jesus selbst hat seinen eigenen Tod nicht als seliges Sterben erlebt. Vermutlich ist er schreiend, vielleicht sogar Gott mit dem Ruf »Mein Gott, mein Gott, warum hast du mich verlassen?« herausfordernd verstorben. Gott selbst hat beschlossen, diesen verlassenen Menschen nicht im Tod zu lassen, sondern ausgerechnet ihn zum »Erstling unter denen, die entschlafen sind« (1 Korinther 15,20) zu machen. Somit ist es allein Gottes Sache, das Vorzeichen des menschlichen Lebens zu bestimmen; Gott, der im Tode Jesu sich ausgerechnet mit dem Menschen identifiziert hat, der sein eigenes Sterben wahrscheinlich nicht als gelungenen Testfall des eigenen Glaubens erlebte.

*Die religiöse Deutung von Sterben und Tod*

Der zweite biblische Ansatzpunkt einer Kritik beruht ausgerechnet auf den Worten des Paulus aus Römer 14,8: »Leben wir, so leben wir dem Herrn; sterben wir, so sterben wir dem Herrn. Darum: wir leben oder sterben, so sind wir des Herrn.« Wir haben gesagt, dass diese Worte manchmal Objekt der Kritik sind, weil ihnen etwas Vergleichgültigendes anhaftet; ganz so als lägen Leben und Sterben auf einer Linie. Begründet ist diese Kritik in der menschlichen Erfahrung. Vor allem Angehörige von Sterbenden erleben deren letzte Lebensphase eben nicht als eine Zeit unter anderen, sondern als eine Phase sowohl der extremen Belastung, als auch der ganz intensiven Wahrnehmung. Im Bewusstsein der Trauernden gewinnen die letzten Tage, Stunden, Momente mit den Verstorbenen große Bedeutung. »Nicht da gewesen« zu sein wird im Gegensatz dazu als eigenes Versagen erlebt, mit dem Sterbenden ausgerechnet am Ende noch einmal belastende, vielleicht sogar distanzierende Erfahrungen machen zu müssen, hängt den Trauernden lange nach. Ausgerechnet die umstrittenen Worte des Römerbriefes eröffnen hier eine tröstende Perspektive. Denn der Gedanke, dass wir im Leben oder im Sterben »des Herrn sind«, will und kann ja gar nicht die menschliche Erfahrung egalisieren. Das Sterben ist eine herausgehobene und extreme Zeit des Lebens, die sich oftmals tief im Bewusstsein der Hinterbliebenen einprägt. Aber sie ist eben auch nur *eine* Zeit des Lebens und als solche vor Gott nicht mehr oder weniger gültig als andere Zeiten des Lebens. Das, was Paulus in Römer 14,7–9 somit tatsächlich als gleich-gültig setzt, sind die Zeiten des Lebens und des Sterbens in ihrer Bedeutung und Wichtigkeit *vor Gott*. Von daher können wir die letzte Lebensphase den anderen Zeiten des Lebens zuordnen und sind befreit davon, ausgerechnet das Sterben als die über das Wohl und Wehe unserer Beziehungen entscheidende Zeit ansehen zu müssen.

Somit sind auch Haupt- und Ehrenamtliche, die Sterbende begleiten, frei davon, einem am gelungenen oder seligen Sterben orientierten Programm folgen zu müssen. Gerade weil Christinnen und Christen ihr ganzes Leben lang zu Gott gehören, müssen sie sich diese Zugehörigkeit im Sterben nicht erst wieder neu ›erglauben‹. Allein an den Bedürfnissen der Sterbenden wird sich eine sich als christlich verstehende Sterbebegleitung von daher ausrichten. Sie wird die Menschen in ihrer letzten Lebensphase, sofern diese es wünschen, noch so gut es geht am Leben teilhaben lassen und Ernst damit machen, dass unser Gott ein »Gott der Lebenden« ist. Aber sie wird Sterbende auch beim Rückzug aus diesem Leben behutsam und respektvoll begleiten können, gerade weil Menschen eben nicht auf ein dunkles, unbekanntes Schicksal hin leben und sterben, sondern in Gott ihr Ziel haben.

## Literatur

Manfred Josuttis: Das selige und das sinnvolle Sterben. In: Wissenschaft und Praxis in Kirche und Gesellschaft, (65/1976), S. 360–372.

[1]  Martin Gerhardt: Friedrich von Bodelschwingh. Ein Lebensbild aus der deutschen Kirchengeschichte. 1. Band: Werden und Reifen, Bielefeld 1950, S. 424.
[2]  Eberhard Jüngel: Tod, Gütersloh 1993, S. 79.
[3]  Gisbert Greshake: Sterben in theologischer Perspektive. In: Markwart Herzog (Hrsg.): Sterben, Tod und Jenseitsglaube. Ende oder letzte Erfüllung des Lebens? Irseer Dialoge Bd. 3, Stuttgart 2001, S. 90.
[4]  Ebd., S. 92.
[5]  Jüngel, a.a.O., S. 98.
[6]  Ebd., S. 109.
[7]  Gerd Theissen/Annette Merz: Der historische Jesus. Ein Lehrbuch, Göttingen 1997, S. 495.
[8]  Jüngel, a.a.O., S. 133.
[9]  Jüngel, a.a.O., S. 107.
[10]  Greshake, a.a.O., S. 95.
[11]  Ebd., S. 95.

*Benjamin David Soussan*

# Das Verständnis von Sterben, Tod und Trauer im Judentum

*»Lehre uns wohl unsere Tage zu zählen und zu bedenken, dass wir sterben müssen, auf dass wir klug werden.« (Psalm 90,12)*

Schon die Tatsache allein, dass am Anfang der Thora berichtet wird, dass der Mensch als Ebenbild Gottes erschaffen wurde, beweist zur Genüge, dass die Thora ihm keine so kurze Lebensdauer zuschreiben kann wie die durch Geburt und Tod begrenzte. Im Volksmund wird der Begriff »Zeit totschlagen« synonym für ›Zeit sinnlos verstreichen lassen‹ gebraucht. Dieser Vers ermahnt uns, mit unserer Zeit nicht unbedacht umzugehen. Der Tod ist für uns die erkennbare äußerste Grenze unseres Lebens, das Letzte im Leben eines Menschen. Man erlebt dankbar jeden Tag des Lebens und will sich damit trösten, wenn die Angst vor dem Sterben über uns kommt.

*»Gegen deinen Willen wurdest du erschaffen, gegen deinen Willen lebst du, gegen deinen Willen wirst du dereinst Rechenschaft und Rechnung ablegen vor dem König der Könige, dem Heiligen, gelobt sei er.« (Mischna Awot 4,29)*

Das Judentum lehrt die Menschen schon sehr früh, mit dem Tod vertraut zu sein und keine übermäßige Angst davor zu haben, denn der Tod ist nicht endgültig. Das Judentum glaubt an eine zukünftige Welt, in der das Leben sich weiter fortsetzen wird.

Die jüdische Lehre legt aber auch sehr viel Wert auf das Leben, denn so sagen die Weisen, wer ein Menschenleben rettet, der rettet eine ganze Welt.

»Der Mensch wurde deshalb einzig erschaffen, um uns zu lehren, dass, wenn jemand eine Seele vernichtet, es ihm die Schrift anrechnet, als hätte er eine ganze Welt vernichtet, und wenn jemand eine Seele erhält, es ihm die Schrift anrechnet, als hätte er eine ganze Welt erhalten.« (Mischna Sanhedrin 37a)

Dies bedeutet, dass mit der Rettung eines Menschenlebens nicht nur dieses Leben gerettet wurde, sondern auch das Leben der darauf folgenden Generationen. Das Leben hat einen Wert, einen absoluten Wert. Das Leben auf der Erde ist nicht alles, bei weitem nicht. Es ist nur die Vorhalle, in der man sich so vorbereitet, dass man in den Palast eintreten kann.

*»Rüste dich in der Vorhalle, dass du in den Königssaal eintreten darfst.«*
*(Mischna Awot 4,16)*

Das Leben ist ein Geschenk, das willkürlich vergeben wurde, es ist eine Pflicht, eine Aufgabe und eine Berufung. Deshalb legt die jüdische Lehre so viel Wert auf die Gesundheit. Es ist die Pflicht eines Juden, die bedingungslose Pflicht, nach Gesundheit zu streben, wenn er krank ist. Wenn jemand ernsthaft erkrankt ist, so ist es uns gestattet den Shabbat zu entweihen, um das Leben zu retten, denn die Thora sagt deutlich »und ihr sollt durch sie (Mizwot) leben«, was die Talmudgelehrten so erklären: durch die Mizwot leben, und nicht durch sie sterben.

*»Und wahret meine Satzungen und meine Vorschriften, die der Mensch tue, dass er durch sie lebe.« (3 Mose 18,5)*

*Die religiöse Deutung von Sterben und Tod*

## KRANKHEIT

Frühere Kulturen waren sehr unterschiedlicher Meinung über Krankheit. Die alten Griechen sahen in Krankheit einen Fluch der Götter, und kranke Menschen wurden als »minderwertige Kreaturen« angesehen, denn Krankheit stellt eine Unterbrechung der Harmonie des Körpers, der Gesundheit dar. Andere Kulturen sahen im Leiden eine Möglichkeit, sich zu reinigen und dadurch eine göttliche Gunst zu erlangen. Ein menschlicher Eingriff, der die Heilung beschleunigte, wurde als eine Einmischung in das göttliche Werk gesehen. Ein Patient, der die Hilfe eines Mediziners suchte, wurde als Verräter angesehen, und man warf ihm Mangel an Gottvertrauen vor.

Andere Kulturen befolgten die wörtliche Übersetzung von:

> »... so will ICH (Gott) keine Krankheiten, die ich Ägypten auferlegte, dir auferlegen, sondern ICH, der Ewige, werde dein Arzt sein.« (2 Mose 15,26)

Sie (die Karaiten) haben daraus geschlossen, dass bei Krankheit nur Gott zu suchen ist und niemals ein Mensch. Diese Sicht wurde von den Rabbinern verworfen, jedoch nicht ohne die nötige Anerkennung des theologischen Arguments, auf dem diese Ansicht beruht. Denn der babylonische Talmud 85a kommentiert mit der Begründung, dass den Menschen die Erlaubnis zu heilen gegeben wurde:

> » Wenn Männer sich zanken und einer den anderen mit einem Stein oder Faust schlägt, ... die Versäumnis muss er bezahlen und muss ihn heilen lassen.« (2 Mose 21,18–19)

Raschi, ein Kommentator des 11. Jahrhunderts, fragte, wie es sein könne, dass Gott schlägt und der Mensch heilt. Deshalb wird genau diese Stelle als spezielle Erlaubnis gesehen, die den Menschen erteilt wurde, zu heilen. Ibn Ezra, ein großer Bibelkommentator, sagt, dass das Gebot zu heilen, den Ärzten nur gegeben ist, um Schläge und Wunden zu heilen, die äußerlich sichtbar sind. Aber alle nicht äußerlich sichtbaren Krankheiten liegen in Gottes Hand. »Denn er verwundet und verbindet, er schlägt und seine Hände heilen.« (Job 5,18)

Schon viel früher sagt Ben Sira, dass der Mensch sich im Krankheitsfalle erst an Gott wenden, aber auch die Hilfe der Ärzte suchen solle.

> »Mein Kind, wenn du krank bist, so missachte dies nicht; sondern bitte den Herrn, dann wird er dich gesund machen, danach lass den Arzt zu dir, denn der Herr hat ihn geschaffen; und weise ihn nicht von dir, denn du brauchst auch ihn.« (Ben Sira 38)

Joseph Karo, Verfasser des Schulchan Aruch, kommentiert dazu, dass ein Arzt, der einen Menschen heilt, abgesehen von seinem Entgelt auch das biblische Gebot des Zurückgebens von verlorenem Eigentum befolgt, denn auch Gesundheit zurückzugeben, bedeutet, verlorenes Eigentum zurückzugeben. Tut der Arzt dies nicht, so hat er das biblische Verbot missachtet:

> »Bleibe nicht untätig... bei der Lebensgefahr deines Nächsten.« (Lev 19,16)

Er geht sogar weiter und sagt, ein Arzt, der keine ärztliche Hilfe leistet, gilt als »Blutvergießer«. »Es ist eine Pflicht für den erprobten Arzt zu heilen, das gehört zur Lebensrettung, und

*wenn er sich weigert, vergießt er Blut, selbst, wenn der Kranke einen anderen Arzt haben kann«*
*(Kizzur Schulchan Aruch 192,4).*

Nachmanides sagt, die Thora hat den Menschen die Erlaubnis gegeben, zu heilen, und die Pflicht eines Arztes zu heilen, soll so weit gehen wie das Gebot »*Du sollst deinen Nächsten lieben.*« *(Lev 19,18)* Ein Arzt, der heilt, zeigt seine Liebe und Sorge dem Nächsten gegenüber. Heilen bedeutet nicht nur, eine schwere Krankheit zu heilen, sondern auch, den Kranken von leichteren Schmerzen, wie Unwohlsein, zu befreien. »*Und (König) Asa erkrankte im 39. Jahr seiner Regierung an den Füßen, wurde überaus krank; aber selbst in seiner Krankheit befragte er nicht den Ewigen, sondern die Ärzte.*« *(2 Chr 16,12)* Hätte die Bibel nicht ausdrücklich die Erlaubnis, zu heilen und einen Arzt aufzusuchen, erteilt, wäre es den Juden verboten, einen therapeutischen Nutzen aus der medizinischen Kunst zu ziehen. Trotzdem wird der Kranke daran erinnert, dass es Gott ist, der heilt, und der Arzt sein ausführender Helfer ist. Der Äskulapstab, das Zeichen der Ärzte, eine Schlange, die sich um einen Stab windet, wird in der jüdischen Lehre auch erwähnt:

»*… fertige dir eine Brandschlange an und befestige sie an einer Stange; wenn jemand gebissen wird, so schaue er zu ihr hinauf, und er wird am Leben bleiben.*« *(Num 21,8)* Konnte denn die Schlange töten oder am Leben erhalten?, wird im Talmud gefragt, und der Talmud antwortet: Vielmehr, wenn Israel nach oben schaut und sie ihr Herz ihrem Vater im Himmel unterwerfen, so genesen sie, wenn aber nicht, so siechen sie dahin. (BT Traktat Rosch Haschana 29a)

Auch hier wird deutlich hervorgehoben, dass der Mensch stets daran denken soll, dass Gott die Krankheit heilt.

## PATIENT UND NAHRUNG

Einem jüdischen Patienten sollte nach Möglichkeit *koschere* Nahrung gegeben werden. Ist dies nicht möglich, so sollte man ihm vegetarische Nahrung zubereiten. Man sollte auch darauf achten, dass der jüdische Patient keine verbotenen Speisen, wie zum Beispiel Schweinefleisch, Blutwurst etc. als Nahrung bekommt (es sei denn, dies ist für die Therapie unbedingt notwendig), da dies sonst den psychischen Zustand des Patienten schwächen könnte. Ebenso sollte darauf geachtet werden, dass dem Patienten nicht fleischige und milchige Nahrung zur gleichen Zeit gegeben wird.

Nach der jüdischen Lehre gibt es folgende Merkmale, die die reinen (erlaubten) Tiere von den unreinen (verbotenen) Tieren unterscheiden: Tiere: Haustiere, die sowohl Wiederkäuer sind, als auch gespaltene Hufe haben. Das Tier muss beide Merkmale aufweisen, sonst zählt es nicht als rein. Fische: Fischarten, die Schuppen und Flossen aufweisen. Auch hier müssen beide Merkmale vorhanden sein. Krustentiere sind nach jüdischer Lehre grundsätzlich verboten, da sie nicht rein sind und sich überwiegend von Unrat ernähren. Vögel: Hausarten, wie Hühner, Taube, Ente und Gans, sind erlaubt. Raubvögel, wie zum Beispiel Adler, Falke oder Habicht, sind für den Verzehr verboten. Maimonides, ein hervorragender Arzt seiner Zeit, versuchte auf Grund ärztlicher Erkenntnisse die Kaschrut-Vorschriften (Speisevorschriften) logisch zu erklären. Dabei stellte er den Grundsatz auf, dass alle in der *Thora* verbotenen Speisen dem menschlichen Körper schaden, während alle erlaubten Speisen ihm keinen Schaden zufügen. Voraussetzung dafür sind die richtige Menge von Nahrungsmitteln und die richtige Zeit zur Nahrungsaufnahme durch den Menschen. Demzufolge meinte er, dass zum Beispiel die fehlenden Schuppen bei einem Fisch (wodurch der Fisch zur verbotenen Speise wird) ein Zeichen für den Menschen seien, dass er ungenießbar ist. Nur

*Die religiöse Deutung von Sterben und Tod*

Gott, der Heiler aller Menschen, wisse genau, wann ein bestimmtes Tier (in diesem Fall der schuppenlose Fisch) dem Menschen schadet, während dagegen ein Fisch mit Schuppen genießbar ist.

Auf diese Weise versuchte er nachzuweisen, dass alle Anzeichen von Reinheit und Unreinheit bei Tieren nur für den Menschen bestimmt sind, da dieser die Eigenschaften der von ihm gegessenen Speisen nicht genau kennt. Mit den Kaschrut-Vorschriften hat die Thora dem Menschen einen Schlüssel gegeben, mit dem er Gut von Schlecht unterscheiden kann. Auf den Einwand, dass auch andere Völker die verbotenen Speisen essen, ohne dass sie Schaden leiden, antwortet er, dass die in der Tora verbotenen Speisen dem Menschen nicht körperlich, sondern seelisch schaden. Seiner Ansicht nach sei es kennzeichnend, dass alle in der Thora für den Verzehr verbotenen Vögel Raubvögel sind, wie Adler, Falke oder Habicht, während die zum Verzehr erlaubten Vögel wie Hühner, Taube, Ente und Gans dagegen keine sind. Er glaubt, dass der Genuss von Raubvögeln und die Aufnahme ihres Fleisches im menschlichen Körper den Menschen beeinflussen: Irgendetwas von Raubvögeln färbt auf seinen Charakter, seine Natur und seine Sitten ab.

Auf diese Weise wird auch das Verbot des Blutgenusses verständlich, das in der Thora an mehreren Stellen wiederholt wird. Der Genuss von Blut gewöhnt an Grausamkeit und fördert mörderische, zerstörerische Sitten. »*Das Blut ist das Leben (d. h. die Seele)*« *(5 Mose 12,23)*. Die Seele kann Schaden erleiden, wenn dem Menschen Blut als Nahrung dient.

## STERBEN

Je mehr sich das Ende nähert, desto schwerer und wichtiger wird die Aufgabe derjenigen, die den Sterbenden umhegen. Man darf dem Kranken seinen ernsten Zustand nicht verheimlichen, er muss die Möglichkeit haben, sich auf seinen ernsten Zustand vorzubereiten, wenn diese Möglichkeit real ist. Wer sich der Aufgabe gewachsen fühlt, dem Kranken, dem Sterbenden die Wahrheit zu sagen und sie mit ihm zu diskutieren, der muss es tun. In der Halacha findet man sechs Gebote hinsichtlich der Behandlung eines Leidenden (BT Semachot 1,1–6):

1. Ein Sterbender gilt in JEDER HINSICHT als Lebender … bis er stirbt.
2. Man verbinde ihm nicht den Mund … bis er stirbt.
3. Man bewege ihn nicht … bis er stirbt.
4. Man drücke die Augen des Sterbenden nicht zu. Wer ihn berührt und bewegt, gleicht einem, der Blut vergießt, denn Rabbi Me'ir verglich die Seele des Menschen mit einer Kerze, welche durch eine kleine Berührung gelöscht werden könnte. Ebenso raubt der dem Sterbenden die Seele, der ihm die Augen zudrückt.
5. Man zerreiße nicht in Anwesenheit des Sterbenden seine Kleider (als Trauerzeichen), man bringe den Sarg nicht in das Haus, bevor er stirbt.
6. Man erwähne seine Lebenswerke nicht, Rabbi Jehuda jedoch sagt, dass die Lebenswerke eines Gelehrten vor ihm erwähnt werden dürfen.

Der Sterbende soll bis zum letzten Moment gepflegt werden, obwohl der Tod ihm unmittelbar bevorsteht. Auch in den letzten Augenblicken des Lebens dürfen keinerlei Vorbereitungen hinsichtlich der Beerdigung oder der Trauerhandlungen ausgeführt werden, weil dies der Moral des Kranken schaden könnte. Rabbi Jehuda fordert einen äußerst sensiblen Umgang mit dem Sterbenden: Ein Gespräch über das zurückliegende Leben soll nur dann geführt werden, wenn der Kranke ein einsichtiger und vernünftiger Mensch ist. Ansonsten würde ihn dieses Gespräch entmutigen und für ihn eine unnötige Belastung darstellen. Die Fähigkeit, im Sterbebett über das eigene Leben zu sprechen, zeichnet den Gelehrten aus. Jeder Mensch soll sich seine Fehler eingestehen (3 Mose 16,16), besonders vor dem Sterben. Rabbi Jehuda geht also hier von einem individuell sehr unterschiedlichen Umgang mit dem Tod aus, worauf in dieser Situation mit Feingefühl geachtet werden sollte.

### STERBEHILFE

In der Halacha ist Tod als Atemstillstand und Aussetzen jeglicher Herztätigkeit definiert. Die jüdische Lehre spricht sich grundsätzlich gegen aktive Euthanasie aus, da es dem Menschen nicht erlaubt ist, über Leben und Tod zu entscheiden:

1. Das Verbot des Mordens ist ein elementares Gesetz und wird in der Bibel häufig wiederholt.
   *»Wer Blut eines Menschen vergießt, durch Menschen soll sein Blut vergossen werden, denn im Bilde Gottes hat er den Menschen gemacht.« (1 Mose 9,6)*
   *»Du sollst nicht töten.« (2 Mose 20,13)* Gott allein ist Herr aller Seelen (Ez 18,14), und nur er ist befugt, über Leben und Tod seiner Geschöpfe zu entscheiden.
   *»… ICH (Gott) kann töten und lebendig machen, ich kann schlagen und kann heilen, und niemand ist da, der aus meiner Hand errettet.« (5 Mose 32,39)*
   *»Der Schöpfer allein bestimmt, wie lange der Mensch zu leben hat.« (Schulchan Aruch 339,39)*
   Die Verletzung des menschlichen Lebens durch die Hand anderer Mitmenschen kommt somit einer Gotteslästerung gleich. Ein Arzt, dessen Patient nicht mehr leben möchte, darf dem Willen seines Patienten nicht nachkommen und seinen Tod aktiv beschleunigen, denn er ist verpflichtet, Leben zu erhalten.
2. Der Mensch hat kein Bestimmungsrecht über seinen eigenen Körper, sondern ist als Geschöpf Gottes dem Willen seines Herrn unterworfen. Jede aktive Verkürzung des Lebens, auch wenn es sich nur um eine sehr kurze Zeitspanne handelt, steht grundsätzlich im Widerspruch zu dieser Auffassung.
   *»Ich, der Ewige, schenke Tod und Leben.« (5 Mose 32,29)*
3. Das »Verbot zu verzweifeln«
   *»Auch wenn einem das Schwert am Hals liegt, soll man sich stets auf das Göttliche Vertrauen verlassen, denn es heißt ›Auch wenn ER mich tötet, vertrau ich auf IHN‹.« (Hiob 13,15)*
   Die seelische Verzweiflung, welche der aktiven Beendigung des Lebens zu Grunde liegt, widerspricht grundsätzlich einer auf Gottvertrauen basierenden Lebenshaltung. Selbstverständlich kann man hier nicht von einem konkreten »Verbot zu verzweifeln« sprechen, vielmehr ist damit eine religiöse Lebenshaltung gemeint, welche auch in schweren Lebenssituationen dem Menschen Mut und Zuversicht vermitteln kann. Auch die Lebensverlängerung um einen sehr kurzen Zeitraum kann den Menschen zu wertvollen religiösen Einsichten bringen, sodass die Therapie des terminalen Menschen berechtigt ist.
   *»Besser ist eine Stunde der Umkehr (religiöse Besinnung) und der guten Taten in dieser Welt als das ganze Leben der zukünftigen Welt …« (Mischna Awot 4,22)*
4. Die Pflicht zu heilen und sich heilen zu lassen
   Als Geschöpf Gottes soll sich der Mensch in den Dienst Gottes stellen und deshalb seinen Körper vor jeder möglichen Gefahr frühzeitig und sorgfältig schützen. Jeder körperliche Schaden, der keine therapeutische Berechtigung hat, ist auf Grund dieser Haltung streng verboten.

*Die religiöse Deutung von Sterben und Tod*

5. Medizinische Fehldiagnosen sind möglich, und eine überraschende Verbesserung ist nie mit absoluter Sicherheit auszuschließen. Dem ärztlichen Urteil wird aber große Bedeutung geschenkt. Es kann zum Beispiel das Gebot des Fastens am Versöhnungstag aufheben. (Schulchan Aruch, Orach Chajim 618) Im Zweifelsfall muss jede lebenserhaltende Maßnahme ausgeschöpft werden.

Die jüdische Lehre spricht aber auch von passiver Euthanasie. Das zentrale Gebot der Nächstenliebe wird im Talmud anhand eines Beispiels illustriert, welches einen sehr direkten Bezug zur Frage der Euthanasie hat:

*»Liebe deinen Nächsten wie dich selbst.« heißt: ermögliche (selbst dem zum Tode verurteilten) einen schönen Tod. (BT Sanhedrin 45a)*

Die talmudische Bezeichnung »ein schöner Tod« entspricht genau dem Ausdruck »Euthanasie«. Im talmudischen Beispiel gelten jedoch sehr einschränkende Bedingungen: Nur wenn der Patient in unmittelbarer Zukunft mit Sicherheit stirbt, ist eine Erleichterung und Verkürzung des Sterbeprozesses erlaubt. In einer späteren talmudischen Quelle, dem »Sefer Chassidim«, wird eine außerordentlich wichtige Situation besprochen. Diese wird im Sinne der talmudischen Unterscheidung zwischen aktiver und passiver Sterbehilfe entschieden.

*»Man darf nicht den unmittelbaren Todeseintritt hinausschieben. Wenn beispielsweise jemand Holz hackt und die Seele eines Sterbenden sich deshalb nicht trennen kann, so lässt man den Holzhacker seine Arbeit unterbrechen. Man lege auch nicht Salz auf seine Zunge, damit er nicht sterben könne. Wenn der Sterbende aber behauptet, er könne erst sterben, wenn er an einen anderen Ort gebracht werde, so darf man ihn nicht an den anderen Ort bringen.« (Sefer Chassidim)*

*»Beim Verlassen der Seele soll man nicht laut schreien, damit die Seele zurückkehre und schweres Leid erfahren müsste. Darauf bezieht sich der Bibelvers »es gibt eine Zeit zum Sterben« (Eccl 3,2); Wenn ein Mensch im Sterben liegt und die Seele ihn verlässt, soll man nicht durch Schreien die Rückkehr der Seele veranlassen. Denn er könnte dadurch nur noch wenige Tage leben und würde während dieser Zeit schwere Schmerzen erleiden.« (Sefer Chassidim 234)*

Die hier erwähnten Maßnahmen, welche das Leben verlängern oder verkürzen können, sind für das heutige medizinische Verständnis sinnlos und wirken deshalb auf den ersten Blick befremdend. Bei genauer Betrachtung erweist sich aber, dass diese religionsgesetzliche Quelle aus dem 12. Jahrhundert ein theoretisches Problem bespricht, welches genau der modernen Problematik, z. B. der künstlichen Respiration, entspricht. Im Abschnitt 723 wird der Unterschied zwischen aktiver und passiver Euthanasie definiert. Wenn der terminale Patient auf Grund des »natürlichen Verlaufes« seiner Krankheit sehr bald stirbt, sollen keine Maßnahmen eingeleitet werden, welche den Todeseintritt künstlich verzögern würden. (Das Holzhacken darf deshalb eingestellt und das Salz von seiner Zunge entfernt werden, weil diese Faktoren das Sterben verzögern.) Wenn der Patient aber nicht im Sterben liegt, so darf keine neue Situation geschaffen werden, » damit er sterben kann« (man soll ihn deshalb auch nicht auf seinen ausdrücklichen Wunsch an einen anderen Ort bringen).

Beachtenswert ist im Abschnitt 234 der Beweis von Bibelvers (Eccl 3,2), wonach in bestimmten Situationen der Todeseintritt medizinisch ausdrücklich nicht mehr bekämpft werden darf. Der natürliche Verlauf soll unter bestimmten terminalen Bedingungen nicht mehr beeinflusst werden, sogar wenn das Leben dadurch um einige Tage verlängert werden könnte. Der Wunsch des Patienten kann für diese Situation ausschlaggebend sein.

Die im »Sefer Chasssidim« erwähnte passive Euthanasie beschränkt sich nur auf den terminalen Patienten und darf nicht auf chronisch Kranke erweitert werden.

Aus diesen *halachischen* Quellen lassen sich folgende Erkenntnisse ableiten:

- Nur für den sterbenden Patienten ist die passive Euthanasie erlaubt, wobei die Einwilligung des Patienten erforderlich ist.
- Ein blockierender Faktor, welcher den Todeseintritt bei einem terminalen Patienten verhindert, darf bzw. soll entfernt werden, damit der Sterbende nicht unnötig leide.
- Es ist verboten, den Sterbeprozess durch künstliche Mittel zu verlängern.
- Falls das Atmungszentrum irreversibel geschädigt ist und der Patient deshalb keine Lebenschancen hat, ist der Respirator als »Hindernis für den Todeseintritt« definiert und darf bzw. muss abgestellt werden.

Rabbi Moshe Feinstein erklärt, dass es einem terminalen Patienten erlaubt ist, lebensverlängernde Maßnahmen, die weder heilen noch Schmerzen lindern, abzulehnen. Sicher kann solch ein Patient Wiederbelebung und Intubation verweigern. Ein kranker, nicht terminaler Patient kann Behandlung verweigern, wenn die vorgeschlagene Therapie gefährlich oder ungeprüft ist. Rabbi Feinstein gibt an, wenn ein von Schmerz betroffener terminaler Patient von einer weiteren Krankheit betroffen ist, für die es eine Heilung gibt, so kann er die Behandlung ablehnen, wenn er es vorziehen würde, zu sterben.

## AUTOPSIE

In der Bibel (5 Mose 21,22–23) und im Talmud wird das Verbot der Leichenschändung zwar als grundlegendes Verbot erwähnt, jedoch wird die Leichenuntersuchung als praktische Möglichkeit in Betracht gezogen, wenn dadurch Menschenleben gerettet werden kann (BT Chullin 11b Arachin 7a), der Verstorbene geehrt wird (Jakow und Josef in Genesis 50) oder auch finanzielle Unklarheiten damit eindeutig geklärt werden können.(BT Batra Batra 154b) Im Talmud wird von verschiedenen anatomischen Leichenuntersuchungen berichtet, welche nicht als verbotene Leichenschändung verurteilt wurden. (BT Nidda 30b BT Bechorot 45a)

Die Autopsie kann mit zahlreichen Zielsetzungen durchgeführt werden, jedoch gilt für jeden Fall die Frage, ob die Resultate direkte Konsequenzen für das Leben anderer Patienten haben. Nach der Autopsie müssen so schnell wie möglich alle Organe beerdigt werden.

Für die Organentnahme gilt Folgendes:

Organentnahme eines Verstorbenen ist grundsätzlich verboten, es sei denn, der Verstorbene hat vor seinem Tod sein Einverständnis gegeben.

## TOD

In der jüdischen Lehre ist Tod als Atemstillstand und Aussetzen jeglicher Herztätigkeit definiert. Sowohl die Angehörigen als auch die Gesellschaft (5 Mose 21,1–9) sind verpflichtet, den Toten würdig und respektvoll zu behandeln und ihn schnell zu beerdigen. Die Ehrung des Toten besteht vor allem in seiner unmittelbaren Bestattung; eine Verzögerung der Beerdigung ist eine Entehrung des »Göttlichen Ebenbildes«, wenn die Leiche dadurch geschändet wird.

Stirbt ein jüdischer Patient, sollte man es unbedingt vermeiden, seine Hände zu falten, vielmehr sollte man sie am Körper entlang strecken.

## Tahara (Reinheitsrituale)

Genau wie ein Baby nach der Geburt gereinigt wird, so wird der Tote bei der Geburt zur nächsten Welt gereinigt. Die Tahara (Waschung) sollte kurz vor der Beerdigung erfolgen. Die Waschung sollte, wenn möglich, nur von jüdischen Personen durchgeführt werden, und es sollten Personen ausgesucht werden, die nach der Thora leben und die Mizwot halten. Der Tote sollte, wenn möglich, nur von jüdischen Personen angefasst und getragen werden. Männer führen die Tahara für Männer durch und Frauen für Frauen, und es sollten verheiratete (gewesene) Männer und Frauen sein. Mindestens drei Personen sollten die Tahara durchführen. Bei der Waschung sollten keine fremden Menschen zugegen sein, und der Raum sollte geschlossen sein.

## Trauer

Mit dem Eintritt des Todes beginnt für die nahen Angehörigen – Ehepartner, Eltern Kinder, Geschwister und auch Halbgeschwister – der Zustand der *Awinut*, jener Trauerzeit, in der die Seele völlig von dem hemmungslosen Schmerz ergriffen wird, dem alles nachgesehen wird und der keine Pflicht neben sich duldet.

Nichts bedarf so sehr der wachsamen Fürsorge wie das Gefühl des Schmerzes. Das Übermaß des Schmerzgefühles macht schlaff und starr und macht auch darum zum Leben untüchtig. Ebenso gefährlich ist auch die Abtötung allen Schmerzgefühls. Denn eben durch jedes Zurückweisen auf sich selbst erzieht Gott den Menschen durch Leiden. Wer das Schmerzgefühl abgetötet hat, hat die väterlich erziehende Hand Gottes abgetötet.

Für die Hinterbliebenen beginnt mit der Beerdigung die eigentliche Trauerzeit, deren erste und traurigste Phase die erste Woche ist, in der sie »Schiwa sitzen«.

Die Hinterbliebenen, die Schiwa zu sitzen haben, sind:

- Die Eltern nach dem Tod eines Kindes.
- Die Kinder nach dem Tod der Eltern.
- Geschwister, wenn sie Kinder *einer* Mutter sind.
- Ehepartner nach dem Tode des Partners.

Die Bezeichnung »Schiwa sitzen« kommt daher, dass man während dieser sieben Tage zu Hause trauert und wie die Vorfahren auf keinem Stuhl oder Polster, sondern auf der Erde oder auf einem niedrigen, harten Schemel sitzt. Nur wer alt und sehr gebrechlich ist, mag sich ein Kissen unterlegen. In diesen Tagen ist es verboten, zu arbeiten, man lässt auch nicht seine Angestellten für sich arbeiten.

Man reißt sein Kleid ein, man trägt keine ledernen Schuhe, man geht nicht aus, und wenn man Besuch bekommt – und es ist eine Mizwa (Pflicht) Trauernde zu trösten –, bleibt man auf seinem niedrigen Sitz sitzen und grüßt niemanden. Man badet nicht in warmem Wasser und schert sich weder Kopf – noch Barthaare.

Auf die Schiwa folgen die Scheloschim, die dreißig Tage, die zweite Phase der Trauer. Dieser Monat wird aber vom Todestag an gerechnet. Auch in dieser Zeit schert man sich weder Kopf- noch Barthaare, man macht kein Fest mit und vermeidet es, Musik zu hören.

Die dritte Phase, Awelut, wird nur für die Eltern gehalten. Awelut endet nach dem Ablauf von zwölf jüdischen Kalendermonaten vom Todestag an gerechnet. Während dieser Zeit sollte man an keinen Festlichkeiten (Konzerten, Theateraufführungen, Festmählern mit Musik usw.) teilnehmen. Söhne sprechen die ersten elf Monate dieses Jahres täglich das Kaddisch (Totengebet). Nach Ablauf von Awelut darf man öffentlich keine Trauer zur Schau stellen.

## GLOSSAR:

| | |
|---|---|
| Barajta: | Außenstehende Lehre. Bezeichnung aller tannaitischen Sätze außerhalb der Mischna. |
| Halacha: | Begriff, der das gesamte »gesetzliche« System des Judentums umfasst. |
| Koscher: | Unter anderem eine Bezeichnung für Speisen, die für Juden erlaubt sind. |
| Mischna: | Sammlung von Lehrsätzen der mündlichen Tora, entstanden in Palästina im 2. Jh. n. Z. Der Verfasser ist Rabbi Jehuda ha-Nassi. |
| Nachmanides: | Voller Name Rabbi Mose ben Nachmann, 1194–1270, Bibel- und Talmud-exeget. |
| Rabbi Jehuda: | Trägt den Beinamen ha-Nassi, »der Fürst«, lebte Ende 2. Jh. Anfang 3. Jh., Nachfahre Hillels, kodifizierte die »Mischna«. |
| Rabbi Mei'r: | Lebte um das 2. Jh. in Kleinasien, trägt den Beinamen Baal Haness »der Wundermacher«. Durch seine dialekt. Methoden entwickelte und belebte er die Halacha. |
| Schulchan Aruch: | »Gedeckter Tisch«. Kompendium des jüdischen Ritualgesetzes und Rechts in systematischer Anordnung, von »Josef Karo« in Safed verfasst. |
| Talmud: | Nächst der Bibel Hauptwerk des Judentums, aus viel hundertjähriger mündlicher Überlieferung entstanden. Es gibt zwei Talmude, eine kürzere und ältere in Palästina redigierte Fassung (um das 4. Jh.) heißt »Talmud Jeruschalmi« und eine umfassende, aus Babylonien (um das 5. Jh.), die »Talmud Bawli« heißt. |
| Tora | »Lehre«. Bezeichnung der schriftlichen Lehre, die von Moses überliefert wurde. Sie beinhaltet 613 Ge- und Verbote. Diese werden ausführlich durch die mündliche Lehre, später Talmud genannt, ausgelegt und erklärt. |

*Die religiöse Deutung von Sterben und Tod*

# Der plötzliche Tod  6

*Hans-Jörg Stets*
## Plötzliche Todesfälle in der Notfallseelsorge

### DAS ARBEITSFELD DER NOTFALLSEELSORGE

Im Arbeitsfeld der Notfallseelsorge haben wir es zum überwiegenden Teil mit plötzlichen Todesfällen zu tun. Die Notfallseelsorge arbeitet mit regionalen Unterschieden nach folgendem System: In Kooperation mit Einsatzkräften aus den Berufsfeuerwehren, Polizeipräsidien usw. übernehmen geschulte Seelsorgerinnen und Seelsorger der Kirchen die Begleitung von Menschen in akuten Notsituationen. Darüber hinaus wird das Angebot der Notfallseelsorge in einer unübersichtlichen Einsatzsituation zur Unterstützung der Einsatzkräfte genutzt. Sei es, weil eine Unterstützung bei der Übermittlung einer Todesnachricht gewünscht wird oder weil Einsatzkräfte sich Entlastung vom Seelsorger versprechen, indem er sich um Leichtverletzte kümmert, die durch ihre seelische Not und ihre aufschäumenden Emotionen die Rettungskräfte bei ihrer Hilfeleistung für schwer Verletzte hindern oder abhalten. Über die reine Organisation eines Bereitschaftsdienstes ist längst eine breite Kooperation und Partnerschaft der Kirchen mit den Feuerwehren, den Rettungsdiensten, den Polizeibehörden und Technischen Hilfswerken gewachsen, die von allen Beteiligten als eine große Bereicherung erlebt wird. Das verbindende Ziel liegt darin, Menschen in Notsituationen mit den je eigenen Kompetenzen zu helfen und zur Seite zu stehen.

### ALLGEMEINE UND PLÖTZLICHE TODESFÄLLE – GEMEINSAMKEITEN

In meinem Beitrag möchte ich die wesentlichen Merkmale plötzlicher Todesfälle herausarbeiten, mit denen die Notfallseelsorge häufig zu tun hat. Viele der *allgemeinen* Todesfälle im häuslichen Bereich gehen mit einer Alarmierung des Rettungsdienstes einher. Rettungsassistenten und Notärzte bemühen sich um lebenserhaltende Maßnahmen, können aber auf Grund von Vorerkrankungen, eines schlechten Allgemeinzustands oder des Alters der Patienten nicht helfen. Für die Angehörigen tritt der Tod sehr überraschend ein und sie sind durch die Begleitumstände der Rettungsmaßnahmen irritiert und oftmals zusätzlich belastet. Anhand von ausgewählten Fallbeispielen möchte ich die besonderen Bedingungen bei *plötzlichen* Todesfällen beschreiben.

Betrachtet man die Umstände von plötzlichen Todesfällen nüchtern, so haben die konkreten Todesumstände eine nicht zu unterschätzende Bedeutung. Davon wird im Folgenden noch ausführlich die Rede sein. Doch wesentlich gravierender ist die *Tatsache des Todes* selber. Immer geht es darum, mit dem Ende einer individuellen Lebensgeschichte konfrontiert zu sein. Hinterbliebene stehen vor der Aufgabe, diese neue Realität anzuerkennen, sie müssen lernen, nach dem ersten Schock wieder ins Gleichgewicht zu kommen, mit dem Schmerz umzugehen, Vergangenes zu würdigen, Unerledigtes zu betrauern und hinter sich zu lassen, neue Perspektiven zu entwickeln, Abschied zu nehmen. Kurz: Unabhängig davon, unter welchen Umständen ein Leben zu Ende geht, liegen die vielfach beschriebenen Phasen und Aufgaben der Trauer vor den Hinterbliebenen und werden je nach den eigenen Möglichkeiten, je nach Umfeld und abhängig von den äußeren Rahmenbedingungen bewältigt.

Unterschiedlich sind die *Akzente* der verschiedenen Phasen. Der zeitliche Verlauf und die Intensität verschieben sich. Rückt durch den Ausbruch oder das Bekanntwerden einer lebensbedrohlichen Krankheit die Möglichkeit eines baldigen Tod in den Blick, zählt dieser Moment zu den Schock auslösenden Situationen für den Betroffenen und für die Angehörigen. Die Auseinandersetzung mit dem bevorstehenden Sterben wird sehr intensiv erlebt. Aber der Sterbende lebt noch. Angehörige und Sterbende haben deshalb die Chance, die bevorstehende krisenhafte Zeit gemeinsam und bewusst zu gestalten und zu durchleben. Der Kontakt zueinander und die Beziehung kann sich dabei verändern, intensivieren, manchmal treten vorhandene Störungen stärker zu Tage und es ist offen, ob diese Schwierigkeiten bearbeitet und bewältigt werden oder ob der Kontakt sich reduziert oder ganz abgebrochen wird.

Später, wenn die Ankündigung sich tatsächlich bewahrheitet hat und der Tod eingetreten ist, liegt für die nächsten Angehörigen die erste Schockphase schon Wochen oder Monate und manchmal noch länger zurück. Sie hatten in der Zwischenzeit die Chance, eigene Strategien zu entwickeln. Sie haben lernen müssen, mit dem Schock umzugehen und sich auf den bevorstehenden Tod einzustellen. Je bewusster sie sich dieser Aufgabe gestellt haben, umso mehr können sie auf diese frischen Erfahrungen ihrer eigenen Krisenbewältigung bei der jetzt anstehenden Verarbeitung des Todes zurückgreifen.

Bei plötzlichen Todesfällen fehlt diese Vorerfahrung und Vorbereitung. Der Schock fällt dementsprechend wesentlich heftiger aus und nimmt einen deutlich größeren Raum ein. Das Unwiderrufliche des Todes bricht bereits bei Erhalt der Nachricht in die bisherige Lebenswirklichkeit ein. Es gibt keine Zeit, sich mit dem eigenen Tempo auf einen bevorstehenden Verlust vorzubereiten. So ist die Wahrscheinlichkeit einer Überforderung höher. Als vordringliche Aufgabe in den ersten Stunden nach dem Tod steht an, mit den zumeist sehr heftigen Reaktionen umzugehen, sich wieder zu orientieren und die Realität des Verlustes nach und nach anzuerkennen. Dabei werden Angehörige auf ihre Muster vergangener eigener Krisenerfahrungen zurückgreifen. Aber es fehlt die Vorbereitungsphase auf den Abschied von *diesem* Menschen.

## SCHWIERIGKEITEN BEI PLÖTZLICHEN TODESFÄLLEN

### Fehlende Vorbereitungsmöglichkeiten

In der Arbeit der Notfallseelsorge erleben wir, welche einschneidenden Auswirkungen das völlige Fehlen der inneren und äußeren Vorbereitungsmöglichkeiten für die Angehörigen mit sich bringt. Die beiden folgenden Fallbeispiele machen das anschaulich.

**1. Fallbeispiel: Übermittlung einer Todesnachricht nach Verkehrsunfall in Duisburg**
An einem Freitagabend kommt es in Duisburg zu einem sehr schweren Verkehrsunfall. Jugendliche liefern sich gegen 23.45 Uhr in der Innenstadt ein Autorennen. Dabei überqueren sie trotz Rotlicht mehrere Kreuzungen. Von einer kleinen Seitenstraße fahren Uwe M., 25 Jahre alt, und seine Freundin Bianca in ihrem PKW nach einem Restaurantbesuch aus ihrem Parkplatz. Sie überqueren die Ampel, die ihnen grünes Licht zeigt. Es kommt zu einem schweren Unfall, bei dem Uwe M. tödlich verletzt wird.

*Der plötzliche Tod*

Die Notfallseelsorge in der Nachbarstadt wird von der Polizei verständigt, damit ein Seelsorger die Beamten bei der Übermittlung der Todesnachricht unterstützen kann. Auf dem Weg zu den Eltern verständigen sich Polizeibeamte und Seelsorger über ihre Vorgehensweise. Die Nachricht selber soll von den Beamten übermittelt werden, sie haben auch die nötigen Informationen über den Unfallhergang an der Hand. Der Seelsorger will sich bereithalten, um nach der Übermittlung der Todesnachricht für die Eltern da zu sein. Nötigenfalls kann er sich zwei bis drei Stunden Zeit nehmen, während die Beamten sich recht bald auf ihrer Leitstelle zurückzumelden haben. Erst morgens um 7.13 Uhr wird beim dritten gemeinsamen Versuch von Polizei und Seelsorger die Tür geöffnet.

Der Anblick der Beamten in Uniform löst bei dem Ehepaar einen Schock aus. Noch bevor die Beamten und der Seelsorger sich vorstellen können, werden sie mit aufgeregten, fast panischen Fragen überhäuft: »Sind sie wegen Uwe hier?« »Ist ihm etwas passiert?« »Hatte er einen Unfall?« – »Ja, es geht um Ihren Sohn Uwe«, antwortet einer der Polizeibeamten. »Er ist gestern Abend bei einem Unfall in Duisburg tödlich verunglückt. – Bitte kommen Sie mit uns ins Wohnzimmer oder in die Küche, wo wir uns setzen können.« Herrn M.s Augen weiten sich, er schreit lauthals: »Nein. Nein. Das kann nicht sein!« Er kann sich nur schwer auf den Beinen halten, geht in die Küche und kauert sich dort auf einen Hocker. Sein Kreislauf sackt massiv ab und seine Hautfarbe wechselt zu einem aschgrau. Einer der Polizeibeamten geht sofort zu ihm, stützt Herrn M. und begleitet ihn, bereit ihn zu halten, falls der Kreislauf stärker einknicken sollte.

Der Dienst habende Seelsorger hat sich in der Zeit Frau M. zugewandt, die reglos stehen geblieben war, und führt sie ebenfalls in die Küche. »Am besten setzen Sie sich erst mal hin. Ich bleibe bei Ihnen und setze mich neben Sie.« Sie ringt nach Worten und ist kreidebleich. Ihre Bewegungen wirken sehr fahrig. So als könne sie jeden Moment ihr Bewusstsein verlieren. »Ist Ihnen schwindlig?« »Ja – äh – nein – ich weiß nicht. – Mir ist so komisch. – Was passiert mit mir?« Sie atmet sehr hastig und schnell. »Bitte schauen Sie mich an, Frau M. Sie atmen zu schnell, das ist nicht gut. Ich werde Ihnen helfen, ruhiger zu atmen. Bitte halten Sie dazu einen Moment die Luft an. Und dann atmen Sie kräftig aus. Ich mache es Ihnen erst mal vor. Und dann probieren wir es gemeinsam.« Frau M. folgt ohne jedes Zögern den Vorschlägen des Seelsorgers. Sie hat ihm für den Moment völlig die Führung überlassen. Nach einigen Minuten findet sie einen ruhigeren Atemrhythmus. »Sie sollten ein Glas Wasser trinken. Ich hole es Ihnen.« Frau M. trinkt, dabei zittert sie sehr. Dann versucht sie zu sprechen. Aber ihre Stimme versagt. Seelsorger: »Es ist fast unaussprechlich, was geschehen ist: Ihr Sohn ist tödlich verunglückt.« – Frau M.: »Ich kann das nicht fassen, ich glaube es nicht. Ein Verkehrsunfall? Das kann gar nicht sein. Er ist immer so vorsichtig gefahren!« Seelsorger: »Zwei Jugendliche haben sich ein Rennen geliefert und dabei rote Ampeln überquert und schließlich den Wagen Ihres Sohns getroffen. Ihr Sohn fuhr gerade in die Hauptstraße hinein, als der andere Wagen ihn traf. Für Ihren Sohn hatte die Ampel grün gezeigt.« »Tot? Ist Uwe wirklich tot? Gestern habe ich ihn doch noch gesehen. Das kann nicht sein.«

Der Vater des Verunglückten hatte bis zu diesem Zeitpunkt auf dem Hocker gesessen und wirkt völlig abwesend. Der Polizeibeamte war neben ihm geblieben. »Ich … Ich begreife das nicht. Ich fühle nichts. Ich … Ich … Ich muss mich erst mal anziehen.« Er geht ins Bad. Der Beamte folgt ihm und wirft vorher dem Seelsorger einen Blick zu und bedeutet ihm, dass er sich um den Vater kümmern wird. Dann spricht er den Vater an und vergewissert sich: »Was ist mit ihrem Kreislauf? Nicht, dass Sie mir gleich umkippen.« »Nein. Es geht schon.« – »Bitte schließen Sie nicht ab. Wenn etwas sein sollte, ich bin hier.« Der Vater bleibt nicht lange im Bad, er unterbricht sein Rasieren und kommt immer wieder in die Küche und stellt Fragen nach dem genauen Unfallhergang. Die Polizeibeamten geben detaillierte Informationen.

In dem weiteren Gesprächsverlauf wechseln die Themen und die emotionale Situation der beiden Elternteile stark. Die Mutter ist hin- und her gerissen zwischen heftigen Aggressionen gegenüber dem jugendlichen Unfallverursacher, ratlosem Mitgefühl mit dessen Eltern, völligem Unverständnis für die Ereignisse und der heftigen Verzweiflung über ihren eigenen Schmerz. Zwischendurch äußert sie immer wieder Befürchtungen, ob ihr Verlust der Selbstkontrolle und die heftigen Reaktionen »normal« seien. »Was passiert mit mir?« – »Ich kann nicht klar denken!« – »Ist das normal, wie ich mich hier aufführe?« – »Vielleicht werde ich noch ganz verrückt!« Der Seelsorger bleibt während all dessen sehr zugewandt und zeigt Verständnis für die heftigen Reaktionen und die verunsicherten Fragen. In wenigen Worten erläutert er, wie »normal« und nachvollziehbar ihre Reaktionen auf den Erhalt der Todesnachricht ihres Sohns in seinen Augen sind.

Nach und nach rückt für beide Elternteile die Realität des Todes in den Blick und löst heftigsten Widerspruch aus. Studien- und weitere Berufspläne von Uwe tauchen auf, seine Beziehung zur Freundin, Hochzeitspläne, Urlaubsvorbereitungen. All diese Themen zeigen den Eltern erschreckend konkret, dass Uwe tot ist. Es bleiben Gedankenfetzen, denn immer wieder fragen sie nach dem konkreten Unfallhergang. Sie versuchen das Unfassbare zu begreifen und verlangen danach, dieselben Informationen erneut zu hören. »Wie geht es jetzt weiter?« – »Können wir Uwe sehen?« – »Wo ist er?« – »Können wir einen Bestatter beauftragen?« Der Seelsorger bespricht mit beiden Elternteilen, welche weiteren Angehörigen jetzt informiert werden müssen und welche vertrauten Personen Herr und Frau M. jetzt am ehesten um sich haben möchten. Die Freundin Bianca und ihre Eltern müssen verständigt werden, außerdem die Schwester von Herrn M., die Freundin von Frau M. und weitere Angehörige. Zunächst bittet Frau M. den Seelsorger, diese Telefonate für sie zu übernehmen, da sie nicht sprechen könne. Der ermuntert Frau M. allerdings, diese ersten Schritte selber zu tun. »Es ist besser, wenn Sie das selber tun. Ich kann mir vorstellen, wie schwer es ist, die Nachricht auszusprechen. Aber probieren Sie es!« Frau M. ist einverstanden und telefoniert mit ihrer besten Freundin. Beim Aussprechen der Todesnachricht versagt ihr noch einmal die Stimme, aber sie erlangt wenige Sekunden später ihre Fassung zurück, kann sprechen und weint heftig. Das Telefonat wühlt sie auf, doch der Kontakt zur Freundin scheint ihr gut zu tun. Sie wirkt nicht mehr so starr.

Die Polizeibeamten möchten sich verabschieden und fragen, ob sie für das Ehepaar noch etwas tun können. Herr M. nimmt das Angebot an und bittet die Beamten, ihn zu seiner Schwester im benachbarten Stadtteil zu fahren. Sie hatte ein sehr inniges Verhältnis zu ihrem Neffen. Er möchte ihr die Nachricht nicht am Telefon weitergeben und fühlt sich selber nicht in der Lage zu fahren. Die Beamten lassen sich in einem kurzen Telefonat mit ihrer Dienststelle grünes Licht für die Fahrt geben und fahren Herrn M. zu seiner Schwester. Der Notfallseelsorger bleibt bei Frau M., bis die Freundin eingetroffen ist. Ca. eine halbe Stunde danach verabschiedet er sich. Vorher hatte er mit Frau M. darüber gesprochen, dass er den Pfarrkollegen der Ortsgemeinde über seine Begleitung des Ehepaares informieren möchte. Frau M. kennt diesen Pfarrer gut und begrüßt die Weitergabe der Informationen.

Das Beispiel macht deutlich, wie intensiv der Schock von den Eltern erlebt wird. Sie geraten durch den Erhalt der Nachricht in einen Ausnahmezustand und erleben dabei körperlich und seelisch Vorgänge, die sie bisher nicht gekannt haben und die sie zu ihrem Schrecken über den Tod ihres Sohnes zusätzlich belasten. Frau M. zeigt dies deutlich durch ihre verunsicherten Fragen an den Seelsorger. Sie ist durch die Nachricht in eine Situation geraten, in der sie von ihrer Ohnmacht und den verschiedenen Emotionen überschwemmt wird.

Sie kann die Todesnachricht nicht fassen. Gleichzeitig spürt sie, dass mit diesem Moment ein tiefer Einschnitt in ihrem Leben geschieht. Sie erlebt heftige innere Turbulenzen. Alles, was bisher an Sicherheiten da war, wird fraglich. Neben ihrem Schmerz leidet sie unter ihrem Kontrollverlust. Ihre heftigen körperlichen Reaktionen verunsichern sie. Kreislauf und Atmung fahren »Achterbahn«, das Versagen ihrer Stimme und die Unfähigkeit sich zu konzentrieren, machen ihr zu schaffen. Sie weiß ihren Zustand nicht einzuordnen und es ist so, als würde ihr der sonst sichere Boden unter den Füßen wanken. »Geht das so weiter mit mir? Was geschieht noch?«, so lauten ihre bangen Fragen, die eine sehr tiefe innere Verunsicherung zeigen.

Im ersten Moment wirkt die körperliche Reaktion der Eltern so heftig, dass Seelsorger und Polizeibeamte sehr aufmerksam beobachten, ob eine Benachrichtigung des Notarztes nötig werden würde. Aber beide Elternteile stabilisieren sich wieder. Eine Alarmierung des Notarztes hätte zur weiteren Verunsicherung beigetragen. Die Anwesenheit der Beamten und des Seelsorgers sowie deren ruhige, zugewandte und akzeptierende Haltung ist eine Entlastung für Herrn und Frau M. Sie finden Verständnis und erleben, dass ihr Gegenüber auch in dieser schrecklichen Situation Ruhe und Sicherheit ausstrahlt. Sie hören vom Seelsorger, dass die Verunsicherung und der Kontrollverlust nach seinem Dafürhalten angemessen und »normal« sind und als eine natürliche Reaktion auf die Schreckensnachricht verstanden werden können. Frau M. leuchten diese Erklärungen ein und so wird sie während des Gesprächs ruhiger. Der erlebte Kontrollverlust verringert sich, denn jetzt versteht sie, was mit ihr geschieht. Sie fühlt sich nicht mehr völlig ausgeliefert.

Die erlebte Ohnmacht gegenüber dem Tod selber bleibt. Seelsorger und Polizeibeamte tun gut daran, diese nicht zu übersehen oder zu verdrängen, auch wenn sie das Ohnmachtsgefühl gegenüber dem Kontrollverlust mildern können. Das Gefühl der Eltern ist passend. Sie können die Realität des Todes im engen Wortsinn nicht »fassen«. Der Einschnitt durch den Tod des Sohns ist so tief, dass er seelisch nicht als real, gültig oder überhaupt möglich verarbeitet werden kann. Und so helfen die vielen und wiederholt abgerufenen Informationen über den Unfallhergang den Eltern dabei, die Realität mehr und mehr zu begreifen. Die Angehörigen müssen das Unfassbare erst ein ums andere Mal hören, bis die Seele durch die vielen Details und Wiederholungen zu begreifen beginnt, was sie genau genommen nicht begreifen kann und will.

Von Seiten der Polizeibeamten, des Seelsorgers oder später von anderen Menschen aus dem Umfeld des Ehepaars wird es viel Geduld und Verständnis für diese innere Aufgabe der Eltern brauchen, die Realität zu begreifen. Es kann nötig sein, ihnen die Informationen immer wieder neu zur Verfügung zu stellen. Und dabei wäre es gut, sich nicht vorzeitig abzuwenden in dem Sinne: »Jetzt muss es langsam mal gut sein, ich habe schon alles gesagt!« Die Informationen werden von Anfang an gehört, können aber auf Grund ihrer schrecklichen Bedeutung noch nicht angenommen und verarbeitet werden. Hätten wir als Beobachter die Chance, das wiederholte Erfragen der genauen Todesumstände über einen längeren Zeitraum zu verfolgen, würden wir feststellen: Mit jeder neuen Frage nach einem weiteren kleinen Detail wird etwas mehr der Realität des Unfalls angenommen. Wie bei einem Puzzle, bei dem sich die einzelnen Teile langsam zu einem Bild zusammensetzen, entwickelt sich später für die Eltern die neue Erfahrung des Todes ihres Sohns.

## 2. Fallbeispiel: Drogentod im Studentenwohnheim

Es ist Dienstagmorgen, kurz vor 9.00 Uhr. Über meinen Pieper erhalte ich eine Alarmierung durch die Leitstelle der Berufsfeuerwehr. Im Studentenwohnheim ist ein junger Mann verstorben. Seine Mutter hat ihn gefunden und ist vor Ort. Der Notarzt wünscht eine Unterstützung durch einen Notfallseelsorger. Weitere Rückfragen ergeben, dass sich der Todesfall im Drogenmilieu zugetragen hat und die Mutter derzeit »am Rad drehe«. »Bitte kommen Sie schnell, ich habe einen neuen Einsatz offen und muss den NAW weiterschicken. Der RTW kann noch bleiben, aber ich weiß nicht wie lange! Bei uns ist gerade der Teufel los.«

Ich bin gerade mit dem Auto unterwegs und fahre zu dem nahe gelegenen Einsatzort. Im Flur des Studentenwohnheims empfängt mich erleichtert ein Rettungsassistent und schildert mir die Situation: Der 23-jährige Klaus P. ist vermutlich nach einer Überdosis BTM verstorben, seine Mutter hat ihn gefunden. Der Notarzt konnte nur den Tod feststellen und hat keine weiteren Maßnahmen eingeleitet. Die Polizei wurde eben verständigt, ist aber noch nicht eingetroffen. Die Mutter sei das Problem. Sie »drehe völlig am Rad«, der Notarzt hätte ihr eine Beruhigungsspritze gegeben, seitdem ginge es etwas besser. »Die Mutter kann auf keinen Fall alleine bleiben. Aber mitnehmen wollten wir sie nicht. Sie ist nicht krank, ihr Kreislauf ist stabil.«

Ich gehe die Treppe rauf, mir kommen weitere Rettungskräfte entgegen, die dabei sind, ihren Einsatz zu beenden. Sie zeigen mir den Weg. Die Tür steht offen, ich sehe den Leichnam links auf einem Bett liegen, vor ihm auf dem Stuhl das BTM-Besteck. Auf dem Bett rechts sitzt die Mutter. Sie hat das Gesicht in den Händen vergraben, dann richtet sie sich etwas auf und ruft verzweifelt: »Du kannst jetzt nicht gehen!« – Das darf nicht wahr sein! – »Du hattest es doch schon fast geschafft.« »Klaus, mein Junge!« »Nein!« Ich gehe in das Zimmer hinein und auf die Mutter zu. Ich bemühe mich, ihren Blick zu treffen. Aber sie ist ganz auf ihren Sohn konzentriert. So stelle ich mich schweigend zu ihr und schaue mit ihr den Leichnam an. Dann wandert mein Blick von ihm zur Mutter. »Frau K., ich werde mich gleich neben Sie setzen. Geben Sie mir bitte ein Zeichen, wenn Ihnen das nicht recht ist.« Keine Reaktion. Kein Blickkontakt. Ich setze mich und höre ihr zu, wie sie verzweifelt zu ihrem verstorbenen Sohn spricht. Ihre Worte wechseln zwischen aggressiver Anklage, kindlicher Klage und Bestürzung. Zwischendurch wird sie durch heftiges Weinen geschüttelt, sie krümmt sich zusammen. Ich lege ihr behutsam meine Hand auf die Schulter und sehe mit ihr zu ihrem Sohn. Dabei spreche ich sie ohne Blickkontakt erneut an: »Es tut unbeschreiblich weh, ihn so zu sehen!« Frau M. wendet ihren Blick von ihrem Sohn weg und schaut mich an. Unsere Blicke treffen sich. »Ich kann das nicht fassen. Ich halte diesen Schmerz nicht aus.« In ihrem Blick liegt Verzweiflung und eine Art Bitte, die sagen will: »Lass mich jetzt nicht allein!«

»Ich bin jetzt für Sie da. Nehmen Sie sich die Zeit, die Sie brauchen. Wenn Sie Ihren Sohn anschauen möchten, bleibe ich mit Ihnen hier sitzen. Und in ein paar Minuten, wenn Sie reden können und möchten, dann erkläre ich Ihnen, was gleich alles geschehen wird.« Frau K.: »Ja.« Es folgt Stille. Etwas später spricht sie sehr leise und zärtlich zu ihrem Sohn. Dann fragt sie ohne mich anzuschauen: »Darf ich ihn umarmen?!« – »Nein, im Moment ist das nicht möglich. Aber bestimmt nachher, nachdem die Polizei hier war. Aber Sie können hier sitzen bleiben und ihn anschauen.« Sie weint. »Ich habe dich so geliebt. Ich habe doch alles für dich getan. Ich würde sofort alles tun, damit du zurückkommst. – Sag mir doch, was soll ich tun?« In ihrer Stimme liegt große Verzweiflung. Nach einer Weile wird sie still. »Ich möchte Ihnen jetzt erklären, was gleich alles geschehen wird. Können Sie mir zuhören oder ist es noch zu früh dafür?« Sie schaut mich an: »Es geht schon.«

Im folgenden Gesprächsabschnitt stelle ich mich vor und informiere Frau K. über das bevorstehende Todesermittlungsverfahren der Polizei: »Gleich werden Streifenbeamte der Polizei kommen, die auf ihre Kollegen von der Kripo warten werden. Die Kripo wird sich ihren Sohn genauer ansehen, damit man herausfindet, woran er letztlich gestorben ist. Und die Beamten werden Ihnen ein paar Fragen stellen. Für die Arbeit der Kripo müssen wir dann in einen anderen Raum gehen.« – »Die Kripo? Meinen Sie, dass etwas nicht stimmt? Wegen der Drogen? Der Klaus hat niemandem was angetan. Das weiß ich genau.« »Es geht um etwas anderes, Frau K. Der Notarzt konnte nicht helfen, denn Ihr Sohn war schon tot, als er kam. Der Arzt konnte auf den ersten Blick nicht erkennen, woran ihr Sohn wirklich gestorben ist. Darum kommt die Kripo. Das geschieht immer, wenn der Notarzt die Todesursache nicht kennt.« »Sie meinen, das ist ganz normal, dass die Polizei kommt?« – »Ja. – Frau K., wenn Sie das möchten, können Sie nachher von Ihrem Sohn Abschied nehmen. Ich werde mit der Kripo alles besprechen, diesen Raum herrichten, eine Kerze anzünden und eine Abschiedsfeier mit einfachen Mitteln gestalten. Möchten Sie das?« »Ja, wenn das geht? – Ich weiß nur nicht, ob ich das schaffe!« – »Wir können gleich darüber sprechen, Frau K. Ich werde mich eben erkundigen, wo wir uns setzen können, wenn gleich die Polizei kommt. Bitte bleiben Sie hier sitzen, solange ich weg bin. Es dauert nicht lange. Okay?!« »Ja, ich möchte Klaus noch länger anschauen.« »Geht es für ein paar Minuten alleine hier?« – »Ja, ich glaube schon. Sie können ja die Tür auflassen, das ist mir lieber.« »In Ordnung.«

Als ich das Zimmer verlasse, stehen die Streifenbeamten schon an der Tür. Sie sind kurz nach mir eingetroffen und haben durch die Rettungskräfte von meinem Einsatz gehört. Sie hatten sich entschieden, das Gespräch zwischen der Mutter und mir nicht zu stören. Ich kenne einen der Beamten von meiner Arbeit als Polizeiseelsorger. Ich schildere ihm die Lage und bitte um Einverständnis, die Mutter noch nicht aus dem Zimmer ihres Sohns herauszuschicken. Die beiden sind einverstanden, denn sie haben die Mutter im Blick. Ich erkundige mich nach einem ungestörten Raum im Wohnheim. Danach gehe ich zu Frau K. zurück und informiere sie erneut über die Aufgaben der Polizei und die folgenden Abläufe. Danach gehen wir in den anderen Raum. Dort trifft der Lebensgefährte und später der leibliche Vater von Klaus ein. Nachdem ich mein Vorhaben erläutert habe, lasse ich die Angehörigen allein und gucke, ob die Kripo schon eingetroffen ist. Ich klopfe an die Tür und ein Kripobeamter öffnet, er untersucht gerade den Leichnam. Ich stelle mich vor und erbitte sein Einverständnis, vor dem Abholen des Leichnams ein Abschiedsritual für die Angehörigen anzubieten. Er ist einverstanden und gemeinsam überlegen wir, wie der Raum etwas hergerichtet werden kann. Ich warte zehn Minuten, bis die Untersuchungen des Beamten abgeschlossen sind, decke den Leichnam bis zum Hals zu, entzünde die Kerze und gehe dann zurück zu dem Zimmer, in dem die Angehörigen sich aufhalten.

Hier hat inzwischen der zweite Kripobeamte Frau K. nach dem Auffinden ihres Sohns und nach der Geschichte von Klaus befragt. Als ich in der Tür stehe, winkt er mich herein. »Ich bin soweit fertig. Wenn Sie noch mit den Angehörigen sprechen möchten – ich lasse Sie gern alleine.« Ich gehe hinein und erläutere noch einmal für alle inzwischen eingetroffenen Angehörigen die Möglichkeit des Abschieds. Nach einigen Rückfragen entscheiden sich die Mutter, ihre Freundin und der leibliche Vater an dem Ritual teilzunehmen. Sie möchten auch gerne, dass ein Gebet gesprochen wird. Der Lebenspartner von Frau K. und weitere Bekannte möchten Klaus nicht mehr sehen. Auf dem Weg zum Zimmer stütze ich Frau K., die heftig zu schluchzen beginnt, auf der anderen Seite wird sie von ihrer Freundin gehalten. Durch die Berührung wird sie ruhiger. Im Raum spreche ich ein freies Gebet und gebe den Trauernden Zeit für Berührungen und Worte. Die Mutter umarmt ihren Sohn und schaut ihn lange an, dann tritt sie etwas zurück. Es ist eine sehr dichte Atmosphäre, Frau K. wirkt ruhig und das Gefühl tiefer Trauer scheint vorzuherrschen, Zorn oder Widerspruch gegenüber dem Tod sind für den Moment in den Hintergrund getreten. Frau K. resümiert das Leben von Klaus und spricht zärtlich von einigen vergangenen Situationen. Nach einigen Minuten Stille spreche ich einen Psalm und nehme einige der Gedanken von Frau K. in ein freies Gebet auf. Ich schließe mit einem Segen für den Verstorbenen und die Angehörigen, dazu wende ich mich erst dem Verstorbenen, dann der Mutter zu. Anschließend gehen wir schweigend hinaus.

Wir gehen still zu den anderen, wo sich dann die dichte Atmosphäre des Abschieds langsam verflüchtigt. Es werden praktische Dinge besprochen. »Wer muss noch benachrichtigt werden, wie kommen alle Beteiligten nach Hause.« Während wir uns im Aufenthaltsraum befinden, haben die Bestatter den Leichnam abgeholt. Ich bleibe noch für eine Viertelstunde und verabschiede mich. Frau K. bittet mich, ihren Gemeindepfarrer zu verständigen. »Ich kenne ihn noch nicht, aber ich kann seine Hilfe jetzt gut brauchen.«

Frau K. ist vom Tod ihres Sohns überrascht worden. Klaus hat eine mehrjährige Drogenkarriere hinter sich, und seine Mutter hatte die verschiedenen Phasen seiner Suchtkrankheit sehr bewusst miterlebt. Es hat mehrere Therapieversuche gegeben, der letzte Versuch lag erst wenige Wochen zurück. Insofern ist Frau K. auf Schreckensnachrichten über ihren Sohn vorbereitet. Sie hat mit vielem gerechnet, aber nicht mit seinem frühen Tod. Zunächst reagiert sie mit heftigen Emotionen, was die Einsatzkräfte dazu veranlasst, den Dienst der Notfallseelsorge in Anspruch zu nehmen.

Nach der Einschätzung des Notarztes ist der Kreislauf der Mutter stabil. Dennoch entscheidet er, dass die Mutter in der jetzigen Verfassung nicht allein bleiben soll. Die Gefahr, dass die Emotionen sie überwältigen und zu unkontrollierten Handlungen bewegen könnten, erscheint ihm zu groß. Es ist aus Sicht des Notarztes eine gute Lösung, einen Seelsorger zu verständigen. So kann er darauf verzichten, Frau K. in ein Krankenhaus zur Beobachtung einzuweisen. Immerhin ist sie gesund, und eine Einweisung ins Krankenhaus würde ihr ein falsches Signal über ihren eigenen Zustand geben.

In der Begleitung bestätigt sich, dass Frau K. stabil ist und mit dem Tod ihres Sohnes erstaunlich sicher, intuitiv und angemessen umgehen kann. Sie kann schon nach wenigen Minuten für einzelne kurze Momente die Realität des Todes in den Blick nehmen. Was sie in dieser Situation benötigt, ist vor allem eine Unterstützung im Blick auf die Rahmenbedingungen für die ersten Minuten und Stunden nach dem überraschenden Tod. Welche Handgriffe sind zu tun? Welche Spielräume stehen ihr für ihre eigenen Bedürfnisse zur Verfügung. Sie möchte ihren Sohn berühren, ihn anschauen, Zeit für das erste bewusste Abschiednehmen haben. Welche Regeln im Wohnheim ihres Sohnes muss sie beachten? Warum ist die Polizei vor Ort? Was ist erlaubt? Was nicht? Wie geht alles weiter, wo ihr Sohn nun tot im Bett liegt und der Notarzt gegangen ist?

Als Seelsorger habe ich es in der Begleitung von Frau K. leicht. Ich bin über die Arbeit der Einsatzkräfte informiert und blicke auf eine gute Kooperation mit Polizei und Rettungsdiensten bei verschiedenen anderen Einsätzen der Notfallseelsorge zurück. So strahle ich Sicherheit aus und verfüge über die nötigen Informationen, die Frau K. fehlen. Sie kann mein Angebot der Führung gut annehmen. Frau K. bringt mir großes Vertrauen entgegen und überlässt es mir, die erforderlichen Rahmenbedingungen zu schaffen. Sie selber nutzt die so geschaffenen Möglichkeiten intensiv, um dem Tod ihres Sohns bewusst und angemessen zu begegnen.

*Der plötzliche Tod*

## Belastung durch Todesumstände

Oft führen bei plötzlichen Todesfällen die *konkreten Todesumstände* zu einer zusätzlichen Belastung. Angehörige werden mit dem *nackten und brutalen Tod* eines Unfalls oder einer erfolglosen Reanimation konfrontiert. Der Tod ist auf der Straße, im Keller, in einem Hausflur oder anderem ungünstigem Gelände eingetreten. Mit den Todesumständen verbinden sich Schreckensbilder, Gerüche und Geräusche, die sich in die Seele einbrennen können.

### 3. Fallbeispiel: Plötzlicher Tod eines 8-jährigen Kindes durch Verkehrsunfall

Donnerstag gegen 14.20 Uhr kommt es auf einer der Hauptverkehrsstraßen in Essen zu einem tragischen Unfall. Bianca und Marcel fahren mit ihrem Rad auf dem Gehweg. An einer Kreuzung fährt Marcel etwas zu weit an den Straßenrand heran. Ein Sattelschlepper biegt in die kleine Seitenstraße ein, erfasst Marcel, der vom Hinterreifen überrollt wird und sofort tot ist. Bianca erlebt das Unfallgeschehen aus nächster Nähe und sieht mit an, wie ihr Bruder vom LKW zerquetscht wird.

Passanten beobachten das Unfallgeschehen und ein junger Mann ergreift spontan Bianca und dreht sie weg. Bianca wehrt sich, doch dem jungen Mann gelingt es mit entschiedenem Körpereinsatz, Bianca den weiteren Blick auf ihren Bruder zu verwehren. Im Schock gelingt es Bianca, ihre Mutter über Handy zu erreichen. Sie trifft nach etwa fünf Minuten zeitgleich mit den Rettungskräften ein. Die Polizei hatte eben erst den Unfallort erreicht. Für die Einsatzkräfte ist sofort nach Ankunft klar, dass für Marcel jede Hilfe zu spät kommt. Zusammen mit den Polizeibeamten führen sie die Sicherung der Unfallstelle durch und kümmern sich um den Fahrer des Sattelschleppers, um Unfallzeugen und um die Aufräumarbeiten. Der Leichnam von Marcel wird mit einem großen Tuch abgedeckt. Auf Grund der Schwere des Unfalls und der vielen beteiligten Personen verständigt der Einsatzleiter der Feuerwehr die Notfallseelsorge und bittet um den Einsatz mehrerer Seelsorger.

Es werden zwei Notfallseelsorger eingesetzt. Der Erste kümmert sich am Unfallort um den Fahrer des Sattelschleppers, spricht mit Augenzeugen und begleitet die Mutter, die Abschied von ihrem Sohn nehmen möchte, zu dem abgedeckten Leichnam von Marcel. Nach diesem Abschied werden Bianca, ihre Mutter und der inzwischen eingetroffene Vater mit einem Rettungswagen nach Hause gefahren. Dorthin hatte die Feuerwehr mich als zweiten Notfallseelsorger gerufen. Bei der Ankunft des RTW begrüßt mich der Fahrer und stellt mich der Familie vor: »Das ist der Notfallseelsorger, der sich jetzt um Sie kümmern wird.« Bianca und ihre Eltern steigen aus dem RTW, und gemeinsam gehen wir in die Wohnung. Dort angekommen zieht sich der Vater in die Küche zurück. »Ich muss jetzt erst mal irgendwas tun. Ich werde einen Kaffee kochen und ich möchte etwas allein sein.« Die Mutter und Bianca setzen sich ins Wohnzimmer. Alle schweigen. Die Mutter steht auf. »Ich muss ein wenig hin und herlaufen. Ich kann hier nicht so still sitzen.«

Bianca und ich bleiben allein. Ich schaue Bianca an. »Hast du Kuscheltiere, die du besonders gern magst?« »Ja, den Hasi. Und den Knuddel nehme ich am liebsten, wenn ich heulen muss.« – »Und den hättest du jetzt gern bei dir?« »Ja. Der ist in meinem Zimmer. Ich hole ihn mal eben.« Bianca geht zur Tür, bleibt plötzlich wie angewurzelt stehen. »Ich kann nicht. Ich hab Angst. Kommst du mit?« Ich stehe auf und gehe zu ihr. »Klar, wir gehen zusammen. Wo ist denn dein Zimmer?« »Hier, wir müssen durch Marcels Zimmer durch, das dahinter ist mein Zimmer.« Wir gehen, bis Bianca stehen bleibt. »Ich habe solche Angst. Da ist Marcels Bett. Da will ich nicht dran vorbei. Kannst du den Knuddel für mich holen.« »Wo finde ich den denn?« – »Bei mir auf dem Bett. Der ist ganz groß und dunkelbraun.«

Ich hole das Kuscheltier und setze mich wieder mit Bianca ins Wohnzimmer. Ihre Mutter ist nicht zu sehen. Sie hält ihren Knuddel fest im Arm und schmiegt sich auf der Couch in eine Ecke. »Liegt Marcel noch auf der Straße?« »Nein, die Feuerwehrleute haben ihn aufgehoben und in einen Sarg gelegt.« – »Ich habe alles gesehen. Und dann hat der Mann mich fest gehalten. Ich war so wütend auf den Mann. Ich wollte Marcel da schnell wegholen. Marcel sah so komisch aus!« »Gut, dass du jetzt deinen Knuddel zum Festhalten hast.« »Ja, dem kann ich alles sagen. Der versteht mich! – Hast du auch Kinder?« »Ja, zwei Mädchen, die Jüngere ist in deinem Alter, die malt gern. Malst du auch gern?« »Ja, wir müssen für die Schule, aber sonst nicht.« – »Meine Augen tun so weh!« »Das kann ich mir gut vorstellen. Was du gesehen hast, das können deine Augen nicht vertragen. Vielleicht können wir deinen Augen jetzt was Gutes tun. Weißt du, manchmal tränen meine Augen, wenn es sehr viel Rauch in einer Wohnung gibt. Dann gehe ich zum Wasserhahn und wasche die Augen aus. Das hilft. Möchtest du das probieren? Ich kann dir zeigen, wie ich es mache.« Bianca schaut mich vertrauensvoll an. »Aber du musst mich an der Hand nehmen, wenn wir ins Bad gehen. Ich hab so Angst.« »Komm, wir gehen zusammen.« Bianca folgt meinem Beispiel und wäscht sich die Augen. Währenddessen sucht sie immer wieder Kontakt zu mir und hält meine Hand. Wir gehen zurück ins Wohnzimmer, wo inzwischen ihre Mutter sitzt und raucht. Bianca erzählt vom Augenwaschen und dass es etwas geholfen habe. Dann legt sie sich auf die Couch und kuschelt sich an ihre Mutter.

Es folgt ein längeres Gespräch mit der Mutter, die zunächst keinen Kontakt zu ihrer Tochter aufnehmen kann. Erst später nimmt sie die verängstigte Bianca wahr und beginnt, sich um ihre Tochter zu kümmern. Beide drücken sich gegenseitig und weinen viel. Die Mutter hält ihre Tochter und sie hält sich gleichzeitig an ihr fest. Für Biancas Eltern ist es nur jeweils für kurze Zeit möglich, an einem Ort zu bleiben. Sie sind von einer großen Unruhe umgetrieben, und so halte ich den Kontakt zu Bianca aufrecht. Schließlich trifft die Oma ein und kümmert sich um Bianca. Ich selber bekomme dadurch Gelegenheit für den Kontakt zur Mutter. Jetzt treffen mehr und mehr Angehörige und Freunde ein. Nach ca. zweieinhalb Stunden verabschiede ich mich, nachdem ich Eltern und Bianca gut versorgt weiß.

Bei der Begleitung der Eltern und der Schwester von Marcel steht das Grauen durch den Unfallhergang ganz im Vordergrund. Der Schock aller Beteiligten geht außerordentlich tief. Er übersteigt in der ersten Zeit weit den Schrecken über die Realität des Todes und seine Bedeutung für die Hinterbliebenen. Es geschieht eine nur schwer zu beschreibende Verletzung der Seele: den eigenen Bruder zu sehen, während sein Körper völlig entstellt wird. Die Anblicke von abgetrennten Körperteilen und Organen, die zerquetscht auf der Straße liegen, treffen alle Umstehenden auf einer tiefen, frühen und vorsprachlichen Ebene ihrer Seele. Durch die Brutalität dieser Umstände wird das Grundvertrauen in die Verlässlichkeit, Sicherheit und Integrität des menschlichen Lebens und des Lebensraums tief erschüttert.

In dem eben dargestellten Ausschnitt der Begleitung wird etwas von dieser tiefen Angst und Erschütterung des Grundvertrauens sichtbar, unter dem Bianca leidet. Für die betroffene Familie sowie für alle anderen mittel- oder unmittelbar am Geschehen Beteiligten steht zuallererst der Schutz ihrer verletzten Seele im Vordergrund. Alle anderen inneren und äußeren Aufgaben müssen zurückgestellt werden oder können nur mit geringer Aufmerksamkeit angegangen werden, bis dieser Schutz der Seele wieder Gewähr leistet ist.

Es ist wichtig, die akute Situation, die die Verletzung der Seele hervorruft, so bald es nur geht, zu beenden. Der Passant, der Bianca gegen ihren eigenen Widerstand vom Anblick ihres zerquetschen Bruders abhält, und sie damit von dem Geschehen entfernt, tut damit intuitiv

*Der plötzliche Tod*

genau das Richtige. Biancas Seele ist überfordert. Sie ist nicht in der Lage, diese schrecklichen Bilder zu verarbeiten. Es gibt im Leben von Bianca keine Vorerfahrungen, womit diese Anblicke von ihrem Gehirn hätten verglichen werden können. Es steht kein »innerer Ort« der Vorerfahrungen zur Verfügung, bei dem diese Anblicke als ähnlich geartetes Ereignis hätten abgelegt werden können. Und so ist es gut, die Bilder nicht länger einwirken zu lassen.

Unter diesem Gesichtspunkt ist auch die Entscheidung der Rettungskräfte angemessen. Sie sorgen dafür, Bianca und ihre Eltern so bald wie möglich vom Unfallort zu entfernen und sie in eine für sie Sicherheit und Geborgenheit vermittelnde Umgebung zu bringen. Meine Aufgabe als Seelsorger besteht darin, weitere Schutzräume für Bianca und ihre Eltern zu schaffen. In der zweieinhalbstündigen Begleitung beginnt Bianca später aus eigener Initiative, die schrecklichen Bilder anzusprechen, die ihr unbeschreiblich Angst machten. Dabei ist es mir wichtig, dass Bianca jeweils nur so viel und so lange über den Unfall spricht, wie sie die Angst in dem Moment des Aussprechens auch verkraften kann. Wir schaffen zu diesem Zweck – fast noch intuitiv – gemeinsam verschiedene »Sicherheitsanker«. Solche Sicherheitsanker sind meine väterliche körperlich schützende Nähe, ihr Knuddel, die Möglichkeit, sich auf der Couch einzukuscheln, und etwas später dann die Wärme und Geborgenheit ihrer Mutter – soweit diese auf Grund ihrer eigenen seelischen Verletzungen diese Geborgenheit geben kann. Eine Auseinandersetzung mit der Realität des Todes selber und dem dadurch erlittenen Verlust ist der Familie erst einige Tage später möglich. Sie erhalten gute Unterstützung durch den Lehrer der Grundschulklasse von Bianca und durch die Ortspfarrerin.

## Belastung durch Begleitumstände

Die Begleitumstände der *medizinischen Notfallmaßnahmen und der Klärung der Todesursache* führen bei plötzlichen Todesfällen zu einem zusätzlichen Kontrollverlust und einem Verlust der Möglichkeiten der Selbstbestimmung.

### 4. Fallbeispiel: Erfolglose Reanimation nach Herzinfarkt

Während einer routinemäßigen Einsatzbegleitung komme ich mit Rettungskräften in eine kleine Zweieinhalb-Raum-Wohnung. Herr M. hat einen Herzinfarkt erlitten und der Rettungsdienst wurde alarmiert. Unser Fahrzeug ist mit einem Rettungssanitäter, einem Rettungsassistenten und mir besetzt. Wir treffen kurz vor dem Notarztwagen ein, der einen etwas längeren Anfahrtsweg hat. Herr M. liegt in seinem Bett. Die Rettungskräfte legen die Zugänge für Infusionen und bereiten alles für die Arbeit des Notarztes vor. Einen kurzen Moment später treffen die beiden Kollegen mit dem Notarzt ein. Es sind neben mir insgesamt fünf Personen aus dem Rettungsdienst in der Wohnung. Das Schlafzimmer ist für die Behandlung zu klein. Für die Reanimation muss Herr M. auf eine Decke auf die Erde gelegt werden. Zwei Nachttischchen sind im Weg und werden zügig in die Diele gestellt. Frau M. wird gebeten, sich im Wohnzimmer aufzuhalten. Ich gehe mit ihr dorthin.

Frau M. befindet sich in einer Phase zwischen Hoffen und Bangen. Ihr Mann hatte schon zwei Herzinfarkte hinter sich. Diesmal befürchtet sie, dass ihr Mann nicht überleben könnte. Doch noch hat sie ihre Hoffnungen nicht aufgegeben. Die Ungewissheit ist für Frau M. nur schwer zu ertragen. Mit den Rettungskräften hatte ich mich schon auf dem Hinweg zum Einsatzort abgesprochen. Bei Bedarf kann ich mich während einer laufenden Reanimation nach dem aktuellen Stand erkundigen, ohne die Arbeit der Rettungskräfte zu stören. Einer der Rettungssanitäter will mich in diesem Fall über Handzeichen oder kurze Stichworte informieren. Für die Einsatzkräfte stellt es kein Problem dar, wenn ich ohne vorheriges Anklopfen den Raum betrete.

Vor dem Hintergrund dieser Absprache erkundige ich mich nach dem Zustand von Herrn M. Ich bekomme signalisiert, dass die Maßnahmen bisher erfolglos verliefen und der Notarzt nach einigen Minuten abbrechen wird. Ich informiere Frau M. darüber. Sie nimmt diese Nachricht gefasst auf. Innerlich hatte sie sich schon darauf eingestellt. Doch dann wird Frau M. sehr unruhig. »Hat Friedhelm Schmerzen? Spürt er, was die Rettungskräfte mit ihm machen? Ich möchte ihn so gerne noch mal drücken! Was ist, wenn der Arzt sich doch täuscht und die Wiederbelebung zu früh abbricht?«

Ich kann den Wunsch von Frau M. sehr gut nachvollziehen und gehe noch einmal ins Schlafzimmer, um dem Notarzt den Wunsch von Frau M. zu signalisieren. Als ich hereinkomme, wird gerade die Reanimation beendet. Der Notarzt bittet mich, Frau M. erst später zu ihrem Mann gehen zu lassen. Vorher möchte er, so weit möglich, die medizinischen Geräte aufräumen. Der Leichnam muss laut Anordnung der Kripo dort bleiben, wo die Rettungsmaßnahmen beendet wurden, auch der Tubus und die Zugänge müssen unverändert bleiben.

Ich gehe zu Frau M. und berichte ihr, was geschehen ist. Frau M. weint, und nach kurzer Zeit wiederholt sie den Wunsch, ihren Mann zu sehen. Ich informiere Frau M. über die Bitte des Notarztes und schlage ihr einen Abschied von ihrem Mann im Anschluss an die Untersuchungen der Kripo vor. In diesem Zusammenhang informiere ich Frau M. auch über den weiteren Ablauf.

Während des Gesprächs entsteht in der kleinen Wohnung eine große Unruhe. Die Rettungskräfte sind damit beschäftigt, die medizinischen Geräte aufzuräumen und durchqueren häufig das Wohnzimmer. Frau M. ist sichtlich irritiert. »Ich weiß gar nicht, wo mir der Kopf steht! Was passiert denn jetzt alles!« Während sie das fragt, trifft schon die Polizei ein. Frau M. gerät noch stärker durcheinander. »Wir sind immer unbescholtene Bürger gewesen! Warum kann ich nicht in Ruhe von Friedhelm Abschied nehmen?« Ich erkläre Frau M., so gut es geht, die Notwendigkeit des Todesermittlungsverfahrens. Erst später als nach Absprache mit der Kripo ein Abschiedsritual möglich wurde und die beiden Mitarbeiter des Bestattungsunternehmens den Leichnam abholten, wurde Frau M. ruhiger. In dem sich anschließenden Gespräch wechseln sich Erinnerungen an gemeinsame Zeiten, der Schmerz über den Tod ihres Mannes und Sätze über ihre große Verunsicherung durch die Erlebnisse der letzten Stunden. Frau M. hat sehr zurückgezogen mit ihrem Mann gelebt. Ihr war es immer wichtig, bevor sie Gäste empfing, ihre Wohnung in einen guten Zustand zu bringen. Während insgesamt elf Einsatzkräfte in ihrer Wohnung ein- und ausgingen, fühlte sie sich ausgeliefert und in ihrer Privatsphäre verletzt.

In dieser Einsatzsituation wird deutlich, welche Spannung durch die Arbeit des Rettungsdienstes und der Polizei entstehen kann. Es ist selbstverständlich, dass Rettungskräfte und Notarzt ihre Maßnahmen sehr zügig und nach klar gegliederten Abläufen durchführen. In der Notsituation kann keiner der Beteiligten lange Erklärungen abgeben, z. B. warum die Behandlung nicht im Bett, sondern auf der Erde durchgeführt werden muss. Die Rettungskräfte müssen im Sinne der schnellen lebensrettenden Maßnahmen in den Privatbereich eingreifen. Das kann mitunter so weit gehen, dass Möbelstücke umgeräumt werden und Wohnungsinhaber einen Platz in ihrer eigenen Wohnung zugewiesen bekommen, während ihnen der Zutritt zu anderen Räumen verweigert wird.

Während der akuten Notlage haben Betroffene dafür in der Regel Verständnis. Doch es bleibt eine Belastung, die den Angehörigen oft erst später bewusst wird. So erging es auch

Frau M. in dem eben skizzierten Beispiel. In den engen Wohnungsverhältnissen bedeutete die bloße Anwesenheit von insgesamt elf fremden Personen einen massiven Einschnitt in ihre Privatsphäre. Alle elf Personen waren in den Augen von Frau M. mit einer besonderen Autorität ausgestattet und traten sehr entschieden auf. Für Frau M. blieb kein Entscheidungsspielraum. Sie hatte sich in den Ablauf, den die Fremden bestimmten, einzufügen. Durch den Schrecken des plötzlichen Herzanfalls und durch den Tod ihres Mannes eine Stunde später erlebte sie eine weit reichende Ohnmacht und musste gleichzeitig mit den Gefühlen der Angst und Sorge um ihren Mann und später mit ihrem Schmerz über seinen Tod umgehen. Das Ohnmachtsgefühl verstärkte sich für sie durch die Begleitumstände.

## Überforderung

Die verschiedenen Fallbeispiele zeigen: Bei unerwarteten Todesfällen führen fehlende Vorbereitungsmöglichkeiten und ungünstige äußere Rahmenbedingungen neben der ohnehin anstehenden Auseinandersetzung mit dem Tod zu einer besonderen Belastung.

Das Zeiterleben verändert sich. Die Zeit scheint sich zu verdichten. Sinneswahrnehmungen, körperliche, gedankliche und emotionale Vorgänge werden sehr intensiv erlebt und stellen sich oft als ein Durcheinander von Widersprüchlichem dar. Der einzelne Moment hat eine sonst nicht gekannte Intensität. Das gewohnte Tempo für die Verarbeitung von Eindrücken, für die Gestaltung von Reaktionen, für die Kontrolle der eigenen Handlungen und die Verarbeitung des Geschehens reicht in dieser Situation nicht aus. Es kommt zu einer Überforderung, denn die unterschiedlichen und oft beispiellosen Wahrnehmungen übersteigen die aktuelle Aufnahmefähigkeit des Gehirns.

Gleiches gilt für die anstehenden Aufgaben. Es sind zu viele verschiedene innere und äußere Aufgaben, die innerhalb von wenigen Stunden auf Angehörige oder Betroffene zukommen: Der Schock über das Eintreten der lebensbedrohlichen Situation, das Miterleben vergeblicher notfallmedizinischer Maßnahmen, schreckliche Bilder der Todes- oder Unfallumstände, das Eintreten des Todes, die Anerkennung der Realität des Todes, ein Abschied mit der Möglichkeit für letzte Berührungen.

### AUFGABEN UND HERAUSFORDERUNG BEI PLÖTZLICHEN TODESFÄLLEN

Die oben genannten Bespiele zeigen, dass es durch die plötzlichen Umstände eines Todes häufig zu einer Überforderung der individuellen Möglichkeiten kommt. Wenn das so ist, liegt die wichtigste Aufgabe für alle Beteiligten darin, dieser Überforderung entgegenzuwirken und sie abzumildern. Wie kann das geschehen? Ich sehe zwei grundsätzliche Richtungen, die sich gegenseitig ergänzen und beeinflussen. Einfluss- und Veränderungsmöglichkeiten liegen auf der Handlungsebene und auf der Ebene der inneren Haltung und Einstellung.

### Handlungsebene

Alle Beteiligten können sich durch ihr Verhalten um ein gut unterstützendes Umfeld für die engsten Angehörigen bemühen. Ein solches Umfeld kann einen Ausgleich zu der bestehenden Überforderung schaffen. Manchen unveränderbaren Rahmenbedingungen kann durch Informationen, Transparenz, klare Strukturen oder Schutz das Belastende genommen werden. Mit dem Blick auf die konkreten Begleitumstände wird es möglich sein, ein Gespür für zusätzliche Belastungen zu entwickeln, die oft erst durch die beteiligten Personen hervorgerufen und damit durchaus vermeidbar sind oder wenigstens verringert werden können.

### Innere Haltung

Von erheblicher Bedeutung ist ein realistischer Blick auf das im Moment Angemessene und Mögliche. Hier geht es um eine Korrektur überzogener Erwartungen und Ansprüche. Solche überhöhten Erwartungen werden von engsten Angehörigen oft an sich selber gestellt, genauso auch an andere Menschen in ihrer Nähe oder an das Schicksal, das nicht so hart oder grausam hätte »zuschlagen« dürfen. Veränderungen in diesem Bereich sind weitaus schwieriger, haben aber unmittelbare und erhebliche Auswirkungen im Verhalten. Es geht letztlich um die Annahme des Todes und der mit ihm unvermeidlich gewordenen Begleitumstände.

Wo diese Korrektur der Ansprüche geschieht oder wenigstens als vordringliche Aufgabe gesehen wird, beginnt eine Gegenbewegung zum Kontrollverlust. Beteiligte versuchen nicht länger, die Dinge zu verändern, die doch unabänderlich sind. Somit wird ihr Handeln an diesen Stellen nicht länger frustriert werden. Stattdessen tauchen neue Möglichkeiten auf, kleine Details der ersten Stunden nach dem Tod zu verändern. Es kann sein, dass insgesamt nur sehr geringe Veränderungsmöglichkeiten bestehen. Aber wenn sich das Handeln auf diese veränderbaren kleinen Dinge konzentriert, bestehen gute Aussichten auf Teilerfolge. Und die wiederum werden den erlebten Kontrollverlust und die Überforderung reduzieren.

Natürlich darf an dieser Stelle die Erwartung nicht zu hoch gesteckt werden. Allen Beteiligten muss klar sein: Der Tod selber und der damit einhergehende Verlust gehört zu den unveränderbaren Dingen, die angenommen und verarbeitet werden wollen. Im Folgenden möchte ich wesentliche Gesichtspunkte für den Umgang mit plötzlichen Todesfällen zusammenstellen. Dabei werde ich die Blickrichtung der verschiedenen Personen einnehmen, die im Umfeld eines plötzlichen Todes beteiligt sind.

### Sterbende

Aus der Sicht der Notfallseelsorge wissen wir wenig über das Erleben der Sterbenden. Der oder die Dienst habende Notfallseelsorgerin trifft meist erst dann ein, wenn der Tod bereits eingetreten ist. In manchen Fällen verständigen die Rettungskräfte schon während einer Reanimation die Notfallseelsorge. Hier übernimmt der Notfallseelsorger, wie im Beispiel oben gezeigt, die Aufgabe der Vermittlung zwischen den Angehörigen und dem medizinischen Team. Eine unmittelbare Sterbebegleitung bleibt die seltene Ausnahme.

### Angehörige

Für die *engsten Angehörige*n stellt sich eine Reihe von verschiedenen Aufgaben: Es geht um das schnelle Ende der verletzenden Umstände und um den *Schutz (1)* vor weiteren Verletzungen. Hier ist eine Entfernung vom Unfallgeschehen wichtig. Dazu gehört auch ein frühes Abwenden des eigenen Blicks auf das Schreckensszenario. Oft braucht es hier einen Anstoß von außen, denn grauenhafte Anblicke üben eine Art Sogwirkung auf die Beteiligten aus, die dann auf Grund ihrer inneren Überforderung und Verletzung nahezu handlungsunfähig werden.

Nach dem Schock auslösenden Erleben ist es wichtig, soweit es eben geht, wieder zur Ruhe zu kommen. Der Schock selber wird zunächst bleiben und diese Zeitspanne kann mitunter sehr lang anhalten. Hier sind alle Dinge hilfreich, die das *innere Gleichgewicht (2)* fördern. Z. B. Nähe und Berührung durch vertraute und in dieser Lage auch durch fremde Menschen. Die sonst vorhandene natürliche Distanz gegenüber Fremden hat hier kaum eine Bedeutung. Schocksituationen nach einem Tod lösen ein elementares menschliches Bedürfnis nach Geborgenheit, Schutz und Wärme aus. Ein Glas Wasser kann den Schockzustand unterbrechen oder mildern. Genauso Achtsamkeit für den eigenen Körper, die Normalisierung des Atemrhythmus, alle anderen Methoden, die zur eigenen Entspannung dienen.

Viele Angehörige finden sich unmittelbar nach der Konfrontation mit dem Tod in einem inneren und äußeren Chaos wieder. Es ist wichtig, langsam wieder eine *innere und äußere Ordnung (3)* zu entdecken oder herzustellen. Dazu tragen detaillierte Informationen Dritter über die Todesumstände und die Abläufe danach bei. Zur Wiedergewinnung des inneren Gleichgewichts und einer inneren Ordnung kann auch die eigene Haltung beitragen. Wo ich selber meinen Schmerz und die Schockreaktionen als angemessene und normale menschliche Reaktion meiner Seele auf die Konfrontation mit dem Tod und den Todesumständen begreife, fällt es mir eine Nuance leichter, diesen Schmerz und die anderen Reaktionen zuzulassen und zu ertragen. Hier braucht es Erläuterungen, Informationen und Unterstützung von anderen Menschen, die den Betroffenen zu einem besseren *Verstehen der eigenen Situation* verhelfen.

Besonders wichtig ist es nach dem erlebten Schock, die *eigenen Handlungsmöglichkeiten (4) wiederzugewinnen*. Erfolgreiche Bewältigungsstrategien aus früheren Krisensituationen können genutzt werden. Förderlich ist es, selber aktiv zu werden und z. B. die Verständigung weiterer Angehöriger in die eigene Hand zu nehmen. Natürlich ist es wichtig, die vorhandenen Handlungsspielräume abschätzen zu können. Auch hier können andere Personen eine wichtige Unterstützung bieten, denn sie haben als Außenstehende einen besseren Blick auf das, was möglich ist.

Insgesamt geht es schon in den ersten Momenten nach einem plötzlichen Tod darum, langsam die *Realität dieses Todes (5) zu begreifen* und anzuerkennen. Alles bisher Genannte trägt dazu jeweils wie ein kleiner Baustein bei. Diese Aufgabe wird in den nächsten Wochen und Monaten weiterhin bestehen bleiben.

Für eine gute Bewältigung dieser Aufgabe ist es hilfreich, wenn die Möglichkeit für ein *Abschiedsritual (6)* besteht und genutzt werden kann. Oft haben Angehörige oder Dritte große Befürchtungen, mit dem Anblick des Verstorbenen nicht gut zurechtzukommen oder eine neue weitere Belastung zu erleben. Doch die Gestaltung eines Abschiedsrituals kann einen guten Schutz bieten. So ist es möglich, besonders entstellte Körperpartien abzudecken, sodass vielleicht nur noch eine Hand zu sehen ist. Eine gute Vorbereitung der Angehörigen auf das, was sie sehen werden, kann helfen, neue Verletzungen zu vermeiden.

Der Vorteil eines Abschieds liegt ohne Zweifel darin, dass die Realität des Todes mit den Sinnen erlebt wird, die Möglichkeit für Berührungen oder Worte zu dem Verstorbenen gegeben sind. Diese Möglichkeit ist später unwiderruflich verloren. Meist ist es auch so, dass die Phantasien über Entstellungen oder Veränderungen des Toten dramatischer erlebt werden als der reale Anblick. Hier wirkt der reale Abschied wie eine Korrektur der überschießenden dramatisierenden Phantasie.

Angehörige untereinander können sich gegenseitig wichtige Hilfen bei den oben genannten Aufgaben geben. Es ist deutlich geworden, dass sich die Handlungsmöglichkeiten nach einem plötzlichen Todesfall weitgehend auf ein gutes Umfeld beziehen. Hier sind die Angehörigen untereinander gefragt. Sie können den engsten Angehörigen durch ihr Dasein und Dableiben emotionale Unterstützung bieten. Durch ihre Akzeptanz der oft heftigen Schock- und Trauerreaktionen können sie helfen, das innere Gleichgewicht zu verbessern. Verständnis für die überfordernde Situation kann helfen, Geduld aufzubringen und den engsten Angehörigen ihre Zeit zu lassen, um die Fassung wiederzuerlangen und sich der Realität des Todes nach und nach zu stellen. Sie können helfen, die ersten Tage danach zu strukturieren, wobei es wichtig ist, den engsten Angehörigen keine Aufgaben abzunehmen, die sie in dieser Situation selber bewältigen könnten. Insgesamt sind die Möglichkeiten der Unterstützung durch Angehörige und Menschen aus dem vertrauten Umfeld sehr weitgehend und wirksamer als eine spätere Begleitung durch einen Seelsorger oder eine Seelsorgerin.

In der Arbeit der Notfallseelsorge erleben wir immer wieder, wie der Familienzusammenhalt ein so angemessenes, gutes und tragendes Klima schaffen kann, dass wir als Seelsorgerinnen und Seelsorger nicht gebraucht werden und unseren Einsatz beenden können. Aber dies hängt sehr von den Beziehungen und Mustern in der Familie ab. Oft sind die Bedingungen nicht so ideal.

## Einsatzkräfte

Für Einsatzkräfte zählen plötzliche Todesfälle und schreckliche Unfallszenarios zu ihren »Alltagserfahrungen«. Sie begegnen dem Tod und seinen grauenhaften Gesichtern nahezu täglich. Die wichtigste und erste Aufgabe für Einsatzkräfte liegt darin, gut für sich selber zu sorgen. Sie werden in ihrem Berufsleben Umgangsweisen entwickeln müssen, die ihnen helfen, mit der häufigen Konfrontation mit dem Tod umzugehen. Sie müssen sich darum bemühen, einen Schutz ihrer Seele aufzubauen, damit sie möglichst wenig Beeinträchtigungen ihrer Lebensqualität erleben.

Für Einsatzkräfte kann es wichtig sein, die Bedeutung des Todes und den Schmerz der Angehörigen von sich fern zu halten. Eine solche Distanzierung kann durch Frotzeln oder Scherze über Details der Einsatzsituation bzw. des Einsatzverlaufs im Kreis der Kollegen untereinander wirksam und schützend vorgenommen werden. Ich halte solche Mechanismen zum Schutz der eigenen Seele für legitim. Für Angehörige wäre solches Verhalten, wenn sie es miterleben müssten, notwendigerweise völlig unverständlich und würde als fehlende Wertschätzung sehr verletzend erlebt. Ein bewusster Umgang der Einsatzkräfte kann helfen, den eigenen Interessen nach Schutz nachzukommen und gleichzeitig die Würde der Angehörigen zu wahren.

Die Aufgabe des Eigenschutzes der Einsatzkräfte steht in einer *Spannung zu dem Erleben der Betroffenen*. Diese Spannung kann und braucht nicht aufgelöst werden. Aber der bewusste Blick auf die unterschiedlichen Erlebensweisen kann Einsatzkräften dabei helfen, Geduld aufzubringen und die heftigen Reaktionen der Angehörigen besser zu akzeptieren. Für die Angehörigen ist es eine wirksame Unterstützung, wenn Menschen in den ersten Momenten des Schocks bei ihnen sind und bei ihnen im Raum bleiben. Deshalb ist es eine Hilfe, wenn Einsatzkräfte die Tränen der Angehörigen ansehen, ihre Verzweiflungsschreie anhören, ihr Schweigen und ihre Sprachlosigkeit aushalten und erlauben können.

Einsatzkräfte, die sich um ihren Eigenschutz bemühen und bewusst mit der ständigen Konfrontation des Todes umgehen, werden mit den verschiedenen Reaktionen der Angehörigen umgehen können, ohne dass ihr Eigenschutz dabei brüchig wird. Genau genommen geht es um kleine Gesten menschlicher Zuwendung, die den Angehörigen die ersten Momente erleichtern können.

Ähnliches gilt für den Umgang mit dem Leichnam. Aus polizeilicher und juristischer Sicht wird ein verstorbener Mensch zur Leichen*sache*, die im öffentlichen Interesse zur Klärung einer unbekannten Todesursache zu beschlagnahmen ist. Im Sinne der Professionalität der Untersuchungen ist ein sachlich nüchterner Umgang mit einem Leichnam unverzichtbar. Und selbstverständlich ist es für die ermittelnden Polizeibeamten wichtig, eigene Möglichkeiten des Selbstschutzes zu aktivieren. Viele Polizeibeamte haben gelernt, beide Sichtweisen zu achten und zu bedenken. Sie begegnen Angehörigen mit einem großen Einfühlungsvermögen und Fingerspitzengefühl. Sie meistern das Kunststück, sehr unterschiedliche und einander widersprechende Bedürfnisse miteinander zu verbinden: Die berufliche Aufgabe des Umgangs mit der Leichen*sache*, das eigene Bedürfnis nach Schutz und Distanz gegenüber dem Tod und den Respekt und die Achtung vor einem geliebten Menschen, mit dem diese Angehörigen einen Abschnitt ihres Lebens teilten.

Einsatzkräfte können den Kontrollverlust und unvermeidliche Grenzüberschreitungen so gering wie möglich halten. Viele Rettungskräfte und Polizeibeamte bemühen sich, trotz der Eigendynamik des oft unüberschaubaren und schnellen Einsatzgeschehens, die Privatsphäre so gut es geht zu achten. Dazu helfen klare und verständliche Informationen über alle schon ergriffenen oder noch bevorstehenden Maßnahmen. Zu solcher Transparenz tragen auch nachträgliche Informationen bei, die in der Eile der Notfallmaßnahmen nicht rechtzeitig übermittelt werden konnten.

Einsatzkräfte können Beteiligte vor weiteren Belastungen schützen. Sie können vor schrecklichen Anblicken schützen, den Kontakt zur Presse gestalten, Betroffene vor Schaulustigen oder der Neugier unbeteiligter Dritter abschirmen. Sie können prüfen, ob sie Angehörigen Aufgaben während oder nach dem Einsatzgeschehen übertragen können, die dem Gefühl der Hilflosigkeit und Ohnmacht entgegenwirken. Ein Glas Wasser holen, bei nötigen Veränderungen in der Wohnung mit anfassen, eine Infusion festhalten. Die Übermittlung der Todesnachricht an weitere Angehörige selber durchführen u. a. Natürlich ist dies je von der Einsatzsituation und den Möglichkeiten der Angehörigen abhängig. Die Aufgaben dürfen nicht zur weiteren Überforderung werden.

## Seelsorgerinnen und Seelsorger einer Rufbereitschaft Notfallseelsorge

Schon im vorigen Abschnitt wurde erkennbar, dass die anstehenden Aufgaben in der ersten Schockphase für die unmittelbar Hinterbliebenen darin liegen, im vorhandenen Chaos gute Rahmenbedingungen zu schaffen. Ein gutes Umfeld fördert alle späteren Phasen des Trauerprozesses. Vor diesem Hintergrund ist die Aufgabe der Seelsorgerinnen und Seelsorger kaum von der Aufgabe der vertrauten Personen innerhalb der Familie bzw. der Freundeskreises oder der Aufgabe der Einsatzkräfte unterschieden. Alle können auf ihre Weise zum Schutz, zur Sicherheit, zum Verständnis, zur Akzeptanz, zur Information und zur Förderung der eigenen Bewältigungsmöglichkeiten beitragen.

Die besonderen Möglichkeiten der Seelsorgerinnen und Seelsorger gegenüber den Einsatzkräften liegen vor allem darin, dass sie ausschließlich dazu gerufen werden, den Angehörigen in ihrer Situation beizustehen. Gegenüber den vertrauten Personen aus dem persönlichen Umfeld sehe ich die Aufgabe der Notfallseelsorge darin, dass sie im guten Wortsinn seelischen Beistand bietet. Dazu befähigen neben der seelsorgerlichen Qualifikation auch die Erfahrungen und Kenntnisse aus ähnlichen Situationen eines plötzlichen Todesfalls sowie die spirituelle Verwurzelung der Mitarbeitenden im christlichen Glauben. Im Angebot eines Abschiedsrituals oder einer Aussegnung kommt diese spirituelle Kompetenz besonders deutlich zum Ausdruck.

## Kooperation mit Einsatzkräften

Bei einem plötzlichen Todesfall sind viele Personen mit unterschiedlichen Aufgaben und Interessen beteiligt. Die *Rettungskräfte* legen ihre besondere Aufmerksamkeit auf lebenserhaltende Maßnahmen bei ihren Patienten. Die *Polizei* übernimmt mit der Ermittlungstätigkeit bei unbekannter Todesursache ein öffentliches Interesse und konzentriert sich dabei besonders auf den Leichnam, die Örtlichkeiten und die Zeugenaussagen von Angehörigen. *Mitarbeitende der Notfallseelsorge* haben anders als Einsatzkräfte die Chance, ausschließlich für die Angehörigen da zu sein. Diese Aufgabe kann ihnen aber nur in guter und transparenter Zusammenarbeit mit den Einsatzkräften gelingen. Oft liegt die Aufgabe in einer Vermittlung unterschiedlicher Interessen.

## Übergabegespräch und Klärung der Auftragslage

Bei der Arbeit der Feuerwehren und der Polizei gehört ein Übergabegespräch zu den selbstverständlichen Bestandteilen einer Einsatzdurchführung. Für die Zusammenarbeit mit Einsatzkräften ist es wichtig, dass Mitarbeitende einer Notfallseelsorge sich als Teil eines größeren Ganzen verstehen und sich in die dort üblichen und bewährten Arbeitsabläufe integrieren.

Nach der Alarmierung durch die Feuerwehr und dem Eintreffen am Einsatzort ist ein *Übergabegespräch* mit den Einsatzkräften vor Ort unverzichtbar. Je nach Einsatzart werden mehr oder weniger Einsatzkräfte dort sein. Grundsätzlich soll dies Übergabegespräch mit dem Einsatzleiter durchgeführt werden. Er hat den Überblick über die gesamte Einsatzsituation, weiß oder kann leicht in Erfahrung bringen, wer den Einsatz der Notfallseelsorge gewünscht hat und was seitdem geschehen ist.

Es ist durchaus möglich, das innerhalb der Zeitspanne von der Alarmierung bis zum Eintreffen des Notfallseelsorgers eine Veränderung der Situation eingetreten ist. Manchmal sind diejenigen, die die Alarmierung veranlasst haben, nicht mehr vor Ort. Möglicherweise besteht der ursprüngliche Anlass für die Alarmierung nicht mehr, aber eine andere neue Lage erfordert eine Unterstützung des Notfallseelsorgers. Das Übergabegespräch ist ein wichtiges Instrument, um Informationen bereitzustellen, die für die spätere Begleitung nötigt, sind, und es ist der Ort, an dem Absprachen mit Einsatzkräften getroffen werden können.

Mit dem Übergabegespräch verbindet sich die *Klärung der Auftragslage*. »Wer hat die Notfallseelsorge mit welcher Aufgabenstellung und mit welchem Ziel gerufen?« Polizei, Feuerwehr, Angehörige und Seelsorger können je sehr unterschiedliche Einschätzungen von dem haben, was in der Einsatzsituation sinnvoll und angemessen und nötig ist. Meist liegt die Aufgabe eines Seelsorgers in der Begleitung von Angehörigen, denen diese Begleitung angeboten und empfohlen wurde und die sie selber ausdrücklich wünschen. Es kann aber auch sein, dass Angehörige nicht gefragt werden konnten, da sie zum Zeitpunkt der Alarmierung nicht in der Lage waren, Entscheidungen zu treffen. Eine völlig andere Ausgangssituation für die Arbeit des Notfallseelsorgers ergibt sich, wenn Einsatzkräfte ihn rufen, um selber den Rücken für anderes frei zu bekommen. Vielleicht erwartet man vom Seelsorger, dass er sich um aufgebrachte Personen kümmert, die die Einsatzkräfte von ihrer Hilfeleistung bei schwer

Verletzten abhalten. Oder man erhofft sich, auf Grund der Anwesenheit eines Notfallseelsorgers auf Zwangsmaßnahmen verzichten zu können.

Zu einer reflektierten seelsorgerlichen Tätigkeit gehört es ohnehin, auf den Beginn einer Begleitung besonderes Augenmerk zu legen und eine Klärung des Kontakts, der Erwartungen und Zielsetzungen herbeizuführen. Im Arbeitsfeld der Notfallseelsorge ist diese Klärung noch bedeutsamer, da viele Personen am zu Stande kommen einer Begleitung beteiligt sind. »Ist die an mich als Seelsorger herangetragene Erwartung angemessen, erfüllbar, hilfreich? Entspricht sie meiner Rolle als Notfallseelsorger? Was würde ich ggf. anderes vorschlagen?«, so und ähnlich lauten die Fragen, die zu Beginn sorgfältig mit Einsatzkräften bzw. den Beteiligten geklärt werden sollten. Bei der Auswertung durchgeführter Einsätze der Notfallseelsorge zeigt sich: Manche schwierige Einsätze hätten einen völlig anderen Verlauf genommen, wenn die Auftragslage gründlich geklärt worden wäre.

## Der wache Blick auf die eigene Person

Wer anderen Menschen dazu verhelfen möchte, während oder nach einem schrecklichen Geschehen wieder ins Gleichgewicht zu kommen, dessen Aufgabe liegt zuallererst darin, gut für sich selber zu sorgen. So ist es wichtig, sich beim Einsatz der Notfallseelsorge nicht von der Hektik des Einsatzgeschehens anstecken und einfangen zu lassen. Eine wache Selbstwahrnehmung im Hinblick auf eigene körperliche, gedankliche und emotionale Vorgänge als Reaktion auf das Einsatzstichwort ist hilfreich. Methoden der eigenen Erdung und Entspannung tragen dazu bei, den Einsatz mit der nötigen Ruhe und Besonnenheit zu übernehmen.

Nach meiner Einschätzung ist es besonders wichtig, die eigenen Rettungsphantasien in den Blick zu nehmen, um sie zu mäßigen. Andernfalls könnte leicht eine selbstüberschätzende Haltung den Einsatz prägen und die gewünschte Unterstützung verhindern. Die Größenphantasien, die es zu mindern gilt, liegen auf der Hand: »Wo andere – selbst versierte und erfahrene Einsatzkräfte – nicht mehr helfen können, da werde ich gerufen!« Die Begleitumstände einer hoffentlich (!) seltenen Fahrt mit Sonder- und Wegerechten stachelt diese Rettungsphantasien weiter an: »Meine Arbeit und Hilfe ist so wichtig, dass mir Vorfahrt eingeräumt wird!«

Mitarbeitende einer Notfallseelsorge haben es nicht nur mit den eigenen Phantasien zu tun. Sie werden auch mit Größenphantasien von Außenstehenden konfrontiert, die ihnen oft übertriebene Einwirkungsmöglichkeiten zuschreiben. Für ihre Bereitschaft zur Hilfe in Notlagen wird Notfallseelsorgern hohe Anerkennung gezollt. Für sie ist es deswegen wichtig, sich Rechenschaft über die eigene Motivation zu geben. Erst wo die Gefahr der Verführung durch die Anerkennung Dritter in den Blick kommt, kann es wirksam gelingen, die nötige Nüchternheit zu bewahren.

Werden also diese Phantasien wirksam gemäßigt, kann die tatsächlich anstehende Aufgabe in den Blick kommen: Es geht darum, Menschen in einer konkreten Notlage mit kleinen Gesten der Mitmenschlichkeit beizustehen. Eine Begleitung ist vermutlich nur deswegen nötig, weil zur Zeit keine Angehörigen oder andere Personen zur Unterstützung der Trauernden da sind. Mit einer so oder ähnlich auf ein realistisches Maß herunter gebrochenen Einschätzung kann sich die eigene innere Anspannung lösen.

Zur Einsatzvorbereitung sollten möglichst viele Informationen über die konkreten Umstände eingeholt werden. Oft sind die zu Beginn eines Einsatzes noch nicht verfügbar. Es wird eine wichtige Aufgabe während des Einsatzes bleiben, diese Informationen zusammenzutragen. Sie sind für die eigene Orientierung des Seelsorgers wichtig, werden dann später für die Angehörigen bedeutsam, wenn sie Informationen benötigen, um ihre Orientierung zurückzuerlangen. Eine weitere Vorbereitung liegt darin, möglichst viele Wahrnehmungskanäle zu öffnen, um die Einsatzsituation zu erfassen und für die Menschen am Einsatzort präsent zu sein. Die Annäherung an den Einsatzort sollte bei aller Offenheit wach und behutsam erfolgen und mit der Bereitschaft einhergehen, auch Überraschendes und Unerwartetes zu sehen, zu hören, zu riechen, zu erleben.

Die Anfertigung eines Protokolls dient nach dem Einsatz der Reflektion und dem besseren Abschluss der Begleitung. Für die eigene Erholung sollte ausreichend Spielraum geschaffen werden, den es dann auch nach je eigenen Vorlieben zu nutzen gilt. Ein kollegialer Austausch und die Inanspruchnahme von Supervision ergänzen einen guten Umgang eines Seelsorgers und einer Seelsorgerin mit sich selber.

## Der Kontakt zu begleiteten Personen

In meinem Beitrag bin ich bereits ausführlich auf die Bedürfnisse aus der Sicht der Angehörigen eingegangen. Deswegen soll es hier genügen, drei Besonderheiten zu beschreiben.

Die *Kontaktaufnahme (1)* bei der Begleitung im Rahmen der Notfallseelsorge verläuft nach anderen als sonst üblichen Regeln. Im Alltag sind wir gewohnt, zu fremden Menschen nach und nach Kontakt aufzunehmen. Die Beteiligten beschnuppern einander, tauschen Meinungen zu verschiedenen Themen aus, nehmen sich Zeit für unverbindlichen Smalltalk. Der Kontakt entwickelt sich erst nach und nach je nachdem, ob die Beteiligten eine weitere Begegnung und einen intensiveren Kontakt wünschen oder nicht.

Bei einem Einsatz der Notfallseelsorge wird diese sonst übliche Annäherungsphase übersprungen. Der Kontakt erreicht sehr schnell die Qualität einer sehr vertraulichen Ebene, er ist dicht und intim. Die noch unter den Auswirkungen des Schocks stehenden Angehörigen sprechen von ihren Lebensumständen, von Privatem und manchmal von sehr intimen Dingen mit deutlich eingeschränkten Möglichkeiten der bewussten Selbstregulierung. Das ist verständlich, denn die Hinterbliebenen befinden sich in einer Ausnahmesituation, und sie suchen menschliche Nähe und Schutz. Die Intensität des Kontaktes setzt ein hohes Vertrauen in die Person des Notfallseelsorgers und legt ihm eine große Verantwortung auf. Seine Aufgabe liegt darin, zwei Interessen im Blick zu behalten und eine gute Balance zu finden: Es gilt das Grundbedürfnis nach Schutz, Nähe und Verstehen zu würdigen und so gut es geht darauf einzugehen. Und es gilt, den Kontakt partnerschaftlich zu gestalten mit dem Ziel, die sonst vorhandene Fähigkeit zur Selbstregulierung zu fördern und eine angemessene Distanz zu ermöglichen.

Nahezu bei jedem Einsatz im Zusammenhang mit einem plötzlichen Todesfall wird es um die Aufgabe der *Führung (2)* gehen. Notfallseelsorger haben Kenntnis über die typischen Abläufe im Einsatzgeschehen und sie verfügen durch ihre Kooperation mit Einsatzkräften über konkrete Detailinformationen. So können sie gut die Führung übernehmen. Die ist nötig, weil Angehörige auf Grund ihres Schocks im aktuellen Moment nicht oder nur eingeschränkt in der Lage sind, eine Ordnung im Handlungsablauf herzustellen oder eine vorhandene Ordnung zu erkennen. Die Übernahme der Führung gibt den Hinterbliebenen die notwendige Sicherheit für die Gestaltung der nächsten Minuten oder Stunden.

Da aber gerade der Verlust der Kontrolle eine der wesentlichen zusätzlichen Belastungen darstellt, ist es für den Seelsorger wichtig, während seiner Übernahme der Führung eine ständige Prüfung vorzunehmen. Denn das Ziel seiner Begleitung wird es sein, durch gute

Unterstützung und Informationen die Selbstbestimmungsmöglichkeiten zu fördern und wiederherzustellen. Es stärkt Angehörige, wenn sie gute Erfahrungen aus zurückliegenden Krisenbewältigungen erinnern und in der Lage sind, sie in der aktuellen Krise anzuwenden. Das bedeutet für den Seelsorger, die Führung nur dort zu übernehmen, wo sie von den Angehörigen nicht selber übernommen werden kann. Alles, was die Angehörigen selber tun können, sollte ihnen nicht – auch nicht aus einem wohl wollenden Gefühl der Hilfsbereitschaft heraus – abgenommen werden. So erfordert diese Art der Führung Transparenz und die Bereitschaft des Seelsorgers, die Führung wieder zurückzugeben, wenn Angehörige (wieder) selber zur Erledigung der anstehenden Dinge in der Lage sind.

An dieser Stelle wird noch einmal deutlich, wie wichtig es ist, dass Mitarbeitende der Notfallseelsorge über sich selber gut Bescheid wissen und nicht etwa ihren eigenen Rettungsphantasien oder der Versuchung nach Anerkennung erliegen. Denn dann würden sie mit großer Wahrscheinlichkeit den angemessenen Zeitpunkt übersehen, zu dem Angehörige ihre Dinge wieder selber in die Hand nehmen können.

Eine große Bedeutung kommt dem Angebot eines *Abschiedsrituals (3)* zu. Ein solcher Abschied ermöglicht Angehörigen, die Realität des Todes mit ihren Sinnen zu begreifen. Die besondere Kompetenz der Mitarbeitenden der Notfallseelsorge liegt darin, dass sie für die Gestaltung des Abschieds in einem christlichen Ritual gut vorbereitet sind. Mit ihrer eigenen Person können sie dies Ritual authentisch füllen. Das Angebot der Notfallseelsorge richtet sich an alle Menschen in Not, unabhängig von ihrem persönlichen Glauben oder ihrer Weltanschauung. Deswegen ist es wichtig, die Angehörigen an der Vorbereitung des Abschiedsrituals zu beteiligen. Ist ein Abschied mit christlicher Symbolik und christlichen Elementen (Kreuz, Kerze, Psalmen, Gebete und Segensformeln) passend? Gibt es besondere Wünsche der Angehörigen? Die Arbeit der Notfallseelsorge geschieht aus einer christlichen Motivation heraus, setzt sich aber in keiner Weise einen wie auch immer gearteten Missionsauftrag zum Ziel. Darum ist es kein Problem, wenn Betroffene christliche Symbole nicht wünschen.

Angehörige sollten durch den Seelsorger gut vorbereitet werden auf das, was beim Abschiedsritual geschehen wird. Diese Vorbereitung umfasst Informationen über den Ablauf, über die Gestaltung des Raums und vor allem Informationen über den Leichnam selber. Wo liegt er? Gibt es Besonderheiten, wie etwa Aussehen, abgedeckte Körperteile, Entstellungen, am Körper befindliche medizinische Geräte, Folgen der medizinischen Maßnahmen usw., auf die Angehörige sich vorher einstellen sollten?

In dem vorbereitenden Gespräch können sich noch Details herausstellen, die auf Wunsch der Angehörigen verändert werden sollten. Bei der Durchführung des Abschiedsrituals sind dann Aufmerksamkeit und Bereitschaft zur Abweichung vom Geplanten nötig. Für die Hinterbliebenen ist der Moment des Abschieds sehr bedeutsam. Der Weg dorthin wird als besonders aufwühlend erlebt. Beim Abschied kommt es oft zu spontanen Äußerungen, Umarmungen oder Emotionen, auf die der Seelsorger behutsam eingehen sollte.

*Werner Knubben*

# »Das Unglück allein ist noch nicht das ganze Unglück; Frage ist noch, wie man es besteht«

## Reflexion des Flugzeugunglücks von Überlingen am 2. Juli 2002

*»Das Unglück allein ist noch nicht das ganze Unglück; Frage ist noch, wie man es besteht. Erst wenn man es schlecht besteht, wird es ein ganzes Unglück. Das Glück allein ist noch nicht das ganze Glück.«*

Diese Erkenntnis von Ludwig Hohl, die auf dem Faltblatt der Polizeiseelsorge »Sie haben eine Todesnachricht zu überbringen« als Mahnung und Einladung zugleich steht, hat mich in den Tagen von Überlingen und danach gut getragen. Ich spüre jetzt noch, dass es genau darum ging: Das Unglück war nicht mehr rückgängig zu machen, es ist uns zugefallen und für alle Einsatzkräfte war entscheidend, dass die betroffenen Angehörigen, die teils massiv verunsicherten Menschen im Umkreis von Überlingen und die eingesetzten Helfer selbst das Unglück bestehen konnten.

Als ich am frühen Morgen des 2. Juli 2002 nach Owingen bei Überlingen kam, war mir sofort klar, dass es hier nicht mehr um das Spannungsverhältnis von erster und letzter Hilfe ging. Der Tod hatte für einige Tage geradezu die Herrschaft über Owingen gewonnen und meine erste Erkenntnis war: Die Menschen hier brauchen einen Ort, wohin sie ihre Klage tragen und wo sie gemeinsam ihrer Trauer Ausdruck verleihen und vielleicht sogar ersten Trost finden können. Und zugleich lag ja auch Dankbarkeit und Erleichterung über Owingen und Überlingen, dass die Einheimischen verschont geblieben sind und kein Leben verloren hatten und kaum Hab und Gut.

So war einer der ersten Wege von Matthias Steinmann, meinem evangelischen Kollegen, und mir zu den Kirchengemeinden von Owingen und Überlingen, wo wir angeregt haben, noch am gleichen Abend Trauergottesdienste für die Bevölkerung zu gestalten.

Zu diesem Zeitpunkt war uns noch nicht bewusst, wie sehr in diesen Tagen das Toleranzgebot aus Lessings »Nathan der Weise« unsere Religionen und Konfessionen herausfordern würde. Und das ist für mich, und einige Konfliktberater der Polizei haben mir das auch zurückgemeldet, wohl die wichtigste Erkenntnis von Überlingen: In unserer globalisierten Welt können wir gar nicht überleben, und ich schreibe dies bewusst so zugespitzt, ohne Toleranz der Religionen. Es hat mich und manchen anderen tief bewegt und berührt, als der Imam Ibrahim Autentasch und ich im Stollen von Überlingen, in den Katakomben der Stadt, wo die Toten bis zu deren Identifizierung aufbewahrt wurden, wenigstens einen Sarg stellvertretend für alle 71 in Anwesenheit eines trauernden Vaters mit einem weißen Tuch rituell verhüllt haben. Der Gesang aus den Quellen des Korans und die Gebete des Imam sowie mein Totengesang: »Zum Paradies werden Engel euch geleiten« haben einem Gott gegolten, und ich werde den Moment nicht mehr vergessen, als Ibrahim und ich uns brüderlich umarmt und unter Tränen versichert haben: »Es gibt nur *einen* Gott.«

Ohne Rituale können wir Menschen solche Unglücke nicht bestehen. Ob es die Mütter und Väter waren, die mit bloßen Händen Erde aus dem Owinger Boden genommen haben oder Ähren im Getreidefeld, ob es die russisch-orthodoxen Geistlichen waren, die mit ihrem

*Der plötzliche Tod*

Weihrauch und ihren Kerzen auf einem der Trümmerfelder die transzendente Dimension aufleuchten ließen, oder die in der Bergung, Identifizierung und Ermittlung eingesetzten Kriminalbeamten, mit denen wir eine eigene Trauerfeier gehalten haben, in der der Leiter der Ermittlungen mit die musikalische Gestaltung übernommen hat. Auch bei dieser Feier stand der Imam zwischen dem evangelischen Pfarrer Matthias Steinmann und mir, dem katholischen, und wir drei sprachen miteinander ein Segensgebet.

## Vom Brückenbau zwischen den Konfessionen und Religionen

Die bereits von mir kurz angesprochene spirituelle Erfahrung im Stollen von Überlingen, in den Katakomben der Stadt, ist der Kern dessen, was ich im Brückenbau zwischen den Religionen hier berichten kann. Mir ist dies zum Herzensanliegen geworden.

Zweifellos hat die Ökumene der Religionen eine besondere, ja existenzielle Dringlichkeit erhalten, die sie in der bisherigen Menschheitsgeschichte noch nicht so hatte. Ich denke an die weit reichenden Folgen von Globalisierung und Migration. Während die nicht christlichen Religionen früher nur in ihren eigenen Kulturräumen zu Hause waren, sind sie uns jetzt gleichsam auf den Leib und auf die Seele gerückt. So nah hatte ich dieses Phänomen in meinem Leben noch nicht gespürt, so drängend habe ich bisher auch nicht die Erwartung und Hoffnung vieler Menschen gespürt, die sich nach den Trauerakten und dem Schweigeweg anlässlich des 1. Jahrestages des Unglückes ohne Ausnahme beglückt und gestärkt etwa so geäußert haben: »Es gibt nur einen Gott, und es ist gut, wenn wir diesen gemeinsamen Glauben miteinander und nicht gegeneinander leben!«

Auch in Baschkortostan bin ich bei mehreren Interviews genau danach gefragt worden, und sogar im großen gesamtrussischen Fernsehen wurde meine Antwort gesendet: »Es gibt nur einen Gott!«

Als wir von der Polizeiseelsorge in einem breit gestreuten Weihnachtsbrief von diesem Dialog der Religionen berichtet haben, gab es aus einer fundamentalistisch orientierten Sicht eine sehr kräftige Reaktion, die bei meinem Bischof und beim Innenministerium meine sofortige Absetzung verlangte, da ich der Verfasser des Briefes war.

Mit Paul Tillich möchte ich eine Antwort darauf geben, die mich in diesem Zusammenhang überzeugt: »Ich bin überzeugt«, sagt Tillich, »dass ein großer Teil des Widerstandes gegen das Christentum daher rührt, dass die Christen, offen oder versteckt, den Anspruch erheben, Gott zu besitzen.« Diesen Monopolanspruch erheben die Fundamentalisten aller Religionen.

Eine überaus positive Brückenerfahrung der Religionen ist jedoch möglich geworden, als der Jahrestag des Unglücks nahte und die Vorbereitungen dafür im Gange waren. Ich war vom Staatsministerium beauftragt worden, den Beitrag der Geistlichen am Staatsakt im Kursaal und bei der Kranzniederlegung in Brachenreute vorzubereiten. Als der baschkirische Imam und der russisch-orthodoxe Priester einen Tag zuvor auf dem Flughafen in Friedrichshafen ankamen, war es bereits im ersten Gespräch möglich, uns auf die von mir gestalteten Texte und den geplanten Ablauf zu einigen. Die einzige Änderung betraf interessanterweise den Offenheit und Freiheit gebenden Einschub am Anfang unseres gemeinsamen Gebetes. »Gottheit, wie immer wir dich nennen …« Diesen Relativsatz, diesen vielleicht tatsächlich relativierenden Satz haben die beiden Kollegen in aller Klarheit abgelehnt. Wir wissen, wie wir unseren Gott nennen und da braucht es keine Einschränkung. Für mich war es gut so, höre ich doch im von mir gewählten Wort »Gottheit« durchaus etwas von der Unbenennbarkeit Gottes.

Als wir dann zur Stunde, als sich das Unglück jährte, nacheinander mitten in der Nacht auf einem Schweigeweg mit über 1000 Menschen an der Hauptabsturzstelle liturgische Gesänge und Gebete an der mit 71 Fackeln bestückten Stahlgitterwand gesungen und gesprochen haben, da haben alle gespürt und ich denke dankbar aufgenommen, dass ein Brückenbau zwischen den Religionen und Konfessionen möglich geworden ist.

Ein Gebet ist solch eine Brücke, und ich möchte das gemeinsame Gebet der russisch-orthodoxen Kirche, des islamischen Imams und der christlichen Kirchen, das ich oben erwähnt habe, in diese Reflexion einfügen: für die Opfer, die Angehörigen, die Helfer und Helferinnen und für alle, die in und nach diesem Unglück sich in ihrer Menschlichkeit ansprechen ließen, bis heute und morgen und übermorgen auch noch.

**Gebet zum Abschluss der Gedenkfeier im Überlinger Kursaal am 2.7.2003**
*Gottheit, wir sind uns eins in der Klage, die uns immer noch bedrängt,*
*eins in der Bitte, die wir stellvertretend für unsere Toten und sorgend um die trauernden Angehörigen an dich richten,*
*eins im Dank für die tausendfältige Hilfe, die geleistet wurde bei der Suche nach den Verunglückten, bei der Bergung und Identifizierung der 71 Toten, in der Begleitung und Unterstützung der Trauernden, für jede menschliche Zuwendung*
*und eins sind wir auch im Dank dafür, dass die Menschen hier am Bodensee vor einer noch größeren Katastrophe durch den Absturz der beiden Flugzeuge auf dicht bewohntes Gebiet verschont geblieben sind.*
*Wir bitten dich um den Segen*
*für alle, die ihr irdisches Leben verloren haben in dieser Katastrophe; lasse sie leben in der Fülle deines Ewigen Lebens.*
*Wir bitten dich um den Segen*
*für alle trauernden Angehörigen. Tröste sie in ihrem Leid und schenke ihnen neue Kraft, ihr Leben hoffnungsvoll zu gestalten.*
*Wir bitten dich um den Segen*
*für alle, die nach dieser Katastrophe hier am Bodensee und wo auch und wie auch immer geholfen haben, das Leid der betroffenen Menschen zu lindern und ihnen in vielfältiger Weise zur Seite stehen bis heute und auch in Zukunft.*
*Gottheit, segne alle und bewahre uns vor Unglück und Not.*

## ETHISCHE FRAGEN

Neben den seelsorgerlichen Aufgaben sahen wir Polizeiseelsorger auch die ethischen Fragen, die sich im Umgang mit den vielen Toten ergaben, im Vordergrund unserer Mitsorge. War der Stollen ein würdiger Ort für eine Bergungshalle, und wie konnte er zu einem solchen Ort werden? Wie schaffen die Kolleginnen und Kollegen den schmalen Grat zwischen Würde der Toten und der notwendigen wissenschaftlichen Akribie? Der Umgang mit so vielen Toten war ja für uns alle eine neue Erfahrung. So verstümmelte tote Menschen, so mit Materie und Wrackteilen ineinander verschmolzene Körper und all das, was an sonstigen Sinneseindrücken zu verkraften war. Wir Seelsorger waren zusammen mit den Polizeipsychologen und den Krisenberatern sozusagen in der zweiten Reihe, als es um die Bergung so vieler Toter aus dem Flugzeugrumpf an jenem Mittwoch ging. Wir dienten zur Rückenstärkung und waren bereit, meist schweigend und still, mit zu tragen, was zu tragen war und als Ansprechpartner da zu sein, wenn es notwendig wurde.

*Der plötzliche Tod*

Mein Eindruck, den ich nach 35 Jahren Zugehörigkeit zur Polizei schon lange gewonnen habe, hat sich bestätigt. Polizeibeamte, insbesondere die Kriminaltechniker und die Kollegen der Dezernate »Kapitalverbrechen« sind ziemlich stark »imprägniert« gegen den Tod dadurch, dass sie in stetem Kontakt mit ihm sind. Sie können und müssen wohl auch deutlich abspalten, was sich an Emotionen zeigen will.

Aber wenn es um ein Kind geht, das so alt ist wie ihr eigenes, dann, wenn es um einen Toten geht, der so alt ist, wie sie selbst, ja immer dann, wenn es irgendeinen persönlichen Bezug gibt oder wenn die trauernde Mutter, der trauernde Vater an den Tatort kommen, oder in unserem Fall in den Stollen, dann wird es auch für diese Spezialisten schwer, den Schutzwall aufrechtzuerhalten.

In der Phase des Schocks macht die Trauer sprachlos und ist sprachlos. Die mangelnden Russischkenntnisse haben nicht verhindert, dass wir in eine empathische, mitfühlende Beziehung zu den Menschen getreten sind, die uns in diesen Tagen in den Weg gestellt wurden. Unersetzlich und in ihrem Engagement unermüdlich waren jedoch die bis zu 35 russisch sprechenden Dolmetscherinnen, die die »russische Seele« kennen und die bis heute die tragenden Pfeiler für den Brückenbau nach Ufa/Baschkortostan sind. Sprachliche, kulturelle Kompetenz und bewundernswerte Herzenswärme waren da verschwistert und haben den entscheidenden Beitrag geleistet.

Es war gut, dass viele von uns, vielleicht alle, zu zweit im Unglück tätig waren. Schon Kohelet im Alten Testament weiß, dass dies hilfreich ist. Dort heißt es nämlich: »Besser sind zwei daran als ein Einziger; denn ihnen wird guter Lohn zuteil aus ihrer Mühe. Kommen sie nämlich zu Fall, kann der eine dem anderen wieder aufhelfen.«

Mehrere Kriminalbeamte haben in den Debriefings – das sind strukturierte Einsatznachgespräche, die den Betroffenen Erleichterung verschaffen sollen und die als Hilfe zur Selbsthilfe verstanden werden – später dann auch genau dies gemeint, als sie immer von »wir« gesprochen haben. »Wir beide haben die Situation besser bewältigt, als wir es befürchtet haben, wir beide kennen uns aus dem polizeilichen Alltag, sind aufeinander eingespielt, können uns aufeinander verlassen.«

Wir Polizei- und Notfallseelsorger, Polizeiärzte und Polizeipsychologen haben miteinander durchaus fächerübergreifend Seelsorge geleistet und psychologische Betreuung dazu.

Z. B. in den vier Debriefings von insgesamt 32 Kriminalbeamtinnen und Kriminalbeamten, die jeweils einen langen Nachmittag gedauert haben. Hier wurde deutlich, dass so gut wie alle eingesetzten Bergungskräfte die überaus schwere Arbeit gut bestanden haben und voraussichtlich auch bestehen werden; vielleicht weil sie so sinnvoll und so erfolgreich war – denn es steht fest, dass nun alle Eltern ihr Kind und kein fremdes in der heimatlichen Erde bestatten konnten.

Alle 36 Teilnehmer, die sich mit der Polizeiseelsorge und einigen Konfliktberatern für zwei Tage auf eine Berghütte in den Alpen aufmachten, um den Stollen, der als Bergungshalle gedient hatte, zu überwinden und frische Luft zu schöpfen und Freiheit und neue Perspektive dazu, alle waren dankbar für Raum und Zeit und Atmosphäre, für die Solidarität und Gemeinschaft und die vielen Gespräche, die dort möglich wurden. Der strömende Regen des ersten Tages konnte diese Dankbarkeit nicht trüben. Und als die Bergungs- und Ermittlungskräfte dort oben am Morgen des zweiten Tages gehört haben, wie die russische Journalistin Ludmilla Petrowskaja die Perspektive der Angehörigen in ihrem großen Artikel ins Wort brachte, da bekam das Unglück neue, ganzheitliche Gestalt, und die Kollegen konnten erkennen, wie wertgeschätzt ihre Arbeit bei den Angehörigen der vielen Toten war. Zitat aus Ufa: »Alles war würdig und menschlich.«

Nach dem Ritual im Stollen bat der Vater der verunglückten Leisjan Gimajewa den Imam um seine Mütze. Er setzte sie sich dann auf und beteuerte: »Ich bin jetzt der glücklichste Mann des Tages auf dieser Welt. Ich kann meiner Frau und meiner Familie und allen in Ufa berichten, dass wir alles so getan haben, wie es das islamische Gesetz und unsere Tradition verlangen.«

Dann griff er in seine Jackentasche und holte einen kleinen Plüschtiger heraus. Er übergab ihn mir mit den Worten: »Meine Tochter ist im Zeichen des Tigers geboren, das war ihr Lieblingsspielzeug, ich möchte es aus Dankbarkeit, dass dieses Ritual hier im Stollen möglich geworden ist, Ihnen zur steten Erinnerung schenken.«

## AM ANFANG WAR DAS CHAOS

Diese Reflexion soll das Schwierige vernünftigerweise nicht aussparen, will sie doch hilfreich sein für andere Lagen. Der Anfang war chaotisch, das freie, ziemlich aufgeregte Spiel der Kräfte war im vollem Gange; hoch motivierte, durch den schwer belastenden Einsatz in der Unglücksnacht erschöpfte Menschen wollten weiter helfen, hatten bereits erste Erfahrungen gemacht, waren in der heißen Anfangsphase, wo noch völlig unklar war, ob es Überlebende gibt und was überhaupt genau geschehen ist, vor Ort und waren, was man ja gut verstehen kann, brennend daran interessiert, weiterhin in den helfenden Einsatz zu kommen.

Dazu kamen unzählige Hilfsangebote aus ganz Deutschland, auch aus nächster Nähe, vor allem aus dem Bereich der Notfallseelsorge, die über die Einsatzzentrale und mehr und mehr direkt auf unsere Handys eingingen.

Wir von der Polizeiseelsorge, vom polizeiärztlichen Dienst, der Koordinierungsstelle für Krisen und Konflikte und die polizeilichen Konfliktberater kennen uns gut, schätzen und würdigen seit langem gegenseitig unsere Arbeit und haben in unzähligen Einzelfallsituationen in den vergangenen Jahren und nach langer, teils gemeinsamer Ausbildung, einen inneren Zusammenhalt und eine äußere Anerkennung innerhalb der Polizei, die es selbstverständlich machte, dass wir der Einsatzleitung mitteilten, dass wir die ärztliche, psychologische und seelsorgliche Betreuung der Einsatzkräfte übernehmen werden. Dabei hatten wir in erster Linie die von Anfang an in die Tausend gehende Zahl der Polizeibediensteten im Auge. Da zu diesem Zeitpunkt feststand, dass es keine Überlebende geben und dass der Schwerpunkt des Einsatzes das Finden, Bergen und Identifizieren der Toten sein würde, blieb die Betreuung der Feuerwehren, der Rettungsdienste und des THW eher außerhalb unseres Fokus.

Dieser Bereich wurde in der Anfangsphase ganz selbstverständlich vom KIT Bodenseekreis vor allem übernommen und im Laufe des Gesamteinsatzes teils spontan auch von Mitarbeitern unserer Einsatzzentrale.

## MITEINANDER VERTRAUT SEIN

Der tragfähigste Pfeiler war und wird auch in anderen Lagen das zum Einsatzzeitpunkt schon längst aufgebaute und im polizeilichen Alltag fundamentierte Vertrauensverhältnis zum Einsatzleiter der Polizei und zu den Leitern und Mitarbeitern in den Einsatzabschnitten und in den Einsatzstäben sein. Man kennt sich, man schätzt sich, man ist aufeinander verwiesen, auch angewiesen, man hat – so hat es sich gezeigt – wohl überwiegend gute Erfahrungen miteinander gemacht. Viele von uns brauchten keinen Ausweis, wir hatten überhaupt keine Probleme, zu den Brennpunkten des Geschehens zu gelangen, wir hatten – das hat unsere interne Auswertung eindeutig gezeigt – so gut wie keine Akzeptanzprobleme (ein Kriminalbeamter allerdings hat in seinem Einsatzbericht von der Krisenberaterinvasion gesprochen).

Wir hatten jederzeit freien und willkommenen Zugang zu den Führungsbesprechungen, den kleinen in den Einsatzstäben und der täglichen großen ebenso. Wir hatten auch zahlreichen direkten Handykontakt zum Polizeiführer, was sich in einzelnen Problemanzeigen als höchst notwendig und hilfreich erwiesen hat.

**Ein Beispiel:** Erster Einsatztag, morgens 7.00 Uhr. Der Ministerpräsident macht sich ein Bild von der Lage; der Polizeiführer berichtet unter anderem vom in Frage kommenden Stollen in Überlingen, in dem die Toten erst einmal aufgebahrt und zur Identifizierung vorbereitet werden sollen. Dieser Stollen wurde von russischen Zwangsarbeitern im Dritten Reich gebaut; was bedeutet das jetzt und für diesen Zweck, ist dieser Stollen »würdig« für diese Aufgabe, wie können wir argumentieren, was können wir ausgleichen, reicht Blumenschmuck usw.? Ich werde beauftragt, diese Frage zu klären, den Stollen zu besichtigen und der Einsatzleitung zu sagen, was geht und was nicht.

**Ein anderes Beispiel:** Zweiter Einsatztag, morgens 7.30 Uhr. Wir wollen in der Einsatzleitung »Betreuung« besprechen, wie wir eine bessere Struktur in unser Tun und Lassen bekommen, wie wir mithelfen können, die in den nächsten Tagen angekündigten Angehörigen zu betreuen, und wie wir den bereits auf eigene Faust angereisten Vater unterstützen können, der zwei Kinder und seine Frau verloren hat und der zehn Stunden nach dem Absturz mitten in unsere Minimaleinsatzzentrale gebracht worden ist, mitten hinein in hektische Besprechung, erste Planung, unaufhörliches Handyklingeln, mitten hinein in bereits heftig werdende Presse- und Rundfunkanfragen, ja mitten hinein bis in laufende Hörfunksendungen. Eigentlich zum Verrücktwerden. Kein Wunder, wenn es da zu emotionalen Reaktionen kommt, die den Brückenbau zwischen einzelnen Organisationen nicht gerade fördern.
Da stürzt der stellvertretende Bürgermeister von Owingen herein und verkündet, dass in der vergangenen Nacht eine russische Delegation mit Regierungsmitgliedern und Vertretern der betroffenen Fluggesellschaft in Owingen angekommen und in einem Gasthof untergebracht worden sei, und diese wollten nun zum Absturzort geführt werden, um dort ein erstes Abschiedsritual zu vollziehen.
Diesem Mann musste geholfen werden. Der Bus stand bereits abfahrtbereit da, die damals noch unbekannten russischen Menschen darin. Die meisten von ihnen sollten bereits zwei Stunden später wieder zurückfliegen; höchste Eile war geboten, die Absturzstelle aber streng abgeschirmt, noch waren die allermeisten Toten nicht geborgen. Nur direkt mit dem Polizeiführer war diese Situation zu meistern; nur durch seinen klaren Auftrag, nach eigenem Ermessen mit den Absperrkräften zu regeln, was ich für angemessen und sinnvoll halte, war es möglich, eine der Absturzstellen aufzusuchen und das so dringende Anliegen der Delegation zu erfüllen. Erst während meiner Begleitung dieser Delegation wurde klar, dass zwei Väter darunter waren, die ihre Kinder verloren hatten.
Aus dieser Begegnung ergaben sich dann in jenen Tagen und danach bis heute viele Kontakte, die zu den dichtesten Begegnungen meines beruflichen Lebens gehören.

Ähnliche wesentliche und sinnstiftende Erfahrungen haben viele Helferinnen und Helfer in Überlingen machen dürfen. Das erfüllt mich heute noch mit Wehmut, zuweilen auch noch mit Trauer, aber auch mit Dankbarkeit, und ich wage dies so zu benennen, weil auch Herr Gimalijew es so empfunden hat, wenigstens für einen Moment, mit Glück. So wurde die Erkenntnis von Ludwig Hohl in Überlingen Wirklichkeit: »Das Unglück ist nicht das ganze Unglück und das Glück auch nicht, es kommt immer darauf an, wie man es besteht.«

*Eduard Zwierlein*

# Suizid und Hospiz

## SUIZIDGEDANKEN

Wohl den meisten Menschen wird es in ihrem Leben widerfahren, dass sie sich, aus Not oder Verzweiflung heraus, über das äußerste »Nein-Sagen« (Max Scheler) zu sich selbst Gedanken machen werden. Der Gedanke daran, sich das Leben zu nehmen, ist in diesem Sinne ganz »normal«. Bei unheilbar kranken oder sterbenden Menschen wächst die Wahrscheinlichkeit von suizidalen Gedanken, weil sich bei ihnen Not und Verzweiflung bis zum Übermaß steigern können.

In der Sprache deutet sich die Motivik für die Suizidgedanken an: die Therapie ist »sinnlos« geworden, die Schmerzen »unerträglich«, das Leiden »qualvoll«, »unnötig«, »hoffnungslos« oder »entwürdigend«. Die Begriffe sind natürlich auch subjektiv, plastisch und wandelbar. Sie können auch Sprachfallen darstellen, in die man sich verirrt und einsperrt, Akte sprachlicher Selbstvernichtung, denen dann die physische nachfolgen soll. Aber vor allem zeigt sich in diesen Formulierungen ein Ernst der Situation, dass ein Mensch an seine Grenzen gekommen scheint.

Darum ist es von großer Bedeutung, dass dieses Thema weder tabuisiert noch seine Äußerung moralisiert wird. Der Mensch, den Suizidgedanken quälen, braucht die offene Haltung der Begleiter, dass er alles, was ihn bewegt, ansprechen und aussprechen darf, ohne moralisch verurteilt zu werden. Er darf wahrhaftig sein und auf Verständnis und Mitgefühl hoffen. Er darf Begleiter erwarten, die seine Lebensnot im Suizidgedanken zulassen und entgegennehmen können, die Respekt zeigen angesichts seiner sich zuspitzenden Lebenstragik. Und gleichwohl ist Zulassen, Verstehen und Annahme nicht gleichbedeutend mit Zustimmung.

## FREITOD ODER SELBSTMORD

Niemand spricht leichtsinnig über Suizid. Wie er aber, unter dem Gesichtspunkt von Freiheit, Autonomie und Würde, abschließend bewertet werden sollte, bleibt kontrovers. Von Platon und Aristoteles über Augustinus und Thomas von Aquin, Spinoza, Kant und Hegel bis hin zu Sartre und Camus gibt es eine Linie, die sich darin einig ist, den Suizid als Selbstmord prinzipiell zu verwerfen. Der Mensch ist nicht Herr des Lebens, er müsse vorgegebene Ordnungen anerkennen, dürfe nicht gegen Staat, Gesellschaft und Gemeinschaft oder seine individuelle Natur handeln.

Andererseits erlaubt oder fordert sogar eine zweite Traditionslinie den Suizid als Freitod, nicht aus Lust und Laune natürlich, sondern als freie Vernunftentscheidung angesichts unerträglicher und entwürdigender Lebenssituationen. Epikur und Seneca, Montaigne, Hume, Rousseau, Montesquieu und Nietzsche sind sich darin einig, dass die Selbsttötung, um einem schlechten Leben zu entgehen, als höchster Ausdruck menschlicher Freiheit, Autonomie und Souveränität verstanden werden kann.

Welche Argumentationslinie hat nun Recht? Lässt sich das entscheiden? Es scheint so, dass sich das unversöhnliche Für und Wider der Kontrahenten am Ende in einem argumentativen Patt verliert. Vielleicht allerdings bei leichten Vorteilen zu Gunsten der Kontraposition. Denn der Akt des Suizids entbehrt nicht einer eigentümlichen Tragik. In einer letzten Tat der Freiheit beseitigt sich die Freiheit sogleich wieder, beendet sie das Humanisierungsgeschehen unwiderruflich und in einer Tat ohne Maß. Der Mensch antwortet nicht mehr auf die Frage, die er ist, sondern er zerstört sie endgültig und vielleicht auch voreilig. Doch wiederum mag es ja Lebenssituationen geben von allerhöchster Privatheit und Intimität, die in einem rationalen Erwägen gar nicht mehr angemessen vermittelt und in einem argumentativen Rahmen nicht mehr entschieden werden können.

## AUTONOMIE UND SOLIDARITÄT

Jeder ist Experte seines eigenen Lebens. Wenn sich ein Mensch an die Grenze dessen gestürzt sieht, was er ertragen kann, und dann sein Leben selbst beendet, verdient das, was da geschehen ist, unser Mitgefühl, unsere Trauer und unsere Nachdenklichkeit. Wir sollten hier nicht richten. Was aber, wenn jemand sterben will und den Sterbewunsch an einen anderen richtet? Jemand, der ohne fremde Hilfe nicht im Stande ist, sein Vorhaben, sich zu töten, aus eigener Kraft umzusetzen?

Lassen wir das in Deutschland einigermaßen groteske Verhältnis von strafloser Beihilfe zum Suizid und strafbarer unterlassener Hilfeleistung zur Seite. Dieses wird wohl nur rechtlich durch den Begriff der »Tatherrschaft« verständlich. Denn im Fall der straflosen Beihilfe behalte der Suizidant die Tatherrschaft, im Fall des vollzogenen Suizids wiederum tritt eine Phase des Verlustes der Tatherrschaft ein, sodass der betroffene Mensch auf die Hilfe anderer angewiesen ist. Wir stehen dann z. B. vor der einigermaßen merkwürdigen Situation, dass ein Helfer dem Suizidanten zwar das tödliche Gift besorgen kann, aber nicht während des Sterbens anwesend bleiben darf.

Wenden wir uns vielmehr der Rückseite des geäußerten Sterbewunsches zu, der aktiven Sterbehilfe in ihren beiden Varianten der Tötung auf Verlangen und der Mitleidstötung. In der Tötung auf Verlangen oder dem »assistierten Suizid« unterstützt ein Begleiter den Selbsttötungswunsch durch eine von ihm eigenhändig durchgeführte Intervention, die der Absicht und der Wirkung nach unmittelbar auf den Tod des anderen zielt. Die Anfrage des anderen, seine ausdrückliche Bitte um »Euthanasie«, geht also nicht darauf aus, den Suizid nur zu ermöglichen, sondern so zu unterstützen, dass eine zielgerichtete absichtliche Tötung durch einen anderen erfolgt.

Hat nun nicht jemand, dem es möglich ist, Suizid zu begehen, mehr Freiheitsgrade und damit ein höheres Maß an Autonomie als jemand, dem dies verwehrt ist? Und fordert der Respekt vor der Autonomie des anderen womöglich eine Beistandspflicht für die aktive Tötung? Die Grenze jedoch der einen Autonomie begrenzt sich durch die des anderen. Niemand kann mir auferlegen, mit dem Bewusstsein leben zu sollen, dass ich einen anderen Menschen getötet habe. Niemand kann mich dazu verpflichten, dass ich ihn töten *soll* oder *muss*. Die Autonomie des Leidenden erzeugt keine Beistands*pflicht* gegen meine Autonomie. Ich missachte nicht das Selbstbestimmungsrecht und die freie Entscheidung des anderen, wenn ich mich ihm nicht unterwerfe und füge. Aber auch wenn ich nicht gezwungen werden kann, ihn zu töten, *darf* ich ihn töten, weil er mich, selbst alternativlos, es zu tun, gebeten und ermächtigt hat, es tun zu können?

Wenn wir auf einer pragmatischen Ebene fragen, denken wir an Situationen, wo wir in Zweifel geraten, ob es sich wirklich um eine freiverantwortliche Entscheidung und einen autonomen Willensbildungsprozess des Patienten handelt. Ist er vielleicht gerade durch die Verzweiflung und Not psychisch und physisch eingeschränkt in seiner freien Entscheidung? Entsteht ein sozialer Druck, so, wie wenn Angebot Nachfrage auslöst, dass der Leidende sich nicht mehr zumuten mag, nicht mehr zur Last fallen will, Rücksicht auf die Angehörigen nimmt? Kann es nicht sogar den allgemeinen Erwartungsdruck geben, die einfachere, schnellere, effizientere, weniger aufwändige, kostengünstigere Lösung bevorzugen zu sollen? Kann sich der leidende Mensch als Belastung verstehen, von der er die anderen befreien soll? Ist der Wunsch, getötet zu werden, hier noch ein freiwilliger? Existiert nicht die Gefahr, dass es möglicherweise unfreiwillig Getötete geben wird? Bietet nicht, im Extrem, die Tötung auf Verlangen auch ein gutes Versteck für Mörder?

Auf einer prinzipiellen Ebene hilft uns nur die Einsicht, dass niemand weder das Recht noch die Pflicht hat, einem anderen Menschen das Leben nehmen zu dürfen oder zu sollen. Der andere Mensch ist für uns in seinem Leben heilig und tabu; wir sollten Scheu und Ehrfurcht vor dem Heiligen im Leben anderer als fundamentale Norm ansehen. Wir können uns hier nur wenige außergewöhnliche Fälle denken, wo wir durch Notwehr oder Notstand in eine derart tragische Kollision gleichwertiger Güter geraten, dass uns wenigstens das Recht von Schuld freispricht, wenn wir das Leben eines anderen beenden. Ein solcher Fall liegt hier aber nicht vor. Darum gilt weiterhin der fundamentalste Satz der Solidarität unter Menschen: Ich werde dich nicht töten! Menschen sind keine Götter, sind nicht Herren über Leben und Tod. Sie haben kein Recht auf ein Todes-Urteil über einen anderen. Über Sein oder Nichtsein zu entscheiden, ist grundsätzlich Hybris, Anmaßung, Hochmut, kommt Menschen nicht zu und würde das ohnehin mühsam geknüpfte und zerbrechliche Band der Solidarität unter Menschen durch Kalkül untergraben.

Wer aus wirklichem Mitleid tötet, hat unser Verständnis. Sein Mitleiden hat ihn ebenso wie den Suizidanten zu einer Grenze fortgerissen, wo sie ins Handeln überspringt. Doch ist dem Weg des Mitleidens nicht per se das moralisch Gute und ethisch Richtige zur Seite. Jeder kann erschütternde Schicksale für seine Position vorbringen; das hilft uns nicht weiter. Wir wissen, dass es keineswegs leicht ist, zwischen echtem Mitleid und tödlichem Mitleid zu unterscheiden, das sich vielleicht aus Ekel, Abwehr oder Projektion speisen mag. Ist das Mitleiden Abwehr des erlebten Leidens im anderen? Unter der Maske des Mitleids verbirgt sich im noch schlimmeren Fall vielleicht nicht nur meine eigene Mitleidensgrenze, sondern sogar ein fremdes Interesse überhaupt.

Außerdem stellt sich grundsätzlich die Frage, ob dort, wo jemand von Mitleid bestimmt ist, wo sich die Grenzen des Leidenden mit denen des Mit-Leidenden mischen, wo sich die Grenzen zwischen »mein« und »dein« kreuzen und verknüpfen, manchmal bis hin zur Identifikation, eine professionelle Distanz überhaupt noch gewahrt bleibt. Ist die Person, die verzweifelt mitleidet und in die Tötungshandlung überspringt, in ihrer emotionalen Betroffenheit, im Strudel und Wirbel ihrer Gefühle, nicht der ungeeignetste Mensch, um eine so weit reichende Entscheidung vernünftig und reif treffen zu können?

Man kann die Mitleidstötung menschlich verstehen, billigen aber darf man sie nicht. Der Grund ist dafür letztlich nicht der Hinweis, dass man dadurch Tür und Tor öffnen würde, auf die schiefe Ebene gerate, Dämme brechen lassen würde, was natürlich gewichtig genug ist. Der entscheidende Grund ist genau der, der auch das Töten auf Verlangen ablehnt: Den anderen nicht zu töten, ist das eigentliche und heilige Band zwischen Menschen, das wir nicht zerreißen dürfen.

## GRAUZONEN?

In der Praxis gibt es Fälle, wo das Optimum der palliativmedizinischen Versorgung nicht greift. Der leidende Mensch bleibt in einer grauenhaften Situation. Seine Schmerzen sind vielleicht weiter von unerträglichem Ausmaß. Könnte es sein, dass in genau diesen und nur diesen Fällen, wo die Palliativmedizin versagt, der Moment eintritt, in dem aktive Sterbehilfe auf ausdrückliches Verlangen *ultima ratio* sein darf?

Gehen wir zunächst einmal davon aus, dass der Hospizgedanke in der Ablehnung der aktiven Sterbehilfe allen Beteiligten eine grundsätzlich klare und verlässliche Hilfe bieten möchte. Er schenkt Vertrauen und Sicherheit. Der leidende Mensch weiß um diese Sicherheit genauso wie auch die Mitarbeiter, die sich daran orientieren und binden. Jede menschliche Wegstrecke ist prinzipiell sinnvoll und wird auf allen Bedürfnisebenen begleitet. Niemand hat das Recht, sie durch eigenmächtigen Abbruch zu beenden. Was aber geschieht, so war die Frage, wenn alle hospizliche Betreuung und insbesondere die Standards einer optimalen palliativmedizinischen Versorgung ins Leere gehen? Was ist zu tun, wenn trotz aller Anstrengungen eine Welt des Grauens bleibt?

Wenn das Optimum palliativmedizinischer Versorgung nicht hinreichend ist und eine Sondersituation oder »Grauzone« entstünde, so kann die Reaktion auf sie, wenn auch als eine »Grauzonen-Logik«, trotzdem in dem zuvor besprochenen Rahmen bleiben. Wo nämlich die Standards des Optimums nicht anschlagen, darf nicht der Sprung in die Exitushandlung, sondern muss ein kontinuierliches Herantasten an ein mögliches, aber noch nicht gefundenes individuelles Coping-Potenzial des Patienten zwischen optimaler und maximaler bzw. letaler Dosis stattfinden. Es sollte sich hierbei um ein graduelles, zeitlich engmaschiges Verfahren handeln, das auf die Schmerzkompetenz des leidenden Menschen zielt und durch ein kontinuierliches Monitoring der Ereignisse gestützt ist. Denn es darf ja nicht um den Zynismus gehen, einen vermeintlichen Sinn in überwältigenden Schmerzen oder qualvoller Agonie zu finden. Wird ein solcher individueller Copingraum nicht mehr während des sukzessiven Verfahrens entdeckt, wird der Patient an einer für ihn letalen Dosis versterben. Der supportive Prozess hat dann alle natürliche Lebens- und Widerstandskraft aufgezehrt.

Wie in der indirekten Sterbehilfe sind hierbei die Absichten und alle Aktivitäten nicht auf eine zielgerichtete absichtliche Tötung fokussiert, sondern auf Schmerzminimierung, die als unbeabsichtigte und unvermeidbare, aber in Kauf genommene Nebenwirkung die Beschleunigung des Todeseintritts oder Lebensverkürzung zur Folge haben kann. Der gesuchte »Erfolg« der Aktivitäten ist aber nicht der Todeseintritt, sondern die Leidensverminderung.

Dieses Vorgehen berücksichtigt sowohl das unerträgliche Leiden des Patienten wie es auch die ethische Fundamentalnorm und Basis menschlicher Solidarität respektiert, dass einer den anderen nicht tötet. Es handelt sich auch nicht um Etikettenschwindel und semantische Heuchelei. Denn obwohl es sich um ein Vorgehen unter wachsendem Risiko für das Leben und abnehmender Wahrscheinlichkeit auf Gelingen der Schmerzlinderung handelt, gibt es doch vielleicht objektiv die Möglichkeit, ein individuelles Coping-Potenzial zu finden. Man weiß es nicht. Genau darauf ist auch die Intention gerichtet, das heißt: auf Begleitung und Beistand, nicht auf Beseitigung des Leidenden. Denn am Ende spitzt sich alles auf die entscheidende Frage zu, ob ein Mensch bis zuletzt die Erfahrung machen kann, dass es gut ist, dass er da ist, und dass es gut ist, dieses Sein zur Kenntnis zu nehmen, dass er gewollt ist, dass er bis zum letzten Atemzug nicht verlassen wird und dass alles, was getan wird, sich hieran ausrichtet.

## Literatur

Eduard Zwierlein: Die Idee einer philosophischen Anthropologie bei Paul Ludwig Landsberg, Würzburg 1989.

Eduard Zwierlein: Anmerkungen zur Debatte um Euthanasie. In: Wiener Medizinische Wochenschrift, Diskussionsforum Medizinische Ethik (5/Mai 1991).

Eduard Zwierlein: Selektion oder Humanität? In: Wiener Medizinische Wochenschrift, Diskussionsforum Medizinische Ethik (7/August 1991).

Eduard Zwierlein: Nachwort zu Carl Friedrich von Weizsäcker: Der Garten des Menschlichen. Klassiker des modernen Denkens, hg. von Joachim Fest und Wolf Jobst Siedler, Gütersloh 1991, S. 595–609.

Eduard Zwierlein: Die Lehre von der Lebensqualität und die Heiligkeit des Lebens, in: Wiener Medizinische Wochenschrift, Themenheft: Lebensqualität (142/1992), S. 527–532.

Eduard Zwierlein: Das moralische Problem der Selbsttötung. Philosophische Perspektiven zum Thema Suizid. In: Wiener Medizinische Wochenschrift, Diskussionsforum Medizinische Ethik (5/1993), S. 21–23.

Eduard Zwierlein: Lebensqualität und Menschenwürde. In: Lebensqualität gemeinsam schaffen, hg. vom Verband Katholischer Einrichtungen und Dienste für Körperbehinderte Menschen, Freiburg 1996, S. 26–35.

Eduard Zwierlein: Lebensqualität und Menschenwürde. Anmerkungen zur bioethischen Diskussion des Begriffs Lebensqualität. In: Josefs-Gesellschaft e.V. (Hg.), Visionen pädagogischen Handelns, Olsberg 1996, S. 25–31.

Eduard Zwierlein: Wenn Ethik tötet. Diskussion um Lebensqualität gefährdet Menschen mit Behinderung. In: Sozialcourage (2/1996), S. 16–17.

Eduard Zwierlein (Hg.): Handbuch Integration und Ausgrenzung. Behinderte Mitmenschen in der Gesellschaft, Neuwied 1996.

Eduard Zwierlein: Menschenwürde – Lebensqualität – Allokation. Der behinderte Mensch zwischen Ökonomie und Utilitarismus, in: Handbuch Integration und Ausgrenzung, hg. von Eduard Zwierlein, Neuwied 1996, S. 153–164.

Eduard Zwierlein: Existenz und Vernunft. Studien zu Pascal, Descartes und Nietzsche, Würzburg 2001.

*Der plötzliche Tod*

# Schmerztherapie und palliative Pflege

7

Ute Moning

## Therapieprinzipien des chronischen Schmerzes in der Palliativmedizin

### BESONDERHEITEN DES SCHMERZES BEI PALLIATIVPATIENTEN

»Palliativmedizin« hat sich die Aufgabe gestellt, dem Patienten, der keine Aussicht auf Heilung seiner Grunderkrankung mehr hat, Linderung und optimale Lebensqualität in dieser Lebensphase zu ermöglichen. *Pallidum* heißt von der griechischen Wortwurzel her *Mantel.* So sollte Palliativmedizin im Sinne einer effizienten Symptomkontrolle den Patienten »ummanteln« und damit vor den gravierenden Begleiterscheinungen der inkurablen Grunderkrankung schützen. So kann sich der Patient von der Erkrankung und der terminalen Lebenskrise wenigstens ab und zu geistig lösen, um *mehr Leben im Sterben* wirklich zu erleben.

In der Palliativmedizin werden zu über 95 % Tumorpatienten im Terminalstadium ihrer Erkrankung behandelt, die restlichen maximal 5 % haben chronische nichtmalige Erkrankungen im hochfortgeschrittenen Stadium wie amyothrophe Lateralsklerose (ALS, eine neurologische Erkrankung mit fortschreitender Muskelinsuffizienz) oder fortgeschrittene Lungen-, Leber-, Herz-Kreislauf- und Gefäßerkrankungen.

50 % aller Tumorpatienten haben starke bis stärkste Schmerzen, im Terminalstadium bis zu 90 % aller Patienten. Davon sind tumorbedingter Schmerz ca. 60–80 % (z. B. Weichteilinfiltration, Knochenmetastasen, Nervenkompression), je 10 % der Schmerzen sind tumorassoziiert (z. B. Lymphödem, Zosterneuralgie, Dekubitus) oder tumorunabhängig (Migräne, Osteoarthritis) und 15–20 % therapiebedingt (z. B. postoperative Neuralgie, Mucositis nach Radiatio oder Chemotherapie). Allem voran führt eine unzureichende Schmerztherapie Patienten dazu, häufig aktive Sterbehilfe einzufordern.

Die Gründe für eine ungenügende Schmerztherapie liegen nicht nur in der unzureichenden Abklärung der Schmerzursache. Ausgehend von der unbegründeten Furcht des Patienten und/oder des Arztes vor der Möglichkeit einer Suchtproblematik werden häufig Opioide »aufgespart« bzw. unsinnige »Entzugsbehandlungen« eingeleitet sowie eine Medikation ausschließlich nach Bedarf verwendet. Diese Bedarfsmedikation bei Dauerschmerzen ist neben der unzureichenden Schmerzbekämpfung dann wirklich in hohem Maße suchterzeugend. Auch durch die meist fehlende psychosoziale Betreuung des Patienten werden seine Ängste verstärkt und seine Schmerzschwelle negativ beeinflusst. Fehler sind darüber hinaus der fehlende oder unzureichende Einsatz von Koanalgetika und Adjuvantien und/oder eine inadäquate Tranquilizer-Medikation. Auch eine Verwendung von Mischanalgetika oder unsinnigen Opioid-Kombinationen helfen hier nicht weiter. Zuletzt: Der zu betreibende Aufwand mit BTM-Rezepten darf ärztlicherseits kein Hinderungsgrund für eine vernünftige und angemessene Therapie darstellen.

## Definitionen akuter und chronischer Schmerz

Schmerz ist eine individuelle Erfahrung. Doch gibt es *große generelle Unterschiede* zwischen *akutem und chronischem Schmerz:*

*Akuter Schmerz* – bedingt z. B. durch eine Verletzung – ist sinnvoll und kann sogar lebenserhaltend sein *(Wegziehen der Hand von der heißen Herdplatte)*. Denn auf dieses Warnzeichen hin antwortet der Organismus mit einer Schutzreaktion, um den Heilungsprozess zu fördern und weiteren Verletzungen vorzubeugen. Mit zunehmender Heilung wird der Akutschmerz weniger. Dies wird vom Patienten sowie seinem Umfeld anerkannt, der Patient erhält entsprechende psychosoziale Unterstützung.

*Chronischer Schmerz* dagegen (z. B. Tumorschmerz) ist eine *eigenständige Krankheit.*

Der Schmerz hat weitgehend *keine Alarm-, Schutz- oder Heilfunktion* mehr, wird vom Patienten selbst wie von seinen Mitmenschen nicht oder nur schwer akzeptiert. Der Patient wird mit entsprechenden Entwertungen konfrontiert: *»Stell dich nicht so an«*, *»Du Hypochonder«*, *»Mimose«*, *»Der Schmerz kann doch nicht immer noch da sein, den bildest du dir doch nur ein«* … Diese Reaktionen und die somatische Schmerzerfahrung belasten den Patienten physisch und psychosozial sehr. Je insuffizienter die schmerztherapeutische Behandlung ist, desto stärker bildet sich ein so genanntes »Schmerzgedächtnis« als neurophysiologisches Korrelat im Zentralnervensystem (ZNS) aus.

## Immunologische Bedeutung einer effizienten Schmerztherapie

Entgegen des gängigen Vorurteils, Schmerzmedikamente seien Gift und würden den Körper ausschließlich zusätzlich belasten, wirkt sich eine effiziente Schmerztherapie und Symptomenkontrolle äußerst positiv auf das Immunsystem aus. Die hochgradige endogene »Vergiftung« des Körpers mit Stresshormonen wird verhindert. Diesen Wirkmechanismus veranschaulicht Abb. 1.

## Ärztliche Grundhaltung im Umgang mit Palliativpatienten:

Der ärztliche Umgang mit Patienten in dieser hochsensiblen existenziellen Lebensnotlage hat maßgeblichen Einfluss auf das Schmerzempfinden. *Der Patient ist unabhängig von der Schmerzform als Partner bei Diagnostik und Therapie zu begreifen, den es ernst zu nehmen und zu würdigen gilt.* Äußerliches Kennzeichen dieser Haltung ist eine Gesprächsführung auf gleicher Augenhöhe, damit der Patient sich nicht herabgesetzt fühlt. Es ist wichtig, eine mitfühlende Haltung (Empathie) einzunehmen. Jedoch ist *Mitleiden unangemessen*, weil es den Patienten herabsetzt und die Angebote des Arztes diskreditiert und entwertet. Wenn möglich, erfolgen die Gespräche mit den für den Patienten wichtigen Bezugspersonen, um eine psychosoziale Isolation zu verhindern und einen »gleichen« Informationsstand aller für den Patienten wichtigen Menschen zu erreichen.

So wird auch die unangemessene Situation für den Patienten umgangen, dass hinter seinem Rücken oder über ihn hinweg gesprochen wird, der Patient sich somit entmündigt sieht, obwohl alles doch maßgeblich ihn selbst angeht. Auch werden Patient und Angehörige von der Last befreit, Tod und Sterben selbst ansprechen zu müssen oder ein Kommunikationstabu aufrechterhalten zu müssen, um einander zu schonen. Sollte der Patient letztlich nicht so viel über seine Situation wissen wollen, wird er das auf diese Art adäquat Besprochene

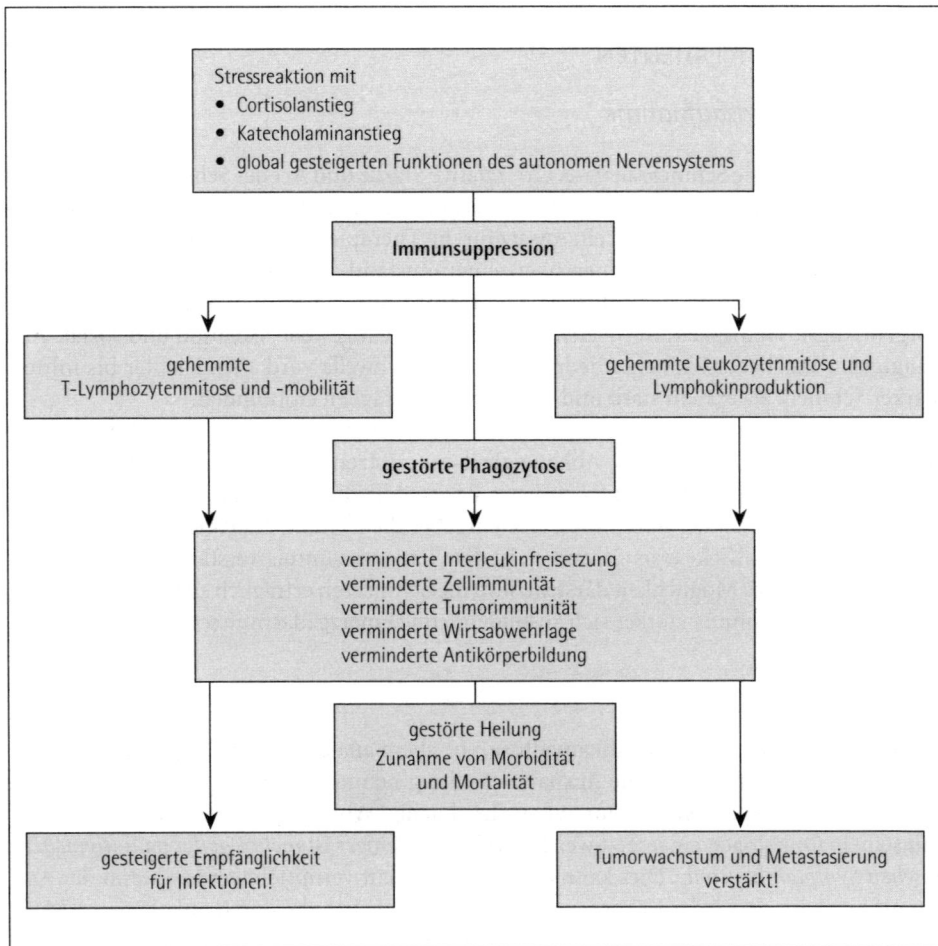

Abb. 1:

verdrängen und sich und seiner einzigartigen Situation gewürdigt wissen. So fasst der Patient Vertrauen, seine persönlichen Wünsche und Bedürfnisse anzusprechen und/oder nonverbal zu vermitteln. *Nur auf dieser Vertrauensbasis kann angemessen zwischen seelischen und körperlichen Anteilen des Schmerzes differenziert werden.* In Krisensituationen kann dem Patienten Stärke durch ein konstruktives Maß an Unerschrockenheit vermittelt werden (z. B. den Patienten bei starken Schmerzen und/oder Luftnot zunächst zu langsamem Atmen bewegen). *So wird weiteres Vertrauen unter den Beteiligten aufgebaut, der Patient und seine Bezugspersonen fühlen sich angemessen »aufgehoben« und arbeiten nach ihren Möglichkeiten aktiv mit.*

## DER KONKRETE WEG ZUR ANGEMESSENEN SCHMERZTHERAPIE BEI PALLIATIVPATIENTEN

### Die Bestandsaufnahme

Am Anfang steht die Schmerzanalyse: Ort, relative Stärke und Art des Schmerzes sind zu ermitteln. Der Zustand des Patienten ist zu überprüfen, wobei auf ein verändertes Schmerzempfinden zu achten ist. So wird ein Ansatz für die Therapie ermittelt. Dabei ist wichtig, mit dem Patienten und Bezugspersonen über seinen Zustand und die Folgen zu sprechen, um die Schmerzschwelle zu beeinflussen. Diese sinkt durch Faktoren wie Schlaflosigkeit, Sorgen, Angst, Traurigkeit, Introversion, Depression, Langeweile, Isolation und soziale Abhängigkeit. Das bedeutet, bei erniedrigter Schmerzschwelle wird auch leichter bis mittelstarker Schmerz als extrem stark und vor allem unerträglich empfunden.

Die Angst des Patienten vor einer Sucht-Problematik (Terminus lt. WHO-Empfehlung durch »physische und psychische Abhängigkeit« zu ersetzen) sollte ihm genommen werden. Denn durch die Applikationsart (retardierte Basismedikation) wird zwar eine Gewöhnung durch *downregulation* der Rezeptoren erreicht, aber die Gefühle des Patienten nicht beeinträchtigt und kein »Kick« erzeugt. Zudem ist dem Patienten unmissverständlich darzulegen, dass dies die einzige Möglichkeit darstellt, ihm die Schmerzen erträglich zu machen und den Teufelskreis eines immer stärker sich ausbildenden Schmerzgedächtnisses zu unterbrechen.

### Die Therapie

Diese unterteilt sich in eine medikamentöse, vor allem analgetische Therapie, und in nicht medikamentöse Verfahren. Eine Ausnahmestellung nehmen palliative Chemo-, Strahlen- und Hormontherapien ein, die nur auf ausdrücklichen Wunsch des Patienten in Absprache mit seinem Onkologen eingesetzt werden sollten. *»Weniger ist mehr« in der palliativmedizinischen Symptomkontrolle.* Dies kann dem Patienten gut vermittelt werden, wenn der Arzt darauf hinweist, dass jeder Körper viele gesunde Anteile hat, die durch onkologische Maßnahmen empfindlich mitgeschädigt werden, zudem wird eine kompetente immunologische Auseinandersetzung des Körpers mit der Erkrankung leider auch wesentlich gestört.

Bei der nicht-medikamentösen Schmerztherapie ist als Erstes die Seelsorge (Pfarrer, Priester, Rabbi etc.) und psychosomatische Grundversorgung/Psychotherapie zu nennen, die begleitend zur medikamentösen Therapie erfolgt. Das Gleiche gilt eingeschränkt für Physiotherapie sowie Elektrostimulationsverfahren und Akupunktur.

### Prinzipien der medikamentösen Schmerztherapie

Wichtig ist der Einsatz möglichst langwirkender Analgetika (»By the mouth«) nach einem festen Zeitschema (»By the clock«) und demWHO-Stufenschema (»By the ladder«), s. Abb. 2. *Stufe IV* bleibt *sehr seltenen* Ausnahmefällen in primär stationären palliativmedizinischen und multidisziplinären Institutionen vorbehalten.

Zusätzlich ist eine bedarfsorientierte Schmerzspitzen-Medikation zu berücksichtigen: Eine nichtretardierte Opioidgabe von 10–20 % der Basis-Opioidtagesdosis oral, s.c. oder mittels Schmerzpumpe s.c. oder i.v. Hinzu kommen ein konsequenter Einsatz von Koanalgetika und die Prophylaxe von Nebenwirkungen durch geeignete Adjuvantien. Besonders bei krampfartigen abdominellen Schmerzzuständen ist die Applikation von Meatamizol

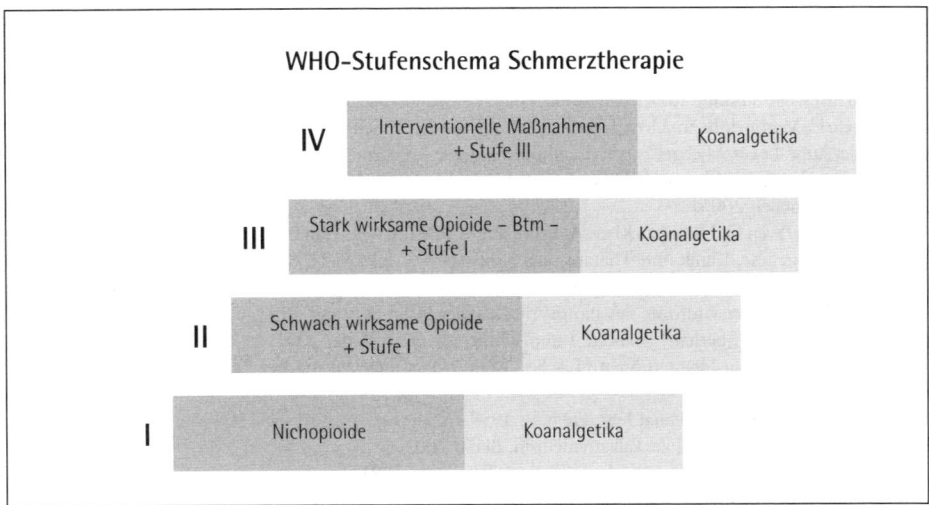

Abb. 2

(Novaminsulfon) in Tropfen- oder Tablettenform oder als Kurzinfusionen angezeigt. Die befürchtete Nebenwirkung der Leucopenie bis zur Agranulozytose tritt nur in hohen Tagesdosen bei einem von 1 Mio. Patienten auf, ist damit sogar seltener als bei anderen nichtsteroidalen Analgetika der WHO-Stufe I.

Es muss ein schriftlicher Therapieplan mit Basismedikation und Bedarfsmedikationsplan für Arzt- und Pflegepersonal (auch für das Wochenende) sowie für Patient und Angehörige erstellt werden. Durch eine regelmäßige Analgesiekontrolle (Schmerzskala) kann eine Dosisanpassung bei unzureichender Wirkung erzielt werden.

Zu Beginn einer Opioidtherapie muss obligatorisch innerhalb der ersten 3–7 Tage eine antiemetische Prophylaxe erfolgen. *Im weiteren Verlauf adaptiert sich der Organismus an die Opioid-Nebenwirkung Übelkeit, nicht aber an die Nebenwirkung der Stuhlverstopfung.* Deshalb müssen Laxantien im Gegensatz zu Antiemetika als Dauer-Begleittherapie angesetzt werden, gegebenenfalls ist sogar eine Steigerung der Laxantiendosierungen erforderlich, wenn bei Schmerzzunahme eine Opioiddosis erhöht werden muss. Die gefürchtete Nebenwirkung der Atemdepression unter einer Opioidtherapie tritt bei Befolgen der obigen Therapieprinzipien nicht auf. Der Schmerz selbst ist der stärkste Antagonist hinsichtlich Atemdepression. Nur ein iatrogenes Herbeiführen von Serumspitzenspiegeln (intravenöse oder subkutane Gabe) kann eine opioidinduzierte Atemdepression erzeugen. Demzufolge ist eine Titration der Opioiddosis nach Schmerzintensität erforderlich, wobei sich eine Toleranzentwicklung hinsichtlich dieser Nebenwirkung Atemdepression innerhalb weniger Tage bis Wochen einstellt. Zu beachten ist auch, dass bei einer Progression der Grunderkrankung eine Dosiserhöhung erforderlich ist, bei ca. 10 % der Patienten im Finalstadium eine Dosisreduktion notwendig wird (reduzierte Plasmaeiweißbindung bei zunehmender Kachexie und/oder zunehmende Leber- und Niereninsuffizienz und damit stärkere relative Wirkdosis des Opioids).

## Literatur

Eberhard Aulbert/Detlev Zech: Lehrbuch der Palliativmedizin, Stuttgart 1997.

Eberhard Aulbert/Norbert Niederle: Die Lebensqualität der chronisch Krebskranken, Stuttgart 1990.

Claudia Bausewein/Susanne Roller/Raymond Voltz: Leitfaden Palliativmedizin, München 2000.

Helge Beck/E. Martin/Johann Motsch/Jochen Schulte am Esch: Schmerztherapie, Stuttgart 2002.

Kay Brune/Antje Beyer/Michael Schäfer: Pathophysiologie – Pharmakologie – Therapie, Berlin 2001.

Hans Christoph Diener/Christoph Maier: Das Schmerztherapiebuch. Medikamentös, interventionell, psychologisch, München 2003.

Ulrich Tiber Egle/Sven O. Hoffman/Klaus A. Lehmann/Wilfried A. Nix: Handbuch Chronischer Schmerz. Grundlagen, Pathogenese, Klinik und Therapie aus bio-psycho-sozialer Sicht, Stuttgart 2003.

Ulrich Tiber Egle/Sven O. Hoffmann: Der Schmerzkranke. Grundlagen, Pathogenese, Klinik und Therapie chronischer Schmerzsyndrome aus bio-psycho-sozialer Sicht, Stuttgart 1993.

Ulrich B. Hankemeier/Eberhard Aulbert: Tumorschmerztherapie, Berlin 2001.

Andras Heller/Katharina Heimerl/Stein Husebø: Wenn nichts mehr zu machen ist, ist noch viel zu tun, Freiburg 1999.

Stein Husebø: Was bei Schmerzen hilft, Freiburg 1999.

Stein Husebø/Eberhard Klaschik: Palliativmedizin, Berlin 2003.

Jürgen Jage: Medikamente gegen Krebsschmerzen, Weinheim 1991.

Bert Keizer: Das ist das Letzte. Erfahrungen eines Arztes (in den Niederlanden) mit Sterben und Tod., Berlin 1995.

Jaques Laager: Ars moriendi. Die Kunst gut zu leben und gut zu sterben, Texte von Cicero bis Luther, Zürich 1995.

Richard Lamerton: Sterbenden Freund sein. Helfen in der letzten Lebensphase, Freiburg 1991.

Wolfgang Larbig/Bernd Fallert/Harry de Maddalena: Tumorschmerz. Interdisziplinäre Therapiekonzepte, Stuttgart 2002.

Rudolf Likar/Reinhard Sittel: Praxis der transdermalen Schmerztherapie, Bremen 2002.

Monika Müller/Matthias Schnegg: Unwiderbringlich – Vom Sinn der Trauer, Freiburg 2000.

Friedemann Nauck/Eberhard Klaschik: Schmerztherapie. Kompendium für Ausbildung und Praxis, Stuttgart 2002.

Heinrich Pera: Sterbende verstehen, Freiburg 1995.

Cicely Saunders/Mary Baines: Leben mit dem Sterben. Betreuung und medizinische Behandlung todkranker Menschen, Bern 1991.

Robert G. Twycross: Pain relief in advanced cancer, London 1994.

Patrick D. Wall/Ronald Melzack: Textbook of pain, London 1994.

Michael Zenz/Barbara Donner: Schmerz bei Tumorerkrankungen. Interdisziplinäre Diagnostik und Therapie, Stuttgart 2002.

Michael Zenz/Ilmar Jurna: Lehrbuch der Schmerztherapie. Grundlagen, Theorie und Praxis für Aus- und Weiterbildung, Stuttgart 2001.

# Anhang A

| Opioid Äquipotenzdosierung | | |
|---|---|---|
| Goldstandard | | Parentales Morphin= Wirkstärke I |
| Morphindosis enteral/rektal | | Parenterale Morphindosis mal Faktor 3. 30 mg orales ret. Morphin entsprechen 10 mg parenteralem Morphin. Wirkdauer orales ret. Morphin: 8(–12) Std., falls schmerzth. Wirkung nicht so lange anhält, Einzeldosis erhöhen und nicht das Applikationsintervall verkürzen. Wirkdauer parenteral verabreichtem Morphin: 4(–6) Std. Cave: Kumulation des Morphin-6-glucuronid-Metaboliten b. Niereninsuff. Mit verstärkten Muskelzuckungen, Dysphorie, Verwirrtheitszuständen, dann Dosisreduk. O. Opioidwechsel auf Hydromorphon (Palladon-Tbl., Dilaudid-A.) |
| **Substanz oral retardiert** | | **Wirkpotenz zu oralem Morphin** |
| Tramadol | WHO II | 0,1 |
| Tilidin/Naloxon | WHO II | 0,2 |
| Oxycodon | WHO III | 2 |
| L-Methadon | Zusätzl. NMDA-Antagonismus – bessere Wirkung b. neuropath. Schmerzanteilen | 3 (parenteral Wirkstärke 2 zu parenteralem Morphin) |
| Hydromorphon | | 8 (parenteral Wirkstärke 5 zu parenteralem Morphin) |
| **Substanz parenteral** | | **Wirkpotenz zu parenteralem Morphin** |
| Pethidin | | 0,1 |
| Piritramid | | 0,7 |
| Hydromorphon | | 5 |
| L-Methadon | | 2 |
| Fentanyl | | 100 |
| Buprenorphin | | 50 |

| **Orales Morphin** (mg/Tag) | **Fentanyl-TTS** (µg/Std.) | **Pflastergröße** (cm²) |
|---|---|---|
| bis 90 | 25 | 35 |
| 91–150 | 50 | 20 |
| 151–210 | 75 | 30 |
| 211–270 | 100 | 40 |
| je weitere | je weitere | je weitere |
| 60 mg/Tag | 25 µg/Std. | 10 cm² |

| Orales Morphin (mg/Tag) | Buprenorphin-Pflaster (µg/Std.) | Pflaster Nr. |
|---|---|---|
| bis 60 | 35 | 1 |
| 61–90 | 52,5 | 2 |
| 91–120 | 70 | 3 |
| 121–150 | 87,5 | 1+2 |
| je weitere 30 mg/Tag | je weitere 17,5 µg/Std. | |
| Äquipotenzdosis zur Maximaldosis Buprenorphinpflaster | Maximaldosis bei Ceilingeffekt | |
| 240 mg | 140 µg/Std. | |

## Prophylaxe und Behandlung von Opioidnebenwirkungen

| | | |
|---|---|---|
| Obstipation | | Laxanz, b. B. Laktulose |
| Übelkeit/Erbrechen | | Neuroleptikum, z. B. Haloperidol/MCP |
| Schlafstörungen | | Neuroleptikum, Antidepressivum |
| Angst, Unruhe | | Antidepressivum, Neuroleptikum |

## Laxanzientherapie bei Opioidgabe

| | | |
|---|---|---|
| Laxoberal (und Lactulose) | | |
| Macrogol (M) + Laxoberal (L) | | Cave: Macrogol nur bei ausreichender Trinkfähigkeit des Pat. ansetzen |
| M + L + Obstinol (O) mild | | |
| M + L + O + Abführ-Supp./Klysma/Einlauf | | |

## Adjuvantien bei Opioidtherapie-Neuroleptika

| Indikation | | Medikament |
|---|---|---|
| Übelkeit und Erbrechen (z. B. durch Opioide), Verwirrtheit, Agitiertheit, Schlafstörungen, Anhebung der Schmerzschwelle | *Cave: Kontraindiziert bei M. Parkinson* | MCP/Domperidon Haloperidol Promethazin (z. B. Atosil) 5-HT3-Antagonisten wie Onsedantron (z. B. Zofran) |

*Hinweise: Als Antiemetikum in niedriger Dosierung am besten 20 Min. vor der Gabe des Opioids*

*Schmerztherapie und palliative Pflege*

# ANHANG B

| Koanalgetika bei verschiedenen Schmerzformen ||
|---|---|
| Schmerzdiagnosen | Koanalgetikum |
| Knochenschmerzen | Kortikoide, Kalziumwechselregulatoren |
| Deafferenzierungsschmerzen | Antidepressiva, Antikonvulsiva |
| Diabetogene und postherpetische Schmerzen | Antidepressiva, Antikonvulsiva |
| Kapselschmerz (Leber, Milz) | Kortikoide |
| Lymphödem | Kortikoide, Diuretika |
| Hirnödem | Kortikoide |
| Weichteilinfiltration | Kortikoide |

| Koanalgetika bei chronischen Schmerzen ||
|---|---|
| **Kortikosterioide** ||
| Typische Indikationen | Medikament |
| Kompressionsschmerz | Dexamethason |
| Intrakranielle Raumforderung | Prednisolon/Prednison |
| Metastatischer Knochenschmerz | |
| Lymphödem | |
| Kapselschmerz (Leber, Milz) | |
| Arthritis | |
| Lumbalgie | |
| Hinweise: Nicht abrupt absetzen. Appetit- und stimmungssteigernd, antiemetisch fiebersenkend. ||

| **Kalziumstoffwechselregulatoren** ||
|---|---|
| Typische Indikationen | Medikament |
| Osteoporose | Biphosphonate (Aredia/Zometa) |
| Knochenschmerz infolge Osteolyse durch Knochenmetastasen | Calcitonin 200 I.E. i.v. oder als Nasenspray (1 Hub in jede Nasenöffnung, entsprechend 100 I.E. je Hub) |

| **Antikonvulsiva** ||
|---|---|
| Typische Indikationen | Medikament |
| Deafferenzierungsschmerz | Gabapentin Bei spastischer Komponente Baclofen vorsichtig einschleichend |
| Diabetogener und postherpeutischer Schmerz | Carbamazepin oder Gabapentin |
| Trigeminusneuralgie | Clonazepam |
| | Phenytoin |
| | Valproat |
| Hinweise: Außer bei Gabapentin initial abendliche Dosierung (sedierende Komponente) ||

| Antidepressiva | |
|---|---|
| **Typische Indikatoren** | **Medikament** |
| Schmerzbedingtes depressives Syndrom | *Sedierend (Abendliche Gabe):* |
| Deafferenzierungsschmerz | Amitriptylin |
| Diabetogener und postherpetischer Schmerz | Doxepin<br>Mirtazapin (Remergil) |
| Tumorschmerz | *Antriebssteigernd (Morgendliche Gabe):* |
| | Imipramin |
| | Clomipramin |
| | Desipramin |
| | Venlafaxin (Trevilor) |

**Anmerkung**

Eine exzellente Übersicht zur Pharmakotherapie und den jeweiligen Einzelsubstanzen bietet das seit 2003 verfügbare »Repetitorium Schmerztherapie« von Herrn Dr. med. Fresenius, Leitender Oberarzt unserer Klinik für Anästhesiologie, Operative Intensiv- und Schmerztherapie des Evangelischen Krankenhauses Düsseldorf, Lehrkrankenhaus der Heinrich-Heine-Universität Düsseldorf, im Springer Verlag.

*Renate Held-Hildebrandt*
# Die Finalphase des Lebens

Allgemein stellt die Einteilung in Krankheitsphasen und die Prognose der Lebenserwartung eine grobe Vereinfachung dar, die nicht berücksichtigt, dass jeder Mensch eine individuelle Lebens- und Krankheitsgeschichte hat und dass jeder Mensch auch seinen eigenen Tod stirbt.

Die *Finalphase* ist die eigentliche Sterbephase, die die letzten Tage oder Stunden des Lebens ausmacht. Man spricht auch vom Erreichen des »point of no return«. Die *Terminalphase*, in der die Aktivität des Betroffenen zunehmend eingeschränkt wird, umfasst die letzten Tage und Wochen des Lebens mit einer unheilbaren, fortschreitenden Erkrankung unmittelbar an der Grenze zum Tod. Die *Präterminalphase* zeigt deutliche Symptome der fortgeschrittenen Erkrankung. Diese lassen sich jedoch durch gute Schmerz- und multidisziplinäre Symptomenkontrolle zufrieden stellend lindern.

Die einzelnen Phasen haben häufig fließende, manchmal auch sehr plötzliche Übergänge. Der Phasenwechsel bedeutet in der Regel eine Annäherung an den Tod, die vom Betroffenen gespürt und die auch für die Begleitenden spürbar und sichtbar wird. Es gibt aber auch rückläufige Entwicklungen und unerwartete Besserungen, in denen Sterbende ohne intensivmedizinische Maßnahmen sich wieder erholen und aus der Final- in die Terminalphase zurückkehren können. Die oft geäußerte Frage »Wie lange habe ich bzw. hat mein Angehöriger/meine Angehörige noch zu leben?« ist daher auch von erfahrenen Sterbebegleitern nur mit großer Vorsicht zu beantworten.

## MÖGLICHE ANZEICHEN DER FINALPHASE

* Extreme Schwäche und überwiegende Bettlägerigkeit
* Verkürzte Phasen der vollen Aufmerksamkeit
* Zunehmende Schläfrigkeit und Desorientiertheit bis hin zur Bewusstlosigkeit
* Abnehmendes Interesse an Nahrungs- und Flüssigkeitsaufnahme
* Mangelndes Interesse am Leben und der Umwelt
* Auftreten lebensbedrohlicher Komplikationen

## HÄUFIGE SYMPTOME IN DER FINALPHASE

* Schmerzen
* Dyspnoe
* Todesrasseln
* Mundtrockenheit
* Verwirrtheit/Unruhe/Agitiertheit
* Angst

Die Beurteilung der Symptome soll möglichst nach klinischen Gesichtspunkten erfolgen, weiter gehende diagnostische Maßnahmen sind allenfalls indiziert, wenn unklar ist, ob wirklich die Sterbephase eingetreten ist.

## THERAPIEZIELE

Unnötige Behandlungen im Sinne unrealistischer Erwartungen sind ebenso problematisch wie eine Behandlungsverweigerung, welche die für die letzte Lebensphase so wichtige Kommunikation zwischen Sterbenden, ihren Bezugspersonen und den professionellen Helfern stört. Invasive Maßnahmen wie Pleura- oder Aszitespunktion, Anlegen einer PEG oder eines AP können zu iatrogenen Komplikationen und damit durch »Behandlungszwang« zu weiteren Interventionen führen, die für den Sterbenden das Leiden während seiner letzten Lebenstage vermehren. *Letztlich gilt die Orientierung am Patientenwillen.*

## SYMPTOMKONTROLLE

### Schmerztherapie

In der Finalphase kann es auf Grund verschiedener Ursachen (Angst, Autonomieverlust, Tumorprogression, metabolische Veränderungen, Störungen im Elektrolythaushalt, Immobilisierung, Schwierigkeiten bei der Medikamenteneinnahme) zu Änderungen der Schmerzintensität (Zu- oder Abnahme!) kommen. Daher ist eine sorgfältige, andauernde Beobachtung und Dosisanpassung an die Dynamik der Schmerzintensität erforderlich.

Nur ein kleiner Prozentsatz der Patienten ist in der Lage, bis zum Tod orale Medikamente zu sich zu nehmen, mehr als $3/4$ müssen auf subkutane oder intravenöse Applikationsformen umgestellt werden. In der Regel empfiehlt es sich, Stufe I Präparate und Koanalgetika in der Finalphase abzusetzen und die orale Opiatgabe umzustellen. Bei transdermaler Gabe von Opiaten ist bei Fieber oder bei Kreislaufzentralisation eine Wirkungsveränderung möglich, sodass auch hier gelegentlich die Umstellung auf parenteral nach Zeitschema oder kontinuierlich über Perfusor verabreichtes Morphin (1/3 der oralen Tagesdosis bei i.v., die Hälfte bei s.c. Gabe), erforderlich wird. Intravenöse Gaben empfehlen sich nur dann, wenn ein Port zur Verfügung steht. Ansonsten kann die Medikamentenapplikation über eine subkutan liegende Butterfly-Nadel erfolgen. Selbstverständlich ist auch in dieser Phase des Lebens möglichen intermittierend auftretenden Schmerzattacken durch eine entsprechende Bedarfsmedikation Rechnung zu tragen.

### Dyspnoe

Zur Linderung der Atemnot hat neben den flankierenden Maßnahmen (Anwesenheit vertrauter Personen, Unterbringung in hellen luftigen Räumen) die *Applikation von Morphin* einen großen Stellenwert. Morphin reduziert die Empfindlichkeit des Atemzentrums und damit den Atemantrieb, der durch den Kohlendioxid-Anstieg bei vermindertem Gasaustausch gesteigert wird. Außerdem wird die emotionale Verarbeitung und Wahrnehmung der Dyspnoe durch die sedierenden Effekte positiv beeinflusst. Somit verringert sich der Sauerstoffbedarf, und die Atemfrequenz sinkt.

*Dosierung:* bei Sterbenden, die vorher keine Opiate erhalten haben, Morphin 2,5–5,0 mg alle vier bis sechs Stunden s.c. oder 1–2 mg i.v. titrieren im Abstand von fünf Minuten, bis die Atemnot abnimmt. Bei Sterbenden, die bereits auf Opiate zur Schmerztherapie eingestellt waren, Morphin um 50 % der Morphin(äquivalent)-Dosis erhöhen.

Erfordert durch *Dyspnoe bedingte Angst* medikamentöse Maßnahmen, so wird der *Einsatz von Benzodiazepinen* empfohlen, z. B. Lorazepam (Tavor Expidet 1,0–2,5 mg alle sechs bis acht Stunden oder Midazolam (Dormicum) 5–10 mg s.c. oder 2–5 mg i.v. alle zwei bis drei Stunden.

### Todesrasseln (»death rattle«)

Todesrasseln ist ein lautes Atemgeräusch, das in den letzten Lebensstunden häufig auftritt und oft für die betroffenen Angehörigen ein großes Problem darstellt. Es entsteht durch Speichelansammlung im Rachen bei ausbleibendem Schluckreflex oder durch Sekretverhalt in den großen Bronchien und der Luftröhre, wenn das Bronchialsekret nicht mehr abgehustet werden kann. Durch Lageveränderung (30° Seitenlagerung) kann eine Besserung erzielt werden. Medikamentös hat sich die Gabe von *Scopolamin* 0,5 mg alle sechs bis acht Stunden s.c. bewährt, das als Parasympathikolytikum zu einer Reduktion des trachealen Sekrets und der Speichelproduktion führt und gleichzeitig einen sedierenden Effekt hat, der in dieser Situation für den Sterbenden und seine Angehörigen Entspannung bewirkt. Alternativ kann *Butylscopolamin* 20 mg alle vier Stunden oder *Atropin* 0,5 mg alle vier bis sechs Stunden s.c. verabreicht werden.

### Mundtrockenheit

Der häufig auftretenden Mundtrockenheit in der Finalphase begegnet man am besten durch exzellente, phantasievolle Mundpflege (Lieblingsgetränke der Patienten als Spüllösung oder deren Verabreichung über Pipette, Einsatz gefrorener Obststücke zum Lutschen etc.). Das Verabreichen von Infusionslösungen bringt keine nachweisbare Linderung des Durstes bei Sterbenden in der Finalphase (Twycross 1993).

### Verwirrtheit/Unruhe/Agitation

Als Zeichen des nahenden Todes können Störungen von Bewusstsein, Wahrnehmung, Orientierung und Affektverhalten auftreten. Motorische Unruhe mit mentaler Beeinträchtigung bezeichnet man als *terminale Agitation*. Es gilt, Ruhe zu bewahren und zu vermitteln sowie durch Kommunikation – sofern möglich – mit dem Sterbenden und mit seinen Angehörigen dafür zu sorgen, dass eine Atmosphäre des Vertrauens entstehen kann. Bei deliranter Symptomatik kommt eine medikamentöse Behandlung mit *Haloperidol (Haldol)* per os, s.c. oder i.v. in einer Dosis von 2–10 mg oder mit *Levopromazin (Neurozil)* 5–20 mg s.c. oder per os 6–8 stdl. in Frage.

### Angst

Viele Menschen mit einer terminalen Erkrankung haben keine Angst vor dem Tod, wohl aber vor dem Sterben. Es ist von entscheidender Bedeutung, beizeiten zu vermitteln, dass für vorstellbare bzw. zu erwartende krisenhafte Situationen in der Sterbephase entsprechende palliative Maßnahmen ergriffen werden. Diese werden auch in einem ärztlich festgelegten individuellen Bedarfsplan berücksichtigt, damit das betreuende Pflegepersonal im Bedarfsfall sofort handlungsfähig ist. Oft gelingt es, durch Kommunikation und Vertrauensbildung, eventuell kombiniert mit dem oralen Einsatz von Benzodiazepinen, die Angst ausreichend zu lindern. In einigen wenigen Fällen jedoch erscheint zur ausreichenden Symptomkontrolle eine dauerhafte Sedierung unumgänglich zu sein.

## Terminale Sedierung

Terminale Sedierung bedeutet eine gezielte Bewusstseinsreduktion bei Patienten mit weit fortgeschrittener unheilbarer Erkrankung und begrenzter Lebenserwartung, bei denen körperliche oder psychosoziale Probleme zu unerträglichem Leiden führen und alle anderen Möglichkeiten der Symptomkontrolle erfolglos sind.

Die terminale Sedierung durchzuführen gehört zu den schwierigsten Entscheidungen in der Palliativmedizin, da sie juristisch gesehen zu den indirekten Maßnahmen zur Sterbehilfe zählt und doch unter ethischen Gesichtspunkten gelegentlich erforderlich erscheint, um ein menschenwürdiges Sterben zu ermöglichen.

Ihre Intention ist die Symptomkontrolle, das Mittel die Gabe sedierender Medikamente zur Linderung des Leidens, wobei nach einem Urteil des Bundesgerichtshofs von 1996 eine als Nebeneffekt der Behandlung auftretende Verkürzung des Lebens zulässig ist. Sie darf nur nach Aufklärung und Einwilligung des betroffenen Patienten begonnen werden. Für den Patienten bedeutet die in Aussicht gestellte Möglichkeit der terminalen Sedierung eine Versicherung, auch bei dramatischer Entwicklung der Erkrankung dem Leiden nicht hoffnungslos ausgeliefert sein zu müssen. Bei einwilligungsunfähigen Patienten erscheint in Anlehnung an die zivilrechtliche Stellungnahme des Bundesgerichtshofs vom 17.03.2003 eine vormundschaftsgerichtliche Genehmigung erforderlich. In der Einrichtung, in der ich als Schmerztherapeutin tätig bin, wurde diese Entscheidung in dem von mir überblickten Zeitraum von zehn Jahren in Einzelfällen (unter 4 %) getroffen. Zuvor fand immer eine so genannte Helferkonferenz statt, bei der die Hospizleitung, die Pflegeleitung, Angehörige, der Hausarzt und die koordinierende Schmerztherapeutin anwesend waren.

**Zwei Fallbeispiele mögen zur Verdeutlichung dienen:**
(1) Eine 50-jährige Patientin mit inoperablem Glioblastom IV° wurde wegen dauernder Pflegebedürftigkeit bei tumorbedingter Halbseitenlähmung frühzeitig im Hospiz aufgenommen. Es verblieben mehrere Wochen Zeit, um mit der anfangs geistig völlig orientierten Patientin in näheren Kontakt zu kommen und einen Bedarfsplan entsprechend dem Fortschreiten der Erkrankung zu entwickeln. Ihre größte Angst galt dem zu erwartenden Autonomieverlust und dem Unvermögen, zu kommunizieren. Nachdem Zeichen der beginnenden Aphasie erkennbar wurden, bat die Patientin um die Zusage, ihr bei völliger Kommunikationsunfähigkeit, aber erkennbarem Leidensdruck, ein friedliches Einschlafen zu ermöglichen. Mehrere Wochen später stellte sich eine komplette motorische Aphasie ein, die von der Patientin und ihrer Familie längere Zeit mit Würde und Gelassenheit ertragen wurde. Die bestehenden Kopfschmerzen ließen sich nach WHO III Stufenschema gut kontrollieren. Erst nachdem sich eine mit den herkömmlichen Schlafmitteln nicht behandelbare Schlaflosigkeit von mehr als vier Tagen und Nächten eingestellt hatte, war der Leidensdruck so groß, dass die Patientin nur noch anhaltend laut schreien konnte. Wir begannen eine vorübergehende Sedierung über 24 Stunden durch kontinuierliche Gabe von Midazolam, während der die Patientin entspannt schlief und auch ihre begleitenden Familienangehörigen Ruhe und etwas Erholung finden konnten. Nach Absetzen des Midazolam wachte die Patientin auf und zeigte über die nächsten Stunden deutliche Stresssymptomatik und Agitation. In der daraufhin anberaumten Helferkonferenz wurde eine Fortführung der Sedierung im Sinne des Wochen zuvor bei klarem Bewusstsein erklärten Patientenwillens beschlossen. Die Patientin verstarb nach zehn Tagen in Ruhe und Würde im Beisein ihrer Angehörigen.

(2) Ein 52-jähriger Patient, der seit mehreren Jahren an einem fortgeschrittenen Rektumkarzinom erkrankt war, war lange unter hohen Morphindosen (bis 3 g Tagesdosis) und Koanalgetikagaben gut symptomkontrolliert. Bei zunehmender Tumorinfiltration des Plexus sacralis und des Rückenmarks konnte er bei seinem letzten Krankenhausaufenthalt nur auf der rechten Seite einigermaßen schmerzreduziert liegen, den Blick ständig auf den Heizkörper an der Zimmerwand gerichtet. Seine Ehefrau, die mit der Situation schlecht umgehen konnte und zudem berufstätig war, entzog sich der Begleitung weitgehend. Der Patient entwickelte eine schwere agitierte Psychose, der mit der Einleitung einer dauerhaften Sedierung begegnet wurde. Nach der Aufnahme ins Hospiz wurde die Schmerztherapie neu überdacht und eine kontinuierliche Periduralanästhesie bei gleichzeitiger schrittweiser Reduktion der Morphingaben und der Sedierung begonnen. Nach einer Woche erlangte der Patient sein volles Bewusstsein wieder, erhielt nun regelmäßig Besuch von seiner Ehefrau und verstarb sechs Wochen später in deren Beisein ohne jegliche Sedierung.

## BEHANDLUNGSABBRUCH

Die Frage des Behandlungsabbruchs kann beim autonomen, bewusstseinsklaren Patienten mit ihm diskutiert und letztlich von ihm selbst bestimmt werden. Besondere Schwierigkeiten ergeben sich dann, wenn der Patient nicht mehr zu seinem Willen befragt werden kann. Am 17.03.2003 hat der *Zivilsenat des Bundesgerichtshofes* folgende *Entscheidung* getroffen: »Ist ein Patient einwilligungsunfähig und hat sein Grundleiden einen irreversiblen tödlichen Verlauf angenommen, so müssen lebenserhaltende oder -verlängernde Maßnahmen unterbleiben, wenn dies seinem zuvor – etwa in Form einer sog. Patientenverfügung – geäußerten Willen entspricht. Dies folgt aus der Würde des Menschen, die es gebietet, sein in einwilligungsfähigem Zustand ausgeübtes Selbstbestimmungsrecht auch dann noch zu respektieren, wenn er zu eigenverantwortlichem Entscheiden nicht mehr in der Lage ist. Nur wenn ein solcher Wille des Patienten nicht festgestellt werden kann, beurteilt sich die Zulässigkeit solcher Maßnahmen aus dem mutmaßlichen Willen des Patienten, der dann individuell – also aus dessen Lebensentscheidungen, Wertvorstellungen und Überzeugungen – zu ermitteln ist.«

Der Betreuer eines entscheidungsunfähigen Menschen muss zur Einstellung lebenserhaltender Maßnahmen die Zustimmung des Vormundschaftsgerichts einholen.

»Auch die Einwilligung in eine ärztlicherseits angebotene lebenserhaltende oder -verlängernde Maßnahme kann der Betreuer nur mit Zustimmung des Vormundschaftsgerichts wirksam verweigern. Für eine Einwilligung des Betreuers oder eine Zustimmung des Vormundschaftsgerichts sei allerdings kein Raum, wenn ärztlicherseits eine solche Behandlung oder Weiterbehandlung nicht angeboten werde, sei es, dass sie von vornherein medizinisch nicht indiziert, nicht mehr sinnvoll oder aus sonstigen Gründen nicht möglich sei«.

Literatur
Eberhard Aulbert/Detlev Zech: Lehrbuch der Palliativmedizin, Stuttgart 1997.
Eberhard Klaschik/Friedemann Nauck: Palliativmedizin heute, Berlin 1994.
Stein Husebø/Eberhard Klaschik: Palliativmedizin, Berlin 1998.
Eberhard Klaschik: Palliativmedizin Praxis, Bonn 2002.
Lukas Radbruch/Frank Elsner: Behandlung in der Terminalphase, in: Der Schmerz, (17/2003, Suppl. 1. Okt.).
Akademie für Ethik in der Medizin e.V.: Passive und indirekte Sterbehilfe – Empfehlungen, 6-2003.
Kurt W. Schmidt/Torsten Verrel: Sterbehilfe – kein Thema, Zeitschrift StK Sonderheft, Oberursel September 2003.
Bundesgerichtshof: Mitteilung der Pressestelle zum Beschluss vom 17.03.2003 bzw. 10.4.2003.

*Barbara Brokamp*

# Palliativpflege und Hospizpflege – leider oft noch ein Privileg!

*»Keine Angst, Frau Brokamp, mir geht es schon von Tag zu Tag schlechter, wir schaffen das schon!«*

So beendete eine Patientin das Gespräch mit mir.

Noch niemand hat es so direkt ausgedrückt, und doch gibt genau dieser Satz den Alltag im Hospiz wieder.

Im Hospiz geht es allen sichtbar immer schlechter und sie sterben nach Tagen bis Monaten.

## Was bedeutet der Begriff Palliativpflege/Hospizpflege?

Für die *Palliativmedizin* gibt es folgende Definitionen:

Weltgesundheitsorganisation (WHO):

»Palliativmedizin ist die aktive, ganzheitliche Behandlung von Patienten mit einer progredienten, weit fortgeschrittenen Erkrankung und einer begrenzten Lebenserwartung zu der Zeit, in der die Erkrankung nicht mehr auf kurative Behandlung anspricht und die Beherrschung der Schmerzen, anderer Krankheitsbeschwerden, psychologischer, sozialer und spiritueller Probleme höchste Priorität besitzt.«

Deutsche Gesellschaft für Palliativmedizin (DGP):

»Palliativmedizin ist die Behandlung von Patienten mit einer nicht heilbaren, progredienten und weit fortgeschrittenen Erkrankung mit begrenzter Lebenserwartung, für die das Hauptziel der Begleitung die Lebensqualität ist.«

Das Hauptmerkmal der *Hospizpflege/Palliativpflege* ist die Erhaltung bzw. Verbesserung der Lebensqualität!

Ich muss den Patienten als ganzen Menschen wahrnehmen! Nicht nur den Kranken pflegen, sondern den Menschen in seiner Ganzheit erkennen und umsorgen. Es geht um das Wohl jedes einzelnen Menschen. Es gilt, seine physischen, psychischen, sozialen und spirituellen Ressourcen und Probleme zu erkennen.

Als professionell Pflegende habe ich die fachliche Kompetenz und Sicherheit in Grundpflege, Behandlungspflege und Schmerztherapie. Mein Gegenüber, der Kranke, hat die natürliche Kompetenz richtig zu entscheiden, was für ihn selber richtig und gut ist, was ihm wohl tut! Deshalb darf ich keine Vorschriften erteilen, sondern dem Kranken nur beratend zur Seite stehen. Der Mensch wird mit einer Erkrankung nicht gleichzeitig inkompetent und hilflos:

> Ich komme am Morgen zum Hospiz und sehe schon von weitem Herrn X. wartend vor der Tür stehen, in der Hand ein Butterbrottäschchen.
> Er lässt sich gerade von seiner Tochter abholen in sein Büro, seine eigene Firma. Herr X. ist Patient im Hospiz.
> Nach mehreren Krankenhausaufenthalten war seine Firma heruntergewirtschaftet, das heißt, er stand nun mit hohen Schulden und Problemen da.
> »Ich möchte gerne noch so viel wie möglich retten!«
> Wir vom Pflegeteam hatten viele Vorbehalte und Bedenken. Z. B. fragten wir uns, wie er den Tag überhaupt durchstehen und seine Gedanken klar äußern kann. War er überhaupt noch verhandlungsfähig?

Wenn wir es auch nicht aussprachen, so hatten wir Herrn X. doch für hilflos erklärt. Ob er es ahnte? Eine Woche später ließ er sich entlassen und zog in ein Appartement seiner Firma.

Nach einigen Wochen dachten wir nicht mehr an Herrn X. Erst nach ca. vier Monaten meldete seine älteste Tochter ihn wieder an.

Diesmal kam er, um zu sterben. Er erzählte uns, dass er in den vergangenen Monaten noch viel Geld für seine Firma zurückgewinnen konnte.

Er allein hatte seine Kräfte richtig eingeschätzt. Wie gut, dass er die bedingungslose Unterstützung seiner Tochter hatte, wo wir »Profis« so falsch lagen.

Dies ist nur ein Beispiel dafür, dass *das Beste für den Patienten nur* mit dem Patienten und nicht am Patienten *erreicht werden kann*, nie über den Kopf des Patienten hinweg.

Was die Grundpflege, ja noch mehr die Behandlungspflege anbelangt, ist der kranke Mensch natürlich auf unsere Unterstützung und unsere Beratung angewiesen:

Frau X. hat man im Krankenhaus verboten aufzustehen. Durch ihre Krebserkrankung, ihre Metastase in der Wirbelsäule, kann es durch eine unglückliche Bewegung oder Fehlbelastung zu einer Querschnittslähmung kommen. Dann kann sie nicht mehr aufstehen. Sie tut es jetzt schon nicht mehr, wenn sie die Anordnung der Ärzte befolgt.

Was hat sie aber angesichts des Todes zu verlieren?

Wir ermutigen sie, mit unserer Hilfe aufzustehen, und nach acht Tagen geht sie selbstständig, mit Hilfe eines Rollators, zur Toilette. Sie ist glücklich, dieses kleine Stück Selbstständigkeit wiedererlangt zu haben.

Unter anderen Bedingungen, bei einer heilbaren Erkrankung, ist diese Aufforderung zur Mobilisation ein evtl. nicht wieder gut zu machender Fehler. Angesichts des Todes haben wir gut daran getan, Frau X. ein Stück Lebensqualität zurückzugeben. In zehn Jahren Hospizerfahrung habe ich noch nicht erlebt, dass ein Patient/in durch die Mobilisation eine Querschnittslähmung erlitten hat. Heutzutage weiß man sogar, dass es in dieser Situation ungünstiger ist, den Körper zu schonen. Die Instabilität der Wirbelkörper nimmt zu. Wenn nun die stützende, haltende Muskulatur durch die Schonhaltung im Liegen auch nicht mehr trainiert wird, ist die Gefahr der Querschnittslähmung größer.

Metastasen bei Krebserkrankungen können auch nach außen wachsen:

Bei Herrn X. wird die ganze rechte Schulter weggefressen.

Der verbliebene Teil der Schulter ist schwarz und stark riechend.

Es kann nicht mehr heilen. Das wissen wir, das weiß die Familie, das weiß der Patient.

Deshalb überlegen wir uns eine besondere Methode, diese Wunde zu verbinden.

Die Wunde wird nur einmal am Tag verbunden, um Herrn X. nicht ständig an seine Schulter zu erinnern und ihn nur einmal am Tag mit diesem, von ihm selber kommenden Gestank zu konfrontieren.

Um den Geruch zu bannen, benutzen wir spezielle Kompressen und decken die Wunde zuletzt mit einer Haushaltsfolie ab. Normalerweise eine unzulässige Methode.

Dies sind Beispiele dafür, dass für die Behandlung von Palliativ-, bzw. Hospizpatienten ganz spezielle Standards für die Behandlungspflege erarbeitet worden sind.

Auch in der Grundpflege (Grundversorgung) gibt es andere Prioritäten als bei der Versorgung von vorübergehend kranken Menschen. Der Kranke selber entscheidet, ob er seine Energie in die Grundpflege, z. B. das Duschen investieren möchte, oder lieber in ein Gespräch mit dem besten Freund. Schwer kranke Menschen und Sterbende sind oft sehr unruhig, wirken wie getrieben. Sie möchten so wenig wie möglich im Bett sein. Das heißt, sie werden auf ihren eigenen Wunsch hin auch oft am Tag aus dem Bett geholt oder getragen. Dies bedeutet viel körperliche Anstrengung für das Pflegepersonal. Die Pflege ist an den Wünschen der Sterbenden orientiert. Wer kennt nicht den Satz: »Die meisten Menschen sterben im Bett.« Und die meisten Menschen haben Angst davor. Meist vor dem Sterben und nicht vor dem Tod.

**Auf Palliativstationen und in Hospizen wird eine sehr individuelle Grund- und Behandlungspflege mit eigenen Standards durchgeführt, die immer an den Bedürfnissen der kranken Menschen orientiert ist.**

Zur Pflege gehören manchmal auch ganz ungewöhnliche Dinge. Insbesondere im Hospiz, dem letzten Lebensort der aufgenommenen Patienten.

Eines Tages steht Herr X. vor mir, seinen Bären im Arm. Der Bär liegt immer neben Herrn X. im Bett und hat ein eigenes Kissen. Er kennt die ganze Krankengeschichte von Herrn X., hat alles miterlebt.

Mit diesem Bären in der Hand steht er vor mir und sagt: »Ich gehe jetzt zur Reinigung und lasse meinen Bären reinigen.« Ich erkenne, dass dies eine genauso ernst zu nehmende Aussage ist, als wenn er über Schmerzen oder Sorgen um seine Ehefrau berichten würde. Die Ahnung, dass er in der Reinigung belächelt wird, vielleicht auch den Weg zurück ins Hospiz nicht findet, lässt mich den Versuch starten, ihn von diesem Unternehmen abzuhalten. Aber Herr X. unterbricht mich energisch und sagt: »Ich werde jeden Tag gewaschen, da kann es nicht sein, dass mein Bär schon drei Wochen neben mir liegt und schon zu ›müffeln‹ anfängt.« Ein nicht zu widerlegendes Argument. Wir einigen uns darauf, dass ich den Bären waschen darf und Herr X. ihn zwei Stunden später zurück haben würde. Alle andere Arbeit musste warten. Ich wusch den Bären und legte ihn zum Trocknen auf die Heizung. Herr X. aber fühlte sich verstanden und ernst genommen.

Als er nach einer Stunde nachsehen kam und seinen Bären auf der Heizung liegen sah, meinte er nur, »jetzt ist er schon auf der Sonnenbank.«

Angespannter reagierten wir alle im Team, als wir einen Patienten weder in seinem Zimmer noch sonst irgendwo in oder vor dem Haus fanden. Es gilt bei uns die Regel, dass jeder natürlich das Haus verlassen darf, sich aber vorher abmeldet.

Herr X. hatte aber Hirnmetastasen und konnte dadurch bedingt seine Kräfte und Möglichkeiten nicht mehr adäquat einschätzen, deshalb machten wir uns Sorgen. So wenig Herr X. oft die täglichen Dinge wie Waschen, Essen und Erzählen, selbstständig umsetzen konnte, so klar wusste er, dass er nach Hause wollte und dass wir versuchen würden, ihn davon abzuhalten. So packte er seine Sporttasche, nahm sein Bild unter den Arm und passte einen günstigen Zeitpunkt ab, um unauffällig das Haus zu verlassen. Bei dem warmen Sommerwetter fiel er in T-Shirt, Boxershorts und Sandalen nicht auf. Seine Ehefrau hatte ihn bei uns angemeldet, weil sie die Situation zu Hause nicht mehr ertragen und aushalten konnte. Auch dort lief er meist herum, zu jeder Tages- und Nachtzeit, verließ auch die Wohnung, wenn sie ihn nicht davon abhielt oder nur kurz einkaufen war. Somit hatte sie viel Verständnis für die Situation.

Unsere Aufsichtspflicht kann und darf nicht so weit gehen, dass wir Patienten an das Bett fixieren, sie ihrer Freiheit berauben.

Frau X. rief uns zwei Stunden später an, ihr Mann sei gut zu Hause angekommen. Da Herr X. etwas unsicher ging, hatte ihn ein junges Paar unterwegs angesprochen und gefragt, wo er hin müsse. Sie begleiteten ihn nach Hause. Dort blieb er nun auch.
Die Tochter konnte am nächsten Tag aus England kommen und mit der Mutter gemeinsam den Vater umsorgen. Nur vier Tage später starb er zu Hause.

So ist vieles im Hospiz möglich und manches, was machbar ist, ermöglichen wir auch. Es fängt mit den so wichtigen »Kleinigkeiten« an: Ist sowieso schon kein Appetit vorhanden, dann kann ich nicht mit einer großen Portion zu einer festen Zeit kommen. Bei uns im Hospiz kann man zu jeder Tages- und Nachtzeit essen. Wir versuchen auch die außergewöhnlichsten Mahlzeiten zu servieren. So sind z. B. Bratkartoffeln zum Abendessen sehr beliebt. Und wenn es nur zwei Bissen sind. Manchmal ist es uns mit Hilfe einer/s ehrenamtlichen Mitarbeiter/in auch möglich, noch schnell das gewünschte Essen einzukaufen (z. B. Pommes frites oder einen Bismarckhering).

Wenn ein Patient noch einmal nach Hause möchte, um etwas zu regeln oder um einfach noch einmal dort zu sein, so ist dies auch in Begleitung einer/s hauptamtlichen und ehrenamtlichen Mitarbeiter/in möglich. Wichtig ist, nicht zu weit in die Zukunft zu planen. Nächste Woche kann es schon zu spät oder nicht mehr möglich sein.

Ein geborener Düsseldorfer kam 14 Tage vor dem Rosenmontagszug zu uns ins Hospiz. Der Rosenmontag ist für ihn ein wichtiger Tag, ein Feiertag. Nachdem er erlebte, was im Hospiz möglich ist, sprach er nur noch von seinem Wunsch, den Rosenmontagszug sehen zu können. Fünf Tage vorher stand fest, wer aus dem Team ihn, im Rollstuhl sitzend, zum Rosenmontagszug begleiten würde. Er hat den Zug leider nicht mehr erlebt. Zwei Tage vorher ist er gestorben. Trotzdem hat sich die Planung gelohnt. Herr X. hat mit so viel Begeisterung erzählt, dass er in seiner Erinnerung, seinen Erzählungen noch einmal richtig Karneval gefeiert hat.

Dies zeigt, wie wichtig die Planung, die Hoffnung ist. Planen entgegen all unsrer Erfahrung und scheinbarem Wissen von machbar, erlebbar und nicht machbar, nicht erlebbar. Wie oft hat uns ein/e Patient/in schon gelehrt, was der Wille zu schaffen vermag. Wichtig aber ist nicht nur die Umsorgung der Patienten. *Ebenso wichtig ist die Einbeziehung und auch Umsorgung der Familie und der Freunde.*
Die Angehörigen sind oft viel verzweifelter als der Patient. Sie fühlen sich oft hilflos. Es gibt so viele Veränderungen und Fragen für sie. Manchmal bricht die gewohnte Familienstruktur zusammen, die gewohnte Rollenverteilung in der Familie ist gestört:
»Wie kann es nun weitergehen, organisatorisch und finanziell? Was kann ich tun? Was darf ich tun oder was darf ich nicht tun?«
Aber auch die Frage, »Was bin ich bereit zu tun? Darf ich in dieser Situation auch noch an mich denken? Warum tut er/sie mir das an?« Immer wieder die Frage, »Wer hat Schuld, dass es ihm/ihr so schlecht geht?«
Viele verzweifelte Fragen. Es ist wichtig, dass Angehörige alle Fragen laut äußern können. Es gibt Fragen, die sich ganz leicht klären lassen. Es gibt auch Fragen, die offen bleiben. Für uns Pflegende ist es wichtig, sie richtig zuzuordnen und auch nicht alle Fragen persönlich zu nehmen:

Die Ehefrau von Herrn X. steht mit vorwurfsvollem Gesicht vor mir.

»Immer muss ich meinem Mann selber das Essen reichen. Sie haben doch gesagt, dass sie mich entlasten wollen. Aber jeden Tag, wenn ich komme, hat er noch nichts zu essen gehabt!« Natürlich kann ich auf den vordergründigen Vorwurf eingehen, dass ich mich nicht genug um den Ehemann von Frau X. kümmere, ihm nichts zu essen reiche. Ich kann unsere vergeblichen Versuche aufzählen, ihrem Ehemann ein Essen nach Wahl anzubieten.

Es ist aber sicher angemessener, wenn ich auf die Hilflosigkeit der Frau eingehe. Wenn ich auf die unausgesprochenen Sätze reagiere.

»Es darf doch nicht sein, dass es meinem Mann jeden Tag schlechter geht. Dafür muss es doch einen Grund geben. Ich will, dass es dafür einen veränderbaren Grund gibt. Wenn er mehr essen würde, dann würde er kräftiger, es würde ihm besser gehen. Also sind die Pflegekräfte schuldig! Sie müssen meinem Mann mehr zu essen geben.«

Der entscheidende Satz heißt: »Es *darf* meinem Mann nicht immer schlechter gehen!« Frau X. kann diese Situation nicht aushalten, sie muss tatenlos, machtlos mit ansehen, dass es ihrem Mann jeden Tag schlechter geht. Sie kann an seinem Zustand, seinem Sterben nichts ändern.

Die Ehefrau, die Angehörigen und Freunde brauchen sehr viel Zuwendung und oft mehr Aufmerksamkeit als der Kranke, der sterbende Mensch.

Viele Angehörige halten es nicht aus, *nur* still und ohnmächtig am Bett zu sitzen. Sie müssen aktiv etwas tun. Welche Möglichkeiten gibt es? Was tut den Angehörigen und den Kranken gut?

Sie können kleinste Mahlzeiten reichen, z. B. einen Eierbecher voll Suppe; ein kleines Eis; gefrorenen Orangensaft oder auch gefrorenen Whisky, für die Mundschleimhaut sind gefrorene Ananasstücke sehr gut; eiskalte Getränke wie z. B. Cola (bekömmlich und mit vielen Kalorien).

Sie können alte Gewohnheiten pflegen und beibehalten: Mit Freunden gemeinsam essen und trinken, im Zimmer, ohne den Patienten selber zum Essen aufzufordern; den Fernseher einschalten, wenn zu Hause auch meist der Fernseher an ist; nicht über seine Krankheit und seinen Zustand sprechen, wenn er es immer schon gehasst hat, damit unnötig konfrontiert zu werden.

Evtl. tut eine Fußmassage gut. Sie muss nicht professionell ausgeführt sein, nur ruhig und bestimmt

Es kann auch richtig sein, gemeinsam zu weinen. Kranke müssen mit den täglichen Veränderungen und Verlusten fertig werden, und auch Angehörige haben jeden Tag ein Stück Trauerarbeit zu leisten

Vielleicht ist es gut nur still da zu sein. Das ist oft die größte Herausforderung und bedarf einer guten Selbsteinschätzung der eigenen Belastbarkeit. Es ist wichtig, dass sich jeder Pausen und Auszeiten nimmt und zugesteht. Die ständige Anwesenheit kann es dem Sterbenden auch schwer machen zu sterben. Er fühlt sich evtl. gehalten und kann nicht sterben, obwohl das Leben zu mühsam geworden ist.

Die letzte Lebensstrecke vor dem Tod muss jeder Mensch alleine gehen.

Einbeziehung von Familie und Freunden heißt nicht Anleitung in die Pflege und Versorgung des Kranken. Dies kann es im Einzelfall bedeuten, ist aber nicht die Regel und darf nicht von Ärzten oder Institutionen eingefordert werden. Leider geht der Trend wieder dahin zurück, das insbesondere von Ehefrauen zu erwarten.

Partnerschaft, Lebensgemeinschaft ist in unserer Gesellschaft nicht gleichzusetzen mit der Versorgung und Pflege in allen Krisensituationen. Möchte ich meinen Partner pflegen? Ohne Professionalität und zusätzlich zu meinem Schmerz den Partner zu verlieren, ihn so verändert, fremd zu erleben?

Möchte ich als Kranke von meinem Partner gepflegt, schlimmstenfalls »gewindelt« werden? Automatisch in die Rolle der Hilflosen, der Abhängigen gedrängt werden? Diese Entscheidungen sind von beiden, der Kranken und dem Versorgenden, zu treffen. Vielleicht kann es auch nicht sofort eine Entscheidung für den ganzen Krankheitsverlauf sein. Viele Möglichkeiten und Fragen entwickeln sich erst im Laufe einer Begleitung. Einbeziehung von Familie und Freunden heißt auf jeden Fall, auf Veränderungen und mögliche Krisensituationen aufmerksam zu machen und sie zu erklären. Z. B. veränderte Atemtypen und Atemgeräusche in der akuten Sterbephase. Damit kann ich den Angehörigen ein Stück Sicherheit geben und ihnen helfen, die Situation auszuhalten.

Jetzt habe ich viel zu den krankheitsbedingten Veränderungen geschrieben. Wichtig zu wissen für die Angehörigen und für die Pflegenden.

Mindestens genauso wichtig ist es aber, neben dem Krankheitsbild auch das Lebensbild zu kennen.

Der Kranke möchte nicht als Kranker, sondern als Mensch, als Herr oder Frau XY mein gleichwertiges Gegenüber, mein Gesprächspartner sein. Dafür ist es ganz wichtig, dass das Team nicht nur aus Ärzten und Pflegenden besteht. Zum interdisziplinären Team gehören viele Berufsgruppen. Vom Physiotherapeuten bis zum Seelsorger, vom Psychologen bis zur Motopädin und vor allem die ehrenamtlichen Mitarbeiter/innen mit ihren Kenntnissen, Fähigkeiten und ihrer Lebenserfahrung. Nur in dieser Vielfältigkeit von Mitarbeiter/innen können wir den genauso vielfältigen Menschen gerecht werden und die unterschiedlichen Seiten der kranken Menschen erfassen. *Ein regelmäßiger Austausch im interdisziplinären Team sichert die Erstellung des Lebensbildes.* Es ist wichtig, dass der Patient mir seine Lebensgeschichte erzählen kann, wenn er es möchte. Oft unterscheidet sie sich von den Erzählungen seiner Angehörigen und zeigt eine andere Sichtweise. Ist der Patient nicht in der Lage, uns einen kleinen Einblick in sein Leben zu geben, dann ist es umso wichtiger, viele unterschiedliche Eindrücke von vielen Menschen aus seiner Umgebung mit unterschiedlichen Sichtweisen zu bekommen. Aus vielen kleinen Mosaiksteinen versuchen wir, ein Bild zu erstellen – das Lebensbild.

Dafür muss es einen besonderen Zeitrahmen geben. Damit viele aus den unterschiedlichen Berufsgruppen daran teilnehmen können, wenn möglich und nötig – auch die Angehörigen.

Was aber passiert, wenn der Patient sich nicht mehr äußern kann? Können wir dann so handeln, wie wir es für richtig halten?

Was ist dann richtig? Jeder aus dem Team würde etwas anderes als richtig benennen, sogar bei einigen medizinischen Fragen.

Z. B. bei der Frage, ob der Patient eine Infusion braucht, wenn er nicht mehr trinken kann. Spontan würde jeder so entscheiden, wie er selbst zum derzeitigen Zeitpunkt für sich entscheiden würde. Schnell wird eine persönliche Entscheidung auf den Patienten, der sich nicht äußern kann, übertragen. Um solche Übertragungen zu vermeiden, muss ich den Kranken sehr gut beobachten und versuchen, viele Informationen über den Patienten, seine Lebensweise und seine Lebenseinstellung von Angehörigen und/oder Freunden zu erhalten.

Es muss eine *Helferkonferenz* zu diesem Patienten stattfinden.

In diesem konkreten Fall heißt das, es treffen sich möglichst viele der unterschiedlichen Berufsgruppen und für den Patienten Verantwortliche. So z. B. Angehörige, Hospizleitung, Arzt und/oder Hausarzt, Pflegedienstleitung, betreuende Pflegekraft, evtl. Physiotherapeut und/oder Motopädin, evtl. Seelsorger, evtl. ehrenamtliche Mitarbeiter.

Diese große Runde ist notwendig, wenn der Patient sich nicht früher einmal zu diesem Thema gegenüber seinen Angehörigen oder seinem Arzt klar geäußert hat.

Es müssen nun Eindrücke gesammelt werden: Saugt der Kranke an den Mundpflegetupfern, mit denen seine Mundschleimhaut angefeuchtet wird? Oder aber presst er die Lippen bei dem Versuch der Mundpflege fest zusammen? Wie waren seine Trinkgewohnheiten in gesunden Zeiten? Kann er die zugeführte Flüssigkeit aufnehmen und verwerten oder sind Ödeme vorhanden, Flüssigkeitsansammlungen in den Beinen, Armen, Bauch oder Lunge?

Sind wir uns alle im Team einig, wie weit fortgeschritten die Erkrankung ist? Usw.

Nur wenn alle Fragen gut bedacht und gemeinsam beantwortet sind, kann ich sagen, dass wir im mutmaßlichen Sinne des Patienten handeln. Das heißt:

### Der Patient spricht nicht mehr und ist doch handlungsweisend!

Dies gilt natürlich für viele Dinge des alltäglichen Lebens. Manche Fragen lassen sich auch schneller und weniger zeitaufwändig beantworten. Fragen nach der Familie, der Bezugsperson, evtl. der Betreuung, dem Beruf, den Interessen, den Urlauben, den Vorlieben, wie Düften, Rauchen, Musik, Essen, Trinken, Pflanzen, Friseur, Fenster auf/zu, dem Umgang mit Kommunikationsmitteln (Radio, Fernseher, Computer). So nähern wir uns wieder dem Lebensbild des Patienten. *Das Lebensbild leitet uns auch, wenn der Patient verstorben ist. Die Pflege geht über den Tod hinaus.*

In Absprache mit den Angehörigen oder entsprechend unserer Kenntnisse des Lebensbildes wird der Tote gewaschen, gekleidet und frisiert. Der Verstorbene bleibt im Zimmer, umgeben von den Dingen der letzten Stunden und Tage. Die Familie, die Angehörigen haben Zeit, sich von dem Verstorbenen zu verabschieden.

Es gehört auch mit zur Pflege des Patienten, dass eine Pflegekraft dabei ist, wenn der verstorbene Patient in den Sarg gebettet wird.

Oft kommen noch persönliche Dinge mit in den Sarg, wie die Lieblingsdecke, ein Tuch, ein Rosenkranz oder ein Bild.

All diese Erläuterungen und Beispiele zeigen, dass es möglich ist, Kranke und Sterbende umfassend zu umsorgen, sie als ganze Menschen zu betrachten und ihre Würde in jeder Lebensphase zu achten. Selbstverständlich soll dies für jede Lebenssituation gelten. Es gilt, die Kranken zu unterstützen, sie aber nicht ihrer Persönlichkeit und ihres Rechtes auf Selbstbestimmung zu berauben.

Im oft überlasteten Alltag von Pflegeheimen und Krankenhäusern vermisse ich leider diesen, ja ich möchte es einfach einmal »menschlichen Umgang« nennen. Ich vermisse oft den menschlichen Umgang mit den Kranken, Alten und Behinderten in unserer Gesellschaft. Gerade weil ich täglich erfahre, wie gute Pflege aussehen kann und was alles mit zu einer solchen guten Pflege gehört, habe ich diese provokative Überschrift gewählt:

Palliativpflege/Hospizpflege – leider oft noch ein Privileg!

Ich weiß, dass das auch etwas zu tun hat mit den Stellenschlüsseln und der Anzahl von Fachkräften in den unterschiedlichsten Einrichtungen. Dennoch, wir könnten auch unserem eigenen Altern und Sterben gelassener entgegensehen, wenn unsere Gesellschaft sich bemühen würde, diesen Satz zu widerlegen.

# Orte und Wege der Begleitung 8

*Hans Helmut Gruenagel und Thomas Carus*

## Sterben, Tod und Trauer –
## Bedeutung für den Arzt heute

Der fulminante Entwicklungsschub in der naturwissenschaftlich orientierten Medizin kann zu einer Dissoziation zwischen dem hohen Niveau vielfältiger Therapiemöglichkeiten und der notwendigen Befriedigung menschlicher Bedürfnisse im weitesten Sinn führen. Das heißt, dass hier der Arzt Gefahr läuft, der Faszination seiner therapeutischen Möglichkeiten nachzugeben und dabei der Aufgabe der ganzheitlichen Begegnungssituation mit seinem Patienten nicht mehr in ausreichendem Maß gerecht zu werden. Dies gilt besonders für die Ereignisse von Sterben, Tod und Trauer, die jederzeit eintreten können. Sie haben einen deutlichen Aufforderungscharakter und verlangen daher vom Leistungserbringer gerade in unserer Zeit hochtechnischer Perfektion eine subtile Beachtung und einen professionell geschulten Umgang.

Eine Übersicht über die im Krankenhaus vorkommenden Todesfälle zeigt, dass man ungeachtet ihrer prozentual geringen Zahl in der täglichen Arbeit ständig mit allmählich sich entwickelnden oder akut einsetzenden Sterbevorgängen zu rechnen hat. Empathie gegenüber Patienten und Angehörigen in dieser Situation des Ausgeliefertseins hinsichtlich Sterben und Tod hat hier höchste Priorität.

Wenngleich die Einsicht in den Zeitpunkt der letzten Stunde (»ultima latet«) in fast allen Fällen verborgen bleibt, so ist, abgesehen von schlagartig eingetretenem Exitus, der höchst unterschiedlich lange bzw. kurze Weg dorthin mehr oder weniger erkennbar. Dieser oft beschwerliche Weg bis zum Tod ist meist mehr angstbeladen als der Tod selbst. Dies gilt für den Patienten selbst wie für seine Umgebung gleichermaßen. Da ist zuerst die Angst vor sozialer Isolation. Der soziale Tod kann dem körperlichen Ende weit vorausgehen und dieses auch beschleunigen. Deshalb müssen chronisch und unheilbar Kranke sozial integriert bleiben.

Voraussetzung der Begleitung eines Sterbenden ist neben der Zuwendung eine adäquate Schmerztherapie. Das heißt, dass die schmerzfreie Zeit von Dauer ist und nicht vom Wiederauftreten der Schmerzen unterbrochen wird. Respirations- oder Passageschwierigkeiten machen oft palliative Eingriffe unumgänglich erforderlich (vgl. die Beiträge von R. Held-Hildebrandt und U. Moning in diesem Buch).

Bei teilweiser oder ganz erhaltener Erlebnis- und Kommunikationsfähigkeit ist eine kontinuierliche Begleitung notwendig. Angehörige sollen, wenn der Patient dem zustimmt, zeit- und inhaltsgleich über den Zustand informiert werden. Gespräche mit Sterbenden sind von höchstem Schwierigkeitsgrad. Sie sind eher wortarm als aufklärerisch und müssen behutsam geführt und der jeweiligen Situation angepasst werden. Die Kommunikation vollzieht sich verbal oder nonverbal, mit oder ohne Körperkontakt, aber immer unter Einschluss der Körpersprache. Hier seien die Überlegungen wiedergegeben, die F. Salomon kürzlich in seinem Beitrag »Wahrheit vermitteln am Krankenbett« in Tabellenform aufgeführt hat und die man vor einer Mitteilung an den Kranken anstellen soll. Sie lauten:

- Was weiß er bereits?
- Was kann ich ihm zumuten?
- In welcher Verfassung befindet er sich jetzt?
- Was fürchtet er?
- Was hofft er?
- Welche Begriffe versteht er?
- Bin ich geeignet, ihm das zu sagen, was gesagt werden soll?

Mit Furcht erregenden Ausdrücken wie Krebs und Metastasen soll man sparsam umgehen. Man muss lernen, welche Botschaft in einer Rede steckt und dass gelegentlich psychisch eine doppelte Buchführung besteht. Hier geht es um den Mut, mit dem Sterbenden über alles zu reden, worüber er reden will. Dazu gehören die Gefühle der Unsicherheit, der Angst, der Auflehnung, der Traurigkeit, der Hoffnung und der Vereinsamung, mit denen er ohne Beistand nur mühsam oder gar nicht zurechtkommt. Der Wunsch nach einer erlösenden Spritze ist oft als Hilferuf nach besserer Begleitung zu verstehen. Die Kunst der Gesprächsführung soll die Hoffnung stets erhalten, weil sie vielleicht der Stoff ist, aus dem unsere Seele gemacht ist (Marcel), und sie soll mit dem Feingefühl der Kompetenzgrenze gekoppelt sein, um Fehleinschätzungen zu vermeiden. Man muss ein Problem gegebenenfalls auch an jeweils kompetentere Begleiter aus dem karitativen Team abgeben können. Zu diesem Team gehören alle im Krankenhaus Tätigen, die Pflegenden, die Angehörigen, der Theologe, der Hausarzt. Denn Sterbebegleitung ist keine speziell ärztliche Aufgabe. Die Art der Kommunikation und ihr zeitlicher Ablauf sollten aber möglichst von ärztlicher Seite initiiert, vermittelt und begleitet werden. Denn hier liegt die Kompetenz, wenn therapeutische Maßnahmen angehalten werden, die Palliativmedizin in den Vordergrund rückt und es um die weitere Führung geht. Salomon hat auch für das karitative Team einige Fragen aufgeführt, die von jedem Mitglied des karitativen Teams für den Umgang mit dem schwer kranken und bedrohten Menschen beachtet werden sollten. Sie lauten:

- Welche Erkrankung hat der Patient?
- Was weiß der Patient?
- Was soll er wissen?
- Was wurde bisher mit ihm gemacht?
- Was ist geplant?
- Was soll nicht mehr getan werden?
- Welche Risiken gibt es?
- Was ängstigt ihn?
- Was freut ihn?
- Welche Hilfen braucht er?
- Welche Gewohnheiten hat er?
- Was gibt ihm Halt und Hoffnung?
- Was wissen die Angehörigen?
- Was sollten sie wissen?

Für den anzustrebenden Informationsgleichstand sind regelmäßige Teamgespräche besonders hilfreich.

Der zunehmenden Entwicklung gesellschaftlicher Werte in Richtung auf eine allgemeine Individualisierung (Schibilsky) muss Rechnung getragen werden. So ist der Wille des Patienten (voluntas aegroti) über den alten Grundsatz des salus aegroti zu stellen. Von daher ist auch zu verstehen, dass Patientenverfügungen bezüglich bestimmter Behandlungsmaßnahmen zunehmendes Interesse finden. Stimmen sie mit der jeweiligen Krankheitssituation überein, dann ist der Umgang damit unproblematisch. Ist eine Patientenverfügung mit der jeweiligen Krankheitssituation und erforderlichen Palliativmaßnahmen unvereinbar, bedarf es in der Gesprächsführung verantwortungsvoller Hinwendung zum Kranken und zu seinen Angehörigen. Dies gilt in gleicher Weise bei Bewusstlosigkeit, wenn es darum geht, den mutmaßlichen oder zuvor geäußerten Willen des Patienten zu ergründen und entsprechend zu handeln. Eine ärztlich gebotene schmerzlindernde Medikation bei einem sterbenden Patienten kann sogar den Eintritt des Todes begünstigen und ist dann als eine in Kauf zu nehmende unvermeidbare Nebenfolge hinzunehmen (Weber/Kutzer). Bei all diesen Überlegungen stehen aber die Grundsätze »salus aegroti suprema lex« und »primum nil nocere« weiterhin über den juristisch beeinflussten und zu beachtenden Vorschriften.

Die Einübung in das Denken und das praktische Tun, die Würde des Patienten beim Sterben zu bewahren und ihn zu begleiten, ist ganz wesentlich von Dame Dr. Cecily Saunders und ihrem Wirken ausgegangen. Dies ist mittlerweile in einer gemeinsamen Anstrengung aller Beteiligten in unseren Krankenhausbetrieb gut integriert. Die Hospizidee, in England wieder aufgenommen und weiterentwickelt, hat so auch bei uns zu einer neuen Kultur im Umgang mit Sterben und Tod geführt.

## Literatur

Hans Helmut Gruenagel: Medizin und Pflege im evangelischen Krankenhaus. Die Sicht des Arztes. In: Die Diakonieschwester (69/1973), S. 118–119.

Hans Helmut Gruenagel: Sterben – aktives und passives Erlebnis. In: Chirurgisches Handeln, Stuttgart 1989, S. 79–85.

Gabriel Marcel: Homo viator. Philosophie der Hoffnung, Düsseldorf 1949.

Fred Salomon: Wahrheit vermitteln am Krankenbett. In: DMW (128/2003), S. 1307–1310.

Cecily Saunders: The evolution of the hospices, in: The History of the management of pain, ed. by Mann, R.D., Parthenon, Lancs. 1988, S. 167–178.

Michael Schibilsky: Ethik als Diakonie – eine notwendige Dienstleistung für die Gesellschaft. In: Diakonie (7/1998), S. 86–89.

Martin Weber/Klaus Kutzer: Ethische Entscheidungen am Ende des Lebens. Grundsätze, Unsicherheiten, Perspektiven. In: DMW (127/2003), S. 2689–2693.

*Kurt Gillhausen*

# Hausärztliche Betreuung todkranker Menschen

## EINLEITUNG

Aus der Sicht eines niedergelassenen Allgemeinmediziners, der eng sowohl mit einem stationären Hospiz, als auch einem ambulanten Hospizpflegedienst zusammenarbeitet, stellt sich immer wieder die Frage, welche Gründe es sein mögen, die viele Hausärzte dazu führen, ihre qualifizierte ärztliche Begleitung nicht oder nur mit größter Zurückhaltung und Scheu auf todkranke Menschen auszudehnen.

Allzu oft ist zu erleben, dass solche Patienten letztlich in Krankenhäuser eingeliefert werden oder die hausärztliche Behandlung mit der Aufnahme in einem Hospiz/-dienst abgegeben wird.

In vielen persönlichen Kollegengesprächen haben sich zwei wesentliche Ablehnungspole herauskristallisiert:

### »Ich kann das nicht!«

Diese Gruppe fühlt sich unsicher. Die Sorge besteht vor unzureichender Kenntnis der Behandlungsmöglichkeiten, den Ansprüchen des Patienten und der Angehörigen, der eigenen Machtlosigkeit gegenüber dem Sterben und manchen damit verbundenen Symptomen. Diese Unsicherheiten haben auch mit der ungewohnt neuen Rolle des Arztes in dieser Situation, nicht mehr als *Heiler*, sondern als *lindernder Begleiter* zu tun und somit einer Identifikationserweiterung des ärztlichen Handelns, die wir aus der üblichen und übernommenen täglichen Erwartungshaltung in der Sprechstunde nicht gewohnt sind.

### »Ich will das nicht!«

Diese Gruppe hat, im einfachsten Falle, Sorge vor Budgetüberschreitungen, pausenloser Präsenzpflicht oder dem zeitlichen Aufwand. Im weitaus komplizierteren Fall bestehen Ängste vor dem Umgang mit Sterbenden, die an den eigenen Tod mahnen, mit dem sich auch viele Ärzte noch nicht beschäftigen wollen. Neben solchen Ängsten spielt die für manche inakzeptable eigene Ohnmacht gegenüber der Unvermeidlichkeit des Todes und dem damit verbundenen Versagen der üblicherweise definierten Ziele ärztlicher Heilkunst eine wesentliche Rolle.

Beide Gruppen, die sich natürlich häufig überschneiden, können durch grundlegende Strukturierungen – der eigenen wie auch Gruppenstrukturen – in die Lage versetzt werden, Todkranke innerhalb der persönlichen Grenzen qualifiziert und für alle Seiten befriedigend zu begleiten.

In einem *multimodalen Betreuungskonzept* für ein Sterben zu Hause besetzt der Hausarzt eine von mehreren Rollen.

Allerdings ist die qualifizierte Erfüllung dieser Rolle eine sine qua non, da die meisten terminalen Krankenhauseinweisungen auf Grund ambulant scheinbar nicht beherrschbarer medizinischer Probleme, wie Schmerzen oder anderer Symptome (Aszites, Dyspnoe, Röcheln o. a.), erfolgen.

Weitere wesentliche Rollen werden durch die Angehörigen, einen geeigneten Pflegedienst, Physiotherapeuten, Seelsorger, Psychotherapeuten und, wenn notwendig, andere Ärzte (Onkologen, Radiologen, Urologen etc.) besetzt.

## ENTSCHEIDUNG

Was kann ein Hausarzt tun, dem in der Sprechstunde oder beim Hausbesuch ein Patient mit infauster Prognose und überschaubarer Lebenserwartung begegnet, um ein einsames Sterben in einem Krankenhaus zu vermeiden?

Es ist unerlässlich, zu Beginn der Begleitung die *Wünsche* des Patienten deutlich zu erfragen und *Möglichkeiten* anzubieten. Sehr häufig haben Patienten und Angehörige kaum Vorstellungen über die *vorhandenen Optionen* und daher sollten diese frühzeitig bekannt gemacht werden: möchte der Patient grundsätzlich zu Hause bleiben; wünscht er bei medizinischen Problemen stationäre Behandlung; kann eine Aufnahme in einem Hospiz Versorgungsprobleme beseitigen oder eine vorhandene familiäre Problematik umgehen?

Die grundsätzlichen Wünsche des Patienten diesbezüglich stellen die erste und wichtigste Ebene für den Patienten und den Verlauf der weiteren Begleitung dar und sollten daher möglichst spontan erfragt werden, damit keine äußeren Umstände wie Machbarkeit, die Bereitschaft der Angehörigen, finanzielle Überlegungen, Ängste o. Ä. miteinfließen können.

Der nächste Satz des Patienten oder der eventuell anwesenden Angehörigen wird ziemlich sicher mit »Aber …« beginnen und irgendeinen äußeren Umstand aufgreifen, der in Erwägung gezogen werden sollte.

Diese Umstände sind sicher wichtig, beziehen sich aber auf die zweite Ebene, die der möglichen Umsetzung.

Es kann nicht genug betont werden, die erste Ebene von Seiten des Hausarztes konsequent zu klären, um im weiteren Verlauf die Wünsche des Patienten und nicht die des Umfeldes (Angehörige, Pflegedienst etc.) in den Vordergrund zu stellen. Mit diesem Vorgehen stellt sich der Hausarzt eindeutig primär als der Verbündete des Patienten dar.

Im weiteren Gespräch auf der zweiten Ebene kann diese potenziell konfrontative Haltung gegenüber dem Umfeld durch eine freundlich zugewandte und informative Gesprächsführung entschärft und in eine produktive Zusammenarbeit geführt werden. Die vielen individuell und spontan auftauchenden Probleme, wie Wohnumstände, Hausbesuche, Versorgung, Präsenz etc., können nach und nach besprochen und geklärt werden, sodass sowohl der Patient als auch die Angehörigen eine positive Haltung entwickeln können.

## VORAUSSETZUNGEN

### Hausarzt

Ein *Hausarzt* sollte *Hausbesuche* machen. Diese an sich selbstverständliche Aussage scheint heute, zumindest in Ballungsgebieten, nicht mehr zwangsläufig zu gelten. So ist der häufigste Grund, warum neue Patienten ausschließlich zur Sterbebegleitung bei mir vorstellig werden, die Tatsache, dass der bisherige Hausarzt keine Hausbesuche durchführt.

Hierbei spielt vermutlich auch die Sorge, über die Maßen viele Hausbesuche, auch nachts und an den Wochenenden, leisten zu müssen, eine wesentliche Rolle. Dieser Sorge kann weitgehend durch eine *auf viele Eventualitäten gezielte Beratung* des Patienten, der Angehörigen und des Pflegedienstes, sowie einen *schriftlichen Behandlungsplan* mit Dauer- und Bedarfs-medikation begegnet werden.

Diese Maßnahmen haben dazu geführt, dass sich die Anzahl unerwarteter Hausbesuche in meiner Praxis auf ein Minimum beschränkt.

Die medikamentöse Therapie in der Sterbebegleitung besteht in der *Symptomkontrolle* (Angst, Depressionen, Unruhe, Dyspnoe, Verschleimung, Ödeme etc.) und sehr häufig, na-hezu obligat bei Tumorpatienten, einer *Schmerztherapie*. Auf diese Themenbereiche wird in einem anderen Kapitel dieses Buches dezidiert eingegangen, mit entsprechenden praktischen Handlungsempfehlungen.[1] Eine wesentliche Hilfe bei schwierigen Problemen kann die Kon-taktierung eines palliativmedizinischen Konsiliardienstes oder einer palliativmedizinischen Einrichtung sein. Dort wird gerne mit Rat geholfen. Die Telefonnummer einer solchen Ein-richtung sollte immer im Handy gespeichert sein.

Des Weiteren sollte der Hausarzt über eine Palette an unterstützenden Kontakten verfü-gen, z. B. Physiotherapeuten, Psychotherapeuten, Spezialisten, die nach eigenen Erfahrun-gen bereit sind, sich in ein solches Betreuungskonzept einbinden zu lassen.

## Pflegedienst

Eine für alle Seiten zufrieden stellende Begleitung Todkranker steht und fällt mit der medi-zinischen, pflegerischen und sozialen Kompetenz des beauftragten Pflegedienstes!

In aller Interesse, nicht zuletzt dem der eigenen Zeit und Energie, sollte möglichst ein Pal-liativpflegedienst oder ambulantes Hospiz ausgewählt werden. Nur durch deren qualifizier-tes und erfahrenes Personal kann eine suffiziente Pflege durchgehend gewährleistet werden. »Ausreißer« in einem Pflegedienst dürfen einem Menschen, der seine letzte Lebensphase durchlebt, nicht zugemutet werden.

Die eigenen hervorragenden Erfahrungen in der Zusammenarbeit mit dem Ambulanten Hospiz am Evangelischen Krankenhaus in Düsseldorf können gar nicht hoch genug bewer-tet werden. In den vielen Fällen der gemeinsamen Begleitung Sterbender hat sich die fach-lich exzellente und zugleich liebevolle Pflege dieser Menschen immer als tragende Säule er-wiesen.

## Angehörige

Durch den Rückgang der familiären und räumlichen Bindungen gestaltet sich der Umgang mit Angehörigen Sterbender nicht selten problematisch und sehr vielschichtig. In einer sol-chen extremen und endgültigen Situation wird der Hausarzt immer wieder mit einer über-raschenden Familiendynamik konfrontiert, sowohl positiv wie auch negativ. Hier zeigen sich die sehr unterschiedlichen Belastbarkeitsgrenzen der einzelnen Angehörigen auf, welche na-türlich einen erheblichen Einfluss auf die praktische Begleitung haben, aber auch auf den psychischen Zustand des Patienten.

Im Verlauf einer solchen Familiendynamik tritt häufig ein zunehmendes Schuldgefühl des Patienten gegenüber seinen Angehörigen auf, denen er nicht zur Last fallen will.

Eine Eskalation solcher Schuldgefühle ohne Lösungsansatz kann zu einem Scheidepunkt in der Begleitung werden. In manchen Fällen führt dieser Punkt schließlich doch noch zu einer »freiwilligen« stationären Aufnahme, im günstigsten Fall in einem stationären Hospiz, meist jedoch in einem Krankenhaus. Die ursprüngliche letzte Lebensplanung wird so unter-laufen.

Aus diesen Gründen ist die Kommunikation des Hausarztes, unterstützt vom Pflegedienst, mit den Angehörigen unerlässlich. Nur wenn es gelingt, deren Ziele, Möglichkeiten und Vorstellungen in das Gesamtkonzept einzupassen, kann eine erfolgreiche Umsetzung stattfinden. Unter Umständen kann es notwendig sein, einen subjektiv überforderten Angehörigen zum Vorteil des Patienten aus der Verantwortung im Konzept herauszunehmen. Das dabei entstehende Gefühl des Versagens beim Angehörigen kann durch die gemeinsame Suche nach produktiven Alternativen gemindert werden.

## Palliativmedizin durch den Hausarzt

Laut WHO-Definition ist Palliativmedizin die aktive, ganzheitliche Behandlung von Patienten mit einer progredienten, weit fortgeschrittenen Erkrankung und einer begrenzten Lebenserwartung zu der Zeit, in der die Erkrankung nicht mehr auf eine kurative Behandlung anspricht und die Beherrschung der Schmerzen, anderer Krankheitsbeschwerden, psychologischen, sozialen und spirituellen Problemen höchste Priorität besitzt (WHO 1990).

Die European Association for Palliative Care (EAPC) betont in ihrer Definition ausdrücklich auch die Situation der Angehörigen:

Palliativmedizin ist die angemessene medizinische Versorgung von Patienten mit fortgeschrittenen progredienten Erkrankungen, bei denen die Behandlung auf die Lebensqualität gerichtet ist und die eine begrenzte Lebenserwartung haben. Palliativmedizin schließt die Berücksichtigung der Bedürfnisse der Familie vor und nach dem Tod des Patienten ein (EAPC 1993).

Ganz deutlich wird, dass die Lebensqualität des Patienten absoluten Vorrang vor dem Machbaren haben muss und sämtliches ärztliches Handeln darauf auszurichten ist!

Daneben steht die unterstützende und tröstende Rolle des Hausarztes für den Patienten und dessen Umfeld als unabdingbare Funktion. Kein ärztlicher »Macher« – und mag er noch so medizinisch versiert sein! – wird Zugang zu einem Sterbenden und seinen Angehörigen finden, der nicht auch nur einmal die Hand halten und mitschweigen kann.

Aber ohne fachliche Kunst des Hausarztes wird der Patient von seinen Leiden absorbiert und kann sich nicht auf den bevorstehender Tod vorbereiten.

Die zwei fachlichen Säulen der Palliativmedizin sind die *Schmerztherapie* und die *Symptomkontrolle*.

**Schmerztherapie:**

In Kapitel 7 wird eingehend auf die Möglichkeiten der Schmerztherapie eingegangen. Es sei hier nur kurz noch erwähnt, wie hilfreich gerade für noch nicht Geübte die ständige Visualisierung des WHO-Stufenschemas sein kann, um wirklich konsequent schrittweise stark genug und hoch genug zu dosieren, ohne die immer noch weit verbreiteten irrationalen Ängste vor Opiaten und eventueller Überdosierungen. Nebenwirkungen lassen sich fast immer beherrschen. (Notfalls kann ein Opiatwechsel vorgenommen werden.) Schmerzen ohne Opiate und Komedikationen praktisch nie! Für die meisten Opiate existieren realiter keine **Höchstdosierungen** (Ausnahme: Buprenorphin mit Ceilingeffekt) und bei schrittweiser Dosisanpassung können problemlos exorbitante Tagesdosen nötig und auch vertragen werden.

## SYMPTOMKONTROLLE

Die häufigsten Symptome bei Palliativpatienten sind, neben Schmerzen, Übelkeit und Erbrechen, Obstipation oder Durchfälle, Luftnot, Depressionen, Schlafstörungen, Husten, Mundtrockenheit und, für die Angehörigen besonders belastend, »Todesröcheln«.

Die unten aufgeführten medikamentösen Therapieempfehlungen sind durch eigene Erfahrungen bestätigte Literaturangaben und haben keinen Anspruch auf Vollständigkeit. Sie sollten selbstverständlich erst dann zur Anwendung kommen, wenn die Symptomursachen nicht oder nur mit unzumutbaren Belastungen für den Patienten zu beseitigen sind. Hierbei sind die Grenzen für eine Entscheidung zu einer kausalen Therapie (z. B. Pleurapunktion, Ileus-Op etc.) individuell und müssen im Einzelfall mit dem Patienten besprochen werden.

### Übelkeit und Erbrechen

Ähnlich wie bei der Schmerztherapie hat sich bei der medikamentösen Behandlung von Übelkeit und Erbrechen ein Stufenschema bewährt.
   1. Stufe: Metoclopramid 4 x 10 mg oder 30 Tropfen täglich, ggf. bis 4 x 20 mg
   2. Stufe: Haloperidol 3 x 0,5–1,0 mg oder 5–10 Tropfen täglich
   3. Stufe: Haloperidol oder MCP plus Dimenhydrinat
   4. Stufe: plus Dexamethason 16 mg täglich
   5. Stufe: Vergentan 3 x 100 mg/3 x 50 mg s.c./i.v.
Bei Erbrechen sollte die Applikation subkutan oder intravenös erfolgen, um Resorptionsprobleme zu vermeiden.

### Obstipation

Hierbei sollte man beachten, dass Stuhlfrequenzen von drei bis nur ein Mal pro Woche ohne subjektive Beschweren des Patienten in einer Palliativsituation durchaus toleriert werden können. Die häufigste Ursache für eine Obstipation ist die oftmals notwendige Opiatmedikation. Schwierig kann sich die Entscheidung gestalten, wann die Obstipation in einen Subileus oder gar Ileus übergeht. Daher ist täglich nach Stuhlgang zu fragen und der Bauch des Patienten zu palpieren, was durch den Pflegedienst erfolgen kann.

Auch für die Behandlung der Obstipation kann ein Stufenschema Hilfestellung geben.
   1. Stufe: osmotische Laxantien (bei ausreichender Flüssigkeitszufuhr!): Macrogol
   2. Stufe: stimulierende Laxantien : Natriumpicosulfat, Sennaalkaloide
   3. Stufe: plus Suppositorien
   4. Stufe: plus Einläufe: Practo Klyss
   5. Stufe: hoher Einlauf
Auf die ansonsten weit verbreiteten und billigen Lactulosepräparate sollte auf Grund der praktisch immer auftretenden Blähungen und damit einer zusätzlichen Belastung des Patienten in der Palliativmedizin verzichtet werden.

### Durchfälle

Durchfälle sind gerade für einen bettlägerigen Patienten natürlich eine große, auch psychische Belastung. Häufig werden Durchfälle durch den Beginn oder die Dosissteigerung einer Schmerztherapie mit Opiaten bereits gebessert, sodass keine weitere Therapie mehr notwendig ist. Sollte dennoch eine Behandlung erforderlich sein, kann diese mit Loperamid 1–2 mg pro Einnahme erfolgen. Die Tagesdosis kann hierbei am Bedarf ausgerichtet werden, sofern überhaupt ein Ansprechen zu beobachten ist. Sollte dies nicht der Fall sein, bietet sich die Gabe von tinctura opii in bedarfsadaptierter Dosierung an.

## Husten

Quälender Husten, besonders bei Bronchialkarzinompatienten, spricht nur selten auf die gängigen Antitussiva an. Der konsequente Einsatz von Dicodid (Tabletten oder s.c.-Injektionen) verschafft praktisch immer große Erleichterung, wenn auch auf Kosten einer stärkeren Sedierung und Obstipation.

## Depressionen und Schlafstörungen

Sowohl bei nicht tumorkranken chronischen Schmerzpatienten, als auch bei Tumorschmerzpatienten stellt sich nicht selten eine Depression begleitet von Schlafstörungen oder eine isolierte Schlafstörung ein.

Bei der ersten Gruppe liegt die Ursache meist in der jahrelangen Leidensgeschichte, begleitet von den häufig damit verbundenen sozialen Problemen, begründet bei der zweiten Gruppe in der Verzweiflung und Trauer über die Ausweglosigkeit der Situation.

Als reine schlaffördernde Medikamente haben sich Tavor (Lorazepam) 0,5–2,0 mg und Dormicum (Midazolam) 7,5–15,0 mg abends bewährt.

Die antidepressive Wirkung der älteren Trizyklika wie Saroten (Amitriptyllin) oder Aponal (Doxepin) ist zwar ausreichend und die sedierende Wirkung bei abendlicher Gabe oft sogar wünschenswert, doch tritt die antidepressive Wirkung erst nach mehreren Wochen ein und die Nebenwirkungen, insbesondere die Mundtrockenheit, erscheinen in der Palliativsituation nicht tolerabel.

Ist eine zusätzliche Sedierung erwünscht, bietet sich von den neueren Antidepressiva daher das Remergil (Mitarzapin) in der abendlichen Gabe von 30–60 mg an. Ist dagegen eher eine antriebssteigernde Wirkung angestrebt, stehen mit Cipramil (Citalopram) 20–40 mg oder Trevilor ret. (Venlafaxin) 75–300 mg in der morgendlichen Gabe ausgezeichnete Präparate zur Verfügung.

## Dyspnoe

Dyspnoe ist ein subjektiv empfundenes Gefühl der Luftnot, welches praktisch immer von Angst und Unruhe begleitet ist, die wiederum die Luftnot verstärken.

Die erste Maßnahme sollte daher ein beruhigendes und sicheres Verhalten des Arztes sein, damit sich dieses auf den Patienten – und die Angehörigen – überträgt.

Eine erhöhte Oberkörperhaltung und frische Luft führen zu einer weiteren Erleichterung.

Die medikamentöse Behandlung der Dyspnoe richtet sich nach den Ursachen, z. B. Bronchodilatatoren, Cortikoide oder Diuretika, nahezu immer profitiert der Palliativpatient jedoch von einer Sedierung.

Hierzu geeignet sind in erster Linie Opioide, welche die Tachypnoe reduzieren, und aus der Gruppe der Benzodiazepine Midazolam, mit der zusätzlichen anxiolytischen Wirkung.

## MUNDTROCKENHEIT

Mundtrockenheit wird von den Patienten als sehr unangenehm empfunden und ist häufig therapiebedingt (medikamentös, nach Strahlen-/Chemotherapie). Sie führt häufig zu Schwierigkeiten bei der Nahrungsaufnahme.

Die therapeutischen Möglichkeiten bestehen in jeder Form der Anfeuchtung (Eislutschen, zuckerfreie Lutschbonbons, häufiges schluckweises Trinken), der Vermeidung von Nikotin und Alkohol, sowie trockener Speisen, bis hin zu künstlichem Speichel und Pilocarpinhydrochloridlösung zum Einnehmen (3 x 5 mg täglich).

Zur Prophylaxe dient reichliches Trinken und häufige Mundpflege.

## »TODESRÖCHELN«

In der Terminalphase, wenn der Patient bereits ohne Bewusstsein ist, stellt sich häufig eine rasselnde Atmung ein, die von den Angehörigen als drohende Erstickung empfunden wird und auf die entsprechend panisch reagiert wird.

Im Vorfeld sollten daher die Angehörigen unbedingt auf diese Möglichkeit vorbereitet werden, um unnötige Ängste, die immer wieder zu Notarztrufen führen, zu vermeiden.

Der anfallende Schleim, häufig noch verstärkt durch fälschlicherweise verabreichte Mukolytika, kann vom Patienten nicht in ausreichendem Maße abgehustet werden.

Die ersten Maßnahmen bestehen daher in der Erleichterung des Schleimabflusses durch seitliche Lagerung des Patienten.

Absaugen stellt bei erhaltenen Schutzreflexen eine Belastung des Patienten dar und sollte daher möglichst vermieden werden.

Medikamentös kommt zur Verminderung der Schleimproduktion die Gabe von Butylscopolamin (Buscopan) in Betracht.

## 6. FAZIT

Die hausärztliche Begleitung Sterbender ist erwünscht und im Rahmen eines *multifaktoriellen Betreuungskonzeptes* sowohl in einem stationären Hospiz als auch, als erstrebenswerteste Variante, im häuslichen Umfeld häufiger als bislang praktiziert möglich.

Unter Einbeziehung des Patienten, der Angehörigen und Freunde, eines spezialisierten Pflegedienstes und ggf. weiterer Personen (Pfarrer, Besuchsdienste, Psychotherapeuten, Physiotherapeuten) kann der Hausarzt mit einem palliativ-medizinischen Grundwissen nahezu jede terminale Krankenhauseinweisung vermeiden.

In der Palliativsituation steht immer die Lebensqualität im Vordergrund und Themen wie Abhängigkeit spielen keine Rolle.

Jeder Mensch sollte sich einmal fragen, wo und unter welchen Umständen er, die Unausweichlichkeit des nahenden Todes vor Augen, die letzte Zeit verbringen möchte und hieraus ersehen, welch großer Bedarf für diese Art der Sterbebegleitung besteht.

---

[1] Vgl. die Beiträge in Kapitel 7 dieses Buches.

*Orte und Wege der Begleitung*

*Barbara Hoffmann*

# Die ambulante Begleitung von Schwerst- und Sterbenskranken und ihren Angehörigen

Im Januar 1994 begann das Ambulante Hospiz am Evangelischen Krankenhaus in Düsseldorf mit seiner Aufgabe, schwerst- und sterbenskranke Menschen und ihre Angehörigen zu Hause zu betreuen. Seit dieser Zeit arbeite ich dort als leitende Krankenschwester. Ich habe den Schritt vom Krankenhaus in das Ambulante Hospiz nie bereut. Anders als im Krankenhaus steht eine individuellere Betreuung der Betroffenen im Vordergrund. Der Zeitdruck ist hier nicht gegeben. Durch die häusliche Umgebung lerne ich die Menschen näher kennen und auch verstehen. Der Umgang mit ihnen lehrte mich, mein eigenes Leben viel bewusster zu sehen und zu leben.

Das Ambulante Hospiz betreut Menschen und deren Bezugspersonen in ihrer häuslichen Umgebung. Diese Menschen leiden an einer unheilbaren Erkrankung, die progredient verläuft und bereits so weit fortgeschritten ist, dass die Lebenserwartung wenige Wochen oder Monate beträgt. Ziel ist es, den Verbleib zu Hause so lange wie möglich zu sichern. Dies ist nur in einer engen Zusammenarbeit mit dem Hausarzt unter Einbeziehung der Angehörigen möglich.

Am Beispiel einer Begleitung möchte ich nun einen kleinen Einblick in diese Arbeit geben: Die meisten Patienten werden uns aus den jeweiligen Krankenhäusern vorgestellt. Mit Zunahme unseres Bekanntheitsgrades rufen immer mehr Angehörige an, weil sie gehört haben, dass es ein Ambulantes Hospiz gibt. In den seltensten Fällen nehmen die Hausärzte Kontakt mit uns auf.

So wurde uns auch Frau S. von einem Düsseldorfer Krankenhaus genannt:

> Frau S. ist 67 Jahre alt, verwitwet und hat einen Sohn und eine Tochter. Beide leben in der näheren Umgebung von Düsseldorf. Die Tochter wird sich hauptsächlich um die Mutter kümmern. Frau S. leidet an Brustkrebs (Mamma-Ca) mit Lungen- und Lebermetastasen. Sie hat bei Belastung Luftnot (Belastungsdyspnoe), ist aber ansonsten mobil. Ihre Erkrankung ist im Endstadium, und die Behandlung erfolgt rein palliativ. Sie ist mit Schmerzmitteln gut eingestellt. Eine weitere Chemotherapie hat sie abgelehnt, weil sie diese schreckliche Zeit nicht noch einmal erleben will. Sie möchte in den nächsten Tagen, wenn alles organisiert ist, nach Hause.

Bevor ein Patient nach Hause geht, besuchen wir ihn im Krankenhaus. Wir stellen uns und unserer Arbeit vor. Dies vermittelt den Betreffenden ein Gefühl von Sicherheit. Wenn möglich verabreden wir einen Termin mit dem betreuenden Angehörigen. Unsere Aufgabe besteht darin, alles zu organisieren, damit der Patient gut zu Hause ankommen kann. Die Fragen nach Pflegehilfsmitteln, wer öffnet die Tür, wer macht den Haushalt usw. müssen geklärt werden. Bevor wir den Patienten aufsuchen, führen wir ein informatives Gespräch mit den Schwestern und Pflegern der Station. Wir erkundigen uns nach den Pflegemaßnahmen, den Medikamenten und dem sozialen Hintergrund. Wir erhalten somit ein umfassendes Bild über die Situation des Patienten; nicht immer stimmt die Wahrnehmung des Patienten mit der von uns wahrgenommenen Realität überein.

So treffe ich mich zum verabredeten Zeitpunkt mit der Tochter im Krankenhaus am Bett der Mutter. Frau S. ist sehr blass und wirkt aufgeregt. Nachdem wir uns namentlich vorgestellt haben, sagt sie mir gleich, dass sie Angst vor zu Hause hat, weil sie sich nicht vorstellen kann, dass es funktioniert. Sie möchte außerdem ihre Tochter nicht immer in Anspruch nehmen, weil diese arbeiten muss. Ich schlage beiden vor, dass ich erst einmal unser Leistungsangebot vorstelle. Wir helfen den Patienten bei der Grundpflege. Sofort fällt mir Frau S. ins Wort, sie möchte sich alleine versorgen und will so lange wie möglich ihre Selbstständigkeit behalten. Ich betone, dass sie diejenige ist, die bestimmt, wobei wir ihr helfen werden. Beruhigt sinkt sie in die Kissen zurück. Ein weiterer Zweig unseres Angebotes ist die Behandlungspflege. Neben der normalen medizinischen Versorgung sind die Schmerztherapie und Symptomkontrolle ein Schwerpunkt unserer Arbeit. Hier unterbricht mich die Tochter, sie hätte Angst, dass ihre Mutter Schmerzen bekommt und sie nicht weiß, was sie tun soll. Erleichtert erfährt sie, dass wir genau sagen, was sie in bestimmten Situationen geben kann und dass wir 24 Stunden erreichbar sind. Des Weiteren sind wir im Umgang mit Portanlagen geschult, speziell auch dem Wechsel der Portnadel. Jeder von uns besitzt eine Zusatzausbildung in *palliativ care* (lindernde Pflege). Unser drittes Angebot ist die Zeit für Gespräche.

Nachdem beide unser Leistungsspektrum gehört haben, legt Frau S. klar fest, dass sie Hilfe beim Duschen und vor allem bei der Medikamentengabe haben möchte. Wir verabreden, dass ein Einsatz pro Tag zunächst ausreichend ist. Die Tochter wird der Mutter den Haushalt richten.

Nun bleibt noch zu klären, ob die Patientin für zu Hause Pflegehilfsmittel benötigt. Frau S. schüttelt den Kopf, sie will kein Krankenbett, sondern in ihrem eigenen Bett sterben. Einen Toilettenstuhl möchte sie auch nicht.

Zu jedem Aufnahmegespräch gehört das Ansprechen der Finanzierung. Wir nehmen zur Zeit an einem Modellprojekt des Landes Nordrhein-Westfalens und der Kranken- und Pflegekassen teil. Ziel des Projektes ist eine Regelfinanzierung der Arbeit der Ambulanten Hospize. Dies bedeutet, dass wir pro Tag eine Pauschale für die Versorgung der Patienten bekommen. Der Vorteil für die Betreffenden ist, dass sie keine Rechnung zusätzlich bekommen, weil mit der Pauschale alles abgegolten ist. Der finanzielle Nachteil für die Betroffenen ist, dass bei der Pflegeversicherung nur eine Sachleistung möglich ist. Beide erklären sich damit einverstanden.

Auf einen Haustürschlüssel angesprochen, sagt Frau S., dass sie uns vorerst die Tür selbst öffnen wird. Sie hätte gerne eine relativ späte Einsatzzeit, da sie etwas länger schlafen möchte. Ab 10 Uhr ist ihr recht. Am Tag der Entlassung werde ich mich telefonisch bei Frau S. melden, um für den gleichen Tag einen Termin zu verabreden.

Da es keine Fragen mehr gibt, überreiche ich unseren Prospekt mit der Telefonnummer und verabschiede mich. Mutter und Tochter betonen, wie erleichtert sie jetzt seien. Sie blicken zuversichtlich in die Zukunft.

Wir informieren nun den jeweiligen Sozialarbeiter über das Gespräch, damit er die evtl. benötigten Pflegehilfsmittel bestellen kann.

Ist der Patient bereits zu Hause, machen wir einen unverbindlichen Hausbesuch und stellen uns vor. Erst dann entscheiden die Betreffenden, ob sie unsere Hilfe in Anspruch nehmen wollen.

Ca. eine Woche später wird Frau S. aus dem Krankenhaus entlassen. Wie versprochen, melde ich mich in der Mittagszeit, um mit ihr einen Termin auszumachen. Als ich sie besuche, liegt sie angezogen auf ihrem Sofa, ist sehr blass und wirkt völlig erschöpft. Der Transport mit dem Krankenwagen war für sie sehr anstrengend. Ihre Tochter ist bei ihr. Ich lasse mir den Arztbrief geben, den ich öffne, um zu lesen, welche Medikamente verordnet wurden. Frau S. bekommt alle drei Tage 25 µg Durogesic-Pflaster und 3 x 30 Tropfen Novalgin gegen ihre Schmerzen sowie diverse Medikamente gegen ihre Herzbeschwerden. Sie ist damit einverstanden, dass wir die Tabletten in einem Tablettendispenser täglich stellen. Die Tropfen möchte sie sich selber richten.

Sie weiß, dass sie die Tropfen alle 8 Stunden nehmen muss, weiß aber nicht warum. Um einen kontinuierlichen Wirkstoffspiegel im Blut zu erhalten, ist es notwendig, die Schmerzmedikation in einem regelmäßigen zeitlichen Abstand zu nehmen. Bei drei Mal täglich entspricht dies einer Einnahme im Rhythmus von acht Stunden. Ich erkläre beiden, dass Frau S. bei einer Schmerzattacke 40 Tropfen Novalgin nehmen kann. Sie darf bis zu drei Mal täglich zusätzlich nehmen. Ich lasse mir von der Tochter alle im Hause befindlichen Medikamente zeigen, um sie zu sichten. Frau S. hat die Herzpräparate sowie eine Flasche Novalgin im Haus. So brauche ich mir nachher vom Hausarzt nur noch die Schmerzpflaster rezeptieren zu lassen. Mit der Tochter verabrede ich, dass wir für die Besorgung der Medikamente zuständig sind. Sie möchte mit der ganzen Medikation nichts zu tun haben, da ihr die Verantwortung zu groß ist. Beiden erkläre ich, dass wir 24 Stunden erreichbar sind. Tagsüber sind wir Schwestern und Pfleger des Ambulanten Hospizes und nachts sind die Kollegen und Kolleginnen des Stationären Hospizes zuständig.

Mit Frau S. bespreche ich nun den Vertrag, der zwischen ihr und dem Ambulanten Hospiz geschlossen wird. Sie ist mit allen Punkten einverstanden und unterschreibt ihn. Sie bekommt beim nächsten Hausbesuch eine Kopie.

Frau S. und ihre Tochter haben keine Fragen mehr. Das Gespräch hat Frau S. weiter erschöpft. Sie will jetzt schlafen. Ich verabschiede mich und werde morgen gegen 10 Uhr wieder kommen.

Mein nächster Besuch gilt dem Hausarzt Dr. K. Wir haben bereits einige Patienten gemeinsam mit dem Hausarzt von Frau S. begleitet. So erübrigt sich eine Vorstellung. Ich übergebe ihm den Kurzarztbrief und informiere ihn über den Zustand von Frau S. Mit den verordneten Medikamenten ist er so weit einverstanden. Neben dem Durogesic-Pflaster rezeptiert er noch Lactulose zum Abführen. Er stellt auch eine häusliche Verordnung aus. Auf dieser Verordnung muss der Satz: »Versorgung im Rahmen des Modellprojektes ›palliativ care‹« stehen. Eine detaillierte Auflistung der einzelnen Leistungen wie bei anderen Pflegediensten ist in der Laufzeit des Modellprojektes nicht notwendig.

Die beiden Rezepte löse ich in der mit uns zusammenarbeitenden Apotheke ein.

Am nächsten Tag berichtet mir Frau S., dass sie sehr gut geschlafen hat. Sie ist bereits wach und wartet im Morgenrock auf mich. Im Badezimmer wäscht sie sich bis auf den Rücken und die Beine selbst. Sie muss wegen der Luftnot immer wieder Pausen einlegen. Sie möchte aber stehen bleiben, sich zu setzen sei ein Eingeständnis ihrer Schwäche. Sie will, solange es geht, dagegen angehen.

Das Eincremen mit der Körperlotion empfindet sie als sehr wohltuend. Noch nie in ihrem Leben ist ihr Körper so verwöhnt worden. Sie muss sich erst daran gewöhnen, aber sie kann es schon jetzt genießen. Beim Anziehen der Tageskleidung lässt sie Hilfe zu. Ihr Frühstück richtet sie sich selber. Ich richte das Bett, putze das Waschbecken und stelle die Medikamente für den Tag. Ich informiere sie, dass Dr. K. ihr etwas zum Abführen verordnet hat. Sie hat das letzte Mal vor fünf Tagen Stuhlgang gehabt. Die Darmtätigkeit unter dem Schmerzpflaster ist deutlich verringert. Dies ist eine Nebenwirkung des Pflasters, die nur mit der Gabe von Abführmitteln zu verbessern ist. Lactulose sorgt dafür, dass der Stuhlgang weich bleibt und nicht verhärtet. Da sie nie Abführmittel genommen hat, soll sie zur Nacht 15 ml davon einnehmen. Ich richte ihr noch aus, dass Dr. K. zum Hausbesuch kommen wird. Sie erwartet heute ihren Sohn zu Besuch. Ich wünsche ihr viel Freude und verabschiede mich bis zum nächsten Tag.

Am anderen Morgen empfängt sie mich mit der Nachricht, sie hätte die Nacht Schmerzen und auch Übelkeit gehabt. Die Frage, ob sie ihre Tropfen regelmäßig nimmt, verneint sie. Sie hätte doch das Schmerzpflaster kleben. Ich erkläre ihr die unterschiedliche Wirkungsweise der einzelnen Medikamente: Das Pflaster wirkt zentral, d. h. am Schmerzzentrum im Kopf direkt, während die Tropfen peripher, also lokal an der Schmerzstelle ansetzen und dort die Nerven (Rezeptoren) blockieren. Deshalb ist es bei einer guten Schmerztherapie wichtig, immer ein zentral und ein peripher wirkendes Schmerzmittel zu verabreichen. Noch wichtiger ist es, dies dem Patienten zu erklären, da Patienten häufig annehmen, ein Schmerzmittel reiche aus. Gegen die Übelkeit verabreiche ich ihr 3 x 30 Tropfen Paspertin, die sie noch im Haus hat. Sie soll sie ca. eine halbe Stunde vor den Mahlzeiten nehmen. Der Hausarzt erklärt sich damit einverstanden.

Bei der Pflege erzählt Frau S. strahlend vom Besuch ihres Sohnes. Sie ist stolz auf ihre Kinder, die es beide zu etwas gebracht haben. Nur leider sei ihre Tochter nicht verheiratet. Ihr Sohn hat zwei Kinder. Ihre Enkel sind schon groß und beide in der Ausbildung. Deshalb haben sie wenig Zeit für sie.

In den kommenden drei Wochen bleibt der Zustand von Frau S. erfreulich stabil. Wir wechseln uns im Team in der Versorgung ab, und sie lernt alle Mitarbeiter unseres kleinen Teams kennen. Unter 2 x 15 ml Lactulose führt sie regelmäßig alle drei bis vier Tage ab. Sie ist schmerzfrei und ohne Übelkeit. Die Belastungsdyspnoe beeinträchtigt sie nicht. Sie lässt sich zwei Mal in der Woche von uns duschen und einmal die Haare waschen. Sie genießt die Zeit mit ihrer Tochter und die wenigen Besuche ihres Sohnes erhellen ihren Alltag. Auf die Straße möchte sie nicht. Sie hat Angst vor den Nachbarn. Sie möchte nicht, dass sie in diesem Zustand gesehen wird. Sie erzählt viel aus ihrem Leben und von vielen schönen Erinnerungen. Nur wenn sie von ihrem Mann erzählt, wird sie traurig. Er ist vor zwei Jahren an einem Herzinfarkt gestorben.

Eines Morgens wacht Frau S. mit dicken Füßen auf. Sie will sie beim Sitzen hochlegen. Trotzdem werden die Füße im Laufe der nächsten Tage immer dicker. Ich informiere den Hausarzt, der nach einem Hausbesuch $1/2$ Tablette Furosemid zum Entwässern ansetzt. Darunter sind die Ödeme leicht rückläufig, sodass Frau S. wieder besser laufen kann.

Das Einsteigen in die Badewanne zum Duschen wird für sie immer beschwerlicher. Ich bringe aus unserem Bestand ein Duschbrett für die Badewanne mit. Frau S. ist anfänglich skeptisch, ob dies halten wird. Bald ist sie begeistert und froh, dass sie weiter duschen kann. Das warme Wasser auf ihrem »kaputten« Körper ist eine Wohltat und lässt sie kurzzeitig vergessen, dass er ihr nicht mehr gehört.

Die Tochter spricht mich besorgt an, ihre Mutter isst fast gar nichts mehr. Ein bis zwei Bissen vom Brot morgens und abends, vom Mittagessen wenige Löffel, das sei doch viel zu wenig. Ihre Mutter verhungere doch damit. Außerdem weiß sie bald nicht mehr, was sie ihrer Mutter kochen soll. Sie hat auf nichts Appetit. Die Tochter bittet mich zu prüfen, ob Infusionen notwendig sind.

Bei den Krebserkrankungen ist es leider so, dass mit Fortschreiten der Erkrankung der Appetit nachlässt und die Betreffenden immer weniger essen. Irgendwann wird es so sein, dass auch das Durstgefühl abnimmt und die Flüssigkeitszufuhr sich immer mehr verringert. Woran das liegt, ist noch nicht genügend erforscht, aber es scheint, als würde der Körper sich selbst schützen. Denn alles, was an Kalorien zugeführt wird, nimmt der Tumor, um sich zu ernähren. Eine Flüssigkeitszufuhr in der Endphase kann der Körper nicht mehr ausreichend verarbeiten und ausscheiden. Somit kommt es zu Einlagerungen in den Beinen, dem gesamten Körper bis hin zur Lunge, und es tritt das gefürchtete Todesrasseln auf. Deshalb befürworten wir, dass dem Patienten keine Ernährung und Flüssigkeit zugeführt wird. Klagt er allerdings über Hunger und Durst, ist es selbstverständlich, dass er Infusionen bekommt.

Nach dieser Erklärung ist die Tochter beruhigt. Sie hat angenommen, wenn man nichts isst, verhungert man. Aber jetzt weiß sie, dass der Mensch mehrere Wochen ohne Nahrung und mit einer geringen Flüssigkeitsmenge auskommen kann. Frau S., die dem Gespräch interessiert gefolgt ist, ist erleichtert. Dieses ständige: »Mutter, du musst doch was essen« konnte sie nicht mehr hören. Gemeinsam überlegen wir, worauf sie Appetit hat. Ganz klar sagt sie, dass das Brot nicht rutscht, es ist so trocken. Den Vorschlag einer Milchsuppe nimmt sie gerne an, am liebsten mit Gries. Legierte Suppen möchte sie nicht, sie schmecken zu süß. Ihr Geschmack hat sich in letzter Zeit verändert. Deshalb will sie die Milchsuppe auch ohne Zucker, nur mit etwas Salz. Joghurts sind ebenfalls eine gute Idee, weil sie kalt und angenehm zu schlucken sind. Sie hat Gelüste nach einem Bier, traut sich aber wegen der Medikamente nicht, es zu trinken. Ich erkläre ihr, dass sie ohne Sorge alles essen und trinken kann, was sie möchte. Ich biete ihr Astronautenkost an, weil darin alles an Vitaminen und Kalorien enthalten ist, was ihr Körper braucht. Der Geschmack Schokolade ist in Ordnung. Am nächsten Tag bringe ich ihr Proben mit. Da sie ihr gut schmecken, lasse ich sie vom Hausarzt rezeptieren. Patienten mit auszehrenden Erkrankungen steht laut Krankenkassensatzung die Astronautenkost zu.

Allmählich verschlechtert sich der Allgemeinzustand von Frau S. Sie wird immer schwächer, nimmt sichtbar an Gewicht ab, die Belastungsdyspnoe nimmt zu und sie schläft tagsüber fast nur noch auf ihrem Sofa. Die Körperpflege wird alleine immer beschwerlicher. Frau S. lässt sie von mir komplett durchführen. Wegen der Luftnot sind viele Pausen notwendig. Immer noch findet die Körperpflege im Stehen statt. Lediglich für das Waschen der Beine ist sie bereit, sich auf den Toilettendeckel zu setzen. Nach der Versorgung im Bad muss sie sich sofort auf ihr Sofa legen. Es ist ihr Recht, wenn ich ihr das Frühstück bereite: eine Milchsuppe und Kaffee. Bis ihre Tochter nachmittags kommt, möchte sie eine Thermoskanne Tee aufgeschüttet haben. Die Tropfen richte ich ihr ab sofort in Schnapsgläsern. Diese stelle ich auf Zettel, auf denen die Uhrzeiten der Einnahme stehen. Das Angebot eines Abendeinsatzes nimmt sie gerne an, weil das Auskleiden für sie zu anstrengend ist. Sie lässt sich abends von mir das Nachthemd anziehen. Bekleidet mit ihrem Morgenrock legt sie sich noch auf ihr Sofa. Zusätzlich ist es eine Beruhigung, wenn abends noch einmal jemand nach ihr schaut. Dann weiß sie, dass für die Nacht alles in Ordnung ist. Es sei jetzt auch der Zeitpunkt gekommen, dass wir zwei Paar Schlüssel von ihr bekommen, damit sie nicht immer so schnell aufstehen muss.

Die Tochter möchte gerne in der letzten Zeit bei ihrer Mutter sein. Sie will sich dann Urlaub nehmen. Ob der Zeitpunkt gekommen ist? Ich erkläre ihr, dass es noch zu früh ist.

14 Tage später an einem Wochenende klagt Frau S. plötzlich über Schmerzen im Bauch. Ich erhöhe das Novalgin auf 4 x 40 Tropfen. Dies bringt nur eine minimale Erleichterung, sodass ich am Sonntag beim fälligen Pflasterwechsel statt 25 µg ein 50 µg Durogesic-Pflaster klebe. Vorher habe ich Frau S. erklärt, was ich machen möchte. Sie ist damit einverstanden. Abends sind die Schmerzen bereits so weit gebessert, dass sie erträglich sind. Am nächsten Morgen ist sie schmerzfrei.

Über das Wochenende nahmen auch die Beinödeme zu, sie reichen jetzt bis zum Knie. Der Bauchumfang beginnt ebenfalls zu wachsen. Auf die Frage, was das ist, sage ich ihr, dass sie Wasser im Bauch (Aszites) hat. Als sie in den Spiegel schaut, bemerkt sie, dass ihre Augen ganz gelb geworden sind. Ihre Frage, ob das alles mit der Leber zusammenhängt, bejahe ich. Sie hat das Gefühl, dass sie nicht mehr lange leben wird. Angst vor dem Sterben hat sie nicht, nur das Davor ängstigt sie.

Ich informiere Dr. K. über den Verlauf des Wochenendes. Mit der Erhöhung der Schmerzmedikation ist er einverstanden. Er macht heute Mittag einen Hausbesuch und klärt vor Ort, was zu tun ist. Da sie schon länger nicht mehr abgeführt hat, bitte ich ihn, ein Rezept über

Laxoberal-Tropfen auszustellen. Damit er in die Wohnung kommt, bringe ich ihm mit Einverständnis der Patientin den Schlüssel vorbei. Er hinterlegt ihn dann für uns in unserer Dokumentation.

Dr. K. ordnet einmal täglich ein Dragee Spironolacton 50 und morgens eine Tablette Lasix statt einer halben zum Entwässern an. Beim Abhören der Lunge stellt er fest, dass Frau S. Wasser in der Lunge hat. Dies erklärt die zunehmende Luftnot. In ein Krankenhaus möchte Frau S. nicht mehr, weil sie ihr doch nicht weiterhelfen können. Außerdem erträgt sie die Atmosphäre dort nicht mehr.

Frau S. lässt sich mittlerweile von mir im Sitzen waschen. Sie möchte gerne noch einmal geduscht werden. Sie weiß, dass es das letzte Mal sein wird. Mit viel Mühe und Kraft gelingt es mir, ihr diesen Wunsch zu erfüllen. Danach ist sie total erschöpft. Sie bekommt kaum mehr Luft, aber ist sehr glücklich, dass es noch einmal geklappt hat. Dieses ständige Schlappsein ärgert sie am meisten. Sie hält weiter an ihrer Gewohnheit fest, sich anzuziehen und tagsüber auf das Sofa zu legen. Diese tägliche Routine hilft ihr, sich zu orientieren. Für sie ist jeder Tag gleich geworden, sogar die Tageszeit zu erkennen, fällt ihr jetzt schwer. Erst wenn sie es nicht mehr auf das Sofa schafft, weiß sie, dass ihre Zeit gekommen ist.

Unter den angeordneten Entwässerungstabletten nehmen die Beinödeme kurzfristig ab. Der Aszites nimmt trotzdem immer mehr zu. Er drückt auf den Magen, sie möchte gar nichts mehr essen. Sie hat sowieso keinen Hunger. Der Kaffee schmeckt ihr auch nicht mehr. Lediglich ein Glas kalte Mich und einige Schlucke Wasser löschen ihren Durst.

Mit 10 Tropfen Laxoberal abends zusätzlich zur Lactulose führt sie wieder alle drei bis vier Tage ab. Laxoberal regt die Darmtätigkeit an. Frau S. hat Angst davor, nicht mehr schnell genug auf die Toilette zu kommen, ich bringe ihr Windelvorlagen mit.

Eine knappe Woche später hat sich der Zustand von Frau S. weiter verschlechtert: die Ödeme und der Aszites haben sich verschlimmert. Die Luftnot ist gleich bleibend. Die Gelbfärbung (Ikterus) ist auf den Körper übergegangen. Das Aufstehen fällt ihr immer schwerer, und der Gang zur Toilette ist kaum mehr möglich. Deshalb bringe ich ihr einen Toilettenstuhl aus unserem Bestand mit. Dieser steht nachts neben ihrem Bett. Sie lässt sich nun auch an der Bettkante sitzend von mir versorgen. Anschließend ziehe ich sie nach wie vor an und fahre sie mit dem Toilettenstuhl ins Wohnzimmer, damit sie sich auf das Sofa legen kann.

Jetzt ist auch der Zeitpunkt gekommen, dass die Tochter rund um die Uhr bei ihrer Mutter ist. Frau S. ist einverstanden, zumal das Alleinesein, vor allem nachts sie sehr ängstigt. So nimmt die Tochter Urlaub. Sie möchte ihre Mutter abends alleine versorgen, sodass ich vorerst abends nicht mehr komme. Nach zwei Tagen merke ich, dass die Tochter unkonzentriert und fahrig wirkt. Darauf angesprochen fängt sie an zu weinen und sagt, dass sie es sich einfacher vorgestellt hat. Ihre Mutter kommandiert sie wie in der Kinderzeit herum, und nichts macht sie ihr recht. Sie hat wieder das Gefühl, Kind zu sein. Den Abendeinsatz nimmt sie gerne wieder an. Auch Frau S. ist froh, dass ich wieder das Pflegerische übernehme. Von der eigenen Tochter versorgt zu werden, fällt ihr schwer. Eigentlich versorgt eine Mutter ihr Kind. Es reicht ihr schon, dass ihre Tochter sie auf den Toilettenstuhl setzt. Aber das muss ja sein.

Drei Tage später sagt Frau S. mir, dass sie nicht mehr kann. Sie möchte gerne sterben. Sie hat keine Kraft mehr zu kämpfen. Außerdem weiß sie auch nicht für wen. Ihre Kinder stehen auf eigenen Füßen, sonst hat sie niemanden mehr. Sie ist so müde, dass sie am liebsten nur noch schlafen will. Sie möchte in ihrem Bett bleiben und dort den Tag verbringen.

Am nächsten Tag berichtet mir die Tochter, dass ihre Mutter den ganzen Tag nur geschlafen hat. Sie hat auch kaum mehr etwas getrunken. Ich sage ihr, dass ihre Mutter nicht mehr viel Zeit hat und bald sterben wird. Beim Sterben spielt der eigene Wille eine große Rolle. Wenn jemand noch leben möchte und dafür kämpft, hat er noch genügend Zeit. Wenn er aber beschließt, nicht mehr zu kämpfen und sich aufgibt, geht es oft schnell. Ich berichte der Tochter von dem Gespräch mit ihrer Mutter, in dem sie mir gesagt hat, dass sie sterben möchte. Die Tochter weint. Tröstend lege ich ihr die Hand auf den Arm und warte schweigend, bis sie sich wieder beruhigt hat. Sie fragt mich, ob sie noch etwas für ihre Mutter tun kann. Sie fühlt sich so hilflos. Ich gebe ihr zu verstehen, dass sie schon viel für ihre Mutter tut. Allein die Tatsache, dass sie immer anwesend ist und somit ihrer Mutter das Zu-Hause-Sein ermöglicht, ist die beste Hilfe, die sie geben kann. Wir glauben immer, dass Hilfe nur etwas ist, was wir mit unseren Händen tun. Aber die Anwesenheit, das Gespräch und das aufmerksame Dasein sind in diesen Zeiten viel wichtiger.

Einen Tag später sagt mir Frau S., dass sie sich Sorgen um ihre Tochter macht. Sie sei den ganzen Tag um sie und käme nie raus. Ich bespreche diese Sorge der Mutter mit der Tochter. Sie ist damit einverstanden, ihren Bruder anzurufen und zu fragen, ob er einen Nachmittag kommen kann. Frau S. ist mit der Lösung einverstanden. Herr S. ist gerne bereit, seine Mutter zu versorgen. Sein Problem ist nur, dass er selbstständig ist und für längere Zeit nicht vom Geschäft entfernt sein kann. Aber für einen Nachmittag stehe er gerne zur Verfügung.

Die Tochter genießt den freien Nachmittag und kommt abends erfrischt und ausgeruht wieder. Sie ist in ihrer Wohnung gewesen, hat gebadet und Musik gehört.

Dann verschlechtert sich der Zustand von Frau S. rapide. Sie nimmt sehr stark an Gewicht ab und ist fast nur noch Haut und Knochen. Der Gang auf den Toilettenstuhl ist nicht mehr möglich. Da Frau S. keinen Dauerkatheter zum Wasserlassen haben möchte, ziehe ich ihr Windelhosen an. Wegen des massiven Aszites kommen nur die großen Windeln in Frage, damit sie am Bauch nicht einschneiden. Ich zeige der Tochter, wie sie ihrer Mutter die Windel wechselt. Das Gesäß soll sie jedes Mal mit Ringelblumensalbe, die im Haus ist, eincremen. Dies dient dazu, dass die Haut geschmeidig bleibt und kein Druckgeschwür (Dekubitus) entsteht. Eine Seitenlagerung ist nicht möglich, weil Frau S. wegen des Aszites keine Luft bekommt.

In der Nacht zuvor hatte Frau S. große Angst bekommen. Mutter und Tochter haben beide gar nicht schlafen können. Die Tochter vertraut mir an, dass sie selbst noch Tavor expidet in der Tasche habe und fragt, ob sie ihrer Mutter davon eine Tablette bei Bedarf geben kann. Ich bejahe. Tavor expidet löst die Angstzustände und hat den Vorteil, dass es im Mund zergeht.

Frau S. möchte sich heute nicht waschen lassen. Die Nacht war anstrengend, und sie möchte schlafen. Sie ist traurig, dass es mit dem Sterben nicht klappt. Alles Materielle ist geregelt. Einen Pfarrer möchte sie auch nicht sehen. Aber sie spürt, dass ihre Tochter sie nicht loslassen kann. Sie traut sich nicht, mit ihr darüber zu sprechen. Sie hat keine Kraft, ihre Tochter zu trösten. Ob ich das nicht für sie übernehmen kann?

Ich informiere die Tochter über das Gespräch mit der Mutter. Sie will ihre Mutter nicht festhalten, damit sie nicht noch länger leiden muss. Sie sitzt oft am Bett, halte ihre Hand und bete zu Gott, dass sie bald einschläft. Ich erkläre ihr, dass Hand halten bedeuten kann, ich halte dich fest. Sinnvoller ist es, die eigene Hand unter die Hand des anderen zu legen, sodass dieser jeder Zeit die Möglichkeit hat, seine Hand wegzuziehen. Ganz besonders hilfreich wäre es für ihre Mutter, wenn sie ihr sagen könnte, dass sie gehen darf. Wenn sie es nicht verbal schafft, soll sie sich ans Bett setzen und ihr die Botschaft in Gedanken schicken. All das leuchtet ihr ein, und sie will es bei passender Gelegenheit versuchen.

Ich informiere Dr. K., der mit der Gabe von Tavor expidet einverstanden ist. Er macht heute noch einen Hausbesuch. In Absprache mit der Patientin streicht er alle Medikamente bis auf die Schmerzmedikation und die Tropfen gegen die Übelkeit.

Abends berichtet mir die Tochter stolz, dass sie ein sehr gutes Gespräch mit ihrer Mutter hatte. Beide haben Abschied voneinander genommen. Sie konnte ihr sagen, dass es absolut in Ordnung ist, wenn sie geht.

Ihre Mutter hat daraufhin den ganzen restlichen Tag geschlafen. Dabei hat sie im Traum geredet und Dinge erwähnt, von denen sie nichts wusste. Ich erkläre ihr, dass das Leben ihrer Mutter im Traum an ihr vorbeizieht und sie in einer Zeit war, die sie vor der Geburt der Tochter erlebt hat.

Frau S. erzählt mir ebenfalls, dass sie ein klärendes Gespräch mit ihrer Tochter gehabt hatte und jetzt beruhigt gehen kann. Sie hat vorhin von ihrem Mann geträumt, der ihr zugewunken hat. Sie weiß, dass er auf sie wartet.

Sie möchte gerne von mir gewaschen werden und ein frisches Nachthemd anziehen.

Am nächsten Morgen ist Frau S. somnolent, d. h., sie ist erweckbar, schläft aber sofort wieder ein. In Absprache mit der Tochter wasche ich nur das Gesicht, die Hände und den Intimbereich und wechsele die Windelhose. Frau S. hat seit gestern Nachmittag keinen Urin mehr ausgeschieden.

Frau S. ist unter der gelben Farbe sehr blass, die Nase ist spitz und die Wangen sind eingefallen. Die Beine sind marmoriert. Ich erkläre der Tochter, dass ihre Mutter im Sterben liegt. Zum einen erkenne ich das am Gesicht und an den Beinen, die nicht mehr richtig durchblutet werden. In der Sterbephase werden nur noch die lebenswichtigen Organe durchblutet, wie Herz, Lunge und Gehirn. Zum anderen deutet die fehlende Urinausscheidung darauf hin, dass es bald so weit ist. Die Nieren werden ebenfalls nicht mehr durchblutet. Ich weise die Tochter darauf hin, dass sich auch die Atmung noch verändern kann. Es können Atempausen auftreten, die immer länger werden. Die Pausen können durchaus einige Minuten dauern. Das Atemzentrum in unserem Kopf hört langsam auf zu arbeiten. Wichtig ist dabei zu wissen, dass der Betreffende nicht erstickt! Denn wir assoziieren mit nicht mehr Atmen ein Ersticken. Aber Frau S. wird diesen Zustand gar nicht mehr mitbekommen, weil sie schon ganz weit weg sein wird. Genauso bekommt sie jetzt auch nicht mit, dass ihre Beine kaum mehr durchblutet werden und ihre Nieren nicht mehr arbeiten. Die Tochter ist erleichtert zu hören, dass ihre Mutter nicht ersticken wird. Und wenn sie weiß, was die Atempausen bedeuten, machen sie ihr auch keine Angst.

Sie möchte wissen, was sie machen muss, wenn ihre Mutter verstorben ist: Wenn der Hausarzt erreichbar ist, muss sie ihn rufen. Hat er keinen Dienst, muss sie hier in Düsseldorf die Arzt-Notruf-Zentrale anrufen. Der Notarzt kommt frühestens zwei Stunden nach Eintritt des Todes, um den Totenschein auszustellen. Dabei ist ganz besonders wichtig, dass sie ihm den in unserer Mappe befindlichen Arztbrief gibt, in dem die genaue Diagnose steht. Nur wenn er weiß, was die Patientin hat, kann er auch einen natürlichen Tod bescheinigen. Andernfalls muss die Polizei eingeschaltet werden. Ich biete ihr an, dass sie mich auch zur Hilfe rufen kann. Wenn der Totenschein ausgestellt ist, hat sie insgesamt 36 Stunden Zeit, bis sie das Beerdigungsinstitut benachrichtigen muss, damit ihre Mutter abgeholt wird.

Ich verabschiede mich von Frau S. und wünsche ihr eine gute Reise.

Als ich abends wiederkomme, berichtet mir die Tochter, dass ihre Mutter noch lebt. Frau S. ist weiterhin praefinal (sterbend). Sie hat jetzt auch die oben beschriebenen Atempausen. Ich bitte die Tochter, ihren Bruder anzurufen, damit er kommt. Vielleicht wartet sie auf ihn, weil sie sich von ihm noch nicht verabschiedet hat. Herr S. kommt ca. $1/2$ Stunde später. Seine Schwester berichtet ihm von unseren Gesprächen. Er verabschiedet sich von seiner Mutter. Beide sitzen am Bett, als sie wenige Zeit danach friedlich einschläft. Da es in so einer Situation keine tröstenden Worte gibt, nehme ich die Tochter einfach nur in den Arm.

Nach einer Zeit der stillen Trauer pflege ich Frau S. Ich stelle neben das Bett einen kleinen Tisch, den ich mit Blumen und Kerze schmücke. Da der Hausarzt keine Sprechstunde mehr hat, rufe ich den Notarzt.

Bei einem Glas Tee lässt die Tochter die letzten Wochen noch einmal Revue passieren. Sie will wissen, ob sie alles richtig gemacht hat oder ob sie etwas besser hätte machen können. Ich sage ihr, dass so, wie es gelaufen ist, es für ihre Mutter gut war. Anschließend möchten beide noch eine Zeit mit ihrer Mutter alleine verbringen, sodass ich mich verabschiede und beiden viel Kraft wünsche.

Nach einer gewissen Zeit rufen wir die Angehörigen an und erkundigen uns, wie es ihnen geht. Die Tochter von Frau S. erzählt mir von der Beerdigung und wie oft sie an ihre Mutter denken müsse. Sie ist froh, dass sie ihrer Mutter ein Sterben zu Hause ermöglichen konnte.

Die Begleitung von Frau S. steht stellvertretend für viele Begleitungen. Viele haben ähnliche Züge, und doch sind sie alle unterschiedlich, so unterschiedlich, wie wir Menschen sind. Bei allen Begleitungen ist es wichtig, offen und aufmerksam zu sein für alle Fragen, auch für die Fragen, die nicht gestellt werden. Jeder Patient signalisiert, wann er reden möchte, wie weit er in diesem Gespräch geht und mit wem er es führen möchte. Die Angehörigen benötigen oft mehr Gespräche als die Betreffenden selbst. Besonders wichtig ist es, den Angehörigen genau zu erklären, welche Veränderungen eintreten können und was diese bedeuten. Nur so lassen sich verständliche Ängste und Befürchtungen minimieren. Es gibt leider auch Patienten, die nicht so friedlich einschlafen können wie Frau S. Da ist mit viel Geduld zu klären, woran das liegen könnte. Manchmal benötigt der Betreffende einfach auch nur mehr Zeit, um Abschied zu nehmen. Egal wie, jede Form des Sterbens ist von uns zu akzeptieren; denn jeder von uns darf seinen eigenen Weg gehen. Wir versuchen, die Patienten ein Stück auf diesem Weg zu begleiten und ihnen mit unserem Wissen ihren Weg zu erleichtern.

Eine Schwierigkeit bei der Begleitung stellt leider immer wieder der Hausarzt dar. Nur wenige Hausärzte sind bereit sich entsprechend zu engagieren. Viele von ihnen haben Defizite in der Schmerz- und Symptomtherapie. Der ideale Hausarzt nimmt zu gleichen Teilen an der Begleitung teil. Er macht regelmäßig Hausbesuche, kümmert sich nicht nur um die medizinische Seite, sondern auch um das seelische Wohl des Patienten und seiner Angehörigen. Er ist für uns, wenn möglich, zu jeder Zeit erreichbar, auch außerhalb seiner Sprechzeiten.

Eine weitere Schwierigkeit unserer Arbeit ist die Finanzierung. Das obige Beispiel zeigt, dass die Begleitung eines Sterbenden und seiner Angehörigen Zeit braucht. Mit der herkömmlichen Finanzierung ist diese Arbeit nicht zu decken. Deshalb gibt es seit nunmehr 3 $\frac{1}{2}$ Jahren ein Modellprojekt in Nordrhein-Westfalen. Dieses Projekt hat bereits erwiesen, dass 70–75 % der begleiteten Menschen zu Hause sterben können, während es bei herkömmlichen Pflegediensten nur 30 % sind. Unsere Zukunft ist ungewiss. Das Ministerium hat klar entschieden, dass es irgendwie weitergehen muss. Die Krankenkassen aber tun sich schwer in ihrer Entscheidungsfindung. Das Projekt, ursprünglich begrenzt bis Ende 2003, läuft jetzt erst einmal so lange weiter, bis eine endgültige Entscheidung getroffen wird. Allein die hohe Akzeptanz in der Bevölkerung reicht leider nicht aus.

Christoph Johannsen

# Sterbebegleitung in der Kinderabteilung eines Akutkrankenhauses

*Wieso müssen Kinder sterben?*
*Wieso muss unser Kind sterben?*
*Wieso müssen wir dies erleiden?*

## HINFÜHRUNG

Wenn ein Kind im Krankenhaus im Sterben liegt oder gestorben ist, stellen sich nicht nur die Eltern diese Fragen. Was für Eltern und Angehörige unbegreiflich erscheint, ist auch für Menschen, die bereits lange in der Kinderheilkunde tätig sind, keine Routine. Die Lebenskraft der Kinder lässt diese selbst nach schweren Erkrankungen meist schnell genesen und fröhlich aus dem Bett springen. Akut lebensbedrohliche Erkrankungen sind mit der heutigen Intensivmedizin beherrschbarer geworden und der mögliche Tod ist für viele »Professionelle« in weite Ferne gerückt.

In der Kinderheilkunde ist es schwierig, sich hinter Leitlinien, Schemata, Diagnosen und statistischen Prognosen zu verstecken. Zum einen, weil die Eltern, kritischer als bei sich selbst, die ihre Kinder betreffenden Diagnosen und Therapien hinterfragen, zum anderen, weil die Kinder sich in jeglicher Hinsicht verweigern oder in eine Konfrontation gehen, wenn man keine Beziehung zu ihnen aufbaut.

Wegen dieser Beziehung trifft es uns »Professionelle« in der Kinderheilkunde immer wieder hart, wenn unsere Möglichkeiten, menschliches Leben zu erhalten, erschöpft sind. Aber vielleicht finden sich gerade deshalb Pflegende und Ärzte, die bereit sind, sich der Aufgabe der Sterbebegleitung bei Kindern zu stellen. Denn unsere Aufgabe ist mit dem Versagen unserer Therapien nicht beendet. Einen Rahmen, Halt und Orientierung für das sterbende Kind und die Angehörigen zu bieten, gehört untrennbar zur Profession der pflegenden und ärztlichen Berufe, besonders wenn das Sterben und der Tod im Krankenhaus stattfindet. Das bedeutet nicht, dass wir die oben genannten Sinnfragen beantworten können. Aber es bedeutet, anwesend zu sein, den Angehörigen und dem sterbenden Kind das Gefühl zu geben, dass sie nicht allein sind. Die Sicherheit vermitteln: Da sind welche, die wissen, wie es mit dem Sterben zugeht, die so etwas schon erlebt haben, die gefragt werden können, ein Gegenüber, das nicht wegläuft, wenn ich eine ehrliche Antwort brauche. Möglicherweise sind da auch Menschen, die keine Angst vor Sterbenden und dem Tod haben; Menschen, die trotzdem mit mir lachen und Spaß haben können.

Vor dem 20. Jh. war der Tod eines Kindes in der europäischen Großfamilie kein ungewöhnliches, ja fast ein zu erwartendes Ereignis. Viele Infektionskrankheiten, Unter- und Fehlernährung gefährdeten das Leben der Kinder. Gleichzeitig bedeutete der – nicht so ungewöhnliche – Tod bei deutlich höherer Kinderzahl einen »geringeren« Verlust für die Familie als in einer heute üblichen drei- bis vierköpfigen Familie.[1] Der Rückgang der Kindersterblichkeit mit den Verbesserungen im sozialen und medizinischen Bereich ging mit der fortschreitenden Verkleinerung der Familien Hand in Hand. Dadurch veränderten sich die Erziehungsformen und das Maß der Zuwendung sowie die Aufmerksamkeit, die den Kindern geschenkt wird.

In einer Zeit, in der Wörter wie »Single« oder Kürzel wie DINKies (DoubleIncomeNoKids) von Sozialwissenschaftlern zur Beschreibung des Lebensstils eines guten Teils der Erwerbstätigen verwendet werden, schwingen bei der Entscheidung für und beim Sich-Freuen auf ein Kind Erwartungen, Wünsche, Zukunftshoffnungen, ja ganze Lebensentwürfe mit. Somit trifft die Eltern mit dem Tod ihres Kindes nicht nur die Verzweiflung und Trauer über den Verlust des geliebten Menschen, sondern auch der Verlust der eigenen Zukunft. Ebenso empfindet die Gesellschaft heute den Tod eines Kindes als schrecklich und beängstigend. Es bestehen keine bewährten Umgangsformen mehr, weil dieses Ereignis so selten geworden ist.

Damit empfinden die Eltern sich in ihrer Trauer als getrennt von ihrer Umgebung, fast als aussätzig. Gerade bei einer Fehlgeburt oder dem Versterben eines behinderten, schwer geschädigten Kindes sind Kommentare wie: »Vielleicht war es besser so, sei doch froh!« nicht selten.

In den Industrieländern sind das erste Lebensjahr und besonders die ersten drei Monate des Lebens die Zeit mit der höchsten Todesrate im Kindesalter. Hier trifft das Sterben besonders schwer, wie dies im Schlagwort vom »Tod am Anfang des Lebens« aufleuchtet. Die Neonatologie als ein in den letzten Jahrzehnten besonders erfolgreicher Zweig der Kinderheilkunde hat es sich zur Aufgabe gemacht, gerade diesen Tod zu verhindern, und gerät eben wegen ihrer vielen Fortschritte in Erklärungsnot, wenn sie trotzdem den Tod nicht verhindern kann. Welchen Sinn hat ein Leben, wenn es nur eine Woche, einen Tag, oder nur einige Stunden dauert?

## Maya – Fallbeschreibung (mit geänderten Namen)

Schon vor der Geburt von Maya steht fest, sie wird einen Wasserkopf haben, der so groß ist, dass sie nicht lebensfähig sein wird. In einem Gespräch der Ärzte mit den Eltern wird besprochen, dass sie nach der Geburt von den Pädiatern versorgt und auf die Kinderintensivstation verlegt wird, wo Eltern, Ärzten, Schwester und Pfarrer sie betreuen.

Hierzu wird ein Zimmer hergerichtet, in dem sie alleine liegen kann, sodass sie vom Stationsablauf weitgehend abgeschirmt ist.

Am Abend wird Maya geboren. Arzt und Schwester der Intensivstation sind dabei und versorgen sie. In Begleitung des Vaters wird Maya, die im Transportinkubator liegt, nach oben auf die Station gefahren. Sie wird in ein Wärmebett gelegt und an die Überwachungsmonitore angeschlossen. Vitalparameter werden festgestellt und dokumentiert.

Das Gespräch mit dem Vater über das weitere Vorgehen findet im Zimmer statt, damit er Maya nicht alleine lassen muss. In die Pflegemaßnahmen wird der Vater einbezogen. Die Kontaktaufnahme zu Maya ist nach der ersten Berührung einfach. Mit ihr und über sie ist auch der Kontakt zum Vater hergestellt. Nach einer kurzen Eingewöhnungsphase auf der Station werden die Gespräche ungezwungen.

Maya wird von ihrem Vater gestreichelt, und er erzählt ihr, wie sehr sie sich auf sie gefreut haben und dass es gut ist, dass sie nun hier ist. Maya reagiert auf die Zuwendung. Der Vater gibt an, dass er einen Pfarrer wünscht, der ein Freund der Familie ist. Er soll Maya taufen. Kleine Kreuze und ein Kuscheltier werden zu Maya ins Bett gelegt. Dieses soll sie auf ihrem letzten Weg begleiten. In einem Stuhl wird die Mutter nach oben gebracht. Nun kann auch sie Maya begrüßen. Auf die Frage nach der Kleidung für Maya zeigen die Eltern ausgesuchte Strampler, Socken und Mütze für sie. Als Erinnerung werden Fußabdrücke gemacht.

Als Maya stirbt, halten die Eltern ihre Hände und stärken sie, damit sie in Frieden gehen kann. Zum Abschied ist sie auf dem Arm der Mutter. Maya wird mit Hilfe der Eltern gewaschen und angezogen. Die Familie wird verständigt und kommt zur Unterstützung der Eltern auf die Station. Gemeinsam gehen sie den schweren Weg des Abschieds.

## Praktische Hinweise

In verschiedenen Situationen werden die Mitarbeiter unserer Kinderklinik mit Tod und Sterben konfrontiert. Jedes Mal sind die Einzelnen und das Team neu herausgefordert, eingehend auf die individuelle Situation der Betroffenen, eine eben nicht routinehafte Hilfe und Begleitung anzubieten. Vereinfacht lassen sich verschiedene Situationen, Krankheits- und Sterbeprozesse beschreiben, zu denen es in der Kinderklinik eines innerstädtischen Akutkrankenhauses kommen kann. Unterschiede und besondere Aspekte sollen im Folgenden kurz aufgezeigt werden.

### Plötzliches Sterben

Der Notarzt bringt ein mehr tot als lebendiges Kind, die Reanimation scheitert. Wir kennen die Familie und ihre Geschichte nicht oder kaum, und eine »Sterbe«-Begleitung ist gar nicht möglich. Wir können jedoch dem Entsetzen und der Verzweiflung Raum bieten, versuchen, den betroffenen Menschen ein Gefühl der Angenommenheit zu vermitteln. Gut ist es, wenn sich wenige gezielt der Betreuung dieses Patienten und seiner Angehörigen ungestört widmen können. Ein gesonderter Raum (Abschiedsraum) sollte die Möglichkeit dafür bieten, dass die Betroffenen langsam und in Ruhe von dem Toten Abschied nehmen und bei ihm noch wachen können. Das Teilnehmen am oder das selbstständige Waschen und Ankleiden des Leichnams nach einer Weile hilft den Eltern, das Geschehene zu begreifen, und erleichtert nach Auskunft Betroffener das spätere Akzeptieren des Todes.

Fragen nach dem weiteren praktischen Vorgehen werden gestellt und sollten unkompliziert beantwortet werden können. (Hier helfen nicht nur den unerfahrenen Kolleginnen und Kollegen Standards/Leitlinien zu den formellen Abläufen sehr!) Die Kontaktierung weiterer Angehöriger, Freunde oder Seelsorger wird möglich gemacht. Es sollte auch daran gedacht werden, dass Geschwisterkinder besser den Tod verstehen, wenn sie ihren Bruder oder ihre Schwester noch einmal sehen.

### Sterben auf der Früh- und Neugeborenenstation

Der Tod ihres früh geborenen Kindes, das Komplikationen erliegt, oder von Kindern, die mit Krankheiten oder Anomalien zur Welt kommen, trifft die Eltern mehr oder weniger vorbereitet. Gegebenenfalls gingen der Geburt Monate des Bangens auf Grund von Schwangerschaftskomplikationen voran (z. B. bei Frühgeburten). Oder den Eltern wurde nach Pränataldiagnostik ein Schwangerschaftsabbruch angeboten. Nun brechen alle Hoffnungen zusammen. Durch die präpartale wie auch postpartale Überwachung ist das Kind den Eltern fremd und das natürliche Verhältnis gestört. Stellvertretender Körperkontakt zum sterbenden Kind durch Schwestern oder ÄrztInnen für die Eltern hilft diesen, sich selbst zu trauen und ihr Kind auf den Arm zu nehmen.

Ähnliches gilt für die Situation bei missgebildeten Kindern. Aus vielen Berichten ist bekannt, wie die gruseligen Fantasien und Vorstellung der Eltern weit schlimmer waren als die von ihnen dann geschaute Wirklichkeit. Die Betreuenden sollten das Berühren und Erleben des Kindes und die Gemeinsamkeit mit ihm in den letzten Minuten oder Stunden fördern und unterstützen. Eine Trennung von Mutter und Kind, das Alleinlassen des Kindes führt zu Schuldgefühlen und Selbstvorwürfen, die zum Teil nie verarbeitet werden. Raum und Ruhe, eine enge verständnisvolle Zusammenarbeit zwischen Geburtshilfe und Neonatologie sind wesentlich, um dies gewährleisten zu können. Eine Nottaufe oder andere, der Religion der Eltern entsprechende Rituale können durchgeführt werden. Standards zu einzelnen Ritualen können dabei Informationen und Hilfe geben.

Ein Foto des Kindes, ein Hand- oder Fußabdruck, eine Locke als Erinnerungen werden z. T. nach Jahren von den Eltern erfragt, wenn sie diese nicht gleich dankend mit sich nehmen. War es der Mutter und/oder dem Vater nicht möglich, ihr Kind zu erleben, sind Berichte über sein Verhalten z. B. bei der Körperpflege oder Nahrungsgabe, und seine Reaktionen auf Berührungen und Stimmen wertvoll und oft viel wichtiger als medizinische Details.

### Sterben von älteren Kindern

Ältere Kinder stellen Fragen, sind durch ihre Krankheit aufmerksam und haben feinste Sinne für die Stimmungen und Empfindungen der Erwachsenen. Ihre Fragen, ihre tiefgründigen Bilder, aber auch ihre Tapferkeit, Duldsamkeit und Fröhlichkeit berühren und treffen alle Beteiligten. Durchhalteparolen wie »Das wird schon wieder« und Notlügen, um die eigene Hilflosigkeit zu überdecken, sind hier fehl am Platz. Gerade indem wir auch unsere Hilflosigkeit und ehrliche Beteiligung ausdrücken, erlangen wir das Vertrauen der Kinder. Und in diesem Umgang können wir auch die Eltern und Angehörigen bestärken. Gemeinsames Weinen und Lachen gehört dazu.

Angst und Scheu vor dem Tod und dem Sterbenden führen häufig zu einer Entfremdung und Trennung zwischen Eltern/Angehörigen und dem Kind. Dies wird vom Kind als schmerzhaft empfunden. Dabei wünschen alle Eltern und Kinder so viel Gemeinsamkeit und Verbundenheit bis zum Ende zu spüren, wie eben möglich ist. Die Kinder bauen dazu oft goldene Brücken, die von den Eltern und uns einfach zu betreten sind, wenn wir Gelegenheit und Raum dafür schaffen.

### Sterben nach langer Krankheit

Kinder mit langsam fortschreitenden Erkrankungen, Hirnschäden, oft schwerstbehindert, sind den Stationen aus vielen vorherigen Aufenthalten bekannt. Die Klinik hat mit den Eltern schon manche kritische Phase der Erkrankung des Kindes mitgemacht. Zum Teil ist die Klinik über Jahre der zweite Aufenthaltsort der Familie. In diesem engen Kontakt entstehen auch Konflikte. Gerade hier ist es wichtig, im Team klare Vorstellungen zu entwickeln und sich über die wesentlichen Dinge einig zu sein. Die Frage der Lebensverlängerung um jeden Preis steht im Raum und muss mit den Eltern behutsam betrachtet werden.

Trotz eines gemeinsamen Behandlungskonzepts bleibt der individuelle ehrliche Umgang des Einzelnen mit Kind und Eltern das Entscheidende. So wissen die Eltern bald, mit wem sie lachen und Witze machen und wen sie eher zu medizinischen Fragen ansprechen. Wenn die Eltern in Vorgesprächen bemerken, dass die Gestaltung des »letzten Aufenthaltes« ein Anliegen und kein von den Mitarbeitern gefürchtetes Ereignis ist, wird auch für sie dieser Abschied vorstellbarer. Die Gestaltung des Zimmers mit Tüchern, Bildern, religiösen Elementen, Steinen, Blumen, Kuscheltieren oder was sonst zum Kind und der Familie gehört, sollte angeregt und ermöglicht werden. Oft halten Familien nach dem Tod ihres Kindes Kontakt zu den Stationen, auf denen sie diese intensiven Lebensmomente erlebt haben.

Grußkarten oder kleine Einladungen können Familie und Team wohltuend und heilsam in der Bewältigung unterstützen.

Weil der Tod überhaupt und der Tod von Kindern im Besonderen alle Mitarbeiter immer wieder sehr belastet, sollten Supervision und eventuell auch psychologische Betreuung für Einzelne und das Team selbstverständlich sein. Neben der Teilnahme an der Trauerfeier (wenn die Eltern einverstanden sind) ist ein Gedenken der Mitarbeiter durch Schweigeminuten, einen kleinen Gottesdienst oder ähnliche Rituale wichtig. So kann für die Station/das Team ein (erster) gemeinsamer Abschied vollzogen werden, der einen Abschluss bildet. Trauer und Fragen können angesprochen werden. Der Einzelne, den das Sterben des Kindes beschäftigt, wird damit nicht allein gelassen.

---

[1] Ohne damit den individuellen Schmerz der Eltern letzter Jahrhunderte verkleinern zu wollen, hat der Unterschied zwischen heutiger Klein- und damaliger Großfamilie sowie die zunehmende Individualisierung eine Auswirkung auf das Erleben von Sterben und Tod.

*Simone Bakus*

# Die Rolle der Seelsorge in der Begleitung von Familien mit schwer kranken oder sterbenden Kindern

## ERFAHRUNGEN AUS DER KINDERKLINIK

### *Mit der Seelsorge steht das mögliche Sterben des Kindes im Raum*

»Wenn du kommst, dann weint meine Mami immer.« Der kleine vierjährige Junge sieht mich mit großen Augen an. Mit dem Dreirad fährt er den Stationsflur in der Kinderkrebsklinik auf und ab. Seine Mutter läuft mit dem Infusionsständer hinter ihm her. »Schön, dass Sie kommen«, sagt sie mir als Seelsorgerin und hat in der Tat wieder Tränen in den Augen. Ihr Sohn hat zum zweiten Mal Leukämie. Ein Rückfall. Alle Therapien haben bisher nicht so geholfen, wie die Familie und die Ärztinnen und Ärzte in der Kinderkrebsklinik sich das erhofft haben.

Mit der Seelsorgerin – so scheint es – steht das mögliche Sterben des Kindes unausgesprochen im Raum. Wenn Seelsorgerinnen und Seelsorger Menschen in der Klinik aufsuchen, dann denken noch immer viele, jetzt ginge es ans Sterben – auch in der Kinderklinik.

Bei einem Besuch auf der Intensivstation lerne ich als Seelsorgerin die Mutter eines Jugendlichen kennen, den ich in den Monaten vorher immer alleine angetroffen habe. Nachdem ich mich vorgestellt habe, sagt die Mutter: »Mein Sohn hat mir von Ihnen erzählt. Er hat damals gedacht, sie seien geschickt worden, um mit ihm über das Sterben zu reden ...«

Seelsorge und Sterbebegleitung werden auch in der Kinderklinik von älteren Kindern und Jugendlichen, den Eltern und anderen Angehörigen sowie von vielen Mitarbeitenden häufig zusammen gesehen. Dies geschieht meist unbewusst. Die Vorstellung, Seelsorge und Sterbebegleitung gehören untrennbar zusammen, mag verschiedene Ursachen haben. Eine davon liegt sicher in der Tradition der so genannten »letzten Ölung« begründet, auch wenn das Sakrament der Krankensalbung in der katholischen Kirche nicht mehr nur als Sterbesakrament verstanden wird. Zum anderen vermitteln viele Krankenhausfernsehserien oder Kinofilme ein Bild von Seelsorge, das Seelsorge im Krankenhaus ausschließlich auf die letzten Dinge des Lebens und das ewige Leben bezieht. Fast archetypisch (wie ein Urbild) taucht die Person des Pfarrers oder des Priesters an der Schwelle zwischen Leben und Tod auf. Das scheint die Verbindung zwischen Seelsorge und Sterben in den Köpfen vieler Menschen zu verfestigen, wenn sie selbst noch keine eigenen Erfahrungen mit der Seelsorge in der Klinik gemacht haben.

In der Kinderklinik, in der alles dafür getan wird, das in den Augen aller Beteiligten unzeitige Sterben eines Kindes zu verhindern, steht die Person der Seelsorgerin oder des Seelsorgers qua Amt dafür, dass ein Kind nicht nur wieder gesund werden kann, sondern dass es möglicherweise auch sterben kann. Dies ist Chance und Schwierigkeit zugleich.

Die Chance: Wenn die Seelsorgerin kommt, löst sich unter Umständen ein Tabu. Mit dem Erscheinen der Seelsorgerin wird die Realität des möglichen Sterbens angenommen. Was einer oder eine nicht zu denken oder sich vorzustellen gewagt hat, tritt nun in den Vordergrund, Emotionen lösen sich und können ausgedrückt werden.

»Wenn du kommst, weint meine Mama immer.«, so der kleine vierjährige Junge. In einem extra vereinbarten seelsorgerlichen Gespräch allein mit der Mutter ist es möglich, mit ihr über das eventuelle Sterben ihres Kindes zu sprechen. Als der kleine Junge schließlich einige Wochen später zum zweiten Mal einen Rückfall erleidet, beschließen die Eltern, ihr Kind zu Hause sterben zu lassen.

Die Schwierigkeit: Wenn das mögliche Sterben des Kindes verleugnet und verdrängt wird, wenn nicht sein kann, was nicht sein darf, dann kann es passieren, dass der Seelsorge qua Amt eine Abfuhr erteilt wird. Für die Seelsorgerin ist es dann schwer, Kontakt zu Kindern, ihren Eltern und Angehörigen zu bekommen.

Vor der Kinderklinik lerne ich im Gespräch mit einer mir bereits bekannten Mutter Frau S. kennen. Ihre zehnjährige Tochter leidet an einem Hirntumor. Nach der einjährigen Chemotherapie wird ein Rezidiv festgestellt. Frau S. bespricht mit mir sehr offen und ausführlich die Frage, ob sie ihrer Tochter den Ernst der Lage mitteilen soll, und zieht den Schluss: »Meine Tochter ist eine Kämpferin. Die ganze Wahrheit erzähle ich ihr lieber nicht, sonst gibt sie den Kampf gegen die Krankheit vielleicht noch auf.« An die Möglichkeit des Sterbens mag Frau S. einfach nicht denken. In den folgenden Wochen meidet Frau S. den Blickkontakt mit mir, wann immer sie mich auf dem Flur treffen könnte. Auch den Schwestern teilt sie mit, dass sie eine Seelsorgerin lieber nicht sprechen möchte.

Die Ablehnung von Seelsorge kann stellvertretend dafür stehen, dass das mögliche Sterben des Kindes verdrängt oder gar verleugnet wird. Für Seelsorgerinnen und Seelsorger in der Kinderklinik ist es wichtig, um diese Vorstellungen zu wissen und bewusst damit umzugehen.

Auf die unbewusste Zusammenschau von Seelsorge und Sterbebegleitung könnte die Seelsorgerin etwa Folgendes antworten: »*Selbstverständlich gehe ich als Seelsorgerin zu sterbenden Menschen und ihren Angehörigen, wenn dies gewünscht wird. Ich bin auch bereit, mit ihnen über das Sterben zu sprechen. Als Seelsorgerin komme ich aber nicht erst, wenn es ans Sterben geht. Ich biete meine Begleitung während der Zeit hier in der Klinik an und freue mich mit, wenn Menschen die Klinik wieder gesund verlassen.*«

Kinder und Jugendliche, Eltern und Angehörige und auch die Mitarbeitenden können so besser auf die verschiedenen Angebote der Seelsorge eingehen und sie gegebenenfalls auch annehmen. Auch Mitarbeitende als Multiplikatoren sollten die Angebote der Seelsorge in dieser Weise kennen und sie differenziert an Kinder, Jugendliche und Eltern weitergeben können.

Eine gelungene seelsorgerliche Sterbebegleitung beginnt oft schon mit der Aufnahme des Kindes in der Kinderklinik, nicht erst am Sterbebett des Kindes oder wenn eine Katastrophe eingetreten ist. Sie ist für die Seelsorge in der Kinderklinik eingebettet in eine Wegbegleitung im Krankenhaus. Es ist wichtig, als Seelsorgerin Zeit zu haben für die kranken Kinder, ihre Eltern und Geschwister und die Mitarbeitenden im Spielzimmer, im Gelände der Klinik oder wenn auf einem Fest ausgelassen und fröhlich gefeiert wird. Keiner kann im Voraus wirklich sagen, welches Ende eine diagnostizierte, lebensbedrohliche Krankheit nimmt. Es gibt die Statistik, es gibt Erfahrungswerte und medizinische Studien; im Einzelfall kann alles ganz anders als im medizinischen Lehrbuch verlaufen. Aufgabe der Seelsorge ist es, daran zu erinnern, dass Krankheit und Heilung und auch das Sterben nicht in der Macht der Medizin, sondern nach christlicher Überzeugung in Gottes Hand liegen. Wenn Leben und Tod in

Gottes Hand liegen, muss das Sterben eines Kindes nicht als Versagen der Medizin gedeutet werden. Ärztinnen und Ärzte und alle Mitarbeitenden der Klinik haben alles ihnen Mögliche getan, das Kind zu heilen oder – wenn es sein muss – seine Schmerzen im Sterben zu lindern.

So steht mit der Person der Seelsorgerin die religiöse Dimension im Raum: Vorstellungen von Gott, von Auferstehung, dem Jenseits oder dem Ewigen Leben. Die Vorstellung, das Leben des Kindes in Gottes Hände abzugeben, erleichtert es manchmal – aber nicht immer – das Sterben und den Tod des Kindes anzunehmen und das Kind loszulassen.

## DIE FRAGE DER ELTERN: WARUM MUSS UNSER KIND SO LEIDEN?

Auf einem Rundgang auf der Intensivstation treffe ich auf Eltern am Bett ihrer Tochter. Von den Schwestern weiß ich, dass dieses Mädchen an einem Hirntumor leidet. Noch bevor ich mich vorgestellt habe, hat der Vater blitzschnell an meinem Namensschild erkannt, dass die Seelsorgerin an das Bett seiner Tochter getreten ist. Wütend schleudert er mir an den Kopf: »Warum wir? Warum gerade unsere Tochter?« Er zeigt mit der Hand nach oben. »Wie kann der da oben das zulassen? Können Sie mir das sagen?«

Die lebensbedrohliche Erkrankung eines Kindes löst fast immer die Frage nach dem »Warum?« aus. Sie wird mehr noch als die Erkrankung eines Erwachsenen als sinnlos und schrecklich erlebt, weil die Kinder die Zukunft und Hoffnung der Erwachsenen sind, die durch die lebensbedrohliche Erkrankung oder das mögliche Sterben eines Kindes in Frage gestellt wird. Wenn diese Frage in der Kinderklinik gestellt wird, schwingen viele Facetten mit, die es als Seelsorgerin auszuloten gilt.

In der ersten Phase nach einer gestellten Diagnose drückt die Frage nach dem »Warum?« oft den Schock und die emotionalen Reaktionen auf die Krankheit des Kindes wie Wut, Ohnmacht, Angst und Schmerz aus. Es dauert oft eine Weile, bis Eltern bereit sind, sich mit der ihnen gestellten Realität auseinander zu setzen.

Im ersten Kontakt ist es für die Seelsorgerin sinnvoll, Verständnis für diese Frage zu zeigen, um einen vertrauensvollen Kontakt herzustellen und einfach da zu sein: »Ich sehe, was für ein Schock diese Diagnose für sie ist.« Zu einer wirklichen inhaltlichen Auseinandersetzung mit dieser Frage sind Eltern in dieser Phase meistens noch nicht in der Lage.

Wenn diese Frage »Warum?« immer wieder gestellt wird, kann sich dahinter auch ein Anspruch verbergen, der heißt: »Mein Kind darf auf keinen Fall sterben.« Dieser Anspruch verleugnet die tiefe Realität, dass auch das eigene Kind möglicherweise nicht geheilt wird und sterben kann. Es gibt keinen Anspruch auf Gesundheit und Heilung, beides ist nicht selbstverständlich, auch wenn der Zeitgeist und die moderne Medizin dies suggerieren und propagieren. Die Verleugnung verhindert eine Auseinandersetzung mit der Realität des möglichen Sterbens, verhindert auch die Kommunikation darüber mit dem Kind, mit der Familie, mit Mitarbeitenden in der Klinik und der Seelsorge. Die Verleugnung führt auch dazu, dass der Schmerz und die Trauer über den Verlust der Gesundheit und den möglichen Verlust des Kindes nicht ausgedrückt und zur Sprache gebracht werden können.

Als Seelsorgerin ist es sinnvoll, sich bei einem tragfähigen Kontakt mit Eltern an diese Verleugnung heranzutasten, um sie zumindest zeitweise oder schrittweise zu überwinden. Manchmal ist es gut, den Schmerz und die Befürchtung anzusprechen, das Kind zu verlieren, um so ein Stück der Verleugnung aufzulösen. Manchmal ist es gut, ganz allgemein davon zu sprechen, dass Gesundheit und Heilung nicht selbstverständlich sind, um sich so vorsichtig an die konkrete Realität der lebensbedrohlichen Krankheit des Kindes anzunähern. Manchmal jedoch scheint die Möglichkeit, das eigene Kind zu verlieren, so bedrohlich, dass Eltern sich mit der Verleugnung solange es eben geht vor der schmerzlichen Realität schützen. Die Seelsorgerin hat dies zu respektieren und die Situation mit den Betroffenen auszuhalten.

Mit der Frage »Warum?« wird die Seelsorgerin häufig herausgefordert, auch zu ihrem Glauben angesichts der leidenden Kinder in der Kinderklinik Stellung zu beziehen.

»Wenn man das alles hier so sieht, die ganzen kranken Kinder, die so leiden müssen, wie kann der da oben das zulassen? Das fällt mir schwer, an so einen Gott zu glauben, der das alles zulässt. Und der zulässt, dass die Menschen sich totschießen, jetzt im Nahen Osten. Krieg ist so grausam. Ich war auch im Krieg und habe mir geschworen, nie wieder eine Waffe in die Hand zu nehmen. Wenn man das ganze Geld, das für Rüstung ausgegeben wird, z. B. in die Forschung dieser Kinderkrebsklinik stecken könnte, das wäre sehr viel sinnvoller.« So der Großvater eines kranken Jungen bei einem meiner Besuche.

»Wie kann Gott das zulassen?« Diese Frage wird oft gestellt und ist schwierig zu beantworten. Es ist gut, dies als Seelsorgerin zunächst offen zu sagen.

Diese Frage kann sich zwischen zwei Polen bewegen: Wird der Glaube an sich sowie die Existenz Gottes in Frage gestellt? Das Böse in der Welt und das sinnlose Leiden unschuldiger Kinder sprechen für manche Menschen überhaupt gegen einen solchen (allmächtigen) Gott, manchmal sogar gegen die Existenz Gottes selbst. Oder wird durch das Leiden der Kinder in der Kinderklinik der Glaube angefochten, auf die Probe gestellt, Gott als fern oder gar als Feind erfahren? In diesem Fall ist Gott für die Fragenden noch ein ernst zu nehmendes Gegenüber, mit dessen Handeln sie in ihrer Situation aus verständlichen Gründen nicht einverstanden sind.

Was kann die Seelsorgerin antworten, wenn Eltern und auch ältere Kinder offen sind für eine inhaltliche Auseinandersetzung mit dieser Frage? Die Seelsorgerin kann persönlich aus der Sicht ihres christlichen Glaubens antworten und zum Beispiel auf biblische Erfahrungen hinweisen: auf Hiob, der mit Gott hadert, weil er Besitz, Familie und schließlich auch seine Gesundheit verloren hat; auf die Psalmen: »Mein Gott, mein Gott, warum hast du mich verlassen?« (Psalm 22,2), schreit Jesus vor seinem Tod am Kreuz. »Gott, hilf mir! Denn das Wasser geht mir bis an die Kehle.« (Psalm 69,2) »Dennoch bleibe ich stets an dir; denn du hältst mich bei meiner rechten Hand.« (Psalm 73,23) So drücken die Beter der Psalmen ihre Not und schließlich ihr Vertrauen zu Gott aus. Vor diesem biblischen Hintergrund ist es gut, als Seelsorgerin vom eigenen Glauben zu erzählen, von Gott, dem das Leiden der Kinder nicht egal ist, einem Gott, der oft still und leise das Leben der Kinder und der Eltern mitträgt, anders als wir Menschen uns das vorstellen. Die Bitte im Vaterunser »Dein Reich komme, dein Wille geschehe, wie im Himmel, so auf Erden.« (Matthäus 6,10) weist darauf hin, dass in unserer Welt Gottes Reich noch nicht Wirklichkeit geworden ist. Als Glaubende warten und hoffen Christinnen und Christen auf eine Zeit, in der »Gott abwischen wird alle Tränen von ihren Augen, und der Tod wird nicht mehr sein, noch Leid, noch Geschrei noch Schmerz wird mehr sein«. (Offenbarung 21,4) Die Seelsorgerin kann Eltern und Kinder ermutigen, Gott selbst im Gebet zu sagen, wie ihnen zu Mute ist, oder was ihnen besonders am Herzen liegt. Die Krankenhauskapelle wird für Familien ein Ort, in der sie im »Haus Gottes« für das kranke Kind eine Kerze anzünden und sich im Gebet Gott anvertrauen können.

Wenn Kinder lebensbedrohlich erkranken, wird der Glaube angefochten und in Frage gestellt. Während die Väter oft – wie oben beschrieben – ihre Wut oder Enttäuschung über Gott und die Kirche der Seelsorgerin an den Kopf werfen, verlieren Mütter bei einem langen Klinikaufenthalt manchmal die Kraft zum Glauben und zum Beten.

> »Ich kann nicht mehr beten«, sagt mir eine Mutter am Bett ihrer Tochter. Seit einem Jahr ist sie hin und hergerissen zwischen der älteren, schwer kranken Tochter und dem einjährigen Sohn. Beide Kinder fordern ihre ungeteilte Aufmerksamkeit in der Kinderklinik und zu Hause. Der permanente Schlafmangel treibt sie an den Rand der Erschöpfung.

Die Seelsorgerin bekommt ausgesprochen oder unausgesprochen den Auftrag, stellvertretend für Kinder und ihre Eltern zu glauben und zu beten. Für Eltern ist es oft tröstlich zu wissen, die Seelsorgerin betet für sie und ihr Kind. Sie übernimmt stellvertretend, wozu Eltern und Kind in ihrer Situation nicht in der Lage sind.

»*Beten Sie für uns!*«, sagen manche Eltern am Ende eines seelsorgerlichen Besuchs. Ebenso kann die Seelsorgerin das Kind und die Eltern am Ende eines Besuches segnen oder sich mit einem Segenswunsch verabschieden. Dies berührt viele Menschen tief.

In der Kinderklinik treffen Seelsorgerinnen und Seelsorger auf eine multikulturelle und entkirchlichte Gesellschaft. Die Auseinandersetzung mit dem Glauben verlangt in der Kinderklinik viel Fingerspitzengefühl und soll der Situation des Kindes und der Eltern entsprechend geschehen. Auf keinen Fall darf die Situation des kranken Kindes als missionarische Gelegenheit missbraucht werden. Aus lauter Vorsicht darf aber auch nicht der Trost und die Kraft, die der christliche Glaube bereithalten kann, vorenthalten werden.

## MIT KINDERN ÜBER DAS STERBEN SPRECHEN

> Eines Abends werde ich als Seelsorgerin in die Kinderklinik gerufen. Am Telefon erfahre ich, das Kind sei austherapiert und habe in den vergangenen Tagen viel geweint. Nachdem ich mich dem zehnjährigen Jungen und seiner Oma vorgestellt habe, entwickelt sich folgendes kurze Gespräch über das Sterben.
> Die Oma sagt: »... er hat die ganzen letzten Tage so geweint. K., du wolltest die Pfarrerin doch etwas fragen, über das Sterben. Seine Mutter hat ihm erklärt, dass Gott den K. so lieb hat, dass er ihn zu sich holen will.« K. entgegnet stockend: »Warum holt er dann die Mama nicht auch zu sich?« Ich schaue das Kind an und frage: »K., möchtest du mit mir über das Sterben reden?« Das Kind schaut weg: »Nein, ich möchte mit meiner Mama darüber reden ... Ich will nach Hause.«

Je jünger die Kinder sind, desto wichtiger sind die vertrauten Menschen in der Kinderklinik. Dies gilt auch und gerade für das Sterben eines Kindes. In manchen Situationen sind Eltern und Großeltern jedoch so mit der eigenen Trauer beschäftigt und dem Schmerz, das Kind hergeben zu müssen, dass es fast ihre Kraft übersteigt, mit ihrem Kind über sein Sterben zu sprechen. Gerne würden sie dies auch einmal an »Fachleute« wie Seelsorgerinnen und Seelsorger oder andere psychosoziale Dienste delegieren. Das sterbende Kind möchte aber in diesem Fall gerade mit der engsten Bezugsperson – meistens ist das die Mutter – über das Sterben sprechen.

Die Seelsorgerin kann in diesem Fall dreierlei tun.

Zunächst kann sie die Familie ermutigen, auch ohne Worte im Schweigen mit dem Kind in Kontakt zu bleiben. Das aufmerksame Dasein der Familie und der Mitarbeitenden kann oft viel wichtiger sein als das Sprechen über das Sterben und den Tod. Das Sprechen über das Sterben entwickelt sich manchmal an alltäglichen Begebenheiten. So in folgendem Beispiel:

> Eine Mutter erzählt mir von ihrer vierjährigen Tochter. »L. sah sich einen Zeichentrickfilm im Fernsehen an und fragte ganz unverhofft: ›Werde ich auch so sterben wie das Mädchen im Fernsehen?‹«

Weiterhin kann die Seelsorgerin durch häufige Besuche versuchen, das Vertrauen des Kindes zu gewinnen, wenn Eltern und Kind dies wünschen. Unter Umständen entwickelt sich ein Vertrauen, das es diesem Kind möglich macht, über sein Sterben mit der Seelsorgerin zu sprechen.

Schließlich kann die Seelsorgerin der Mutter stützend zur Seite stehen, damit sie die Kraft aufbringt, zusammen mit ihrem Kind die für beide schmerzliche Realität des nahenden Todes anzunehmen und – wenn beide es wünschen – auch darüber zu sprechen.

Dabei ist es aus seelsorgerlicher Sicht sinnvoll, Gottes Liebe und das Sterben eines Kindes auseinander zu halten. »Gott hat dich so lieb, dass er dich zu sich holen will.«

Verständlicherweise protestiert das Kind gegen eine solche Auffassung. Gleichzeitig drückt dieser Protest aus, wie schmerzlich die bevorstehende Trennung für das Kind von der Mutter ist. Das Kind möchte auch im Sterben und im Tod mit der Mutter zusammenbleiben. »Warum holt er (Gott) dann die Mama nicht auch zu sich?«

Hier kann die Seelsorgerin korrigierend eingreifen. Sie kann Verständnis zeigen für die Verzweiflung des Kindes, der Mutter und der Großmutter. Die Verzweiflung darf sein und ausgesprochen werden.

Darüber hinaus ist es sinnvoll, aus seelsorgerlicher Sicht die Vorstellung der Familie von Gottes Liebe zu korrigieren. Denn Gottes Liebe bleibt bestehen im Leben, im Sterben und über den Tod hinaus. »Denn ich bin gewiss, dass weder Tod noch Leben, weder Engel noch Mächte noch Gewalten, weder Gegenwärtiges noch Zukünftiges, weder Hohes noch Tiefes noch eine andere Kreatur uns scheiden kann von der Liebe Gottes, die in Christus Jesus ist, unserem Herrn« (Römer 8,38 f.), schreibt der Apostel Paulus im Brief an die Gemeinde in Rom. Gottes Liebe hängt nicht an Bedingungen; er liebt alle Kinder, ob sie krank sind oder gesund, ob sie getauft sind oder nicht. Dies sollte die Seelsorgerin zum Ausdruck bringen.

Ebenso wie Gottes Liebe häufig mit Sterben und Tod zusammengebracht wird, scheint auch das Gesundsein und Gesundwerden eine Folge der Liebe und Nähe Gottes zu sein.

> So erzählt die Oma mir in einem anderen Gespräch über ihren Enkel: »Die Ärzte können wirklich nichts mehr machen. Sie haben ihn jetzt in eine Studie aufgenommen. Warum nicht früher? Aber die ganze Therapie hat nichts gebracht. Der Tumor ist trotz Chemotherapie und Bestrahlung gewachsen. Die Ärzte sind machtlos. Der K. war so lieb, drei Monate hat er alles über sich ergehen lassen, die schmerzhaftesten Untersuchungen. Wir haben uns schon gewundert. Wissen Sie warum? Er hat es uns schließlich gesagt: Er hat gedacht, wenn er ganz lieb ist, dann wird ihm der liebe Gott helfen und wieder gesund machen. Und jetzt sagt er: Gott ist gegen ihn, weil er ihn nicht wieder gesund macht. Das darf er doch nicht sagen: Gott ist gegen ihn. Das ist so trostlos.«
>
> Ich antworte: »Es ist seine Erfahrung, so wie er sich im Moment fühlt. Das klingt für mich, als wäre er ziemlich verzweifelt. Wie ein kleiner Hiob.«

*Orte und Wege der Begleitung*

Die Oma fragt mich: »Gibt es denn keinen Trost für ihn?«
Ich antworte: »Ich weiß es nicht. In der Geschichte von Hiob war es so, dass seine Freunde bei ihm geblieben sind und bei ihm gewacht haben Tag und Nacht. Ihr Reden hat ihm nicht geholfen. Aber dass sie dageblieben sind, hat ihm geholfen, so lange bis Hiob Gottes Nähe neu erfahren hat.«

In diesem Fall ist Gott für den sterbenskranken Jungen in weite Ferne gerückt, er erfährt ihn wie einen Feind; und es ist erstaunlich, wie wahrhaftig und ehrlich er darüber mit seiner Familie sprechen kann. Seine Auseinandersetzung zeugt von seiner religiösen Sozialisation und seinen sprachlichen und intellektuellen Fähigkeiten, die einer Seelsorgerin in der Kinderklinik so nur selten begegnen. In der Regel haben sich Familien mit ihren Kindern nicht so differenziert mit dem Sterben und dem christlichen Glauben auseinander gesetzt wie diese Familie. Diese Familie zeigt aber auch, welche Auseinandersetzung mit dem Glauben und dem Sterben möglich ist, wenn dem Kind Zeit und Raum dafür gegeben wird.

Je jünger Kinder sind, desto eher verarbeiten die kranken und sterbenden Kinder ebenso wie ihre Geschwister ihre Erfahrungen egozentrisch. So entwickeln sie unter Umständen Ängste und Schuldgefühle, weil sie sich selbst die Verantwortung für die lebensbedrohliche Krankheit zuschreiben. Sie glauben zum Beispiel, sie hätten mit ihrem Verhalten und ihren Gedanken Macht, Krankheit und Sterben auszulösen oder zu beeinflussen. Dies findet sich in den folgenden Äußerungen einiger Kinder wieder.

»Wenn ich jetzt ganz lieb bin und nicht weine, dann macht mich der liebe Gott wieder gesund!«, so K. aus dem oben geschilderten Fall.
»Bin ich schuld, dass mein Bruder jetzt krank ist? Ich habe ihn ja oft geärgert.« Schuldgefühle quälen eine ältere Schwester.
»Wenn ich meinem Bruder so ähnlich bin und ihm mit meinem Blut helfen kann, werde ich dann auch so krank wie er?«, sagt ein Geschwisterkind vor einer anstehenden Stammzellsammlung.

Damit die Kinder keine Schuldgefühle und Ängste entwickeln, sollten im seelsorgerlichen Gespräch mit den Kindern und Geschwisterkindern solche egozentrischen Verarbeitungen korrigiert werden. Die Aufgabe der Seelsorgerin besteht ebenso darin, auch Eltern und alle, die mit den Kindern der Familie zu tun haben, auf die mögliche egozentrische Verarbeitung der Kinder hinzuweisen und sie darin unterstützen, diese zu verändern. Folgendes könnte sie sagen:

»Der liebe Gott hat dich lieb, egal ob du krank bist oder gesund, er hat dich ganz sicher lieb, auch wenn du weinst.«
»Wenn du dich mit deinem Bruder streitest, hat das mit der Krankheit nichts zu tun.«
»Weil du deinem Bruder ähnlich bist, kannst du ihm möglicherweise mit deinem Blut helfen, wieder gesund zu werden. Aber es liegt nicht an dir, wenn er nicht gesund wird.«

## DAS SCHWER KRANKE UND STERBENDE KIND IST MEHR ALS SEINE KRANKHEIT UND SEIN STERBEN

Verständlicherweise steht für Eltern und andere Familienangehörige die lebensbedrohliche Krankheit des Kindes im Vordergrund. Mütter müssen meist, wenn sie berufstätig sind, im Beruf eine Zeit lang aussetzen. Geschwister des kranken Kindes müssen von anderen Menschen und Einrichtungen betreut werden. In der Regel lastet die Betreuung des kranken Kindes auf der Mutter. Väter übernehmen die Betreuung stundenweise, zeitweise am Wochenende oder gar nicht, weil die Mutter inzwischen zur Fachfrau in der Kinderkrankenpflege geworden ist.

In der Zeit des Klinikaufenthaltes, der Wochen und Monate dauern kann, wird die Beziehung zwischen Mutter und Kind in den meisten Fällen sehr eng, fast symbiotisch. Je kränker die Kinder sind und je schlechter sie sich fühlen, desto mehr hängen sie an ihrer Hauptbezugsperson, meist der Mutter. Sie fallen in eine frühere Entwicklungsstufe zurück, wenn sie merken, dass sie nicht wie andere Kinder in ihrem Alter ihre Unabhängigkeit in Kindergarten und der Schule erproben können, sondern an der langen Leine eines Infusionsständers oder im Bett erneut ihre Abhängigkeit erfahren. Manche Kinder müssen wieder im Kinderwagen geschoben werden, obwohl sie schon lange laufen konnten. Manche tragen nachts wieder Windeln, die sie zu Hause schon lange nicht mehr gebraucht haben. Manche werden mit Babykost aus Gläschen ernährt, obwohl sie schon lange wie die Erwachsenen gegessen haben. Umgekehrt lassen auch Mütter ihre Kinder oft nicht einmal für eine kurze Zeit allein, wenn sie wissen, dass es ihren Kindern schlecht geht und deren Lebenszeit unter Umständen sehr begrenzt ist.

Für die Seelsorgerin heißt das, dass sie Mutter und Kind in der Regel in dieser engen Beziehung und oft auch in dem engen Raum des Krankenzimmers in der Kinderklinik antrifft. Je kleiner die Kinder sind, desto wahrscheinlicher ist der Kontakt der Seelsorgerin zum Kind nur über die Mutter und der Kontakt zur Mutter nur mit ihrem Kind möglich. Für den seelsorgerlichen Kontakt ist dies eine besondere Herausforderung.

Wenn eben möglich, sollte die Seelsorgerin das Kind und die Mutter darin unterstützen, sich als zwei eigenständige Menschen mit unterschiedlichen Bedürfnissen anzunehmen. In einem kurzen Gesprächsgang auf dem Flur der Kinderkrebsklinik ist dies gelungen.

»L., ich möchte so gerne mit der Seelsorgerin einmal alleine sprechen. Kannst du nicht alleine mit der Krankengymnastin in den Turnraum gehen?«, sagt die Mutter zu ihrem vierjährigen Sohn? Der protestiert. »Wenn du kommst, weint meine Mama immer.« Ich knie mich und bin nun auf Augenhöhe mit dem Jungen. »Du magst nicht, wenn deine Mama weint, nicht wahr?« Der Junge schüttelt den Kopf. »Weinst du auch manchmal?«, frage ich ihn. »Wenn ich gepiekst werde.« »Und was macht deine Mama dann, wenn du weinst?« »Sie tröstet mich.« »Manchmal brauchen Mamas auch einen, der sie tröstet, und das könnte ich jetzt tun.« Der Junge möchte trotzdem nicht alleine mit der Krankengymnastin zusammen in den Turnraum gehen. Wir schließen einen Kompromiss. Ich werde einmal mit der Mutter alleine sprechen, wenn die Oma zu Besuch kommt.

Sowohl die Mutter als auch das Kind haben die Möglichkeit, ihre Bedürfnisse zu äußern. Die Mutter verdrängt ihr Bedürfnis nicht – wie andere Mütter dies in ähnlicher Situation oft tun – weil ihr Kind schwer krank ist. Die Mutter mutet ihrem Kind zu, was ihm altersgemäß zugetraut werden kann, nämlich für eine kurze Zeit mit einer anderen vertrauten Person zusammen zu sein. Damit nimmt sie sich selbst und ihr Kind ernst. Die Krankheit darf auch einmal in den Hintergrund treten.

Anders im folgenden Fall:

> Nach dem Gottesdienst besuche ich einen fünfjährigen Jungen und seine Mutter. Ich habe sie schon öfter besucht. Nachdem ich beide begrüßt habe, mache ich dem Kind ein Angebot. »Sieh mal, F., ich habe dir aus der Kirche etwas mitgebracht.« Ich zeige ihm mehrere Hefte mit bekannten biblischen Geschichten. »Wenn du möchtest, kannst du dir eine Geschichte aussuchen. Ich könnte sie dir erzählen, und du könntest die Bilder mit mir ansehen.« Das Kind schüttelt den Kopf: »Will ich nicht.« Ich frage den Jungen: »O.K., dir ist nicht danach zu Mute?« Er schüttelt den Kopf. Mir fällt auf, dass seine Lippen ganz blutig sind. »Dir geht es heute nicht gut, nicht wahr?« Ich packe die Hefte wieder ein. F. sieht seine Mutter an. Sie antwortet für ihn: »F. geht es nicht gut. Seine Schleimhäute sind ganz entzündet. Und eine kleine Wunde an der Hand hat sich auch ganz entzündet von der starken Chemo. Er kann nicht essen, nichts schlucken. Es ist alles wund in seinem Mund.« Das Kind schreit auf. Die Mutter springt auf und holt eine Flasche mit einer gelben Flüssigkeit, mit der das Kind den Mund spülen soll. F. spült den Mund, spuckt die Flüssigkeit aus und sieht zum Fernseher. Dann will er sein Stickerheft haben und mit seiner Mutter Sticker in sein Heft kleben.

In diesem Fall ist die Beziehung zwischen Mutter und Kind sehr eng. Der fünfjährige Sohn überlässt es seiner Mutter, für ihn zu antworten. Und die Mutter redet in seiner Gegenwart nicht mit ihrem Sohn, sondern über ihren Sohn mit der Seelsorgerin. Hier ist es für die Seelsorgerin viel schwieriger, Mutter und Kind als zwei eigenständige Menschen anzusprechen. Der Sohn lässt die Mutter nicht von seiner Seite weichen, er jammert und schreit, sobald die Mutter nicht das tut, was er möchte. Die Mutter wiederum macht sich für ihr Kind unentbehrlich, indem sie auf alle Forderungen ihres Sohnes eingeht und nicht von seiner Seite weicht.

Die Seelsorgerin kann versuchen, die Mutter nach ihren Bedürfnissen zu fragen, ihr Mut machen, diese zu äußern und hin und wieder auch bei ihrem Kind durchzusetzen. So ist es für viele Mütter wichtig, einfach einmal eine Nacht durchschlafen zu können. Wenn andere vertraute Personen bei einem schwer kranken Kind anwesend sind, ist dies für einen Fünfjährigen durchaus altersgemäß.

Ebenso kann die Seelsorgerin das Kind ermutigen, die Dinge, die es seinem Alter und der Krankheitssituation entsprechend alleine und selbstständig tun kann, auch zu tun. Die Seelsorgerin könnte, wenn die Mutter für das Kind antwortet, das Kind noch einmal ansprechen und es zu einer eigenen Antwort ermutigen.

> »F., ist das für dich so, wie deine Mutter es mir gerade erzählt hat?«

Für die Familien besteht in der Kinderklinik die große Gefahr, ihre schwer kranken Kinder zu verwöhnen und zu sehr zu behüten. Aus Mitleid der Umwelt ertrinken manche Kinder geradezu in Geschenken. Tag und Nacht ist meist die Mutter mit dem kranken Kind zusammen.

> So erzählt eine Mutter: »Vor kurzem beschwerte sich meine jüngste Tochter bei mir: Am liebsten hätte ich auch Krebs so wie D. Dann wärst du auch immer bei mir und ich bekäme so viel geschenkt wie sie.«

Weil schwer kranke und sterbende Kinder unter Umständen nicht mehr lange zu leben haben, ist es aus seelsorgerlicher Sicht wichtig, sie wie gesunde Kinder der Krankheitssituation entsprechend so gut wie möglich in ihrer Selbstständigkeit und ihrer Entwicklung altersgemäß zu fördern.

Im Spielzimmer treffe ich den dreijährigen M. Seit Monaten kann er schon nicht mehr laufen. Er trägt Mundschutz und Handschuhe. Er sitzt am Tisch und versucht, mit viel Ausdauer kleine Perlen durch ein Holzbrett mit Löchern zu stecken. Mit den Handschuhen ist das gar nicht einfach. Jedes Mal, wenn er eine Perle durch das Holzloch gesteckt hat, freut er sich und ist stolz, es geschafft zu haben. Ich sitze neben ihm, schaue zu und freue mich mit ihm. Nach einer Weile kommt seine Mutter. Sie setzt sich neben ihn. »Das ist doch viel zu schwer mit den Handschuhen«, sagt sie. »Komm, ich helfe dir. Oder wir spielen lieber etwas anderes.«

Das Kind ist mehr als seine Krankheit, auch bei schwerer Krankheit und im Sterben hat es viele gesunde Anteile in sich. In diesem Fall kann es sich voller Hingabe einer selbst gestellten Aufgabe widmen und alles um sich herum vergessen, vor allem auch seine Krankheit. Dies wahrzunehmen und das Kind dabei nicht zu stören, kann ein wichtiger seelsorgerlicher Beitrag in der Kinderklinik sein.

So ist es aus seelsorgerlicher Sicht zwar zu begrüßen, dass Eltern die Möglichkeit haben, mit ihrem Kind in der Kinderklinik aufgenommen zu werden. Doch das ständige Zusammensein besonders der Mutter mit ihrem Kind kann für beide zu einer belastenden und seelisch einengenden Situation werden. Für eine gesunde seelische Entwicklung brauchen kranke Kinder im Kindergarten- und Schulalter genauso wie gesunde Kinder Zeiten und Räume, in denen sie ihre Selbstständigkeit und ihre Unabhängigkeit von ihren Eltern erproben und leben können, in denen sie Kontakt zu anderen Kindern, zu gleichaltrigen Spielkameradinnen und Spielkameraden und zu erwachsenen Bezugspersonen außerhalb der Familie aufbauen. Aus der Sicht der Seelsorge wäre es wichtig, in der Kinderklinik mehr Raum und Zeit für die Förderung der Selbstständigkeit der Kinder zu schaffen.

»Kinder sind Gäste, die nach dem Weg fragen.« betiteln die bekannte Kinderpsychologin Jirina Prekop und die Kinderärztin Christel Schweizer ihr Elternbuch. Dieser Titel macht sehr schön deutlich, dass Kinder nicht Besitz oder Eigentum der Eltern oder anderer Erwachsener sind, in die diese all ihre Wünsche und Vorstellungen hineinprojizieren können. Kinder sind Gäste im Elternhaus, sie sind auch Gäste im Krankenhaus. »Es gilt, dem Gast den guten Ort anzubieten und ihm so lange Halt zu geben, bis er seinen Weg selber kennt.«[1] Wenn dies für gesunde Kinder gilt, dann ist dies für schwer kranke und sterbende Kinder mit ihrer begrenzten Lebensperspektive umso wichtiger, mit der Unterstützung der Erwachsenen ihren eigenen Weg zu finden – wenn es sein muss, auch in schwerer Krankheit und im Sterben. Diesen Weg können Eltern mit ihrem Kind, aber nicht für oder an Stelle ihres Kindes gehen.

Eine Mitarbeiterin erzählt in einer Fortbildung: In der Kinderkrebsklinik zünden wir für alle auf der Station sichtbar eine Kerze an, wenn ein Kind gestorben ist. Als ein kleines Mädchen die Kerze brennen sah, trug es seinen Eltern auf: »Zündet ihr auch eine Kerze für mich an, wenn ich gestorben bin?«

*Orte und Wege der Begleitung*

Leider brennt die Kerze auf der Station nicht mehr. Eltern auf der Station haben sich beschwert, man könne ihnen und ihren Kindern nicht zumuten, sich mit dem Tod anderer Kinder auf der Station auseinander zu setzen.

Diese Äußerung des Kindes zeigt aber, dass Kinder sehr wohl in der Lage sind, ihren eigenen Weg in der Auseinandersetzung mit dem Sterben zu gehen, wenn die Erwachsenen ihnen die Zeit und den Raum dafür lassen.

## GEDENKGOTTESDIENST FÜR VERSTORBENE KINDER

Seit ein paar Jahren werden die Angehörigen der verstorbenen Kinder des vergangenen Jahres auf Wunsch der Mitarbeitenden der Kinderkrebsklinik zu einem Gedenkgottesdienst in die Klinikkapelle eingeladen. Dieser Gottesdienst findet immer am so genannten Toten- oder Ewigkeitssonntag statt unter Beteiligung der Evangelischen und Katholischen Klinikseelsorge und eines islamischen Geistlichen. Die Initiative zu diesem Gottesdienst ging von den Pflegenden und einem Arzt in der Kinderkrebsklinik aus. Die Mitarbeitenden möchten den Angehörigen mit diesem Gottesdienst zeigen, dass sie die verstorbenen Kinder nicht vergessen haben. Die Angehörigen haben die Möglichkeit, dem Vorbereitungsteam etwas von ihrer Trauer und ihrem Schmerz, aber auch von dem, was sie tröstet und freut, vor dem Gottesdienst schriftlich mitzuteilen. Auch dies hat in einem Gebet im Gottesdienst seinen festen Platz gefunden.

Nicht allen Angehörigen ist es möglich, zum Gedenken an Ihr Kind in die Klinik oder die Krankenhauskapelle zu kommen. Die Wunde ist noch zu frisch und die Gefahr scheint zu groß, dass sie am Ort der Krankheit und des Sterbens wieder aufbricht.

> So schreibt eine Mutter: »Ich möchte Ihnen für Ihr Angebot danken, aber wir werden nicht am Gedenkgottesdienst teilnehmen. Im Moment ist es mir einfach noch nicht möglich, in die Kirche zu gehen.«

Diese Eltern brauchen zunächst Distanz zu den Erfahrungen, die sie in der Kinderklinik gemacht haben.

Manche Eltern kommen nicht zum Gedenkgottesdienst, schicken aber ihre Gedanken, Gedichte oder Bilder als Ausdruck ihrer Trauer und bringen sich auf diese Weise in den Gottesdienst ein.

Zum Gedenkgottesdienst mit dem Thema »Gott sieht das Herz an« schrieben manche Eltern mehrere Seiten lange Briefe, in denen sie ausführlich schilderten, was ihnen zu Herzen gegangen ist und noch zu Herzen geht. Einige Äußerungen seien genannt:

Mein Herz ist schwer, …
… vor Sehnsucht und Traurigkeit.
… wenn uns immer deutlicher wird, dass unser Sohn schon so lange in einer anderen
    Welt lebt.

Mir bricht es das Herz, …
… wenn ich daran denke, wie gern mein Sohn weitergelebt hätte, wie viele Ziele er hatte,
    und wenn ich spüre, wie sehr er vermisst wird.

Mir geht zu Herzen, …
… wenn ich sehe, dass schon wieder jemand Spielzeug vom Grab geklaut hat (fünf kleine Autos und drei Gießkannen).

Mein Herz klopft vor Freude, …
… selten.
… wenn ich daran denke, dass S. die letzten Tage zu Hause noch viele, viele schöne Dinge erleben durfte und es ihm da so gut ging.
… wenn ich am Grab stehe und M.s Windrad wie wild an zu drehen fängt.

Mein Herz ist voller Liebe, …
… wenn ich Bilder sehe, auf denen mein Sohn lacht und es ihm gut geht.
… wenn ich in deinem Zimmer stehe und noch deinen Duft spüre. So ganz leicht nach Vanille. Und wenn ich all die Sachen sehe: Zeichen gemeinsam verbrachter Zeit.

Zu einem festen Ritual ist das Gedenken an die verstorbenen Kinder geworden: Eine Pflegende verliest im Gottesdienst den Namen jedes Kindes, das im vergangenen Jahr gestorben ist, und eine andere zündet für jeweils dieses Kind eine Kerze an. Für die verstorbenen muslimischen Kinder wird eine rote Rose aufgestellt.

Bei Kaffee und Kuchen kann im Anschluss an den Gottesdienst noch manche Erfahrung in der Kinderklinik ausgetauscht werden. Aus seelsorgerlicher Sicht ist dieser Gottesdienst mit anschließendem Kaffeetrinken nicht nur für die Angehörigen der verstorbenen Kinder wichtig, sondern hat auch für die vielen Mitarbeitenden der Kinderkrebsklinik eine wichtige Funktion: die oft belastenden und schmerzlichen Erfahrungen in der Begleitung von Familien mit sterbenden Kindern kommen in der Gemeinschaft vieler Betroffener vor Gott noch einmal zur Sprache und werden ihm überlassen.

[1]  Jirina Prekop/Christel Schweitzer: Kinder sind Gäste, die nach dem Weg fragen, 9. Auflage, München 1995, S. 7.

*Orte und Wege der Begleitung*

*Wolfgang Heinemann*

# Begleitung von Eltern, deren Kinder vor, während oder kurz nach der Geburt gestorben sind[1]

Im Folgenden beschreibe ich einen Bereich meiner Arbeit als Pfarrer am Evangelischen Krankenhaus in Düsseldorf, und zwar die Begleitung von Eltern, deren Kinder vor, während oder kurz nach der Geburt gestorben sind. Das Evangelische Krankenhaus ist ein Innenstadtkrankenhaus mit 580 Betten, 1996 wurden in der Klinik 1860 Kinder geboren. In der Zeit von 1987 bis heute haben wir ungefähr 120 Mütter bzw. Eltern begleitet, deren Kinder gestorben sind. Insbesondere in den letzten Monaten bin ich noch häufiger auf die gynäkologische Station oder in den Kreißsaal gerufen worden: Durch die enge Zusammenarbeit mit Spezialisten für pränatale Diagnostik kommen immer öfters Mütter zu uns, die sich zu einem Abbruch ihrer Schwangerschaft entschieden haben, weil bei ihrem Kind schwerste Missbildungen festgestellt worden sind.

Meine Weiterbildung zum Individualpsychologischen Berater hat mich im Laufe der Jahre in meiner Arbeit als Seelsorger im Krankenhaus immer mehr befähigt, die vielen oft auch ambivalenten Gefühle, die durch den Tod ihres Kindes bei den Eltern, aber auch bei den Mitarbeitern und Mitarbeiterinnen und bei mir selbst wach werden, schärfer zu sehen, auszuhalten und anzusprechen: Z. B. Gefühle von tiefen Selbstzweifeln an dem Wert der eigenen Person, Trauer und Ohnmacht über den Verlust des Kindes, dann wieder grenzenlose Wut, Hass und Neid auf andere Menschen, die Kinder haben. Daneben Erleichterung darüber, wenn alles vorbei und gemeinsam durchgestanden ist und Dankbarkeit, nicht allein gelassen worden zu sein.

Wie bin ich nun dazu gekommen, Eltern in dieser Situation zu begleiten? Ich sehe es zwar als die Aufgabe der Seelsorge an, Menschen in Krisensituationen aufzusuchen, aber es fällt vielleicht gerade zu Beginn der Arbeit als Seelsorger im Krankenhaus nicht ins Auge, Eltern in dieser besonderen Situation zu stützen.

## ENTSTEHUNGSGESCHICHTE DES PROJEKTS, LEITLINIEN UND INTERDISZIPLINÄRE ZUSAMMENARBEIT

Ich erinnere mich, dass zu Beginn meiner Arbeit 1987 eine der leitenden Hebammen und einer der Oberärzte der gynäkologisch-geburtshilflichen Abteilung auf mich zukamen und mich fragten, ob ich Interesse hätte, in ihrer Abteilung mitzuarbeiten. Sie hätten gemeinsam begonnen, Eltern zu begleiten, deren Kinder vor, während oder kurz nach der Geburt gestorben seien. Damals erzählte mir die Hebamme auch Folgendes: »*In meiner Ausbildung kam dieses Thema überhaupt nicht vor. Zu Beginn meines Dienstes als Hebamme wurden diese Kinder den Eltern so schnell wie möglich weggenommen, in ein Tuch gewickelt und weggebracht, ohne dass die Eltern auch nur in Ansätzen die Möglichkeit hatten, von ihrem Kind Abschied zu nehmen. Ich habe dann den Mut gehabt, einer Freundin, die ein totes Kind bekommen hatte, ihr Kind zu zeigen. Aber eigentlich auch erst dann, nachdem meine Freundin mich dazu gedrängt hat. Noch Jahre später erzählte sie mir, wie wichtig dies für sie gewesen ist.*«

Diese ersten Gespräche unter uns dreien waren der Ausgangspunkt unserer gemeinsamen intensiven Zusammenarbeit, in deren Verlauf wir die Not, die oft tiefe Verzweiflung und die Einsamkeit der Paare immer besser verstanden haben. Wir wollten sie so unterstützen, dass sie sich auch unter den Bedingungen eines Klinikalltages nicht allein gelassen fühlten.

Zu Beginn unserer Arbeit haben wir selbst Literatur zu diesem Thema gelesen, einen Vortrag über einen Modellversuch in Bremen gehört und in vielen Gesprächen im Kreißsaal und auf den Stationen Leitlinien entwickelt, an denen wir uns orientieren wollten:

- Wenn möglich soll die Frau auf natürlichem Wege entbinden. Ein Kaiserschnitt birgt immer gesundheitliche Risiken. Erlebt die Frau die Geburt bewusst, kann dies der Frau und auch dem Mann helfen, von ihrem Kind Abschied zu nehmen, von Schmerzen begleitet und auch mit dem Gefühl, »*wofür mache ich das denn alles, es hat ja doch keinen Sinn.*«
- Wir wollten den Eltern anbieten, ihr totes Kind zu sehen, es zu berühren und in den Arm zu nehmen, um ihnen so die Möglichkeit zu geben, von ihrem Kind Abschied nehmen zu können.
- Wir wollten die Eltern fragen, ob sie schon einen Namen für ihr Kind ausgesucht hätten. Im Gespräch mit den Eltern fiel es für uns allen leichter, nicht von »*ihrem toten Jungen oder ihrem toten Mädchen zu reden*«, sondern den Namen des Kindes zu nennen.

Zu Beginn dieser Arbeit lernte ich ein Ehepaar kennen, die mich baten, ihr tot geborenes Kind zu beerdigen. Den Namen, den sie für ihren Sohn ausgesucht hatten, wollten sie aber unbedingt für ihr nächstes Kind aufheben. Ich fühlte mich ziemlich hilflos und habe sie dann ungefähr Folgendes gefragt: »Und wie kann ich dann persönlich von ihrem Sohn reden und wie werden Sie von Ihrem Sohn Abschied nehmen können, wenn er keinen Namen hat?«

- Die Hebammen wollten ein Foto des Kindes anfertigen, so wie es auch bei lebend geborenen Kindern üblich ist.
- 1987 mussten tot geborene Kinder, die über 1000 g wogen (seit 1994 500 g), bestattet werden. Deshalb wollten wir mit den Eltern überlegen, wie sie ihr Kind begraben können: Anonym oder in einem Einzelgrab oder indem sie es in einem anderen Grab dazulegen, z. B. bei einem nahen Angehörigen.

Die Arbeit war für uns alle neu, verbunden mit sehr viel eigener Unsicherheit, eigenen Ängsten, tote Kinder zu betrachten. Oft fiel es schwer, uns selbst einzugestehen, wie hilflos und ohnmächtig wir waren, wenn wir uns fragten:
»*Wird die Mutter oder werden die Eltern den Anblick ihres toten Kindes verkraften oder muten wir ihnen ein lebenslanges Trauma zu?*«
»*Können wir ihnen ihr missgebildetes Kind zumuten?*«
»*Wie werden wir damit fertig, wenn die Eltern uns vorwerfen: ›Sie haben etwas falsch gemacht, sie hätten schneller handeln müssen, dann würde unser Kind noch leben!‹*«

Mit der Zeit konnten wir lernen, dass Eltern ihre Kinder »mit dem Herzen« sehen: Sie sind zu Beginn erschreckt über schwere Missbildungen, schauen dann auf andere Merkmale ihres Kindes: Die Nase oder die zierlichen Hände, die dunklen Haare, die auch die Mutter hat. In solchen Situationen fiel uns ein Satz ein, der in Büchern, die unser Thema behandelten, erwähnt wird und sinngemäß lautet: »*Es ist hilfreich, den Eltern ihr Kind zu zeigen, denn keine reale Missbildung ist so schlimm wie die ›Monsterphantasien‹, die sich Eltern über das Aussehen ihres toten Kindes machen, wenn sie es nicht gesehen haben.*«
Mir persönlich ist es im Laufe der Jahre immer wichtiger geworden, mich daran zu erinnern, wie unsicher wir zu Beginn waren, wie hilflos und ohnmächtig uns diese Situationen machten. Nur so ist es möglich für mich, behutsam mit den Eltern umzugehen, ihre Ängste und Sorgen, insbesondere ihre innere Zerrissenheit ernst zu nehmen. Sie nicht mit einer idealen Begleitung, wie wir sie uns wünschten, zu überfordern, sondern darauf zu achten, wie

es ihnen geht. Innerhalb einer Institution wie dem Krankenhaus ist dies oft eine Gradwanderung in der begrenzten Zeit, in der wir die Eltern sehen können.

Ein Beispiel dazu, wie unsicher Eltern in dieser Situation sind und nicht wissen, wie sie sich verhalten wollen:

> Der Sohn von Herrn und Frau A. stirbt kurz vor der Geburt. Zuerst möchten sie all dies so schnell wie möglich hinter sich bringen, sie möchten ihr Kind nicht sehen, ihr Kind soll anonym beerdigt werden. Sie möchten auch die Stelle nicht kennen, an der es begraben wird. Stunden, nachdem seine Frau aus dem Kreißsaal wieder auf die Station gekommen ist, fragt Herr A., ob er seinen Sohn wohl doch einmal sehen könnte. Er betrachtet ihn und geht dann mit dem Kind zu seiner Frau ins Zimmer. Sie halten daran fest, ihren Sohn anonym zu bestatten, möchten aber am nächsten Tag von mir wissen, auf welchem Rasenstück des Friedhofes er beerdigt wird. Schließlich bitten sie mich, an dem Tag, an dem ihr Sohn bestattet wird, zusammen mit ihnen eine Andacht im Krankenhaus zu halten.

In den ersten Jahren waren es oft die leitende Hebamme, der Oberarzt und ich, welche die Eltern begleiteten. Dabei war es für uns hilfreich, darauf zu achten, zu wem die Patientin das größte Vertrauen hatte:

> Das Mädchen von Frau B., einer 33-jährigen Patientin, stirbt kurz nach der Geburt. Ich besuche sie kurz danach, merke aber, dass ich nur schwer mit ihr ins Gespräch komme: »Mein Mann und ich, wir schaffen das alles gut alleine«, sagt sie zu mir. Der Oberarzt ist ihr Ansprechpartner. Ihn konsultiert sie auch nach ihrer Entlassung aus dem Krankenhaus, als sie sich mit immer wiederkehrenden Unterleibsbeschwerden quält.
> Der Oberarzt deutet immer wieder an, dass diese Beschwerden vielleicht auch im Zusammenhang mit dem Tod ihrer Tochter stehen könnten. Nach einem Jahr besucht Frau B. zum ersten Mal unsere Nachsorgegruppe, von der ich im dritten Teil meines Vortrages berichte. Einer der ersten Sätze von Frau B. in der Gruppe: »Vielleicht ist ja doch etwas dran, dass das Ganze seelische Ursachen hat, wie Dr. B. sagt.«

Im Laufe der Zeit haben wir durch Fortbildungen, Stationssupervisionen und Unterricht in der Schule immer mehr Mitarbeiter und Mitarbeiterinnen für diese Arbeit gewinnen können.

Auch sind mir weitere Berufsgruppen in den Blick gekommen, die in die Arbeit eingebunden und gefordert sind: So habe ich zuletzt im Frühjahr 1997 zusammen mit einer Gynäkologin den Anästhesisten und Anästhesistinnen des Hauses eine Informationsveranstaltung angeboten: Sie werden oft sehr kurzfristig zu den Müttern gerufen, um eine regionale Anästhesie zu legen. Von ihnen wird verlangt, innerhalb weniger Minuten sich auf die Frau, die sie nicht kennen, einzustellen und professionell zu handeln. Gleichzeitig nehmen sie den Schock oder die tiefe Trauer der Frau war und spüren ihre eigene Hilflosigkeit und Ohnmacht.

Blicke ich nun darauf zurück, wie wir zu Anfang zusammengearbeitet haben und versucht haben, das Projekt innerhalb der Klinik zu verankern, so war es wichtig, dass jeder von uns an maßgebender Stelle des Krankenhauses arbeitete:

So konnte der Oberarzt zuerst unter seinen Kollegen und Kolleginnen für die veränderte Art der Betreuung Verständnis wecken, einer veränderten Art der Betreuung, wie sie auch vom Chefarzt der Abteilung unterstützt wurde.

Die leitende Hebamme versuchte, ein besonderes Augenmerk darauf zu legen, wie ihre Kolleginnen im Kreißsaal Frauen in dieser Situation betreuten.

Ich selbst habe während meiner Arbeit auf der gynäkologischen Station Mütter und Väter begleitet und nach der Geburt zusammen mit ihnen ihr Kind betrachtet. Mit den Schwestern der Station habe ich geredet: Sie hatten oft Angst, in das Zimmer zu gehen, in dem eine Patientin lag, die gerade von einem toten Kind entbunden worden war.

1992 ging die leitende Hebamme, mit der ich eng zusammengearbeitet habe, als Klinikoberschwester in ein anderes Krankenhaus, der Oberarzt wurde 1993 als Chefarzt nach Süddeutschland berufen. Ich hatte den Wechseln mit Besorgnis entgegengesehen: Inwieweit war es uns gelungen, diese Arbeit innerhalb der Klinik bekannt zu machen, sodass sie unabhängig von bestimmten Personen gemacht werden konnte?

Es hat sich in den letzten Jahren gezeigt, dass meine Ängste nicht begründet gewesen sind. Dies Projekt hatten wir in den ersten Jahren so weit etabliert, sodass es jetzt von vielen Mitarbeitern und Mitarbeiterinnen getragen und unterstützt wird.

## VERSCHIEDENE PHASEN DER BEGLEITUNG INNERHALB DER KLINIK

### Eintritt in die Klinik

Wenn nun eine Mutter in die Klinik kommt, deren Kind nicht mehr lebt, werde ich vom Kreißsaal oder der Station informiert: Sie wurde entweder von ihrem niedergelassenen Gynäkologen ins Krankenhaus geschickt, weil er bei einer Routineuntersuchung keine Kindsbewegungen mehr feststellen konnte, oder die Frau kommt von sich aus ins Krankenhaus, weil sie schon seit Tagen ihr Kind nicht mehr gespürt hat. In den letzten Monaten kommen – wie schon eingangs erwähnt – immer häufiger Paare in die Klinik, um die Schwangerschaft abzubrechen.

Die Frauen liegen auf der gynäkologischen Station, wenn es möglich ist, übernachtet der Partner im Zimmer. Die Geburt wird dann eingeleitet, die Wehen setzen nach Stunden, manchmal leider erst nach Tagen ein.

In dieser Zeit werden die Mitarbeiterinnen und Mitarbeiter und ich immer mit denselben Fragen der Eltern konfrontiert: »*Haben wir etwas falsch gemacht während der Schwangerschaft? Ist dies eine Strafe? Hat unsere Gynäkologin etwas bei ihren Untersuchungen übersehen?*«

Es ist für uns alle immer wohl noch die größte Belastung und Anstrengung zusammen mit den Eltern den Schock auszuhalten, wenn sich in der Klinik die schlimmsten Befürchtungen bestätigt haben. »*Mir fehlen eigentlich immer wieder die Worte, wenn ich einer Mutter im Ultraschallraum mitteilen muss, dass ihr Kind wirklich nicht mehr lebt, so wie es der Gynäkologe in der Stadt schon vermutet hatte*«, sagte eine Assistenzärztin noch vor ein paar Tagen zu mir.

Auch ich bemühe mich in den ersten Begegnungen mit der Mutter oder dem Paar, ihre Sprachlosigkeit und Ohnmacht auszuhalten. Eine Hebamme bemerkte einmal mir gegenüber, nachdem wir gemeinsam am Bett einer Patientin gestanden hatten: »*Das ist mir am Eindrücklichsten in Erinnerung geblieben, als Sie zu Frau C., die doch so viele Gedanken und Fragen hatte, sagten: ›Auf all diese Gedanken und Fragen habe ich im Moment auch keine Antwort.‹*«

## Erleben im Kreißsaal

Im Kreißsaal werden die Mütter weiter von den Hebammen betreut. Möchten die Eltern ihre Tochter oder ihren Sohn gleich nach der Geburt sehen, zeigen die Hebammen den Eltern ihr Kind, so wie wir es vorher mit ihnen besprochen haben: Sie legen es in eine Kinderdecke und setzten sich mit dem Kind im Arm neben das Kreißbett der Frau. Sie halten es so, dass die Mutter es sehen und berühren kann. Wenn die Mutter oder die Eltern ihr Kind selbst in den Arm nehmen möchten, reicht sie ihnen ihr Kind. In aller Hektik der Kreißsaalatmosphäre versuchen alle Beteiligten, den Eltern Ruhe und Zeit zu geben, von ihrem Kind Abschied zu nehmen. In einzelnen Situationen werde ich auch dazugerufen, z. B., wenn ich die Eltern sehr gut kenne oder wenn das neugeborene Kind noch kurze Zeit lebt und die Eltern den Wunsch äußern, dass es getauft wird.

Manchmal nimmt der Partner zuerst sein Kind in den Arm, schaut es an, erzählt seiner Frau, wie es aussieht. Erst dann nimmt sie es in ihre Arme.

Oder Eltern und die Großeltern entschließen sich, erst am nächsten Tag, die Tochter und Enkelin anzuschauen. Dann gehe ich zusammen mit ihnen in den Verabschiedungsraum des Krankenhauses, in dem das tote Kind aufgebahrt werden kann.

Eindrucksvoll erzählen Hebammen auch immer wieder Folgendes: Eine Mutter möchte ihr Kind auf keinen Fall sehen. Doch gleich nach der Geburt richtet sie sich auf und betrachtet ihr Kind, welches am Fußende des Kreißbettes liegt und von der Hebamme abgenabelt wird.

## Nach der Geburt

In den Gesprächen nach der Geburt versuche ich, die Eltern auf die Zeit zu Hause vorzubereiten. Viele Fragen und Gedanken ängstigen die Eltern:

- Wer räumt das Kinderzimmer wieder aus, welches schon hergerichtet worden ist?
- Wer organisiert die Beerdigung. »Finden wir einen verständnisvollen Bestatter?«
- Wie werden Familienangehörige, Freunde und die Nachbarn reagieren?

Mir sind im Laufe der Jahre durch die Gespräche mit den Eltern immer neue Fragen und Probleme in den Blick gekommen:

- Wie unbarmherzig gehen viele Menschen mit Paaren um, die ein totes Kind bekommen haben!
- Wie sehr lässt die Betreuung der Paare in manchen Kliniken, durch Frauenärzte und Pfarrer während der Trauerfeier zu wünschen übrig!
- Wie schwer ist es für die Frauen nach der Mutterschutzfrist wieder ihren Beruf aufzunehmen, weil eine Kollegin ihre Stelle befristet übernommen hat!

Eltern quälen sich nach der Geburt weiter mit der Frage: »*Warum musste unser Kind sterben?*«

In den meisten Fällen, in denen sich Eltern für eine Obduktion ihres Kindes entscheiden, gibt es auch danach keinen gesicherten medizinischen Grund, weshalb das Kind gestorben ist: In einigen Situationen liegt eine Nabelschnurumschlingung vor oder der Mutterkuchen wurde nicht ausreichend durchblutet, sodass das Kind ungenügend versorgt wurde. Doch Eltern berichten immer wieder: »*Zwar wissen wir jetzt in etwa, weshalb unser Kind gestorben ist, wir haben jetzt auch weniger Schuldgefühle, etwas falsch gemacht zu haben. Dennoch bleibt diese ganze Situation unfassbar und unbegreiflich.*«

## DIE BEGLEITUNG DER ELTERN NACH DER ENTLASSUNG: DIE ENTSTEHUNG DER GRUPPEN

Zu Beginn dieser Arbeit haben wir die Eltern nur in unserer Klinik begleitet. Sehr schnell wurde uns allen aber deutlich, wie schwer die Zeit für die Eltern nach der Entlassung aus dem Krankenhaus ist. Während der Hausbesuche, die ich bei einigen Eltern gemacht habe, erzählten diese immer wieder, wie z. B. Großeltern und Bekannte mit großer Unsicherheit reagierten, manchmal sogar mit Ablehnung, wenn sie vom Tod des Kindes erfuhren. Gut gemeinte Ratschläge »*Ihr könnt ja noch ein Kind bekommen*«, verletzten das Paar. Oft brachte das neugeborene Kind ihrer Freundin die Mutter total aus der Fassung. Es gab viele einzelne Begebenheiten, auf die die Eltern nicht vorbereitet waren, denen sie völlig überfordert und hilflos gegenüberstanden.

Aus diesen Gründen haben wir 1989 Eltern, die im Evangelischen Krankenhaus ihr Kind bekommen hatten, zu einer Gruppe eingeladen, um über Ängste und Sorgen, die sie in ihrem Alltag nun belasteten, gemeinsam reden zu können. Die ersten Gruppen wurden von der leitenden Hebamme, dem Oberarzt und mir betreut. Auch heute noch begleite ich die Gruppen immer zusammen mit einer Ärztin und einer Hebamme. Während ich meistens die Gesprächsrunde leite, können Ärztin und Hebamme auf die vielen Fragen aus dem medizinischen und pflegerischen Bereich eingehen.

An den ersten Gruppen nahmen nur Eltern teil, die im Evangelischen Krankenhaus entbunden hatten. Dies änderte sich von dem Zeitpunkt an, als unsere Arbeit durch Fortbildungen den niedergelassenen Gynäkologen und Gynäkologinnen bekannt wurde. Weiterhin ist die Gruppenarbeit beim Selbsthilfebüro der Stadt Düsseldorf registriert.

Wir haben diese Gruppenarbeit von Anfang an als halb offene Arbeit – so nenne ich sie – konzipiert: Eltern entscheiden, wann sie nach dem Tod ihres Kindes in die Gruppe kommen möchten und wie lange sie in der Gruppe bleiben wollen. So begegnen sich Paare immer an ganz unterschiedlichen Punkten der Trauer um ihr verlorenes Kind, sie lernen voneinander und stützen sich gegenseitig.

### Nähere inhaltliche Beschreibung der Gruppenarbeit

Überblickt man nun die Zeit von 1989 bis 1996, so haben ungefähr 50 Paare an unseren Gruppen teilgenommen. 1990 setzte sich eine Gruppe nur aus Frauen zusammen, eine schwierige Situation für mich und den leitenden Oberarzt: Die Teilnehmerinnen und Teilnehmer konfrontierten uns oft mit ihrer Wut und ihrer Verletztheit, weil ihre Partner sich nicht entschließen konnten, an der Gruppe teilzunehmen. Sie fühlten sich allein gelassen in ihrer Trauer.

**Exkurs:**
1993 haben wir zum ersten Mal Eltern eine Gruppe angeboten, die sich zu einem Abbruch der Schwangerschaft entschlossen hatten, weil ihr Kind sehr schwer missgebildet war. Wir haben diese betroffenen Eltern zu einer gesonderten Gruppe eingeladen: Wir meinten, dass die Probleme und Fragestellungen anders sind als in der Gruppe mit Eltern, deren Kinder vor, während oder kurz nach der Schwangerschaft gestorben waren:
In den Vorgesprächen plagte es diese Eltern sehr, aktiv am Tod ihres Kindes beteiligt gewesen zu sein. Darüber hinaus hatten wir in unserem Leitungsteam aber auch einfach Angst davor,

dass Eltern anderen vorwerfen könnten, ihr schwerstbehindertes Kind nicht haben zu wollen und wir diese Konflikte nicht auffangen könnten.

Im Laufe der Jahre sind wir auch hier einen Weg gegangen: In die Gruppe, die im Moment am Krankenhaus existiert, kommen Eltern zusammen, bei denen der Tod ihres Kindes z. B. vor der Geburt festgestellt worden ist, und solche, die sich zu einem Schwangerschaftsabbruch entschieden haben. Dabei wird in den Gruppengesprächen auch immer wieder deutlich, wie wenig Möglichkeiten ihnen gegeben wurden, über ihre zwiespältigen Gefühlen, ihre Nöte, in die sie die Ergebnisse der Diagnostik bringen, mit den beteiligten Ärzten und Ärztinnen zu reden. Auch Verwandte und Freunde sind oft wenig hilfreich: Die einen raten dazu, schnell die Schwangerschaft abzubrechen, die anderen drängen sie, ihr Kind zu behalten, auch mit schwersten Behinderungen. So berichten Frauen immer wieder, dass sie der Situation vor, während oder nach der Untersuchung nicht gewachsen sind. Eine Mutter in unserer Gruppe beschrieb diesen Konflikt folgendermaßen: »Hätte ich die Schwangerschaft nicht abbrechen lassen, dann hätte ich mein Kind wenigstens neun Monate gespürt, auch wenn es dann kurz nach der Geburt gestorben wäre. Dann hätte ich nichts dazu beigetragen.«

Wir begrenzen die Größe der Gruppe auf 10–12 Personen, Paare und einzelne Teilnehmerinnen und Teilnehmer, meistens Frauen. Mit den Paaren, die ich nicht im Evangelischen Krankenhaus kennen gelernt habe, führe ich ein Vorgespräch. Darin stelle ich ihnen unsere Gruppenarbeit vor und sie schildern mir ihre Situation:

· Wie kam es zum Tod des Kindes?
· Wie waren die äußeren Umstände in der Klinik?
· Haben Sie Unterstützung oder Ablehnung durch Ihre nähere Umwelt erfahren?

Frau D., eine 28-jährige Patientin, wird von Dr. E., einem Gynäkologen in Düsseldorf, zu einem Beratungsgespräch zu mir geschickt. Frau D. hat ihr Kind in der 26. Schwangerschaftswoche verloren. Sie ist verheiratet und hat einen 6-jährigen Sohn. Sie erzählt u. a. von ihrer großen inneren Leere, wie durcheinander sie sei und dass alle sagen: »Ich soll mich über meinen Sohn freuen, den ich habe.« Sie fühlt sich von ihrem Mann und ihrer Verwandtschaft alleine gelassen. Immer wieder hat sie die Bilder vor Augen, als sie in den Kreißsaal geschoben wird. Die ganze Situation »kommt mir oft vor, als ob ich in einem bösen Traum bin. Geholfen hat mir«, fährt sie fort, »dass ich meine Tochter sehen konnte und dass alle in der Klinik sehr einfühlsam mit mir umgegangen sind.«

Am Ende unseres Gespräches stelle ich ihr unsere Gruppenarbeit vor. Sie will beim nächsten Treffen kommen und hofft, dass ihr Mann auch mitkommt.

Frau D. nimmt zusammen mit ihrem Mann ungefähr zwei Jahre an der Gruppe teil. Ihr Mann besucht die Gruppe im ersten Jahr, danach kommt er dazu, wenn die Paare nach der Gruppe sich noch in einem Lokal treffen.

Während unserer Gruppenarbeit haben wir gelernt, wie hilfreich es ist, wenn Mann und Frau gemeinsam die Gruppe besuchen. Wir versuchen ihnen im Gespräch zu zeigen, wie wichtig es ist, dass beide teilnehmen, um gemeinsam einen Weg gehen zu können und zu trauern: Männer sind zu Anfang – auch im Vorgespräch – unsicher. Der Besuch einer Gruppe ist ihnen fremd. Auch ihnen fällt es sehr schwer, über den Tod des Kindes zu reden. Und doch beginnt der Mann oft zuerst an den Gruppenabenden zu reden, berichtet von den letzten

Wochen und Tagen, weil seine Frau vor Tränen nicht sprechen kann. »*Erzähl du*«, sagt sie dann und oftmals nimmt der Mann die Hand seiner Frau, während er beginnt.

Wir sind immer wieder berührt, wie offen sie über ihre Erfahrungen sprechen: Über die Wut, die sie packt, wenn sie sehen, wie lieblos Menschen mit Kindern umgehen, über ihren Neid auf Paare, die ein gesundes Kind haben, über ihre Trauer: »*Heute musste ich beim An-blick eines Kinderwagens im Kaufhaus weinen*«, sagte eine Mutter. Eltern sprechen über ihre Angst vor dem errechneten Geburtstermin, vor dem Todestag, der sich jährt, oder der Angst vor Feierlichkeiten in der Familie, z. B. zu Weihnachten oder anderen Festtagen.

Frau F., eine 32-jährige Frau, nimmt vier Jahre zusammen mit ihrem Partner an den Grup-pensitzungen teil. Durch das Büro für Selbsthilfegruppen sind sie auf uns aufmerksam ge-worden: Ihr Mädchen starb in der 31. Schwangerschaftswoche kurz nach der Geburt. Es war der Silvestermorgen. In der Zeit vor jeder Jahreswende überlegen sie immer wieder, wie sie diesen Tag »verleben« und »überleben« können: Im ersten Jahr entschließen sie sich, wegzu-fahren, im nächsten Jahr laden sie Freunde zu sich ein, die ihnen auch während der Zeit nach dem Tod ihrer Tochter zur Seite gestanden haben. Im dritten Jahr nehmen sie die Einladung zu einer Silvesterparty nicht an. Der Gang zum Friedhof am Silvestermorgen hatte Frau F. zu sehr mitgenommen.

### Möglichkeiten und Grenzen unserer Gruppenarbeit

Der Schwerpunkt unserer Gruppenarbeit liegt darin – wie ich es schon des Öfteren betont habe – den Eltern Raum und Zeit zu geben, um ihr totes Kind trauern zu können. Manche Paare haben dann, während sie an der Gruppe teilnahmen, von sich aus eine Beratung oder Therapie begonnen. Sie merkten, wie sehr der Tod ihres Kindes sie erschüttert hat. In ihren Partnerschaften kam es zu Krisen, oftmals hatten Teilnehmerinnen und Teilnehmer das Ge-fühl, mit dem eigenen Leben nicht mehr zurechtzukommen. Diese Probleme konnten wir in unseren Gruppensitzungen nicht besprechen. Ich bin im Rückblick sehr froh, dass wir hier eine Grenze gesetzt haben: Aufkommende Schwierigkeiten zwischen den Partnern ha-ben wir zwar manchmal benannt, oft in unseren Nachbesprechungen im Leitungsteam auch bedacht, doch nie weiter gehend in der Gruppe besprochen.

Ich glaube, dass gerade durch unsere behutsame Begleitung wir als Leitungsteam auch mit uns selbst sorgsam umgehen, sehen, wie weit wir in dieser Arbeit belastbar sind. So ge-ben wir den Paaren Raum, Eigeninitiative zu entfalten: Sie treffen sich außerhalb der Grup-pensitzungen, rufen neue betroffene Paare von sich aus an und besuchen Fortbildungsver-anstaltungen.

Manchmal sind es leider zwei Kinder, um die Eltern in unserer Gruppe trauern:

Herr und Frau G. kommen 1991 zum ersten Mal zu einer Gruppensitzung: Frau G. hat 1991 ein Mädchen in der 29. Schwangerschaftswoche durch einen vorzeitigen Blasensprung ver-loren. 1993 verliert sie wieder ein Mädchen, auch wieder durch einen vorzeitigen Blasen-sprung. Beide Male gibt es keinen ersichtlichen medizinischen Grund. Die Mädchen werden von mir beerdigt. Die Bedrückung und Ohnmacht, aber auch übermächtige Wut, sind bei uns allen in der Gruppe, insbesondere nach dem Tod des zweiten Mädchens, zu spüren. Quälende Fragen werden von Frau G. immer wieder gestellt: »Kann ich eigentlich Mutter werden? Bin ich eigentlich eine richtige Frau?« Sie beginnen in dieser Zeit eine Paartherapie, erwägen ein Kind zu adoptieren. 1996 wird Frau G., für sich selbst ganz überraschend, wieder schwanger.

Auch während dieser Schwangerschaft besuchen beide regelmäßig die Gruppe. Ihre Ängste, noch einmal ihr Kind zu verlieren, sind sehr groß. Im Frühjahr 1997 bekommt Frau G. eine gesunde Tochter.

## Vier Themen, die in der Gruppe immer wieder vorkommen

Vier Themen spielen während der Gruppenabende immer wieder eine große Rolle:

a) Woran ist das Kind gestorben?
b) Männer und Frauen trauern in unterschiedlicher Weise, zeigen auch im Laufe des Gruppenprozesses verschiedene psychosomatische Beschwerden.
c) Wie verhalten sich Geschwisterkinder nach dem Tod eines Kindes?
d) Frauen werden während der Teilnahme an der Gruppe wieder schwanger.

zu a): Immer wieder werden Arzt, Ärztin und Hebamme von den Eltern in der Gruppe darauf angesprochen, weshalb ihr Kind gestorben ist. »*Habe ich in der Schwangerschaft etwas falsch gemacht? Liegt vielleicht doch ein Fehler des Arztes vor? Weshalb hat man uns in der Klinik unser Kind nicht gezeigt?*«
Arzt und Hebamme sind in dieser Situation oft Zielscheibe all dieser Fragen, sind oft auch der Wut und Ohnmacht der Teilnehmerinnen und Teilnehmer ausgesetzt. Sie versuchen in diesen Augenblicken die Fragen offen und ehrlich zu beantworten, ohne auch eigene Kritik an Ärzten und Schwestern zu verschweigen.
In einem nächsten Schritt im Gruppengespräch ist es mir dann wichtig, die Teilnehmerinnen und Teilnehmer auf einer anderen als der medizinischen Ebene anzusprechen. Ich versuche, dem Gespräch mit folgendem Satz eine andere Richtung zu geben: »*Ich möchte die Kritik oder die offenen Fragen jetzt nicht einfach beiseite schieben. Ich denke aber, selbst wenn wir auf alle Fragen eine Antwort geben könnten, blieben immer noch Unverständnis, Wut und offene Fragen zurück, weshalb ihr Kind gestorben ist.*« Oftmals ist dies der Zeitpunkt in der Gruppe, von dem an die Männer und Frauen anfangen darüber zu reden, wie sehr sie selbst gekränkt, verletzt, enttäuscht darüber sind, dass ihr Kind nicht leben konnte. Sie erzählen, dass ihre ganze Lebensplanung ins Wanken geraten ist und sie diese Sinnlosigkeit und Leere nicht oder nur schwer aushalten können.

zu b): Im Laufe der Gruppenarbeit habe ich immer wieder dazugelernt, z. B. Folgendes: Männer und Frauen trauern in verschiedener Weise. So konnte eine Frau ihren Mann in der Gruppe anschreien und ihm vorhalten: »*Du trauerst ja gar nicht, gehst nicht so oft zum Friedhof wie ich! Denkst du überhaupt an unser Kind?*« Der Mann – ziemlich verstört – antwortete: »*Ja, das stimmt, ich trauere wohl nicht, ich habe wohl auch nicht so eine enge Beziehung zu unserem Kind gehabt wie du.*« Erst als ich den Mann frage: »*Woran denken Sie denn, wenn Ihnen Ihr Sohn in den Sinn kommt?*«, erzählt er mit bewegter Stimme und mit Tränen in den Augen: »*Ich stelle mir immer vor, wenn ich einen Mann mit einem kleinen Kind an der Hand über die Straße gehen sehe: Wie wäre das wohl, wenn dies dein Kind ist, wie würden wir – wenn er größer geworden wäre – gemeinsam über die Straße gehen?*«
Wir haben beobachtet, dass bei Männern oft Herzrhythmusstörungen auftreten, bei Frauen zeigen sich Rücken-, Kopf- und Unterbauchbeschwerden. Während Männer oft nach dem Tod des Kindes mehr arbeiten, können Frauen sich kaum motivieren, die nötigsten Arbeiten zu tun.

zu c): Ein weiterer Punkt ist uns im Laufe unserer Gruppenarbeit immer wichtiger geworden: Darauf zu achten, in welcher Weise schon vorhandene Geschwisterkinder vom Tod der Schwester oder des Bruders berührt werden.

Stirbt das Kind in einer fortgeschrittenen Schwangerschaftswoche, freuen sie sich oft schon zusammen mit den Eltern auf den Familienzuwachs oder sind auf jeden Fall sehr gespannt. Wenn die Mutter dann ohne das Geschwisterkind aus dem Krankenhaus nach Hause kommt, haben sie große Angst und fragen: *»Hast du mich noch lieb? Muss ich jetzt auch sterben?«* Kinder fangen an, mit Puppen den Tod des Geschwisters nachzuspielen oder verändern ihr Verhalten im Kindergarten und in der Schule.

In einer unserer Gruppen wurde der Sohn, dessen Mutter Zwillinge und einen Sohn kurze Zeit nacheinander tot geboren hatte, so aggressiv und schwierig, dass wir in der Gruppe gemeinsam geraten haben, einen Kindertherapeuten zu Rate zu ziehen.

zu d): Im Laufe unserer Gruppenarbeit stellte sich dann die Situation ein, die wir uns so zu Beginn unserer Arbeit nicht vorgestellt hatten: Frauen, die in der Gruppe waren, wurden auch wieder schwanger. Die Angst, auch dieses Kind könnte tot geboren werden, war dann natürlich besonders groß. Mit Blick auf die anderen Gruppenteilnehmerinnen und -teilnehmer waren sie sehr besorgt: *»Können wir jetzt noch in der Gruppe bleiben? Stören wir nicht, wenn wir hier mit unserem dicken Bauch sitzen und die anderen Frauen sehen uns?«*

Die Ängste und Fragen dieser Frauen waren wieder unsere eigenen Fragen im Leitungsteam. Rückblickend kann ich aber feststellen, dass wir alle Ängste in der Gruppe ansprechen konnten, z. B.: den Neid auf die andere Frau, deren Bauch von Sitzung zu Sitzung dicker wurde, und den eigenen Schmerz der Teilnehmerinnen und Teilnehmer, nicht schwanger zu sein.

Aber auch die anderer Seite, die Hoffnung, wird in einer solchen Situation ausgesprochen: *»Vielleicht schaffe ich es ja auch, wieder schwanger zu werden. Es macht mir Mut, wenn ich Frau H. sehe«*, wie es eine Teilnehmerin formulierte.

Es stellt sich auch immer wieder heraus, wie wichtig die Gruppenabende für Paare sind, die wieder schwanger werden. Wie oft müssen sie von ihren Angehörigen hören: *»Also, nun erwartet ihr ja wieder ein Kind. Jetzt muss es aber aufhören, dass ihr noch an das erste denkt und traurig seid.«*

Einige Eltern baten mich, ihr lebendes Kind zu taufen:
Herr und Frau K. kommen zwei Jahre in unsere Gruppe, nachdem ihr Mädchen vor der Geburt wegen einer Nabelschnurumschlingung in der 34. Schwangerschaftswoche gestorben ist. Sie trauern sehr um ihr Kind, können beide über den Verlust reden, finden auch Halt in ihren Familien. Nach zwei Jahren wird Frau K. wieder schwanger und bekommt ein Mädchen. Wir taufen es an einem Adventssonntag in der Kapelle des Krankenhauses. Zu diesem Gottesdienst kommen viele Mitglieder der Gruppe und Mitarbeiterinnen und Mitarbeiter des Krankenhauses. Als Taufspruch haben sich Herr und Frau K. gewählt: »Werfet euer Vertrauen nicht weg, welches eine große Zukunft hat.« Allen Mitgliedern der Gruppe war es besonders wichtig, ihre Kinder, die gestorben waren, in den Fürbitten namentlich zu erwähnen: Wir beten für die Kinder, die nicht leben konnten, an die wir jetzt denken und die wir in unseren Herzen tragen ...

Einige Eltern, die ich über einen längeren Zeitraum begleitet hatte, habe ich zu einem Nachgespräch eingeladen. Alle Paare waren während der Gruppenzeit wieder schwanger geworden und hatten in der Zwischenzeit ein gesundes Kind bekommen, manche zwei. Die Ereignisse um ihr totes Kind lagen bis zu fünf Jahre zurück.

Ich wollte von ihnen wissen, ob im Rückblick, mit einem gewissen Abstand, sie in irgendeiner Weise eine Deutung für den Tod ihres Kindes finden, die den Schmerz und die erfahrene Ohnmacht nicht beiseite schieben, ihnen aber einen Sinn zu ihrer damaligen Lebenssituation gibt.

Übereinstimmend sagten die Paare: »Wir denken auch heute noch sehr oft an unser gestorbenes Kind, einen Sinn können wir darin auch jetzt noch nicht sehen. Eher wird uns durch unser Kind, welches wir jetzt haben, noch schärfer vor Augen geführt, wie hilflos und ohnmächtig wir damals waren, wie sinnlos der Tod unseres ersten Kindes für uns war und auch jetzt noch ist.«

Eine Mutter erzählte mir: »Unsere erste Tochter ist jetzt drei Jahre alt und sie beginnt zu fragen, weshalb ihre Schwester nicht lebt. Es fällt, glaube ich, immer schwer, mit Kindern über den Tod zu reden. Ich kann meiner Tochter auf diese Frage im Moment keine Antwort geben. Wir gehen zur Zeit oft zum Friedhof, dann sammelt meine Tochter Steine und legt diese ihrer Schwester aufs Grab.«

Dieselbe Mutter sagte aber auch: »Ich kann jetzt sagen, dass meine beiden lebenden Kinder mir wichtiger sind als die beiden, die nicht leben konnten. Ich möchte, dass meine Kinder mit dieser Erfahrung in unserer Familie zu fröhlichen Menschen werde können.«

Alle Paare, mit denen ich gesprochen habe, erzählten mir, dass sie der Tod ihres Kindes persönlich sehr verändert habe: Überkommene Werte und Normen, religiöse Überzeugungen hätten von diesem Zeitpunkt an keinen Sinn mehr gehabt und ihnen in schwierigen Lebenssituationen keinen Halt und Trost mehr geben können.

Ein Vater sagte: »Ich bin in meinem Wesen seit dieser Zeit trauriger, kann mich auch nur noch schwer mit Gleichaltrigen unterhalten, ich komme mir dann 100 Jahre älter vor.«

Seine Frau sagte: »Ich habe seit dieser Zeit viele Kratzer und Narben. Es gibt für mich seit dieser Zeit weniger Trostmöglichkeiten, vieles im Leben erscheint mir schneller sinnlos und ohne Gehalt.«

Dann konnten Männer und Frauen aber auch wieder feststellen: »Durch den Tod unseres Kindes haben wir unsere wirklichen Freunde kennen gelernt, es hat sich gezeigt, wie belastbar unsere Ehe ist und dass wir in ganz schwierigen Situationen zueinander halten.«

# Anhang 1

### Eingangstext im Taufgottesdienst:

Guten Morgen, Familie, guten Morgen, Freunde, guten Morgen, Kinder!

Wir freuen uns sehr, dass ihr alle gekommen seid. Gemeinsam werden wir nun einen Gottesdienst feiern, in dem unsere Tochter getauft wird. Das ist für euch Kinder vielleicht etwas Ungewöhnliches, wird aber auch sicher Spaß machen. Ihr könnt im Gottesdienst selbst mitmachen. Taufen wird Herr H., den wir 19…/20… kennen gelernt haben. Kurz zuvor wurde unsere erste Tochter … tot geboren. In einem Gesprächskreis in diesem Haus fanden wir neuen Mut und fassten wieder Vertrauen. Wir wagten daraufhin eine neue Schwangerschaft und unser Vertrauen hatte Zukunft.

# Anhang 2

*Gebet am Grab eines tot geborenen Kindes:*

*Wir begraben …*
*Wir stehen hier an ihrem Grab mit unseren Fragen:*
*Wir fragen warum? Wir zweifeln an deiner Güte, Gott.*
*Wir sind sehr traurig und wir sind wütend.*
*Wir verstehen nicht, weshalb … gestorben ist …*
*und mit ihr/ihm auch wieder eigene Wünsche, Hoffnungen und Phantasien*
*auf ein gemeinsames Leben.*
*Wir beten in diesen Minuten für die anderen Kinder unter uns,*
*die nicht leben konnten.*
*Wir vertrauen darauf, Jesus, dass sie alle bei dir geborgen sind,*
*und legen sie in deine Hände.*
*Wir vertrauen sie deinem Schutz an und deiner Obhut, sie und alle Kinder,*
*die unter uns leben.*
*Wir hoffen, dass du uns tröstest und mitten unter uns bist, so wie du es uns verspro-*
*chen hast:*
*›Wo zwei oder drei in meinem Namen versammelt sind, da bin ich mitten unter euch.‹*
*So legen wir … in die Erde …*

## ZUSAMMENFASSUNG

Stirbt ein Kind vor, während oder kurz nach der Geburt, sind Mitarbeiter und Mitarbeite-rinnen in hohem Maße gefordert, zusammen mit den Eltern Gefühle von tiefen Selbstzwei-feln, an dem Wert der eigenen Person, Trauer und Ohnmacht, dann wieder grenzenlose Wut, Hass und Neid auf andere Eltern auszuhalten.

Der Artikel beschreibt, wie es möglich ist, auch unter den Bedingungen eines Allgemein-krankenhauses Eltern in angemessener Weise zu stützen. Weiterhin geht er auf die konkrete Begleitung der Eltern während ihres Krankenhausaufenthaltes ein und stellt die Nachsor-gegruppen vor, in denen Eltern die Möglichkeit haben, um ihr totes Kind zu trauern.

### Literatur

Monika Hahn-Lepper: Nicht zum Leben geboren. Trauerarbeit nach dem Verlust meiner Kinder, Frankfurt am Main 1990.
Barbara Künzer-Riebel/Gottfried Lutz: Nur ein Hauch von Leben. Eltern berichten vom Tod ihres Babys und von der Zeit ihrer Trauer, Frankfurt am Main 1991.
Harriet S. Schiff: Verwaiste Eltern, München 1986.

[1] Dieser Beitrag erschien erstmals unter dem Titel »Glücklose Schwangerschaft«, in: Joachim Müller-Lange (Hg.): Handbuch Notfallseelsorge, Edewecht/Wien 2001.

*Detlef Jürgens*

# Medizinische Aspekte in der Begleitung von inkurablen Tumorpatienten in der HNO-Heilkunde

## BÖSARTIGE NEUBILDUNGEN IM HNO-BEREICH

Eine anspruchsvolle Aufgabe für die moderne Hals-Nasen-Ohrenheilkunde mit integrierter Kopf- und Halschirurgie stellt die Diagnostik und Therapie von bösartigen Neubildungen des oberen Luft- und Schluckweges (Aerodigestivtrakt) dar.

Sowohl die diagnostischen als auch die therapeutischen Möglichkeiten, insbesondere die operativen Therapiekonzepte, haben sich in den letzten Jahrzehnten, dank eines enormen medizinischen Fortschrittes grundlegend geändert. So galt noch zu Beginn der 50er-Jahre ein Karzinom des Hypopharynx (Schlundes) in vielen Fällen als inoperabel. Auch heute ist gerade das Schlundkarzinom eine der prognostisch ungünstigsten Neubildungen im HNO-Bereich und stellt an den kurativen und funktionserhaltenden Therapieansatz höchste Ansprüche.

Bösartige Neubildungen können in allen Organen des Kopfes und des Halses entstehen. Sie treten im Bereich der Haut, der äußeren und inneren Nase und des Ohres, der Nasennebenhöhlen, des Nasenrachens, der Mundhöhle mit Mandel- und Zungenregion, des Schlundes, des Kehlkopfes, der Luftröhre und Speiseröhre, der großen und kleinen Speicheldrüsen und der Lymphwege auf.

Neben der Hals-Nasen-Ohren-Heilkunde ist, auf Grund der engen topographischen Beziehungen, auf die anderen Fächer wie Zahn-Mund-Kiefer-Chirurgie, Neurochirurgie, Dermatologie und die Ophthalmologie ausdrücklich hinzuweisen. Dem hohen Anspruch einer guten Versorgung innerhalb der komplexen Behandlungskonzepte kann nur durch eine intensive interdisziplinäre Zusammenarbeit entsprochen werden. Diese meist multimodalen Therapiekonzepte integrieren die Strahlentherapie und die Onkologie.

## BEEINTRÄCHTIGUNG WICHTIGER FUNKTIONEN

Durch die malignen Tumoren und deren Therapie können, neben den kosmetisch ästhetischen Folgen, Funktionsstörungen eintreten, die für den Patienten extrem belastend sind. Die sensorischen Funktionen des Kopf- und Halsbereiches wie Sehen, Hören, Riechen und Schmecken sowie das Gleichgewicht, werden durch bösartige Erkrankungen und durch ihre Therapie nachhaltig beeinflusst. Die oberen Luftwege, als Organsystem, wie die Nase, Nasennebenhöhlen, Rachen und Kehlkopf und der Schluckweg, mit dem komplexen Schluckablauf zur Nahrungsaufnahme, sind unmittelbar betroffen.

Lippe, Zunge, Mundhöhle, Nasenrachen, Schlund und Kehlkopf sind an der Laut- und Sprachbildung beteiligt. Damit ist die in unserer Gesellschaft wichtigste zwischenmenschliche Interaktionsmöglichkeit betroffen. Hinzu kommt die ästhetische Einheit des Kopfes, insbesondere des Gesichtes, mit dem Spiel der Mimik als wichtiges nonverbales Kommunikationsfeld. Bösartige Erkrankungen in diesem Bereich können diese Einheit, das persönliche Spiegelbild und die Integration nachhaltig stören. Kaum ein Tumor des menschlichen Körpers kann so offensichtlich entstellend wirken wie der Tumor im Kopf- und Halsbereich. Der Tumor selbst ist nicht immer das eigentlich Traumatische, sondern oftmals der Defekt, der durch die umfangreichen operativen Therapien gesetzt wird.

## DIE THERAPIEMÖGLICHKEITEN

Der kurative Ansatz bei operativen Eingriffen in der Kopf-Hals-Region wird oft durch die räumliche Begrenzung der betroffenen Organstrukturen und ihrer Nachbarschaft zu Risikostrukturen limitiert. Die Einhaltung eines großen Sicherheitsabstandes zwischen bösartigem Gewebe und gesundem Gewebe ist nicht immer möglich. Fortschritte in der minimal invasiven Chirurgie, insbesondere der lasergestützten Mikrochirurgie im Schlund- und Kehlkopfbereich, haben jedoch zu ganz neuen Therapiekonzepten im chirurgischen Vorgehen geführt.

Aber selbst mit modernen Therapieverfahren liegt die 5-Jahres-Heilungsrate der Plattenepithelkarzinome (das häufigste Karzinom im HNO-Bereich), unter Berücksichtigung aller Tumorstadien und Lokalisationen, auch heute nicht deutlich über 50 %. Die palliative Begleitung inkurabler HNO-Patienten nimmt daher weiterhin einen großen und wichtigen Stellenwert ein. Das vorrangige Ziel ist dabei die Beseitigung oder Linderung von tumorassoziierten Begleitbeschwerden.

Die Therapiekonzepte, meist zunächst mit kurativem Ansatz, werden im HNO-Bereich mit multimodaler Vorgehensweise durch die Operation, die postoperative Bestrahlung und ggf. einer adjuvanten Chemotherapie geführt. Patienten in einem fortgeschrittenen Tumorstadium kann häufig nur ein primär palliatives Behandlungskonzept angeboten werden. Im Vordergrund steht dabei die perkutane Radiatio (Strahlentherapie) in Kombination mit einer parallel geführten Chemotherapie. Alternative adjuvante Therapien, z. B. auf naturheilkundlicher Grundlage (hier z. B. Mistelpräparate), können dabei Anwendung finden.

Viele Patienten, bei denen der kurative Ansatz verlassen werden muss, haben durch vorausgegangene Operationen und die Strahlentherapie einen längeren Behandlungs- und damit auch Leidensweg hinter sich. Alle nun folgenden Therapieangebote dienen dem Erhalt der Lebensqualität und der Linderung der Symptome.

Neben dem Vergleich epidemiologischer Daten ist für die Prognose vor allem eine sichere Diagnostik vorauszusetzen. Dabei stehen in der klinischen Diagnostik, durch die fachärztliche Untersuchung, hier die radiologische Untersuchung mittels Sonografie, Computertomographie und Kernspintomographie, die Szintigraphie und die cytologische und histologische Aufarbeitung von Gewebepräparaten im Vordergrund. Ein exaktes Tumorstaging und Tumorgrading ist für eine sichere Beurteilung der Erkrankung unabdingbar.

Die Festlegung des Therapiekonzeptes sollte durch ein interdisziplinäres Forum, unter Einbeziehung aller Fachdisziplinen, erarbeitet werden. In unserer Klinik hat sich über acht Jahre eine interdisziplinäre wöchentliche Tumorkonferenz als onkologisches Forum etabliert. Hier werden nicht nur primäre Therapiekonzepte abgesprochen, sondern auch gerade Grenzfälle, besondere Problemstellungen und Verlaufsbeobachtungen regelmäßig zwischen den medizinischen Fachdisziplinen, dem Pflegepersonal, der Seelsorge und dem Sozialdienst diskutiert.

Maßgeblich für die Therapieentscheidung ist letztendlich jedoch der Wunsch des Patienten unter Einbeziehung der nächsten Angehörigen. In einem eingehenden Gespräch müssen neben dem sozialen Umfeld die Nebenerkrankungen, der Beruf, aber auch die individuelle Einstellung zur Erkrankung und das individuelle Lebenskonzept berücksichtigt werden.

Eine spezifische Problematik bei den Primäreingriffen im Hals-Nasen-Ohrenbereich liegt in den Schluckstörungen und den Atemwegsfunktionsstörungen. Sie werden jedoch häufig erstaunlich gut von den Patienten toleriert. Manchmal müssen die Patienten vorübergehend oder auch langfristig tracheotomiert (künstlicher Luftröhrenschnitt) werden, und sind damit pflegebedürftige Kanülenträger. Diese Maßnahmen werden zur Sicherung des Atemweges bei großen Operationen in der Mundhöhle, im Rachen oder im Kehlkopfbereich notwendig.

Nach der primären Abheilung folgt meist eine postoperative Bestrahlungstherapie. Die Strahlenfolgen sind zunächst gering, steigern sich jedoch mit Zunahme der eingestrahlten Dosis, wobei es zu einer ausgeprägten Stomatitis (Schleimhautentzündung) im Mund, Zungen- und Rachenbereich kommen kann. Häufig ist eine erneute stationäre Aufnahme der Patienten zur Behandlung der Folgeschäden erforderlich. Eine spezielle Mundpflege mit lindernden Mundlösungen (Analgetikazusatz) und eine intensive Zahnhygiene zur Vermeidung von Infektionen stehen im Vordergrund.

Wird in der Nachsorge ein erneutes Auftreten des Tumors festgestellt, muss in Absprache mit dem Patienten die radikale Entfernung des Tumorgewebes als erweiterter Therapieschritt angedacht werden. Falls eine operative Tumorreduktion nicht mehr möglich erscheint oder vom Patienten ausgeschlossen wird, sollte der Einsatz einer Chemotherapie individuell geprüft werden.

Oft sind die zuvor gut zu führenden Patienten mit der Diagnose eines Rezidives überfordert, verunsichert und sehr frustriert. Wird eine weitere Operation durchgeführt, ist zur Entfernung des Rezidives eine erweiterte Operation mit eventuell notwendiger Defektdeckung durch große Lappenplastiken notwendig. So muss im Schlundbereich auch häufig der Kehlkopf (weil er befallen ist oder weil eine Resektion des Schlundes sonst nicht möglich ist) entfernt werden. Dadurch sind in der Folge Entstellungen und Funktionseinschränkungen möglich, die nachhaltig die Lebensgewohnheiten verändern können.

## PATIENTEN MIT TRACHEOSTOMA

Eine Vielzahl von medizinischen Indikationen kann zu einer temporären Tracheotomie führen. Eine Laryngektomie (Kehlkopftotalentfernung) ist ein verstümmelnder Eingriff, bei dem der obere Luftweg dauerhaft verändert wird und die Patienten nur noch über ein Tracheostoma atmen können. Die Nasennebenhöhlen, der Nasenrachenraum und die Mundhöhle werden vom Luftstrom ausgespart. Die wichtigen Funktionen, wie Anfeuchtung, Reinigung und Erwärmung, finden dauerhaft nicht mehr statt. Nach einer Laryngektomie sind die Patienten häufig mit einem quälenden Hustenreiz, Verschleimung und Auswurf konfrontiert. Sie müssen zunächst eine Trachealkanüle tragen und bedürfen einer intensiven Betreuung und Anleitung durch das ärztliche Personal sowie durch das Pflegepersonal. Der Patient muss die oberen Luftwege regelmäßig absaugen, die Kanüle reinigen und den Luftweg freihalten. Häufig sind Verborkungen und Verkrustungen auf dem Boden von entzündlichen Veränderungen der Trachealschleimhaut sowie den stattfindenden Umbauvorgängen des oberflächlichen Epithels zu beobachten. Eine anfänglich ständige Vernebelung und Anfeuchtung der Luft ist wichtig, da eine Borkenbildung und Verschleimung zu einer Verlegung führen kann, die sich auch als akuter Notfall mit Luftnot darstellen kann.

Allen tracheotomierten Patienten wird vor der Entlassung in die häusliche Pflege ein Erstausstattungsset durch Spezialfirmen zur Verfügung gestellt. Ein tragbares Absauggerät, ein Luftvernebler, ggf. Kanülen und Pflegemittel sind enthalten. Für alle Beteiligten ist es wichtig zu wissen, dass die heute angelegten Stomata in der Regel stabil sind, soll heißen, dass bei einer notwendigen Entfernung der Kanüle das Stoma nicht kollabiert und der obere Luftweg offen bleibt. Bei akuter Luftnot eines Kanülenträgers muss die Kanüle stets, möglichst unter Absaugbedingungen, entfernt werden, da sie verstopft sein kann und damit den Luftweg des Patienten verschließt. Tiefer sitzende Borken oder Schleimpfröpfe können durch

einen großvolumigen Absaugkatheter abgesaugt werden. Hierbei kann es durch eine Wand-
berührung zu Blutungen kommen, die jedoch meist unkompliziert sind.

Die Angst vor einem Kanülewechsel muss vor allen Dingen dem Patienten selbst und seinen nächsten Angehörigen/Betreuungspersonen genommen werden. Gerade in der kalten
Jahreszeit, mit trockener Raumluft und begleitenden Infekten der Luftwege, sind Notfälle von
tracheotomierten Patienten im häuslichen Bereich nicht selten. Neben der Stomapflege und
Trachealtoilette ist eindringlich auf die Möglichkeit der akuten Verlegung durch Borkenbildung hinzuweisen. Betreuende Personen müssen in der Lage sein, die Kanüle zu entfernen,
zu reinigen und die Luftröhre abzusaugen. Eine Luftnotsituation kann für den Patienten To-
desängste bedeuten. Langjährige Kanülenträger kennen jedoch solche Situationen meist gut
und sind, genauso wie die Angehörigen, in der Pflege und dem Handling perfektioniert.

## DIE ERNÄHRUNG

Obwohl die Akzeptanz hinsichtlich der eingebüßten Funktionen oft sehr groß ist, leiden viele
Patienten am meisten unter der Problematik des Schluckens. Sie würden gerne feste, schmack-
hafte Nahrung zu sich nehmen und erleben die Möglichkeit der Nahrungsaufnahme als aus-
gesprochene Lebensqualität. Daher sollte eine normale Ernährung angestrebt werden, was
leider nicht immer möglich ist. Nimmt z. B. das Wachstum des Tumors zu, sind schnell
Folgen wie die Schluckunfähigkeit zu beobachten.

Eine PEG-Sonde (perkutane Ernährungssonde) ermöglicht die sichere Zufuhr von Flüssigkeit, Ernährung und Medikamenten. Bei Patienten, die sich einem größeren Eingriff des
oberen Schluckweges unterziehen müssen, ist eine frühzeitige PEG-Anlage sehr sinnvoll und
erleichtert ihm und dem Pflegepersonal die postoperative Pflege. Der Patient selber muss
nicht über einen langen Zeitraum mit einer Magensonde, die durch die Nase geführt wird,
herumlaufen. Die Nasenwege bleiben geschont und belüftet. Bei einer dauerhaften Schluckunfähigkeit ist die Zufuhr von Nahrung und Medikamenten gesichert.

Als Alternative ist ein zentraler Zugang durch einen zentralen Venenkatheter oder auch
eine Port-Anlage möglich. Einen einmal gelegten Port oder eine PEG sollte man nicht zu
schnell wieder entfernen, da die Restwirkung der Operation und insbesondere die Folgen
der Strahlentherapie lang andauernde Wirkungen über Wochen und Monate zeigen können. Gerade in der häuslichen Pflege ist unter Anleitung und Bereitstellung der notwendigen Instrumente eine Ernährung über PEG bzw. einen Port-Zugang für das Pflegepersonal
wie auch für Angehörige meist unproblematisch und eine gut durchzuführende dauerhafte
Maßnahme.

## DIE SPRACHE UND DER VERÄNDERTE LUFTWEG

Dem gesunden Patienten erscheinen die normalen Funktionen des oberen Aerodigestiv-
traktes verständlicherweise als unabdingbare Voraussetzungen des täglichen Lebens. Ein la-
ryngektomierter Patient kann primär nicht sprechen. Er kann häufig durch die Folgen von
Operation und Strahlentherapie weniger schmecken und nur riechen, wenn er sich Luft in
die tiefen Nasenabschnitte fächeln kann.

Die Sprache ist das zentrale Kommunikationsorgan für uns Menschen. Sätze, die nicht
gesprochen, sondern aufgeschrieben werden, erfordern eine immense Geduld vom Mittei-
lenden und vom Mitteilungsaufnehmenden. Jede Antwort auf eine Frage erfordert Geduld,
bis die Antwort verstanden ist. Durch heutige mögliche Maßnahmen, wie z. B. einer Sprech-

fistel (z. B. Provox-Prothese) oder andere künstliche Sprachhilfen sowie dem Erlernen einer Ersatzsprache, ist oft eine gute Verständigung möglich. Viele Patienten können ihren Beruf ausüben und telefonieren.

Ist eine Tumorerkrankung fortschreitend, kann die allgemeine Schwäche, eine Schwellung oder eine Verlegung durch den Tumor zu einer dauerhaften, nicht zu überbrückenden Sprachunfähigkeit führen. Die nonverbale Kommunikation sowie die Geduld für geschriebene Mitteilungen sind nun von großer Wichtigkeit. Dies gilt sowohl für kehlkopflose Patienten mit Tumorprogredienz als auch für andere Hals-Nasen-Ohrenpatienten, die auf Grund des Tumorwachstums nicht mehr in der Lage sind, ihren normalen Luftweg und damit die Sprache zu gebrauchen.

Einigen Patienten wird im weiteren Verlauf bei einer Tumorprogredienz zur Sicherung der Luftwege ein Tracheostoma angelegt. Hierbei kann durch eine Sprechkanülenanpassung versucht werden, die Kommunikationsmöglichkeit wieder herzustellen. Die Patienten sind nicht immer in der Lage, das Sprechen zu bewerkstelligen. Jedoch kann der Luftweg durch eine Tracheotomie bis zum Lebensende gesichert werden.

## DIE ÖDEME

Häufig ist der weitere Verfall des Patienten nicht durch den Primärtumor bestimmt, sondern durch die Metastasierung im Kopf-Halsbereich. Metastasen können, neben den Folgen der durchgeführten *neck dissection* (Komplettausräumung der Lymphabflusswege), zu massiven Ödemen im Kopfbereich, insbesondere im Gesichtsbereich führen. Diese Ödeme können sehr entstellend wirken. Eine Belüftungsstörung des Mittelohres ist dabei eine weitere Komplikation, die jedoch durch die Anlage von Paukenröhrchen im Trommelfell suffizient versorgt werden kann.

Die Schwellung im Lidbereich kann zur Unfähigkeit des Augenöffnens führen. Diese Schwellungszustände können bis zu einem gewissen Grad mit Cortisonpräparaten therapiert werden, sind jedoch ab einem bestimmten Stadium nicht mehr behandelbar. Patienten in diesem Stadium sind oftmals nur unter sorgsamer stationärer Betreuung oder im Hospiz zu führen.

Natürlich ist die Betreuung in häuslicher Umgebung mit Hilfe ambulanter Pflegedienste oder auch mit einem ambulanten Hospizdienst anzustreben. Viele Patienten sind jedoch in diesen Situationen überfordert und fühlen sich in fachärztlicher bzw. stationärer Versorgung sicherer. Trotzdem sollte, wann immer möglich, der palliativ geführte Tumorpatient, in enger Anbindung an eine Betreuung durch den Hausarzt und Hals-Nasen-Ohrenarzt, in häuslicher Pflege betreut werden. Leider zeigt die Erfahrung, dass viele Tumorpatienten aus eher einfachen sozialen Verhältnissen kommen und teilweise ohne feste familiäre Anbindung sind oder bereits in sozialer Betreuung leben. Auch für diese Patienten muss die Möglichkeit der häuslichen Unterbringung im Einzelfall geprüft werden.

## DER FOETOR

Durch Tumorzerfall und Besiedelung mit aneroben Bakterien, wie z. B. Bakterioidesarten, kann ein ausgeprägter Foetor (Geruch) vorhanden sein. Vielfach bemerken die Patienten diesen selber gar nicht. Der Foetor kann so extrem sein, dass er zu einer Isolierung des Patienten von seiner Umwelt führt. Durch eine antibiotische Therapie, z. B. mit Clindamycin-Präparaten per os bzw. per PEG oder auch i.v., kann ein deutlicher Rückgang der

Bakterienbesiedlung und damit des Foetor erreicht werden. Die Antibiotikagabe ist hier ausschließlich auf Grund der bakteriellen Besiedlung des zerfallenden Gewebes indiziert und sollte ggf. auf Dauer in geringstmöglicher Dosierung beibehalten werden.

## DIE TUMORKACHEXIE

Eine Auszehrung, wie sie bei vielen anderen bösartigen Erkrankungen beobachtet wird, zeigt sich nicht bei jedem HNO-Patienten, wobei der erst langsame, dann rapide Verfall natürlich auch bei HNO-Tumoren eine Kachexie des Körpers mitbedingt. Eine ausreichende Gabe von Flüssigkeit, Elektrolyten und eine sichere Nahrungszufuhr sind hier, wie bei jeder anderen auszehrenden Erkrankung, indiziert. Die Therapie mit Blutpräparaten oder Blut bildenden Präparaten (z. B. Erytropoetin) muss im Einzelfall kritisch diskutiert werden.

## DIE SCHMERZTHERAPIE

Bei zunehmendem Wachstum und Infiltration des Tumors in benachbarte Strukturen sowie durch Druck auf nervale Strukturen ist eine suffiziente Schmerztherapie unter früher Hinzunahme von Morphiumpräparaten angezeigt. Mittlerweile können Morphinpräparate als Granulat gut über die PEG verabreicht werden. Ebenso können Hautpflaster mit Morphinderivatabgabe über die Haut unter zunächst stationärer Beobachtung dosiert werden, was sich in der weiteren ambulanten bzw. häuslichen Pflege häufig als einfachste suffiziente Schmerztherapie durchgesetzt hat. Dabei ist auf eine ausreichende Gabe von Lakzantien zur Verhinderung von Obstipationen zu achten. Begleitend können Antidepressiva, Gastroprotektiva, wie z. B. H2-Blocker, und weitere Medikationen, wie z. B. Cortisonpräparate, unterstützend wirken.

Der Schmerz sollte möglichst nicht »durchbrechen«, also nicht in das bewusste Erleben treten. Die Einstellung der Schmerztherapie erfolgt in vielen Zentren mittlerweile durch ein speziell geschultes Anästhesiepersonal, das die Schmerztherapiedurchführung einleitet und im Verlauf anpasst.

## DIE AKUTEN NOTFÄLLE

Der Patient selbst und die Angehörigen müssen auf die Besonderheiten der möglichen akuten Notfallsituationen bei inkurablen Hals-Nasen-Ohrenpatienten vorbereitet werden, was ebenso für das ärztliche Personal und das Pflegepersonal im stationären und ambulanten Bereich gilt. Die Offenheit des aufklärenden Gespräches verlangt ein hohes Maß an Sensibilität und die Berücksichtigung der Wünsche und individuellen Grenzen des Patienten und seiner Angehörigen.

Im fortgeschrittenen Stadium eines HNO-Tumorpatienten ist eine Vigilanzminderung möglich, aber nicht die Regel. Neben der Entstellung durch Operation, Schwellung oder Tumorwachstum im Kopf-Hals-Bereich zeigen die Patienten doch häufig eine recht gut erhaltene Bewusstseinslage und Mobilität.

Leider sind viele Situationen, in denen inkurable Hals-Nasen-Ohrenpatienten versterben, dramatische Notfallsituationen. Neben der Problematik der akuten Luftwegsverlegung durch Borken, Fremdkörper oder Verschleimung im Stoma und Trachealbereich bei tracheotomierten Patienten sind solche Notfälle bei jedem voroperierten Kehlkopfpatienten möglich. Gerade größere laserchirurgische Eingriffe und die postoperative Strahlentherapie können,

*Orte und Wege der Begleitung*

auch nach Monaten, zu akuten Schwellungszuständen und Luftnot führen. Die Patienten und die Angehörigen müssen auf solche Fälle vorbereitet sein, um im Notfall reagieren oder auch um dem ggf. eintreffenden Nothelfer wichtige Informationen geben zu können.

Die Auseinandersetzung mit dem nahenden Tod und auch der Umgang mit einer Notfallsituation sind dynamische Prozesse, die, wenn möglich und gewünscht, frühzeitig begleitet werden sollten. In bestimmten akuten Situationen stellt sich für alle Beteiligten oft die Frage, inwieweit noch eine Therapie (Lebenserhaltung) im Sinne einer Lebensverlängerung durchgeführt werden sollte.

Ganz besonders dramatisch sind die Situationen der akuten Notfallblutung. Die Tumoren im Hals-Nasen-Ohrenbereich oder deren Metastasen zerstören bei weiterem Wachstum nicht selten die großen Blutleiter des Halses und ihre Äste (Arteria carotis communis mit allen Ästen der Arteria carotis externa sowie der Arteria carotis interna und Vena jugularis interna). Werden hier durch entzündlich zersetzende Prozesse oder durch Tumoreinbruch große Blutleiter eröffnet, kommt es zu einer akuten Massenblutung nach außen, meist jedoch in den Schlund oder den Mundhöhlenbereich. Diese Blutungen sind extrem dramatisch und können in kürzester Zeit zu hohen Blutverlusten und damit zum Exitus führen. Trotz der massiven Blutung werden einige Patienten suffizient versorgt, ggf. auch reanimiert. Bei vielen Patienten liegt bereits ein Tracheostoma und somit einer Sicherung des Luftweges vor, was die primäre Hilfe für den eintreffenden Notarzt erleichtert. Bei gut begleiteten und intensiv aufgeklärten, mündigen Patienten und deren Angehörigen sollte der akute Notfall nicht dazu führen, dass noch eine erweiterte Therapie eingeleitet wird.

Der Wille des Patienten und der Angehörigen sollte, ggf. durch eine Patientenverfügung, dem eintreffenden Ersthelfer zur Entscheidungsfindung und Therapieeinleitung verhelfen. Weitere Maßnahmen zu unterlassen, was ggf. zu einem Verbluten des Patienten führen kann, ist in der meist dramatischen Notfallsituation immer sehr schwer zu entscheiden.

Eine Sedierung, z. B. durch starke Sedativa (Midazolam, Flunitrazepam u. a. Präparate durch i.v.-Gabe), kann je nach Situation und der Bewusstseinslage des Patienten durchgeführt werden. Ob diese akute Bewusstseinsausschaltung den Diskussionen ethischer Aspekte standhält, muss jeder behandelnde Ersthelfer im stationären und ambulanten Bereich frühzeitig für sich selbst entschieden haben. Die ethische Auseinandersetzung mit dieser Problematik ist immer eingebunden in die Gesetzgebung und ihre Aussagen hinsichtlich der Sterbehilfe.

Ein langer Krankheitsverlauf sollte einer frühzeitigen Auseinandersetzung des Patienten mit der Erkrankung und den Möglichkeiten der langfristigen und der akuten Therapie einen ausreichenden Raum bieten. Der Patient sollte mit sich und seinem Leben in Ruhe abschließen und von seinen Nächsten in adäquater Weise Abschied nehmen können. Es ist daher sehr wichtig, die Möglichkeit einer akuten Notfallsituation frühzeitig zu erkennen und den Patienten bzw. das persönliche Umfeld darauf vorzubereiten. Je nach Verlauf und Progredienz der Tumorerkrankung muss hierbei auf die akute Notfallsituation (z. B. eine akute Gefäßblutung) hingewiesen werden. Ein Patient, der in einer akuten Notfallsituation blutend in seinem Badezimmer verstirbt, ist leider eine bekannte HNO-heilkundliche Problematik.

Neben den akuten Notfallsituationen im HNO-Bereich ist ein langes Siechtum sowie eine langsame Eintrübung ebenfalls möglich. Dabei ist die intensive Begleitung von inkurablen Hals-Nasen-Ohrenpatienten für alle Beteiligten eine schwere Aufgabe. Die Folgen der Erkrankung und der Therapie sind offensichtlich und oft entstellend. Entsprechend ist ein hohes Maß an Erfahrung, Sensibilität und Vorausschau bei der langfristigen Begleitung und in der akuten Notfallintervention von großer Bedeutung.

*Christel Lueb-Pietron*

# Erfahrungen mit Leben – Sterben – Tod

## GEDANKEN ZU EINER SEELSORGE IM KRANKENHAUS

*Ich verzichte*
*nicht*
*auf Blume und Musik*
*auf meinen Zorn*
*über das Hungern Tausender*
*auf das Lächeln eines Menschen*
*auf harte und zarte Worte*
*auf das Da-Sein*
*in einer unfaßbaren Welt*

*Ich verzichte gern*
*auf den Tod*
*der nicht*
*auf mich verzichtet*

Rose Ausländer

Aus: Dies., Ich höre das Herz des Oleanders. Gedichte 1977–1979. © S. Fischer Verlag GmbH, Frankfurt am Main 1984.

Rose Ausländer hat dies Gedicht geschrieben, als sie schon viele Jahre bettlägerig war, der Tod näher rückte.

Irgendwann ist der Tod Wirklichkeit, setzt er unserem Leben ein Ende, ist er die Grenze. Und doch – es ist oft so unendlich schwer, den Tod in das Denken, in das Leben einzubeziehen, ihn zu erleben. Seit zehn Jahren arbeite ich als Seelsorgerin auf der HNO-Station des Evangelischen Krankenhauses Düsseldorf und begleite dort schwerpunktmäßig Tumorpatienten. Ich erlebe diese Menschen über einen langen Zeitraum hinweg, manchmal über Jahre, erlebe ihren Kampf ums Leben, ihre Verzweiflung, ihre Hoffnung, ihre Sinnsuche und oft – irgendwann – auch ihren Tod.

Der nachfolgende Artikel erzählt von Erfahrungen mit Leben – Sterben – Tod in der Begleitung von Tumorpatienten auf der HNO-Station. Nach Darstellung der Rahmenbedingungen und der Besonderheiten dieses Arbeitsfeldes beschreibt er in drei Werthaltungen eine Solidarität mit den Sterbenden zwischen Trost und Ermutigung, und er zeigt die Grenzen einer Sterbebegleitung.

## BESONDERHEITEN MEINES ARBEITSFELDES

Die Arbeit mit Patienten, die einen Tumor im HNO-Bereich haben, unterscheidet sich gravierend von der Arbeit mit anderen schwer kranken Menschen. Die Gründe hierfür sind

### die Sichtbarkeit der Krankheit
Im Vergleich zu Patienten anderer Stationen können diese Menschen ihre Krankheit nicht verbergen. Sie ist im Gesichts- oder Halsbereich für jeden sofort sichtbar oder hörbar durch

eine entstellte Stimme. Dadurch wirkt sie unverhohlen, oft aggressiv. Es ist für mich nicht leicht, nach einer Kehlkopfoperation in ein Loch im Hals zu sehen, aus dem es gurgelt, aus dem der Schleim fließt. Oft spüre ich Ekelgefühle, bin erschüttert, sprachlos, wenn sich die Gesichter der Menschen im fortlaufenden Krankheitsverlauf immer mehr entstellen.

### Die Sprachlosigkeit und die Kommunikationsschwierigkeiten

Viele Patienten müssen nach einer Operation im Hals- oder Mundbereich mit einer mehr oder weniger großen Beeinträchtigung ihrer Sprechmöglichkeiten leben. Besonders einschneidend erlebe ich die Kommunikation mit einem Menschen nach einer Kehlkopfentfernung, wenn er seine Sprache verloren hat und andere Sprechmöglichkeiten noch nicht beherrscht (Ösophagussprache, Stimmprothese etc.).

Es ist unmöglich, das Erlebte in Worte zu fassen. Viele Patienten schreiben mir nur stichwortartige Sätze auf, zum einen, weil es ihnen selbst zu lange dauert und sie ungeduldig werden, zum anderen, weil sie die Erfahrung machen, dass die anderen sie nicht »ausreden« lassen und ihnen ins »Wort« bzw. in die Schrift fallen, für sie sprechen und nicht mit ihnen. Viele sprachliche Nuancierungen, wie Äußerungen von Schmerz, Wut, Traurigkeit entfallen. Die eigene Lebensgeschichte zu erzählen, Abschied zu nehmen durch das Erzählen, ist oft nur begrenzt möglich, mit leiser gepresster Stimme. Für mich bedeutet das, viel Zeit mitzubringen für ein solches Gespräch. Und das teile ich dem Patienten dann auch zu Beginn eines Gespräches mit: »Ich habe Zeit, wenn Sie es wollen.« Ich nehme damit einerseits dem Patienten den Druck, schnell etwas sagen zu müssen, und andererseits beuge ich seiner Angst vor, dass der Gesprächspartner geht, bevor alles gesagt ist. Beide brauchen viel Geduld: der Patient und der Gesprächspartner. Und oft ist es sehr mühsam. Manchmal bin ich froh, abends wieder »normale« Töne zu hören.

## GESCHICHTEN VON MENSCHEN – WERTHALTUNGEN

Ich bin Seelsorgerin – und als solche bin ich geprägt vom Glauben an einen mitleidenden Gott und von der Theologie.

Darüber hinaus helfen mir auch die Grundgedanken der Individualpsychologie Alfred Adlers, wenn es darum geht, einen Patienten zu verstehen und seine Blickrichtung einzunehmen, und die Literatur, wenn es darum geht, Leid auszudrücken, zur Sprache zu bringen. Insbesondere helfen mir Gedichte jüdischer Dichterinnen und Dichter.

Bei der Begleitung der Tumorpatienten sind mir im Laufe meiner Arbeit drei Werthaltungen sehr wichtig geworden. Ich möchte

- trösten
- die Wahrheit mit-teilen
- die »guten Seiten« der Menschen benennen und in Erinnerung bringen.

### Trösten

Im Krankenhaus bin ich oft umgeben von einer Atmosphäre aktiven Handelns. Es gibt – Gott sei Dank – viele Möglichkeiten, mit Mitteln der modernen Medizin einen Menschen zu retten oder ihm wenigstens noch Lebens-Zeit zu geben. Fachkompetenz, Erfahrung und Mut muss man oft haben, um medizinische Entscheidungen zu treffen. Und das geht nicht selten parallel damit, auch dem Patienten selbst Hoffnung und Mut zu machen, ihn zu aktivieren. In diesem Umfeld ist es schwer, stillzustehen, nichts zu tun, sondern nur zuzuhören, zu trösten.

> Ich treffe Herrn A. vor dem Verbandszimmer. Er sieht müde aus, holt rasselnd Luft durch seine Kanüle im Hals. Ich spreche ihn darauf an, setze mich neben ihn. Er erzählt mir von der vergangenen Nacht: »Es war schrecklich, ich bekam keine Luft, hatte immer das Gefühl, dass da etwas festsitzt und mir die Luft absperrt. Ich hatte die ganze Nacht große Angst – Todesangst.«
>
> Herr A. wiederholt die Not einmal, zwei Mal, drei Mal. Immer wieder erzählt er von seiner Todesangst. Dabei hustet er, ringt nach Luft. Ich sitze neben ihm, höre ihm zu, muss mich angesichts seiner Luftnot beherrschen, ihn nicht zu unterbrechen.
>
> Ich spüre deutlich etwas von seiner Not der letzten Nacht. Dann kommt die Ärztin, um den Verband zu wechseln. Sie lächelt uns zu und bittet Herrn A. ins Verbandszimmer. Herr A. steht auf, sieht mich an, gibt mir die Hand und sagt: »Ich brauchte einfach neuen Trost!«, und zur Ärztin gewandt: »Jetzt habe ich den Mut mitzugehen.«

Für mich bedeutet »Trösten«, einen Menschen in Krisensituationen nicht allein zu lassen, bei ihm zu sein, vielleicht nur still dazusitzen oder seine Hand zu halten, ihn in den Arm zu nehmen, ihm Nähe und Wärme zu vermitteln. Dann, in einem nächsten Schritt, kann ich ihn vielleicht dazu ermutigen, seine Lebensgeschichte zur Sprache zu bringen, im Erzählen (in welcher Form auch immer) einen anderen Blickwinkel zu gewinnen, – vielleicht – seinen Sinn im Leiden zu finden und seine Lebensgeschichte zu Ende zu führen.

Das »Trösten« ist meines Erachtens auch etwas anderes als das »Ermutigen«, das ich aus der Individualpsychologie kenne. Voraussetzung ist in beiden Situationen ein genaues Hinhören auf das, was der andere mitteilt, ein Achten auf eine innere Gesetzmäßigkeit. Es gibt aber auch einen Unterschied: Trösten ist ein Wort aus einer anderen Sprache – einer religiösen oder spirituellen Sprache. Die Klagepsalmen sprechen dies aus: In einer tiefen Krise, wenn für einen Menschen alles zusammenbricht, wenn der Boden unter den Füßen nachgibt, wenn da gar nichts mehr ist, er gelähmt ist, dann kann ich nur noch trösten, kann »nur« noch da sein, kann auf ganz einfache Art einen zeitweiligen Halt anbieten, ähnlich wie es eine Mutter bei einem kleinen Kind tut.

Es gibt eine Verzweiflung, die so groß ist, dass alle Ermutigungsversuche, allein schon die Absicht dazu, zynisch wirken. Die Zeit der Psycho-Logie beginnt später, wenn das Leben mit der Krise beginnt. Das Ermutigen »zu etwas«, das ein aktives Handeln beinhaltet, die Aufforderung, wieder etwas zu tun, sein Leben selbst zu gestalten, ist meines Erachtens nur möglich auf der Basis des »Getröstet-worden-Seins«. Das Trösten kommt vor dem Ermutigen. Und manchmal – beim Sterben – bleibt es vielleicht allein beim Trösten.

Ich merke immer wieder, wie viel Kraft das Trösten von mir erfordert. Ich muss da bleiben, die Klage und die Not mit aushalten, ohne sie wegzunehmen oder zu bagatellisieren. Und manchmal möchte ich auch weglaufen … Und doch: Ich möchte das Trösten nicht aufgeben. Es wird mir immer wichtiger und wertvoller.

Ich leihe mir zum Schluss dieser Gedanken Worte von *Rose Ausländer*:

***Trost II***
*Mein Haus aus Schnee*
*schmilzt*
*Die Flügel welken*

*Ich lieg im Raum aus Schaum*
*und trinke Tränen*
*Leid meine Speise*

*Der Wind ist mitleidslos*
*Mein Atem stockt*

*Was rührt sich dort im Winkel*
*Ein Wort das Mutter heißt*
*es ruft*
*sei ruhig Kind ich webe*
*dir neue Flügel*

Aus: Rose Ausländer, Ich höre das Herz des Oleanders. Gedichte 1977–1979. © S. Fischer Verlag GmbH, Frankfurt am Main 1984.

## Die Wahrheit mitteilen

Immer wieder erlebe ich in meiner Arbeit die Angst vor der Wahrheit, und immer wieder erlebe ich, wie einsam es die Menschen macht, wenn die Wahrheit ihnen vorenthalten wird. Die Wahrheit, die vor der Tür bleibt, schafft Unsicherheit, Angst, Misstrauen, entmutigt, macht klein. Ich halte die Wahrheit für zu-mut-bar. Das, was dem Patienten gesagt wird, muss wahr sein. Es muss nicht immer das *gesamte* Wissen sein; es ist auch kein einmal gesagter Satz. Es ist ein Weg, den ich, der Arzt, Verwandte und andere mit dem Menschen zusammen gehen.

Meine Aufgabe ist es nicht, dem Patienten die Information über ihre Krankheit zu geben. Das ist Aufgabe des Arztes. Meine Zielsetzung ist es, hinzuhören, wie Patienten eine Information hören, was sie wahr-nehmen, ihre Gefühle nicht an die Seite zu schieben, ihnen die Möglichkeit zu geben, ihre Wahrheit in ihrer Lebensgeschichte leben zu können und ihre Würde zu bewahren bis zum Ende.

Ich erlebe die Menschen im Krankenhaus in verschiedenen Phasen: in der akuten Krise, vor und nach einer Operation, wenn sie wiederkommen müssen zu einer Kontrolluntersuchung oder wenn sich Metastasen gebildet haben und ihr Zustand sich verschlechtert hat. Das Krankenhaus bleibt für viele Menschen der »Ort des Schreckens«, behaftet mit gefährlichen Erinnerungen, mit Angst, Verzweiflung und – trotz allem – der Hoffnung auf Heilung durch die Medizin. Es gibt eine Wahrheit für jede Phase.

Herr D. ist vor fünf Jahren operiert worden, er war damals 57 Jahre alt. Die Ärzte mussten ihm den Kehlkopf entfernen. Regelmäßig kommt er zu den Kontrolluntersuchungen wieder ins Krankenhaus. Wir, die Schwestern, Ärzte und auch ich, freuen uns, wenn wir ihn wieder sehen; er vermittelt so viel Hoffnung. Herr D. will leben, und er kämpft um sein Leben. Er lernt die Ösophagussprache, er beginnt eine Therapie, er kann wieder zurück in seinen Beruf. Ein Arzt nennt ihn den »Vorzeigepatienten der Station«.

Und dann, nach fünf Jahren, die Nachricht: Es gibt ein Rezidiv in der Speiseröhre!
Als Herr D. wieder ins Krankenhaus muss, ist er sehr niedergeschlagen. Ich besuche ihn regelmäßig. Er erzählt mir von einer großen Operation, die die Ärzte planen. Einige Tage später treffe ich ihn auf dem Flur. Er hat gerade ein Gespräch mit dem Arzt hinter sich. Er hat Tränen in den Augen. Wir setzen uns in eine ruhige Ecke auf der Station, und Herr D. erzählt, dass bei einer Untersuchung auch Metastasen in der Leber festgestellt worden sind. »Die Operation ist abgesagt. Die Ärzte können nichts mehr tun. Ich lebe nicht mehr lange. Vielleicht noch ein halbes Jahr...« Herr D. weint. Ich bin wie vor den Kopf geschlagen. Nach einiger Zeit hole ich aus der Küche zwei Tassen Kaffee und gebe ihm eine Tasse. Ich weiß, dass er gerne Kaffee trinkt. Er nimmt vorsichtig ein paar Schluck. Dann sieht er mich an: »Das ist der letzte Kaffee, den wir zusammen trinken. Heute Nachmittag bekomme ich eine Magensonde gelegt; das Schlucken ist so schwierig.« Wir trinken beide wortlos unseren Kaffee, wobei Herr D. sich mehrmals verschluckt und hustet. »Der Kaffee war gut«, sagt er. Ich suche nach Worten: »Ich weiß nicht, was ich sagen soll. Es tut mir so Leid.« Er nimmt meine Hand: »Kommen Sie wieder und besuchen Sie mich regelmäßig!«
Und das mache ich auch; mittwochs und freitags gehe ich zu ihm. Jedes Mal, wenn ich ins Zimmer komme, steht er auf und begrüßt mich höflich, und auch wenn ich gehe, steht er auf und wünscht mir dann einen guten Tag oder ein gutes Wochenende. Bei unseren Besuchen erzählt mir Herr D. von seinem Leben; es war sehr hart. Seit acht Jahren ist er trockener Alkoholiker. Wie er davon erzählt, spüre ich seine Wut: »Ich habe gekämpft, um vom Alkohol loszukommen. Ich habe es geschafft. Und jetzt kommt die späte Rechnung. Das ist nicht gerecht!« Das empfinde ich auch so.
Herr D. hat keine Angehörigen. Seine nächsten Menschen sind ein »Freundeskreis ehemaliger Alkoholiker«, die ihn regelmäßig besuchen.
Ein anderes Mal erzählt er von seinen Schmerzen. Die Ärztin kommt regelmäßig zu ihm, aber nicht immer lassen sich die Schmerzen sofort mildern. Und dann kommt eine Zeit, in der Herr D. panische Angst bekommt, Albträume hat. Für alle Mitarbeiter auf der Station, für Ärzte, Schwestern und auch mich, ist es schwer zu ertragen, Herrn D. nur im Bett liegen zu sehen, die Decke über den Kopf gezogen. Ein Neurologe bietet ihm an, mit Hilfe von Medikamenten seine Angst zu dämpfen. Herr D. lehnt ab. Als er mir davon erzählt, ist er regelrecht wütend: »Die wollen mich stilllegen«, schimpft er. Ich spüre sein Misstrauen und seine Angst: »Haben Sie Angst, nicht mehr Herr über sich selbst zu sein?« Er bejaht. »Ich will selber bestimmen, was mit mir geschieht – solange es geht ...« Er macht eine Pause. »Die Metastasen wachsen zum Gehirn. Ich hoffe, dass ich das nicht mehr erlebe.« Er sieht mich an. »Das hoffe ich auch ... Wenn Sie möchten, sagen Sie mir, was Ihnen wichtig ist. Ich werde dann darauf achten, dass das eingehalten wird, wenn die Metastasen doch ins Gehirn wuchern.« Er drückt mir die Hand: »Ich werde es aufschreiben und Ihnen einen Zettel geben.« Dann, nach einer Pause, fragt er mich: »Wissen Sie, wovor ich im Moment am meisten Angst habe? Dass die Schmerzen einmal so stark sind, dass ich aggressiv und nörgelig werde den Schwestern gegenüber.« Ich sage ihm, dass die Schwestern das bestimmt verstehen können, falls er vor Schmerzen aggressiv wird, und es ihm sicher nicht übel nehmen. Herr D. schüttelt den Kopf, setzt sich ganz gerade auf seinen Stuhl und sagt heftig: »Für mich ist das aber schlimm!«
In dem Moment wird mir klar, dass er nicht ein anderer werden will als der, den wir kennen: höflich, freundlich, hilfsbereit, tapfer. Er will nicht sein Gesicht, seine Würde verlieren. Ein aggressiver Gefühlsausbruch würde ihn zutiefst beschämen.
Kurze Zeit später spricht mich ein Arzt auf Herrn D. an: »Wie geht es Herrn D.? Bei ihm muss man aufpassen. Er denkt viel an andere und nur wenig an sich. Man muss sehen, was für *ihn*

*Orte und Wege der Begleitung*

wichtig ist.« Mir fällt das letzte Gespräch ein. Ich frage zurück: »Warum muss man aufpassen, wenn er an andere denkt? Das macht seine Würde aus. Das ist ihm wichtig.«

An einem Mittwoch komme ich später zu Herrn D. als sonst. Er begrüßt mich mit den Worten: »Ich dachte schon, Sie kämen heute gar nicht mehr.« »Ich komme heute zwar später, aber ich komme. Glauben Sie denn, ich würde auf Ihren Wunsch für einen guten Tag verzichten?« Er lächelt. Und ab dieser Zeit wird das unser Ritus: Ich besuche ihn als Letzten, bevor ich die Station verlasse. Wir sprechen miteinander, und jedes Mal zum Abschied steht er auf – manchmal mühsam, mit schmerzverzerrtem Gesicht – und wünscht mir einen guten Tag. Es ist für mich schön, diesen Wunsch mitzunehmen; ich sage es ihm.

Dann kommt der Tag, an dem Herr D. mir erzählt, dass er sich im Hospiz anmelden wird. Kurze Zeit später ist ein Platz im Hospiz frei. Der Umzug steht an. Herr D. hat sich seinen Anzug angezogen. Er geht ins Stationszimmer und verabschiedet sich. Die Schwestern und Ärzte drücken ihm die Hand, haben Tränen in den Augen. Für einen kurzen Moment scheint der hektische Stationsalltag stillzustehen. Herr D. hat die Schmerztherapeutin und mich gebeten, ihn zu begleiten. Das Hospiz liegt auf der gegenüberliegenden Seite des Krankenhauses. Herr D. schiebt selbst seinen Infusionsständer, ich trage seinen Koffer, Dr. C. trägt seine Krankenakte. Herr D. läuft zügig, während mein Gang eher langsam ist. Die Straße trennt Welten, geht mir durch den Kopf: die Seite zu leben und die Seite zu sterben. Eine sonderbare Prozession bilden wir.

Im Hospiz bekommt Herr D. sein Zimmer. Er bittet mich, noch ein wenig bei ihm zu bleiben. Ich setze mich neben ihn auf einen Stuhl, habe die gleiche Blickrichtung. Eine große Traurigkeit hängt im Zimmer, macht alles schwer. Ich werde so müde, schaue aus dem Zimmer und bleibe mit den Augen an der gegenüberliegenden Hauswand kleben. Mein Kopf ist leer. Nach einiger Zeit erzählt Herr D. von einem Bekannten aus dem »Freundeskreis«. Er war vor drei Monaten gestorben, und in einem Gottesdienst hatte man gemeinsam an ihn gedacht. Der Folgesatz: »Der nächste Gottesdienst wird für mich sein«, bleibt unausgesprochen. Ich sage auch nichts. Warum auch? Jedes Wort ist zu viel.

Nach einiger Zeit sagt Herr D., er wolle jetzt seinen Koffer auspacken. Er will ihn allein auspacken, und ich verabschiede mich. Ich nehme nicht wie sonst den Aufzug, sondern gehe die Treppen hinunter. Ich muss wieder Boden unter den Füßen spüren.

Unser Ritus bleibt auch im Hospiz erhalten. Ich besuche ihn zum Schluss, und jedes Mal steht er auf – immer mühsamer – und verabschiedet mich mit seinem Wunsch. An einem Freitag ist er nicht in seinem Zimmer. Die Schwestern erzählen mir, er sei in seine Wohnung gegangen, um noch einige Dinge zu erledigen. Ich lege ihm einen schriftlichen Gruß auf den Tisch. Es ist das erste Mal nach einem halben Jahr, dass ich ohne seinen Gruß das Krankenhaus verlasse. Mir fehlt sein Gruß.

Am nächsten Tag bekomme ich einen Anruf aus dem Hospiz. Herrn D.s Zustand hat sich nach seinem Besuch zu Hause sehr verschlechtert. Die Schwester erzählt mir, dass er kurz vor dem Besuch noch über seine stärker werdenden Kopfschmerzen geklagt habe. »Er hatte Angst, dass die Metastasen sein Denken ausschalten.« Nach dem Besuch zu Hause war Herr D. sehr still gewesen. Er hatte sich ins Bett gelegt, und sein Zustand hatte sich innerhalb weniger Stunden deutlich verschlechtert. Ich setze mich zu ihm ans Bett, bin sehr traurig. Die fünf Jahre, die wir uns kennen, laufen wie in Film vor meinen Augen ab. Ich sage ihm laut, wie gut mir sein Gruß immer tat und wie sehr ich ihn vermissen werde. Dann nehme ich seine Hand und verabschiede mich. Herr D. stirbt zwei Tage später. Die Metastasen haben sein Denken, seine Selbstbestimmung nicht zerstören können. Er hat seine Würde gewahrt.

***Gib auf***
*Der Traum*
*lebt*
*mein Leben*
*zu Ende*

Das ist das letzte Gedicht Rose Ausländers kurz vor ihrem Tod; wenig später starb sie.

## Die »guten Seiten« in Erinnerung bringen

Im Verlauf einer längeren Begleitung höre ich von vielen Patienten neben ihren »dunklen Seiten« auch immer wieder ihre »guten Geschichten«, die oft widersprüchlich sind zu den Geschichten, die ich von Angehörigen oder Freunden erzählt bekomme.

Ich kenne die Vorgeschichte der Menschen nicht, kenne nur das, was sie mir selbst als Geschichte erzählen und anvertrauen. Ich kann sie von daher nicht verurteilen als aggressiv, verantwortungslos, Säufer etc.

Als Fremde biete ich die Möglichkeit, die guten Seiten in sich wieder hervorzuholen, wahrzunehmen und zu benennen. Oft kommt es mir so vor, als bekäme ich diese guten Anteile zur Aufbewahrung geschenkt, als gewänne der Mensch ein Stück seiner Würde zurück. Gegen das Vor-Urteil, gegen den Tod des Vergessens kann ich dann mit einem konkreten Namen eine gute Geschichte verbinden und sie zur Sprache bringen.

> Herr T. hatte schon mehrere Operationen hinter sich, der Krebs wucherte immer weiter. Jetzt ist er wegen akuter Luftnot notfallmäßig ins Krankenhaus gekommen. Als ich ihn besuche, ist er blass, abgemagert, liegt still im Bett. Mit einer Handbewegung lädt er mich ein, mich an sein Bett zu setzen. Er spricht ganz leise, muss immer wieder unterbrechen, um sich den Schleim abzusaugen. »Ich hab noch mal Glück gehabt«, sagt er und zeigt mit der Hand nach oben. »Der wollte mich noch nicht haben.« Und dann erzählt er von anderen Situationen, wo er dem Tod von der Schippe gesprungen ist. »Ich war jung, wollte etwas erleben, wollte ein richtiger Kerl sein, und da habe ich mich zur Fremdenlegion gemeldet.« Er erzählt von der Ausbildung, ist heute noch stolz darauf, französisch zu sprechen. Und dann spricht er von seinem Einsatz in Algerien, zögernd, andeutungsweise nur. »Als ich zurückkam, habe ich nur gesoffen, wollte alles vergessen. Aber die Bilder kommen wieder.« Er macht eine Pause, sieht mich an: »Wissen Sie, was ich eigentlich werden wollte? Ich wollte so gern Lehrer werden. Das war mein größter Wunsch. Aber meine Eltern hatten kein Geld.« Er lächelt mich traurig an. »Aber das wissen nur ganz wenige; die meisten kennen mich ganz anders.«

### Grenzen meiner Tätigkeit

Wie alle anderen Helfer im Krankenhaus werde auch ich in der Seelsorge bei der Begleitung sterbender Menschen immer wieder an Grenzen geführt. Es ist schwer, diese Grenzen immer wieder zu erfahren und sie nicht wegzuwischen. Drei Grenzen möchte ich besonders herausstellen.

*Orte und Wege der Begleitung*

- Alle, die wir uns im Krankenhaus um Menschen bemühen, stoßen irgendwann an eine massive Grenze. Irgendwann sterben die Menschen, irgendwann kann ihre Lebensgeschichte nicht mehr weitererzählt werden. Und das Sterben ist nicht immer ausgeglichen. Es ist auch brutal, zerstörerisch, ekelerregend, unabgeschlossen. Neben dem Gefühl der Erleichterung, dass das Leiden zu Ende ist, spüre ich in solchen Situationen auch immer wieder Ohnmacht, Wut, Trauer.
- Nach dem Tod erinnere ich mich oft an bestimmte Gesten und an ganz konkrete Geschichten, die mir die Verstorbenen erzählt haben. Eine Zeit lang bleiben diese Geste, diese Geschichten noch in meiner Erinnerung, manchmal erzähle ich sie weiter – gegen den Tod des Vergessens. Irgendwann aber verblasst die Geschichte in ihrer Konkretheit, vergesse ich den Namen, ist auch diese Geschichte zu Ende.
Der Waldarbeiter aus dem Schwarzwald, der sich durch die Welt getrieben hat, nach eigenen Worten ein Filou war: Ich habe noch sein Rezept für eine gefüllte Ente, das er mir zu Weihnachten geschenkt hat. Ich habe das Rezept im folgenden Jahr wieder hervorgeholt, um eine Ente zu braten. Noch fällt mir der Name des Mannes ein, aber an seine Augen, die mir immer so eindrucksvoll erschienen, kann ich mich schon nicht mehr erinnern …
- Eine dritte Grenze sehe ich in dem Anspruch, sterbende Menschen bis zum Schluss begleiten zu können, sie aus der Einsamkeit und Angst zu befreien. Die Menschen, die ich begleite, haben die Diagnose »Krebs« gestellt bekommen, oft von Jetzt auf Gleich. Sie sind lange Zeit stationär, müssen mehrere Operationen durchstehen. Es bleibt oft gar nicht viel Zeit, sich mit dem bisherigen Leben auseinander zu setzen. Das Sterben hat konkret begonnen. Der Tod sitzt im Nacken. Die Wanderung durch das finstere Tal, von der der Psalmist schreibt (Psalm 23,4), bleibt meiner Erfahrung nach keinem Menschen erspart. Die Gefühle von Angst und Einsamkeit kommen immer wieder.
Es gibt meiner Meinung nach eine Einsamkeit, zu der ich und auch andere Menschen keinen Zugang haben. Bei der Sterbebegleitung erlebe ich oft, dass sich eine durchsichtige Wand zwischen dem Sterbenden und mich schiebt, wenn der Tod näher rückt. Ich kann nicht auf seinem Weg mitgehen, um ihn zu begleiten; bestenfalls begleite ich ihn auf einem Weg, der neben seinem Weg verläuft. Mit jedem Abschied wird die Wand dichter. Wir rücken immer weiter auseinander.
Der Tod ist ein unbekanntes Land. Und irgendwann, wenn die Fahrt über den Styx beginnt, bleibe ich am Lebensufer stehen. Diese Fahrt, ich kann sie bezeichnen als Phase zwischen dem »Nicht mehr hier« und »Noch nicht Drüben«, ist sehr einsam. Ich weiß nicht, wie diese Einsamkeit aussieht.
Befreiung von der Einsamkeit – meiner Meinung nach ist das bis zum Tod so nicht möglich. Ein solcher seelsorglicher Anspruch ist ebenso vermessen wie der Anspruch einer modernen Medizin, immer noch etwas tun zu können.
Auch hier ist eine Grenze meiner Arbeit. Die letzte Einsamkeit ist undurchdringlich.

**Literatur**

Cilly Helfrich: Es ist ein Aschensommer in der Welt. Rose Ausländer Biografie. Weinheim/Berlin 1995.
Raimund Hoghe: Schreiben gegen das Sterben, in: Rose Ausländer. Materialien zu Leben und Werk, hg. von Helmut Braun, Frankfurt am Main, S. 87–92.
Marielene Leist: Über das Trösten. In: Theologie der Gegenwart 23 (3/1980), S. 78–83.

*Meike Hausmann*

# Frauengeschichten – Erfahrungen in der Begleitung schwerstkranker Patientinnen auf einer gynäkologischen Station

## Einleitung

Im Laufe von zwei Jahren seelsorglicher Arbeit auf der gynäkologischen Station habe ich Frauen unterschiedlichen Alters, mit je verschiedener sozialer, kultureller und religiöser Prägung und Nationalität kennen gelernt, die wegen einer bösartigen Erkrankung in unserem Haus behandelt wurden. Viele dieser Frauen gaben mir Anteil an ihrer Auseinandersetzung mit ihrer Krebserkrankung und Anteil an ihrer Lebensgeschichte. Ich habe diese Frauen begleitet auf ihrem Weg, in dem Rahmen, wie sie es wünschten und wie ich es als Seelsorgerin leisten konnte. Für das Vertrauen, das mir meine Gesprächspartnerinnen entgegengebracht haben, möchte ich den Frauen danken. Viele Gespräche haben mich sehr berührt und bewegt. Auch dazu bewegt, meine Erfahrungen zusammenzufassen, um anderen in ihren Überlegungen zur Begleitung schwerstkranker Patientinnen Anregungen anzubieten.

Mein Kontakt zu den Patientinnen ergibt sich während des stationären Aufenthaltes. Das Krankenhaus ist der Lebensbereich, den wir miteinander teilen, in dem wir einander begegnen. Und gerade für meine seelsorgliche Arbeit mit den Patientinnen innerhalb dieses Systems Krankenhaus ist es wichtig, nicht zu vergessen, dass es für die Patientin auch ein Leben außerhalb des Krankenhauses gibt. Sie kehrt zwar in den meisten Fällen immer wieder in das Krankenhaus und auf die Station zurück, und im Verlauf der Erkrankung mögen die Abstände zwischen den Krankenhausaufenthalten oft kürzer und die Aufenthalte dort länger werden. Die Patientin hat aber in der Regel ein Zuhause, in das sie immer wieder zurückkehrt. Das, was sie dort bisher erlebt hat, und das, was sie nach ihrer Entlassung aus dem Krankenhaus dort erwartet, gehört mit zu ihrer Lebensgeschichte und zu ihrer Krankheitsgeschichte. Für viele ist dieses Zuhause der Ort ihrer Zuflucht, ein Ort von Schutz und Geborgenheit. Von dort werden auch Probleme mitgebracht und dorthin werden die schlechten Prognosen mitgenommen. Für die seelsorgliche Arbeit gilt es daher, diesen Hintergrund immer auch mit im Blick zu haben, den Kontakt zu den Angehörigen zu pflegen und so den Menschen, die miteinander den Weg in der Auseinandersetzung mit der Krankheit gehen, meine Begleitung anzubieten. Aber seelsorgliche Begleitung im Krankenhaus bleibt immer etwas Fragmentarisches, und solche Begleitung kann nicht den Anspruch haben, den ganzen Weg der Patientin von der Diagnosemitteilung bis zu ihrem Sterben mitgehen zu können oder zu müssen. Die Patientin geht ihren Weg und meine Wegbegleitung bleibt bruchstückhaft, denn sie geschieht jeweils im Augenblick des Gespräches, im Moment des Besuches. Aber ich hoffe, dass die Wirkung dieser Begegnung auf dem Weg über den eigentlichen Augenblick hinausreicht und für die Patientin als geistliche Begleitung auf ihrem weiteren Weg spürbar bleibt.

In der Begegnung mit den Frauen habe ich immer wieder zur Kenntnis genommen: Jede Frau, so ähnlich ihre Diagnose und ihr Krankheitsverlauf dem einer anderen Patientin auch sein mag, ist eine Person mit ihrer eigenen Lebensgeschichte. Und jede Frau geht ihren eigenen Weg im Umgang mit ihrer Krankheit. Auf diesem Weg gibt es vieles, was die Frauen miteinander verbindet, dennoch trägt jede Einzelne ihre Last, kämpft jede um ihr Leben. Als

Seelsorgerin kann ich versuchen, diese Last der Frau ein Stück mit zu tragen, und ich kann sie unterstützen bei ihrer Suche nach Kräften, die sie im Kampf gegen die Krankheit und in der Auseinandersetzung mit der Krankheit unterstützen.

Was die Frauen auf einer gynäkologischen Station miteinander verbindet, ist die Diagnose einer Krankheit, die ihr Leben bedroht und die sie darüber hinaus im Zentrum ihres Frauseins trifft! Denn dieser Krebs greift die geschlechtsspezifischen Organe ihres weiblichen Körpers an. Und das erleben die Frauen als tiefe Erschütterung in ihrem Selbstverständnis. Die Krankheit und ihre Behandlung einschließlich der Nebenwirkungen zerstört ein Stück ihrer weiblich-leiblichen Selbstwahrnehmung. Eine neue Auseinandersetzung mit der eigenen Weiblichkeit kann sich einstellen, und dazu gehört auch oft ein kritisches Nachdenken über die eigene Rolle in der Familie. Das Verhältnis zum Partner, zu den Kindern und zu den eigenen Eltern wird neu bedacht. Viele alte Konflikte aus der Familiengeschichte werden durch die Krankheit von den Frauen noch einmal neu erzählt, neu eingeordnet und bewertet. Und vielfach ist dann Resignation und Enttäuschung zu spüren. Und gerade Frauen, die sich in ihrem bisherigen Leben sehr intensiv um andere gekümmert haben, verzweifeln nun an ihrer eigenen Hilflosigkeit und an ihrem Angewiesensein.

Wichtig für eine gute seelsorgliche Begleitung der Patientin ist eine vertrauensvolle Zusammenarbeit mit den Krankenschwestern der Station und mit den behandelnden Ärzten und Ärztinnen. Die gegenseitige Information und Rückkoppelung über den gesundheitlichen Zustand, das emotionale Befinden und die seelische Entwicklung der Patientin verhilft allen beteiligten Berufsgruppen zu einer umfassenden Wahrnehmung der Patientin und kommt ihr bei den Überlegungen zum weiteren Behandlungsverlauf zugute.

## DER ERSTE KONTAKT

Ob eine vertrauensvolle Beziehung zwischen einer Patientin und mir entsteht, hängt oftmals von unserem ersten Kontakt miteinander ab.

Kurz nach dem Beginn meiner Tätigkeit auf der gynäkologischen Station gehe ich zu einem Besuch zu Frau M. Ihr steht eine umfangreiche Unterbauchoperation bevor, ihr Tumor ist wahrscheinlich bösartig. Nachdem ich mich ihr vorgestellt habe, erschrickt sie heftig und lehnt ein Gespräch ab. Sie habe bei vorhergegangenen Operationen immer einen Pfarrer zu Besuch gehabt und immer wäre sie dann auf der Intensivstation erwacht. Das wolle sie diesmal nicht, sie wolle nämlich nicht sterben und deswegen solle ich wieder gehen. Die Patientin ist sehr aufgeregt, und ich versuche ihr zu erklären, dass mein Besuch nichts mit einem möglichen Operationsverlauf zu tun hat. Doch ich merke, dass sie sich und ich sie nicht beruhigen kann. Ein asthmatischer Husten nimmt ihr die Luft – ich fühle mich äußerst unwohl, verabschiede mich zügig und informiere die Schwester.

Für Frau M. war der Besuch der Pfarrerin offensichtlich so etwas wie ein schlechtes Omen und wirkte in ihrer gegenwärtigen Situation eher angstverstärkend als entlastend. Auch später gelang es mir nicht, zu dieser Patientin einen unbelasteten Kontakt aufzubauen. Sie lehnte den Kontakt zu mir ab – ich habe lernen müssen, solche Ablehnungen zu akzeptieren. Manchmal ergibt sich jedoch auch die Möglichkeit, über diese erste erschreckte Ablehnung hinaus in eine gute Beziehung miteinander einzutreten.

Eine junge Frau wird mit einem vorzeitigen Blasensprung in einer frühen Schwangerschaftsphase ins Krankenhaus eingeliefert. Als der Zustand des Kindes sich verschlechtert und die Oberärztin auch auf Grund der schlechten psychischen Verfassung der Patientin vorschlägt, mit mir Kontakt aufzunehmen, wird die Patientin misstrauisch. Später erzählt sie mir: »Damals dachte ich sofort: Die haben unser Kind schon aufgegeben und trauen sich nur nicht, uns zu sagen, wie schlecht es wirklich steht.« Die junge Frau hat die berechtigte Sorge ihr Kind zu verlieren und sieht in der Pfarrerin die Botschafterin für den Tod ihres Kindes. Unter der steigenden seelischen Anspannung in der Sorge um das Kind nimmt der werdende Vater Kontakt zu mir auf, und wir haben gemeinsam die Möglichkeit, über die Ängste des werdenden Elternpaares zu sprechen. Dieses Gespräch entlastet die junge Frau, und sie kann mich nun als Person sehen, der sie vertrauen kann und die ihre Angst vor dem Tod ihres Kindes verstehen kann. Gemeinsam haben wir an der Hoffnung für ihr Kind festgehalten – gemeinsam haben wir getrauert und Abschied genommen, als ihr kleiner Sohn dann doch verstorben ist.

Ein anderes Beispiel zeigt, wie ambivalent der Kontakt mit der Pfarrerin auch von der Familie der Patientin erlebt werden kann. Ich mache einen Besuch bei einer Patientin, die nach sehr umfangreichen Voruntersuchungen ihren Befund mitgeteilt bekommen hat. Wir sind miteinander in einem recht vertrauten Gespräch, als die erwachsenen Töchter ins Zimmer kommen und sich am Gespräch beteiligen: Die Atmosphäre ist geprägt von großer Fürsorge der Töchter für die Mutter, die Mutter ist erschöpft und mutlos, angstvoll im Blick auf die bevorstehende große Unterleibsoperation. Als die Mutter für kurze Zeit den Raum verlässt, sagt eine der Töchter: »Wenn Sie gleich gegangen sind, dann wird unsere Mutter bestimmt fragen: Warum ist die Pfarrerin denn ausgerechnet zu mir gekommen, ist es schon so schlimm mit mir?«

Diese Frage, die die Töchter der Mutter in den Mund legten, war sicherlich auch die Frage der Töchter selbst. Ich habe diese Frage, aus der die Angst vor der Ungewissheit spricht, sowohl mit den Töchtern als auch mit der zurückkehrenden Patientin aufgegriffen, und wir haben damit den Kern dessen, was sie alle drei gefühlsmäßig berührt und verbunden hat, ausgesprochen.

Immer wieder habe ich im Laufe meiner seelsorglichen Arbeit auf der Station erlebt, dass es gleich zu Beginn einer möglichen Begleitungsgeschichte Klippen geben kann, über die man als Seelsorgerin stolpern kann, an denen eine gelingende Begleitung aber nicht scheitern muss.

Es gibt ablehnende Reaktionen und Widerstände, die weniger mit meiner Person als eher mit dem Amt, für das ich stehe, zu tun haben. Das Erscheinen der Pfarrerin löst oft Erschrecken aus, denn ich stehe mit meinem Amt auch für all das, was rund um das Thema Tod und Sterben angesiedelt ist. Gerade Patientinnen, die am Beginn ihrer Krankheitsgeschichte stehen, wollen mit dieser Thematik oft nicht konfrontiert werden. Die Erinnerung an die Möglichkeit, im Kampf gegen die Krankheit auch scheitern zu können, kann Zorn, Wut und Angst auslösen. Und diese Gefühle machen sich dann an meiner Person fest.

In solch konfrontierenden Situationen ist es mir wichtig, einerseits eine innere *Distanz* zu bewahren, damit ich mich durch die starken negativen Emotionen der Patientin nicht persönlich verletzt fühle und ein möglicher Kontakt dadurch blockiert wird. Andererseits möchte ich die innere *Nähe* zum Schrecken der Patientin – zu ihrem Zorn, ihrer Angst und ihrer Wut – behalten, denn in diesem Schrecken lebt die Patientin, den muss sie aushalten, und sie sucht Verbündete, die das mit ihr durchhalten. Krebspatientinnen leben im Schrecken des Todes. »Sterben ist unser Thema, aber Leben wollen wir.« So hat es eine Patientin einmal auf den Punkt gebracht. »Ich will leben!!« Das ist der Wunsch und die Hoffnung aller Krebspatientinnen. »Ich kann an dieser Krankheit sterben!« Das ist ihre gemeinsame Angst. Ich habe die Erfahrung gemacht: wenn es gelingt, diese Angst der Patientin, die beim ersten Kontakt mit der Pfarrerin auflodert, auszuhalten und sie in eine Verbindung mit der Situation der Patientin zu setzen, d. h. das auszusprechen, was als Gefühl im Raum zwischen uns steht, dann ist oft eine Brücke geschlagen, die sich als tragfähig erweist. Weil wir beide erlebt haben, dass wir uns gegenseitig aushalten können.

## Wo bleibt meine Würde ...?

Behandlungsmaßnahmen, die Frauen mit Krebserkrankungen in der Gynäkologie erleben, werden oft als Angriff auf den eigenen weiblichen Körper erlebt: da wird geschnitten, bestrahlt und mit Chemikalien behandelt und der Körper verändert sich, er leidet! Die Frau leidet! Sie leidet an der Krankheit selbst und an dem, was die Krankheit aus ihr macht. Brustamputation, Gebärmutter- und Eierstockentfernungen, künstlicher Darmausgang, Haarausfall: da wird Zerstörung erlebt. Das Ideal eines attraktiven Körpers wird zerstört, und das verletzt viele Frauen ganz tief in ihrer Seele. Viele Frauen haben das Gefühl, mit der Krankheit einen Teil ihrer weiblichen Integrität verloren zu haben, aber es fällt ihnen schwer, darüber zu sprechen.

Fast jede Patientin, die eine Chemotherapie erhält, verliert im Laufe der Behandlung ihre Haare. Wenn die Patientin sich mit der Frage auseinander setzt, ob sie in die Chemotherapie einwilligen soll, sprechen wir oft miteinander über die Auswirkungen, die diese Therapie für sie und für ihren Körper hat. Und zu der grundsätzlichen Frage: »Fallen auch mir die Haare aus?« kommt die Frage nach dem Zeitpunkt, zu dem mit dem Verlust zu rechnen ist, und schließlich die letzte Frage: Werden sie wiederkommen, *meine* Haare? Eine umfassende Aufklärung durch die Ärzte – gerade auch im Blick auf die zu erwartenden Nebenwirkungen – ist für die durch ihre Krankheit bereits verunsicherten Frauen besonders wichtig. Aber neben den Informationen brauchen die Frauen Zeit und Raum für Gedanken und Gespräche, um sich mit den bevorstehenden Veränderungen auseinander setzen zu können.

Der Verlust der Körperhaare bedeutet für viele einen Verlust an Fraulichkeit, an Weichheit und Weiblichkeit. Für manche Frau ist der Verlust der Körperhaare ein Zeichen für die absolute Schutzlosigkeit, mit der sie sich ihrer Krankheit ausgeliefert fühlt. Wenn die Kopfhaare ausgefallen sind, bekommt die Krankheit, die vorher für die Umwelt noch unsichtbar im eigenen Körper versteckt war, ein für alle Welt sichtbares, äußeres Zeichen. Und die anonyme Krankheit Krebs bekommt ein Gesicht. Ein nacktes, erschrecktes Gesicht, das der Frau aus dem Spiegel entgegenschaut. Ein Gesicht ohne Augenbrauen und Wimpern wirkt seltsam und leer. Und doch sprechen die Gesichter der Frauen.

Dem versuche ich in der Begegnung zur Sprache zu verhelfen. Selbst oft sprachlos geworden, ist manche Frau erleichtert, wenn die andere, Nichtkranke, das erste Wort wagt. In solchen Momenten, in denen Scham und Stolz gleichermaßen zu spüren sind, erlebe ich häufig so etwas wie Solidarität von Frau zu Frau. Ich möchte den Frauen helfen, dass sie ihren weiblichen Stolz behalten, dass sie ihn sich weiter erhalten, auch wenn ihre Haare ausfallen. Und ich möchte ihre Sensibilität für sich selbst wecken: ich ermutige sie, ihre besondere Kopfform zu sehen, den Schwung ihrer Nase wahrzunehmen ... das Schöne, das Einzigartige, das Gott in sie gelegt hat, zu entdecken. Eine Patientin, die ihre Chemobehandlung vorerst beendet hatte, strich sich während eines Gespräches über ihre wieder ersprossenen Haare und nannte sie zärtlich »meine Chemo-Löckchen«. Jede Patientin, die ich bisher kennen gelernt habe, hat nach der Chemotherapie wieder Haare bekommen. Oft waren sie in ihrer Struktur verändert und mussten erst als das eigene Haar angenommen werden.

Aber auch wenn das so ist, war der Weg bis zu diesem neuen Haar für jede Frau ein schwerer Weg, an dessen Beginn erst einmal der sichtbare Verlust stand.

Verluste, die durch eine Amputation entstehen, sind für die Patientin noch wesentlich schwerer zu verkraften. Frau M., aus Italien stammend und streng katholisch geprägt, hat nach ihrer Brustamputation vor 15 Jahren nie mehr wieder auf diesen Teil ihres Körpers geschaut und wendet bei einem erneuten Krankenhausaufenthalt konsequent den Kopf zur Seite, wenn die Schwestern die Wunde, die durch die Operation in der Achselhöhle entstand, versorgen müssen. Amputiert in ihrer Weiblichkeit hat die Patientin sich seit damals als beschädigte, als unzulängliche Frau erlebt. Sie erzählt mir aus ihrem Leben vor 15 Jahren mit den vier heranwachsenden Kindern und dem Ehemann, der kein Verständnis für ihre Schwäche nach der Operation hatte, der immer unerträglicher wurde und erst die Kinder und dann auch sie schlug. Sie erzählt von ihrer Angst vor der Kirche und vor Gott, als sie versuchte, sich von diesem Mann zu trennen, und wie sie die Kinder schließlich allein und ohne Unterstützung durchbrachte. Sie hat viel durchlitten in diesen Jahren, und jetzt, wo sie glaubt, alles geschafft zu haben, muss sie – wegen erneuter Beschwerden – wieder an den Ausgangspunkt ihres Leidens zurückkehren.

Hier schildert sie mir ihre Lebens- und Leidensgeschichte, oft unter Tränen und mit großer Verzweiflung. Aber sie erlebt unsere Gespräche auch als Entlastung, denn vieles, was sie über Jahre hinweg bedrückt hat, kann sie nun aussprechen. Ganz langsam gehen wir noch einmal durch die Jahre zurück bis zu ihrer Brustamputation: sie kann diesen Verlust noch einmal betrauern und beginnt, die Schäden, die das Leben ihr auch an anderer Stelle zugefügt hat, neu anzuschauen und sich davon auch abzugrenzen. Langsam entwickelt sie ein neues Gespür für ihre eigene Würde, als sie merkt, dass das Pflegepersonal und die Physiotherapeutin sich liebevoll um ihren Körper kümmern, sie ermutigen, sich die Narbe anzusehen, und ihr ein Kompliment machen, als sie ihre Prothese zum ersten Mal trägt.

In 1 Mose 1,27 heißt es: »Und Gott schuf den Menschen zu seinem Bilde; zum Bilde Gottes schuf er ihn und schuf sie als Mann und Frau.« In der Begegnung mit den Frauen auf meiner Station möchte ich diese Ebenbildlichkeit Gottes in den Frauen immer wieder entdecken und sie darin unterstützen, dass sie diese Würde, die Gott in sie gelegt hat, auch behalten; dass sie daran auch festhalten können, wenn sie erleben, wie die Krankheit ihren weiblichen Körper angreift, verändert und zerstört.

## HAT MEINE KRANKHEIT EINEN GRUND, EINEN SINN?

Die Frage nach dem Sinn einer Krankheit, die zum Tode führen kann, wird auf der gynäkologischen Station genauso gestellt und von den Patientinnen bewegt, wie auf anderen Stationen auch. Mit zunehmender Erfahrung habe ich festgestellt, dass es gut ist, diese Frage zunächst nicht aus der eigenen Perspektive zu beantworten. Die Patientin stellt ja nicht die Frage nach dem Sinn von Krankheit an sich, sie stellt letztlich auch nicht die von Theologen so oft bewegte Theodizeefrage, also die Frage der Rechtfertigung Gottes angesichts des Leidens. Die Patientin stellt sich die Frage nach dem Sinn *ihrer* Krankheit, und das heißt für mich: sie fragt danach, wie diese Krankheit in ihr Leben geraten ist, und wie sie es schaffen kann, die Erkrankung in ihr Lebenssystem einzubinden.

Wenn Patientinnen diese Thematik anschneiden, dann folgt oft nach der einleitenden Frage eine längere Schilderung der bisherigen Lebenszusammenhänge. Die eigene Lebensgeschichte wird erzählt bis zu dem Punkt, an dem die Krankheit zum ersten Mal zum Thema wurde. Damit verändert sich vieles, und durch den Filter der eingetretenen Krankheit werden Ereignisse in der Lebensgeschichte noch einmal neu bewertet und eingeordnet. Es wird versucht, die Krankheit in irgendeiner Form in das zukünftige, aber rückblickend eben auch in das bisherige Leben zu integrieren. Eine Beziehung herzustellen zwischen Ursache und Wirkung. Zwischen Lebenswandel und Krankheit. Zwischen Tun und Ergehen. Verzweiflung höre ich oft aus dem Mund der Patientinnen, die sich in ihrem Leben nichts haben zu Schulden kommen lassen und nun »dennoch« erkrankt sind. Diese Form der Klage über ein ungerechtes Schicksal und manchmal auch der Anklage gegen Gott, (»Wie kann er so ungerecht sein?«) angesichts der Krankheit, hat auf der gynäkologischen Station ihren Ort.

Zwei Patientinnen sind mir auf Grund ihres besonderen Umgangs mit der Frage nach dem Sinn und dem Grund ihrer Krankheit jedoch nachhaltig in Erinnerung geblieben. Beide Frauen – die eine ist an Brustkrebs, die andere an Eierstockkrebs erkrankt; als ich sie kennen lerne, sind beide bereits in einer weit fortgeschrittenen Krankheitsphase – haben eine Verbindung hergestellt zwischen ihrer Erkrankung und ihrem sexuellen Verhalten in jungen Jahren. Beide Frauen sind in recht behüteten Verhältnissen aufgewachsen und ungewollt sehr jung schwanger geworden. Sie haben das eigentlich unerwünschte Kind zur Welt gebracht und dafür ihre eigene persönliche Lebensgestaltung und Berufsausbildung zurückgestellt. Im Gespräch merke ich, wie immer wieder heftigste Aggressionen aufflackern: mal gegen den inzwischen erwachsenen Sohn, der nie zur Stelle ist, wenn man ihn braucht; mal gegen die eigene strenge Mutter, die sich damals so herrisch in die Lebensplanung eingemischt hat; mal gegen den Mann, der ihre Unerfahrenheit so schamlos ausgenutzt hat, den sie dann notgedrungen geheiratet haben und von dem sie später geschieden wurden. Wut, die sich oft auch gegen die Patientin selbst richtet (»Ich habe alles falsch gemacht!« »Wie konnte ich nur so dumm sein?«), Enttäuschung und Unzufriedenheit, Strenge mit sich selbst und mit anderen sind die zentralen Themen beider Patientinnen.

Obwohl beide konfessionell verschieden geprägt sind, sehen sie in ihrer Krankheit eine direkte Strafe Gottes für ihr »sündiges Verhalten« in der Vergangenheit. Sie stellen eine kausale Verbindung her zwischen: Sexualität und Sünde, Sünde und Strafe, Strafe und Krankheit. Für mich war es erschreckend, wie geradlinig die Patientinnen für sich diesen Zusammenhang hergestellt haben. Und da sowohl ihre Sexualität als auch ihre frauenspezifische Krebserkrankung etwas mit ihrer Weiblichkeit zu tun hat, kamen wir in unseren Gesprächen immer wieder auf die Frage nach dem eigenen Selbstverständnis als Frau zurück. Ich habe erlebt, wie schwierig es sein kann, als Frau einer anderen Generation das scham- und schuldbesetzte Thema Sexualität so aufzugreifen, dass die Patientin sich einerseits verstanden fühlt mit ihren Empfindungen, dass sie andererseits aber auch einen neuen, öffnenden Impuls bekommt. Das religiöse Thema, das ich in der Geschichte dieser beiden Frauen entdeckt habe, war der Wunsch nach Versöhnung: Versöhnung mit der eigenen Weiblichkeit, mit der eigenen Sexualität, und letztlich auch der Wunsch nach einer Versöhnung mit Gott. Ich habe versucht, dem Bild von einem Gott, der straft und züchtigt, das Bild des Gottes gegenüberzustellen, der wie ein Vater auf sein zurückkehrendes Kind wartet und es in seine Arme schließt (Lukas 15,11–24).

Einen ganz anderen Weg im Nachdenken über den Sinn ihrer Krankheit ist Frau L. gegangen. Sie hat versucht, so etwas wie einen positiven Auftrag an sich selbst aus ihrer Erkrankung mitzunehmen. Als Arzthelferin war sie beruflich immer mit den Sorgen anderer befasst. Gerne, mit Leidenschaft, so sagt sie, hat sie ihren Beruf ausgeführt. Nun ist sie durch ihre Krebserkrankung seit einem Jahr aus dem Berufsleben ausgeschieden. Im Rückblick auf dieses Jahr, in dem sie Zeit hatte, sich mit sich selbst und mit ihrer Krankheit auseinander zu setzen, sagt sie, habe sie gelernt, ein »Egoist« zu werden. Sie hat dieses Wort, das für sie früher eher ein Schimpfwort war, für sich neu entdeckt und mit einem eigenen Inhalt gefüllt. Sie sagt: »Ich habe es durch meine Krankheit lernen müssen, eine Beziehung zu mir selbst aufzubauen; eigentlich bin ich ja dazu erzogen worden, nicht an mich selbst zu denken; aber durch die Krankheit habe ich gelernt, mich selbst in den Mittelpunkt meines Lebens zu stellen, meine Bedürfnisse ernst zu nehmen und auf mich selbst zu achten.« Das war anfangs nicht einfach für sie und für ihre Familie. »Ich habe mich früher viel zu sehr um andere gekümmert und darüber habe ich mich selbst aus dem Blick verloren.« Die Krankheit hat sie sozusagen gezwungen, auf sich selbst zu sehen, und sie hat diese Auseinandersetzung aufgenommen. Zu ihrer neu erlernten Ich-Bezogenheit gehört für sie auch, ihre eigene Schwäche anzuerkennen und neue, andere Stärken als bisher an sich zu entdecken.

## VON MÜTTERN UND TÖCHTERN

Die meisten Patientinnen, die ich begleitet habe, haben mir im Zusammenhang mit ihrer Krankheits- und Lebensgeschichte immer auch etwas von ihrer Familiengeschichte und von den Beziehungen zwischen den einzelnen Familienmitgliedern erzählt. Die Beziehung zur eigenen Mutter und die kritische Auseinandersetzung mit der eigenen Tochter ist gerade auf der gynäkologischen Station ein häufig wiederkehrendes Thema. Häufig schildern die Patientinnen, dass sie sich besonders um ihre Mutter gekümmert haben, oftmals sogar auch für ihre Schwiegermutter gesorgt haben, und dass sie nun durch ihre Krankheit in eine Position innerhalb der Familie geraten sind, die für sie fremd sind. Die Frau, die vormals andere Frauen pflegte, ist jetzt selber auf Hilfe und Pflege angewiesen. Viele Frauen erleben das mit einer gewissen Bitterkeit, zumal wenn sie bei der Angehörigenpflege bis an die Grenzen der eigenen körperlichen und seelischen Belastbarkeit gegangen sind und ihnen vor dem Ausbruch ihrer eigenen Krankheit kaum mehr Zeit blieb, Kraft für sich selbst zu schöpfen. In der seelsorglichen Begegnung merke ich, wie wichtig es ist, das, was die Patientin für ihre Angehörigen geleistet hat, entsprechend zu würdigen. Denn vielfach haben Patientinnen mit einem solchen Hintergrund das Gefühl, von ihrer Familie ausgenutzt worden zu sein oder durch die Außerachtlassung ihrer selbst sogar »schuld« an ihrer Erkrankung zu sein.

Eine Patientin erzählt: »Ich habe immer nur gegeben. Seit ich 12 Jahre alt war, habe ich für meine Mutter, die immer kränklich war, gesorgt. Selbst zwischen den Chemo-Behandlungen habe ich noch meine letzten Kräfte zusammengesammelt, um zu meiner Mutter zu fahren und dort den Haushalt zu führen.« Als ihre Kräfte dann nicht mehr ausreichen und sie die Mutter bitten muss, sich zu ihr auf den Weg zu machen, damit sie einander sehen können, lehnt die Mutter dies mit dem Hinweis auf ihre eigene körperliche Schwäche ab. Die Patientin erzählt, dass sie damals geweint hat vor Enttäuschung und vor Wut auf ihre Mutter. Einmal bittet sie selbst um Hilfe, um Zuwendung und Zuneigung von ihrer Mutter – und sie wird schrecklich enttäuscht. Sie hat das Gefühl, von ihrer Mutter nur wegen ihrer Arbeitskraft anerkannt zu werden, und das Gefühl der Unzulänglichkeit, das die Krankheit in ihr auslöst, wird durch die Reaktion der Mutter noch verstärkt.
Dieses Erlebnis ist für die Patientin der Anlass, sich noch einmal grundlegend mit ihrer Beziehung zu ihrer Mutter auseinander zu setzen. Sie versucht ihre Enttäuschung über die Mutter einzugrenzen, und sie entdeckt in sich auch noch eine andere Seite. Ihr fällt auf, dass sie als Helfende immer in der stärkeren Position der Mutter gegenüber war und dass sie dadurch auch Macht über ihre Mutter ausüben konnte. Die Weigerung der Mutter, sie aufzusuchen,

*Orte und Wege der Begleitung*

interpretiert sie jetzt als einen Versuch, sich von der Tochter zu emanzipieren, und das wiederum imponiert der Tochter. Im Laufe der Krankheitsgeschichte nähern sich Mutter und Tochter wieder an. Aber, so sagt die Patientin, ihre Beziehung zueinander ist anders, ist »reifer« geworden.

Eine andere Patientin spricht ganz offen über das, was sie von ihrer Tochter erwartet. Halb trotzig, halb fordernd sagt sie: »Ich habe sie immer viel zu sehr verwöhnt, meine kleine Prinzessin, und jetzt ist sie überhaupt nicht belastbar. Ich habe mich viel zu viel für sie eingesetzt. Aber jetzt dreht sich alles um. Jetzt bin ich die Tochter, und sie muss mich versorgen.« Im Fokus der Krankheit treten die Konflikte, die offensichtlich das Verhältnis von Mutter und Tochter bisher geprägt haben, noch einmal besonders hervor.

Da die Patientin sehr lange auf der Station liegt, kann ich sowohl der Mutter als auch der Tochter eine längere Begleitung anbieten, und wir haben die Möglichkeit, auf einzelne Ereignisse aus der Geschichte zwischen Mutter und Tochter noch einmal genauer zu schauen. Meine Aufgabe als Seelsorgerin habe ich darin gesehen, sowohl die Mutter als auch die Tochter im Gespräch miteinander mit ihren unterschiedlichen Wahrnehmungen und Bewertungen der gemeinsamen Geschichte zum Zuge kommen zu lassen und sie an diesen Stellen im Gespräch miteinander zu halten. An manchen Stellen ist dies gelungen, an anderen nicht. Die Tochter zieht nach ein paar Wochen eine Zwischenbilanz und sagt: »Sie hat viel mit mir durchgemacht, jetzt soll sie es wenigstens am Ende schön haben.« Und die Tochter schafft es, ihre Mutter bis zum Schluss zu begleiten, auch wenn manches zwischen ihnen ungelöst und unversöhnt geblieben ist.

So wie es Mütter gibt, die angesichts ihrer Erkrankung die besondere Fürsorge ihrer Töchter nahezu einklagen, gibt es ebenso Frauen, die sich auf Grund ihrer Krankheit von ihrer Tochter zurückziehen, um sie zu schützen, wie sie sagen. Sie wollen der Tochter den Anblick der leidenden Mutter ersparen und wählen deshalb den Weg in die Isolation.

Frau X. hatte gemeinsam mit ihrer erwachsenen Tochter ihren an Krebs erkrankten Ehemann gepflegt, den beide sehr geliebt haben. Als Herr X. verstirbt, sind beide erschöpft und in tiefer Trauer. Frau X. merkt bald, dass mit ihrer Brust »etwas nicht stimmt«. Sie geht jedoch weder zum Arzt, noch erzählt sie der Tochter davon. Immer wieder betont sie der Tochter gegenüber, dass es ihr gut ginge. Die inzwischen offene Wunde an ihrer Brust versucht sie zu verstecken, den üblen Geruch, den der Brusttumor verbreitet, versucht sie mit Raumspray zu überdecken. Wenn die Tochter zu Besuch kommen will, steht sie immer häufiger vor verschlossener Tür. Die Mutter erzählt ihr später am Telefon, sie wäre beim Einkaufen gewesen. Eine Zeit lang gelingt es Frau X. noch, die Fassade, die sie für ihre Tochter aufgebaut hat, aufrecht zu halten. Doch schließlich wird Frau X. in einem völlig desolaten Zustand ins Krankenhaus eingeliefert.

Beide, Mutter und Tochter, sind gleichermaßen entsetzt über das, was geschehen ist. Doch selbst jetzt will Frau X. mit ihrer Tochter nicht über ihre Krankheit sprechen. Die Tochter soll nicht erfahren, dass sie Krebs hat. In langen Gesprächen mit Frau X. und mit der Tochter erfahre ich die Geschichte der Krankheit von Herrn X. und es wird deutlich, dass beide Frauen seinen Tod noch nicht verwunden haben. Sie sind beide am Ende mit ihren Kräften. Die Tochter hat Angst, nun auch noch die Mutter zu verlieren, die Mutter hat Angst, der Tochter nun auch noch ihre Krankheit zumuten zu müssen. Unter Tränen der Enttäuschung über sich selbst gesteht Frau X.: »Ich habe in meinem Sessel gesessen und gehofft, dass ich sterbe. Ich wollte sterben, aber das konnte ich meiner Tochter doch nicht antun.«

Frau X. und ihre Tochter sind einen langen Weg miteinander gegangen – es sind viele Tränen geflossen, Tränen der Traurigkeit, der Enttäuschung, aber auch der Erleichterung (»... aber wir haben einander ja noch«). Mutter und Tochter haben sich wiedergefunden in den Gesprächen am Krankenbett. Und auch den Verlust, den sie beide erlitten haben, haben sie miteinander angenommen. Fotos, die die Tochter aus der gemeinsamen Zeit mit dem Vater, aber auch von seiner Grabstelle mitbrachte, gaben ihnen die Möglichkeit, all das, was geschehen war, noch einmal zu erzählen. Wir haben über ihr gemeinsames Leben gesprochen, das bereits hinter ihnen liegt, und über die Zeit, die sie vielleicht noch miteinander haben werden. Und wir haben von gemeinsamer Hoffnung gesprochen, wenn diese Zeit zu Ende gehen sollte.

Frau X. ist nicht gestorben. Entgegen aller medizinischer Erwartung konnte sie nach Monaten intensiver Pflege und Behandlung aus dem Krankenhaus entlassen werden. Sie kehrt zur ambulanten Behandlung immer wieder zu uns zurück und freut sich dann, »ihre« Station wiederzusehen. Sie weiß, dass sie ihre Krankheit nicht besiegen wird, aber sie hat das Leben, das ihr, wie sie sagt, noch einmal geschenkt wurde, in ihre Hände genommen, und im Moment genießt sie jeden Tag ...

Manchmal erlebt man als Krankenhausseelsorgerin Auferstehung mitten im Alltag.

*Orte und Wege der Begleitung*

Kai Magnusson und Corinna Dietrich

# Wo Menschen häufig sterben

## Aspekte der Sterbebegleitung auf der Intensivstation

### Das System

Die Intensivstation stellt im Krankenhaus eine eigenständige Abteilung mit im organisatorischen und menschlichen Bereich gegenüber einer Normalstation ausgeprägten Unterschieden dar. Die Unterschiede werden deutlich in dem Patientenkollektiv, das auf eine Intensivstation aufgenommen wird, den durchgeführten Therapien, dem zur Normalpflegestation veränderten Tagesrhythmus, den physischen und psychischen Belastungen des Personals und der besonderen Beziehung zwischen den Einzelnen im intensivmedizinischen Bereich zusammentreffenden Personengruppen wie Ärzten, Pflegepersonal, Angehörigen und Hilfspersonal, wie z. B. Reinigungskräften.

### Der sterbende Mensch

Der Patient, der einem akuten Ereignis erliegt, das eine Unterbringung auf einer Intensivstation erforderlich macht, befindet sich in einer außergewöhnlichen Situation. Diese akute Erkrankung ist lebensbedrohlich, reißt den Menschen plötzlich und unerwartet aus seinem gewohnten Alltag heraus. Ist der Patient bei Aufnahme auf die Station noch bei Bewusstsein, bedrohen den Patienten Gedanken um seine Existenz. Der Mensch spürt die unmittelbare Gefahr durch die Erkrankung. Das Handeln, die Mimik und Gespräche der ihn umgebenden Personen können das Gefühl der Bedrohung noch weiter verstärken. Der Patient hat durch das akute Ereignis ohne Vorboten seinen häuslichen Bereich verlassen, er begibt sich ins Ungewisse. Angehörige sind häufig in den ersten Stunden auf der Intensivstation vom Patienten getrennt, sei es, dass sie zum Zeitpunkt der Aufnahme nicht zugegen sind oder dass sie wegen pflegerischer oder ärztlicher Tätigkeiten den Patienten nicht besuchen können. Der Patient ist allein gelassen. Diese Gefühle und Gedanken des Patienten gilt es zu erfassen. Dabei sind die Gewohnheiten, die Weltanschauung, respektive Religion, die Werte, Prioritäten und Erwartungen des Patienten zu berücksichtigen. Der Patient befindet sich nicht immer in der gleichen Situation, er durchlebt während des Sterbens verschiedene Stadien, die in unterschiedlicher Ausprägung und nicht immer in gleicher Reihenfolge durchlebt werden (Kübler-Ross). Da die genannten Stadien häufig nicht in der angegebenen Reihenfolge auftreten, gelegentlich auch nebeneinander existieren, kommt der individuellen Einschätzung des Patienten eine besondere Bedeutung zu. Verschiedene andere Modelle werden von unterschiedlichen Autoren bevorzugt.

Pattison unterscheidet im Gegensatz zu Kübler-Ross drei verschiedene, voneinander abgrenzbare Phasen des Sterbeprozesses.

Die *akute Krisenphase* wird ausgelöst durch die Nachricht des bevorstehenden Todes. Davon unterscheidet sich die *chronische Leben-Sterben-Phase*, die gekennzeichnet ist durch das Verarbeiten und Gedankenmachen über die Geschehnisse. In der letzten Phase, der *terminalen Phase*, lernt der Patient zunehmend, den bevorstehenden Tod zu akzeptieren. Die vorhandene unterschiedliche Literatur zur Klassifizierung und Einschätzung verschiedener Phasen des Sterbens macht deutlich, in welcher Ungewissheit sich die Wissenschaft und damit die betreuenden Personen und gerade auch die Angehörigen dem Sterbenden gegenüber befinden. Da das Pflegepersonal in engstem Kontakt zu dem sterbenden Patienten steht, obliegt die Einschätzung der verschiedenen individuellen Situation der betreuenden Pflegekraft.

Auf der Intensivstation ist es für das Personal schwierig, eine kommunikative Ebene mit dem sterbenden Patienten aufzubauen, um die Situation, respektive das Stadium des Sterbeprozesses, in dem sich der Patient befindet, einschätzen und entsprechend darauf reagieren zu können. Teilweise ist der Patient zu einer Kommunikation nicht in der Lage. Maschinelle Beatmung, Sedierung, neurologische Erkrankungen etc. können eine verbale oder manchmal auch eine nonverbale Äußerung des Patienten unmöglich machen. Keine wissenschaftliche Untersuchung gibt letztendlich ausreichend Aufschluss darüber, ob und inwieweit ein sedierter Patient, ein komatöser Patient mit einer zentral neurologischen Erkrankung, wie Hirnblutung, Apoplex oder hypoxischem Hirnschaden, eine Einschätzung seiner eigenen Situation oder seiner Umgebung vollziehen kann oder wenigstens in der Lage ist, seine Umwelt wahrzunehmen. Die Missachtung oder Fehleinschätzung der kommunikativen Fähigkeiten eines Patienten auf der Intensivstation durch das anwesende und betreuende Personal kann zu einer weiteren psychischen Belastung des sich in der lebensbedrohlichen Situation befindlichen Menschen führen. Damit wird deutlich, in welcher sensiblen und teilweise uneinschätzbaren Lage sich der Patient befindet. Auch Kleinigkeiten in der Kommunikation können in einem Desaster für den Patienten enden.

Ist der Patient noch zu einer Kommunikation in der Lage, gilt es, den Patienten auf den bevorstehenden Aufenthalt auf der Intensivstation vorzubereiten. Dazu gehört das Gespräch über die weitere Therapie. Dabei muss auch vor einer drohenden Intubation und maschinellen Beatmung die Möglichkeit mit dem Patienten besprochen werden, dass die Augenblicke vor der Sedierung und Intubation die letzten Momente sein können, in denen der Patient über ein klares Bewusstsein verfügt. Das kann dazu führen, dass der Patient noch nach seinen Angehörigen verlangt, telefonieren möchte, die Intubation ablehnt, oder auch um Dinge bittet, die für das Personal auf der Intensivstation in diesem Augenblick nicht erfüllbar sind. Befindet sich der Patient noch bei Bewusstsein, ist mit ihm je nach Grunderkrankung auch die Möglichkeit einer Organtransplantation zu diskutieren. Davor schrecken jedoch die meisten Menschen, auch die, die im Intensivbereich arbeiten, aus den verschiedensten Gründen zurück.

Nach einem solchen Gespräch über die weitere Therapie kann der Patient, der sich derzeit noch am Anfang seines Sterbeprozesses befindet, zunehmend Unverständnis der Situation gegenüber äußern. Nicht immer ist mit einer der Lage entsprechenden Reaktion zu rechnen. Der Patient hat seine Erkrankung noch nicht akzeptiert, erst jetzt beginnt das Nachdenken. Die Nachricht des bevorstehenden Todes wird überschattet von einem Identitätsverlust, zumindest einer Aufgabe der Identität in einigen Bereichen. Franco Rest versteht darunter den sozialen Tod, der vor dem biologischen Sterben kommt. Dabei verliert der Mensch sein Eigentum. Durch den Verlust der eigenen geschlechtsspezifischen Identität und Intimität, durch Nichtbeachtung bekommt er das Gefühl, pflegebedürftig und damit häufig das Gefühl, nichts mehr wert zu sein. Der Patient beginnt nach dem Sinn seines Lebens und Leidens zu fragen. Von einigen Menschen wird der Tod als persönliche Strafe für frühere Schuld erlebt. In dieser Phase ist es besonders wichtig, dem Patienten ein Gefühl von Würde und Wert zu geben. Durch die Einbeziehung des Patienten in das Gespräch über die weitere Therapie kann dem Menschen die Möglichkeit zur Mitentscheidung über das weitere Vorgehen vermittelt werden, er behält dadurch seine Würde und Selbstachtung. Der

Identitätsverlust ist eng verknüpft mit dem Kontrollverlust über die weitere Therapie. Entscheiden einzig und allein das Personal und die Angehörigen über die Stadien der Behandlung, empfindet der sterbende Mensch einen Verlust der freien Entscheidungsfähigkeit. Ohne die Möglichkeit einer freien Entscheidung verliert der Patient dabei seine Selbstachtung. Durch die Umgebung auf einer Intensivstation kommt es für viele Menschen zu einem Verlust der Religion. Dieser Verlust bedeutet auch Verlust der eigenen Identität, der Verlust ist Bedrohung der eigenen Existenz. Ohne die Religion verliert der Mensch an Wert und Würde. Umso wichtiger ist es, sich dem Sterbenden mit seiner ihm eigenen Weltanschauung zu öffnen, um seine Identität, seine existenziellen Vorstellungen zu wahren. Da der Patient primär vom pflegenden Personal umsorgt ist, ist die Vermittlung eines Geistlichen der entsprechenden Religion häufig nicht ausreichend. Der professionelle Seelsorger ist nicht immer und nicht zu jeder Zeit abrufbar. Die moderne ganzheitliche Pflege zeichnet sich durch die Einbeziehung der Spiritualität des Patienten aus. Damit wird die Pflegekraft zum Ersatz für den Seelsorger, auch wenn sie die ethisch-moralischen-religiösen Vorstellungen des Sterbenden nicht immer nachvollziehen kann. Wie sich die verschiedenen Phasen des Sterbens (s.o.) ändern können, so ist zu bedenken, dass sich während des Sterbeprozesses durch die Erfahrung der eigenen Krankheit und des eigenen Leidens auch die Weltanschauung und das Verständnis von Religion ändern können. Viele Sterbende finden die Antwort auf die aufkeimenden Fragen nach dem Sinn des Lebens und des Leidens in ihrer Religion. Ändert sich während des Aufenthaltes auf einer Intensivstation die Sichtweise, so kann damit auch eine weitere Identitätskrise und Existenznot ausgelöst werden. Der Sterbende benötigt gerade auch in diesem Prozess Unterstützung.

Beginnt der Patient über die weitere Therapie, über seine Erkrankung und den drohenden Tod nachzudenken, wird er im Gespräch mit dem Personal auch nach der ihm verbleibenden Zeit fragen. Ob und insbesondere wann der Patient sterben wird, ist kaum vorherzusagen. Eine realistische Einschätzung ist nicht möglich, der Patient wird im Ungewissen gelassen werden müssen. Findet das Gespräch in aller Offenheit statt, kann zusammen mit dem Personal eine realistische Einschätzung der Situation für den Sterbenden erarbeitet werden. Offensichtlich und fälschlich Verschwiegenes oder Nichtausgesprochenes können die Isolation und die Einsamkeit des Patienten verschärfen. Wird der Patient z. B. von der Intensivstation ohne Nennung von Gründen bei vorübergehender Besserung auf eine Normalstation verlegt, kann die Verlegung vom Patienten als der sicher bevorstehende Tod gedeutet werden.

Wird der Patient durch ein akutes Ereignis aus seiner häuslichen Umgebung gerissen und ins Krankenhaus und auf die Intensivstation verbracht, verliert er seine Identität auch durch den Verlust seiner ihm vertrauten Umgebung. Der Mensch fühlt sich in einer ihm fremden Umgebung unsicher und ausgeliefert, er hat nichts, an das er sich halten kann. Durch Anpassung des Zimmers an die Gewohnheiten des Sterbenden mit ihm bekannten Bildern, Musik, spirituellen Gegenständen oder auch bekannten Gerüchen kann dem Patienten Sicherheit vermittelt werden, seine Identität wird in diesem Bereich gestärkt.

Möchte das betreuende Personal dem Sterbenden nicht seine Würde, seinen Selbstwert und seine Identität nehmen, ist ein offener und sensibler Umgang mit dem Patienten in allen Bereichen gefordert. Zu leicht wird der Patient zum Spielball der Emotionen des Personals und zum medizinischen Objekt.

## Die Angehörigen

Auch die Angehörigen als unmittelbar Mitbetroffene des Schicksals eines sterbenden Patienten verdienen besondere Aufmerksamkeit. Einerseits stellen sie häufig das einzige Verbindungsglied zwischen dem Patienten und dem betreuenden Personal dar. Bei einem bewusstlosen Patienten sind Informationen über Vorerkrankungen und soziale Bindungen nur über nahe stehende Personen erhältlich. Ist das Personal bemüht, im Rahmen der ganzheitlichen Pflege auch den kulturellen, sozialen und spirituellen Hintergrund des Patienten mit in die Versorgung einzubeziehen, sind die Angehörigen als Informationsquelle und Bindeglied unabdingbar. Die dem Sterbenden nahe stehenden Personen stellen die einzige vertraute Umgebung für den Patienten dar. Allerdings kann auch gerade das zu erheblichen Komplikationen bei der Pflege führen. In der heutigen Zeit ist die Familie als klassisches soziales System vielfach nicht mehr existent, die verschiedenen Spielarten in den unterschiedlichen Kulturen und Generationen mit ihren eigenen Gesetzen können für das betreuende Personal nicht immer nachvollzogen werden. Gerade in Ausnahmesituationen wie der eines akuten lebensbedrohlichen Ereignisses eines Angehörigen können bislang fest bestehende Familienstrukturen aufbrechen und sich neu formieren.

Andererseits stellt das akut eingetretene lebensbedrohliche Ereignis der nahe stehenden Person eine plötzliche und einschneidende Änderung der Lebensumstände für die Angehörigen dar. Der intensivpflichtige Mensch wird aus dem eigenen System mit sozialen und kulturellen Eigenheiten herausgerissen und begibt sich unfreiwillig in ein neues, ihm fremdes System. Ebenso werden die Angehörigen mit in dieses auch ihnen fremde System gezwungen.

Aus diesen Gründen wird leicht ersichtlich, dass Angehörige einen wesentlichen Beitrag zur Therapie eines sterbenden Menschen auf der Intensivstation leisten können und damit auch unbedingt mit in die Behandlung einbezogen werden müssen. Das betrifft nicht nur die bloße Anwesenheit der dem Sterbenden nahe stehenden Personen, sondern auch die Mitarbeit bei den täglichen Verrichtungen im Rahmen z. B. der Pflege auf der Station. Die Mitarbeit der Anwesenden kann sich vielfältig gestalten, sie sollte sich nicht nur auf Körperkontakt beschränken. Vielmehr ist eine Einbeziehung der Angehörigen in die Pflege erwünscht, nach Möglichkeit sollte Raum für Eigenverantwortlichkeit geschaffen werden. In der Praxis kann das bedeuten, dass Pflegemaßnahmen und auch Therapien mit den Angehörigen besprochen und auch bewertet werden. Die Familien können in Entscheidungsprozesse mit einbezogen werden. Das kann so weit führen, dass in einigen Situationen der betreuende Arzt oder die betreuende Pflegekraft von der ihm eigenen Ansicht bezüglich des weiteren Vorgehens nach dem Gespräch mit den Angehörigen abweichen und vielleicht auch andere Wege beschritten werden müssen. Dadurch kann den Angehörigen, die vor allem unter einem Kontrollverlust in einer ihnen fremden Umgebung in einer ihnen fremden, akut lebensbedrohlichen Situation leiden, das Gefühl gegeben werden, die Kontrolle wiederzuerlangen. Durch diese Zusammenarbeit zwischen betreuendem Personal und Familienmitgliedern kann es zu einer Erleichterung der Bewältigungsstrukturen innerhalb der Familie kommen.

Insgesamt wird durch die Zusammenarbeit mit Familienmitgliedern das Vertrauen in das Personal gestärkt. Da der Alltag der Familienangehörigen eines sterbenden Patienten auf der Intensivstation überwiegend aus Warten und Bangen besteht, ist diese Vertrauensbasis von essenzieller Bedeutung. Auch während der Zeit des Wartens auf den Fluren der Intensivbereiche müssen die Angehörigen den sterbenden Patienten in guten Händen wissen. Die so geschaffene Vertrauensbeziehung erleichtert zusätzlich die Gespräche über weitere

Behandlungsschritte. Insbesondere kann diese Vertrauensbasis genutzt werden, um über das Kommende, wie z. B. den Tod, eine mögliche Organtransplantation, Hoffnung und Hoffnungslosigkeit, Hilflosigkeit, zu sprechen und dem Angehörigen Unterstützung bei der Bewältigung seiner Fragen zu bieten. Im Rahmen solcher Gespräche findet sich Gelegenheit, die Bedürfnisse der Angehörigen herauszufinden. Grundbedürfnisse der Familienangehörigen bestehen in einer uneingeschränkten täglichen Information über den aktuellen Zustand des Patienten und Linderung ihrer Angst. Die Angstgefühle der Angehörigen entstehen aus den ungeklärten Fragen über die Dauer der Erkrankung, über die Unsicherheit der Zukunft ohne Partner, ohne Eltern, ohne Kinder. Häufig spielt die Unsicherheit über die zukünftige finanzielle Sicherheit eine wesentliche Rolle, die sich in Angstgefühlen äußert. Für die Bildung einer Vertrauensbasis zwischen behandelndem Personal und Familienmitgliedern von sterbenden Patienten auf der Intensivstation ist eine angemessene Umgebung nicht zu unterschätzen. Ein Aufenthaltsraum für Angehörige in der Nähe der Station und mit angenehmer Atmosphäre kann die Belastungen der Angehörigen mindern, Ruhepausen in der Nähe zum Patienten ermöglichen und so das Zutrauen stärken.

In unserer heutigen Gesellschaft finden sich in jeder Stadt verschiedene Kulturen und Religionen, denen auch in der Zusammenarbeit mit Angehörigen verständlicherweise Rechnung getragen werden muss. Nicht immer kann das betreuende Personal die Gedanken und Riten eines für sie fremden Kultur- und Religionskreises verstehen und nachvollziehen. Dennoch schließt die ganzheitliche Pflege und Betreuung eines sterbenden Patienten den Respekt und die Wertschätzung seines Kulturkreises mit ein. In Zusammenarbeit mit den Angehörigen sollte es dem Patienten ermöglicht werden, auch unter den schwierigen Bedingungen einer Intensivstation seine kulturellen und religiösen Gewohnheiten weiter fortzuführen. Insbesondere ist darauf zu achten, dass nach dem Tod die Angehörigen ihren Traditionen und ihrer Weltanschauung gemäß von dem Patienten Abschied nehmen können. Eine gepflegte Vertrauensbasis zwischen dem Personal des Krankenhauses und den Angehörigen ist dann besonders wertvoll, wenn der Tod des Patienten eingetreten ist, sei es bei vorbestehender Krankheit als erwartetes Ereignis oder durch eine z. B. erfolglose Reanimationsbehandlung. Eine gewachsene Beziehung ermöglicht, dass das medizinische Personal mit den Angehörigen auch über den Tod des Patienten hinaus kommunizieren und ihnen Hilfestellung geben kann. Insbesondere sind die Angehörigen auf Rat bei Fragen der Organspende und dem weiteren praktischen Vorgehen nach dem Tode angewiesen. Nicht selten bestehen Kontakte zwischen Personal und den Angehörigen auch weit über die stationäre Verweildauer des Patienten hinaus. Häufig wird die Frage nach einer schuldhaften Verstrickung in den Tod des verstorbenen Menschen erst lange nach dem Ereignis für die Angehörigen aktuell und nur mit Hilfe des betreuenden Personals und der Seelsorger bearbeitet werden können.

Die Familienangehörigen eines sterbenden Menschen auf der Intensivstation leisten oft einen wesentlichen Beitrag zur Therapie des Patienten. Die dem Patienten nahe stehenden Personen sind als Bindeglied zwischen dem Sterbenden und dem betreuenden Personal unabdingbar. Ihre Einbindung in Entscheidungsprozesse fördert das Vertrauen und hilft bei der Bewältigung der geänderten und bedrohlich wirkenden Lebenssituation.

## Das Personal

### Das Hilfspersonal

Das auf einer Intensivstation tätige Personal setzt sich zusammen aus Ärzten, Pflegepersonal und Hilfspersonal, wie Reinigungskräften, Stationshilfen, die Botengänge übernehmen oder auch in den Patientenzimmern logistische Aufgaben wahrnehmen, Medizintechnikern, Handwerkern und andere. Dieses Hilfspersonal auf der Intensivstation findet derzeit in der zur Verfügung stehenden Literatur wenig Beachtung. Da diese Gruppe des Personals häufig direkt und auch überraschend durch ihre manchmal nur vorübergehende Tätigkeit in den Kontakt mit lebensbedrohlich erkrankten Patienten oder sterbenden Menschen miteinbezogen wird, sollte diesem Personal ebenfalls ausreichend Beachtung bei der Gestaltung der Umstände des Sterbens auf Intensivstationen gegeben werden.

Das Hilfspersonal zeichnet sich vor allem dadurch aus, dass eine medizinische Vorbildung, gelegentlich überhaupt eine Ausbildung fehlt. Ebenfalls sind häufig noch keine Erfahrungen mit Sterbenden vorhanden. So können sie Situationen auf der Intensivstation ähnlich wie Angehörige empfinden. Durch das Erlebte kann sich die eigene Sicht der Dinge sehr plötzlich und unvorbereitet ändern, Mitarbeiter werden aus der bisher geschützten Umgebung herausgerissen und mit dem plötzlichen Tod konfrontiert, manchmal traumatisiert. Eine plötzlich durchzuführende Reanimationsbehandlung, eine Blutung oder ein ähnliches Ereignis kann in Anwesenheit des Hilfspersonals eintreten. Dem medizinisch nicht geschulten Personal können sich Anblicke, Redewendungen und Situationen darbieten, die nicht alltäglich sind, auch wenn schon einige Zeit im Krankenhaus gearbeitet wurde. Häufig ist der Tod nur durch Erfahrungen mit eigenem Erlebtem bei Verwandten oder gar nur durch das in den Medien Dargebotene vertraut. Auch in der Verarbeitung schwieriger Lebenssituationen ist das Hilfspersonal weder geübt noch ausgebildet. Diese plötzliche und traumatische Konfrontation mit dem Tod oder mit sterbenden Menschen kann schwerwiegende Auswirkungen auf das seelische Gleichgewicht und die Wahrnehmung des eigenen Berufes nach sich ziehen.

Darum sollte das Hilfspersonal mit in das Team der Intensivstation einbezogen werden. Eine gute Zusammenarbeit zwischen Ärzten, Pflegekräften und dem Hilfspersonal ist wertvoll für alle Beteiligten. In der Aufarbeitung der Geschehnisse auf einer Intensivstation sollte dieses bedacht und in Gruppensupervisionen und seelsorgerlichen Gesprächen das nichtmedizinische Personal nicht übersehen werden. Denkbar wären auch spezielle Schulungen und Supervisionsangebote für die Betroffenen.

## Das Pflegepersonal

Dem Pflegepersonal auf einer Intensivstation kommt eine außergewöhnliche Bedeutung zu. Das Pflegepersonal verbringt von allen sich auf der Station befindlichen Personen die größte Zeitspanne gemeinsam mit dem sterbenden Menschen. Das Pflegepersonal ist häufiger mit dem Patienten zusammen als Ärzte und Angehörige. Die Aufgaben bestehen nicht nur in der rein körperlichen Pflege des Patienten, sondern auch in der psychischen, seelsorgerlichen und spirituellen Betreuung des Sterbenden. Das Pflegepersonal ist Bindeglied zwischen Ärzten und Angehörigen und versorgt den Patienten auch nach dem eingetretenen Tod. Darüber hinaus endet die Zusammenarbeit mit den Angehörigen häufig nicht mit dem Tod des Patienten. Ein wesentlicher und häufig nicht entsprechend gewerteter Schwerpunkt der Arbeit des Pflegepersonals liegt in der Kommunikation mit Angehörigen. Die oftmals erst lange Zeit nach dem Tod eines nahestehenden Angehörigen aufkeimenden Fragen nach persönlicher Schuld und Sinnhaftigkeit des Todes werden oft in persönlichen Gesprächen oder auch telefonisch mit dem Pflegepersonal erörtert. Die Basis für solche Gespräche wird oft in intensiven und aufregenden Momenten, gemeinsam bewältigten, belastenden Situationen mit den Angehörigen geschaffen. Die Aufgabe des Pflegepersonals besteht unter anderem in der Wahrnehmung der persönlichen, individuellen und oft intimen Bedürfnisse des Sterbenden und der entsprechenden Bedürfnisse der ihm nahestehenden Personen. Die Kommunikation zwischen dem Personal und dem von ihm betreuten Personenkreis kann verbal oder auch nonverbal erfolgen. In vielen Einrichtungen besteht gerade auf der kommunikativen Ebene und den dazugehörigen Fähigkeiten ein ausgeprägtes Defizit, das durch entsprechende Fortbildungen ausgeglichen werden muss. Durch die hohen körperlichen Arbeitsbelastungen und die ausgeprägten Anforderungen der täglichen Arbeit mit immer wieder schnell wechselnden Situationen und Umständen findet das Pflegepersonal sich in der Aufgabe des Seelsorgers, des Zuhörers und auch Trösters oft nicht ausreichend zurecht. Die täglichen Belastungen und auch unausgesprochenen Frustrationen über die Arbeitsbedingungen, die durch das Auseinanderklaffen von Anspruch und Wirklichkeit hervorgerufen werden, spiegeln sich oftmals in der persönlichen Stimmung der Mitarbeiter wider. Dadurch kommt es zu Unausgeglichenheit und Ratlosigkeit der eigenen Situation gegenüber, sodass eine Beschäftigung mit dem Leiden des Sterbenden und der Angehörigen erschwert wird.

Auch das Pflegepersonal braucht Pflege und fachliche Begleitung. Es empfehlen sich Supervisionen, Besprechungen einzelner Situationen im Team und mit einzelnen Betroffenen, um die eigenen psychischen Belastungen des Arbeitsalltages so niedrig wie möglich zu halten.

### Das ärztliche Personal

Das ärztliche Personal auf einer Intensivstation nimmt im Blick auf den Patienten und seine Angehörigen ähnliche Aufgaben wie das Pflegepersonal wahr. Die besondere ärztliche Aufgabe besteht darin, den Patienten und dessen Angehörige über den aktuellen Krankheitszustand zu informieren. Auch die zwischenmenschliche Begleitung muss oft vom ärztlichen Personal mit wahrgenommen werden, allerdings ergibt sich schon durch die geringere ärztliche Präsenz am Krankenbett, dass hier eine ähnliche Dichte wie bei der Begleitung durch das Pflegepersonal nicht geleistet werden kann. Das ärztliche Personal entscheidet (nach Rücksprache mit Angehörigen und dem Pflegepersonal) über die weiteren Therapieoptionen und über Therapieabbrüche. Häufig kommt es unter der psychischen und physischen Anspannung der beteiligten Personen zu Meinungsverschiedenheiten; notwendige und manchmal strittige Entscheidungen können die Konflikte zusätzlich verschärfen. Verstirbt ein Patient, werden seitens des Pflegepersonals und auch der Angehörigen häufig medizinische Vorwürfe geäußert . Diese subjektiv berechtigten oder unberechtigten Vorwürfe können auch die eigene ärztliche Einschätzung so beeinträchtigen, dass es im Weiteren zu einer persönlichen Krise kommen kann. Die hohe Verantwortung kommt als weiterer Belastungsfaktor zu der ohnehin schon angespannten Arbeitssituation auf der Intensiveinheit hinzu.

Ebenso wie das Pflegepersonal und das Hilfspersonal muss auch das ärztliche Personal in einen seelsorglichen und supervisorischen Prozess mit eingebunden werden.

## Nach dem Tod

Die Betreuung eines Patienten und seiner Angehörigen endet nicht mit dem Tod des Patienten. Gerade in diesem Augenblick ist das begleitende Personal gefordert, den Angehörigen zur Seite zu stehen. Es gilt, den Trauernden ausreichend Zeit und Raum zum Trauern zu geben, Möglichkeiten zu schaffen, der jeweiligen Kultur und Religion entsprechend, den erlittenen Verlust zu erleben und die dazugehörigen Gefühle ausdrücken zu können. Dabei sollte sich das Personal darüber bewusst sein, dass Situationen eintreten können, auf die es auf Grund des eigenen fremden kulturellen Hintergrundes beispielsweise bislang nicht vorbereitet gewesen ist. Häufig entstehen Fragen zum Krankheitsverlauf erst nach dem Tod. Auch die bis zu diesem Zeitpunkt gehegte Hoffnung eines Überlebens des Patienten ist mit dem Versterben zunichte. Für alle beteiligten Personen, medizinisches Personal und Angehörige, beginnt eine neue Phase der Begleitung. Neue weitere Fragen in Zusammenhang mit Obduktion, Organentnahme, Schuld, Hoffnung oder Hoffnungslosigkeit, Erbschaft, Familienrecht, oder auch praktische Dinge wie die Frage nach einem vor Ort ansässigen Bestatter oder nach einer Überführung in andere Länder sind zu klären.

Nachdem Angehörige sich aus dem intensivmedizinischen Bereich zurückgezogen haben, hat das Personal sich wieder der Routine zu widmen. Der Patient wird von der Intensivstation in andere Räumlichkeiten gebracht. Das Patientenzimmer wird häufig in Zusammenarbeit mit dem medizinischen Hilfspersonal für den nächsten Patienten hergerichtet. Auch die Mitarbeiter einer Intensivstation trauern. Der Verarbeitungsprozess beginnt in vielen Fällen für das Personal erst jetzt. Regelmäßiger Austausch im Team auch zu diesen Erfahrungen leistet einen wichtigen Beitrag zur Aufarbeitung, ersetzt jedoch nicht die notwendige Supervision.

## Zusammenfassung

Die äußeren Bedingungen und die persönlichen Erlebnisse auf einer Intensivstation unterscheiden sich wesentlich von denen auf einer Normalstation. Durch die ungleich schwierigeren psychischen und physischen Belastungen befindet sich das Personal in einer belastenden Dauersituation. Die Patienten und Angehörigen werden von dem akut eingetretenen lebensbedrohlichen Ereignis oft überrascht. Während des intensivstationären Aufenthaltes bedarf es einer sensiblen und guten Zusammenarbeit zwischen ärztlichem, pflegerischem Personal und medizinischem Hilfspersonal auf der einen und dem Patienten und den ihm nahestehenden Personen auf der anderen Seite. Die Tätigkeit des Personals hat die körperlichen, seelischen und spirituellen Aspekte des Sterbens gleichermaßen in die Begleitung mit einzubeziehen. Diese Aufgabe endet nicht mit dem Tod des Patienten, sondern erstreckt sich auch auf die Nachsorge für die Angehörigen. Um dieser anspruchsvollen Aufgabe gerecht werden zu können, bedarf es einer regelmäßigen Begleitung und Schulung des Personals auf einer Intensivstation.

*Wolfgang Bernhard Appelt*

# Erfahrungen in der Sterbebegleitung schwerstbehinderter Menschen

## LEBEN ERLEBEN – LEBEN BEGLEITEN

### *Dem schwerstbehinderten Leben begegnen*

Persönliche und berufliche Lebenswege führen uns zu Menschen mit schwersten Behinderungen. Familien und Angehörige, Freunde und Bekannte sowie Mitarbeiterinnen und Mitarbeiter professioneller Dienste begleiten Schwerstbehinderte oft über lange Zeiträume, für Eltern und Geschwister ist es vielleicht eine Lebensaufgabe. Sie haben viel Erfahrung und wissen um die besonderen Bedürfnisse derer, die sie auf ihrem Lebensweg begleiten. Es braucht individuelle Zugänge zu Menschen, die auf Begleitung angewiesen sind. Und es gilt achtsam zu entdecken, wo Stärken und Schwächen sind, wo Wünsche und Bedürfnisse geäußert werden und wie dies geschieht. Schwerstbehinderte Menschen sind schon mitten im Alltag des Lebens auf die Aufmerksamkeit, Achtsamkeit und Sensibilität ihrer Umgebung angewiesen. Sie lernen zu signalisieren, wo ihre Bedürfnisse sind. Sie zu begleiten heißt: wahrnehmen und lernen, ihre sehr persönlichen Ausdrucksformen zu verstehen. So entstehen höchst individuelle Formen der Verständigung, Zuwendung und Assistenz, die davon leben, dass sie ständig neu gesucht und gefunden werden.

### *Sich verständigen lernen*

Schwere und schwerste Behinderungen beeinträchtigten lebenslang die Kommunikation. Wer z. B. nicht sprechen kann oder nur einen Wortschatz von wenigen Worten besitzt, muss Formen der Kommunikation finden, die Verständigung ermöglichen. Bei komplexen, mehrfach schwerstbehinderten Menschen wird die Verständigung zeitlebens ein wichtiges Thema der Begegnung, des Zusammenlebens und Zusammenarbeitens sein. Jede Form der Behinderung und jeder Mensch stellt dabei neue Aufgaben und Herausforderungen für gelingende Kommunikation. Neben die sprachliche Verständigung treten daher verstärkt Formen nonverbaler Kommunikation, die auch in der Sterbebegleitung grundlegend bleiben werden.

#### Emotionale Intelligenz und Empathie – die Sprache der Gefühle
Leben und Arbeiten mit schwerstbehinderten Menschen verlangt verstärkt nach »emotionaler Intelligenz«[1] und Empathie. Die emotionale Ebene ist in der Kommunikation mit schwerstbehinderten Menschen die wichtigste Brücke der Verständigung. Es ist die Verständigungsebene, die »ohne viele Worte« Begegnungen und Gemeinschaft ermöglicht. Dabei wird immer wieder erlebt, wie und wo unsere Emotionalität der Rationalität überlegen ist, nämlich dort, wo es wirklich »ums Leben« und »ums Sterben« geht.

#### Spiritualität – die Sprache des Glaubens
Lebens- und Sterbebegleitung schwerstbehinderter Menschen beinhaltet vielfältige spirituelle Erfahrungen.[2] Dies resultiert oft aus einer besonderen religiösen Sozialisation, aber auch aus der besonderen Begabung vieler Menschen mit schweren Behinderungen zur eigenen Spiritualität. Sie ist höchst individuell ausgebildet und folgt selten einfach Konventionen

geistlicher Prägung. Vielmehr gilt es, die besonderen Themen religiöser Erfahrungen und Bedürfnisse zu entdecken und zu fördern. Sie gewinnen in der Lebens- und Sterbebegleitung eine wichtige und hilfreiche Funktion.[3]

### Validation – die Sprache des Verstehens

Die Kommunikationsform der Validation[4], hervorgegangen aus der Arbeit mit desorientierten alten Menschen, vermag auch in der Arbeit mit schwerstbehinderten Menschen hilfreiche Impulse zu geben. So gehören Zuwendung und Anerkennung im Umgang mit schwerstbehinderten Menschen zu einer unabdingbaren Arbeitsgrundhaltung. Auch die verbalen und nonverbalen Kommunikationstechniken der Validationsmethode lassen sich situations- und personenbezogen übertragen.[5] Sie stellen im Prozess der Sterbebegleitung ein wichtiges Instrumentarium bereit.

### Kinesik – die Sprache der Körper

Nähe und Distanz, eventueller Körperkontakt und die Art und Weise der Sprache transportieren Botschaften. Es ist die Körpersprache mit all ihren Möglichkeiten, die auch ohne Worte Verständigung schafft.[6] Dabei spielen unsere Gesichter, unsere Blicke, unsere Gestik und Mimik, Pantomimik und die Körperhaltung eine wichtige Rolle. Auch die äußere Erscheinung und das Umfeld (z. B. fremde oder vertraute, öffentliche, halböffentliche oder intime Atmosphäre) sind wichtig. Wie gestalten wir unsere Begegnungen und ihre Orte?[7]

### Semiotik – die Sprache der Zeichen

Auch Gegenstände sprechen. Sie bringen zeichenhaft etwas zum Ausdruck. Sie stiften Atmosphäre, Ruhe oder Unruhe, Geborgenheit oder Einsamkeit. Sie ermöglichen Vertrautheit und Identifikation. So erzeugen z. B. vertraute Bilder oder Gegenstände Geborgenheit, Fremdes dagegen verunsichert. Technische Geräte am Krankenbett etwa bewirken oft optische und akustische Verunsicherungen. Zur wichtigen Sprache der Zeichen gehören auch Handlungen. Profane, alltägliche und religiöse Rituale beinhalten tröstende Kräfte. Sie haben, wenn sie vertraut sind, eine positive Wirkung. Fremde, ungewohnte Ereignisse dagegen verunsichern. Gilt dies schon im Alltag, so erst recht in der Zeit der Sterbebegleitung schwerstbehinderter Menschen.

## Sich neu verständigen lernen

Manchmal braucht es neue Zugänge in der Begegnung, und es ist stets neu beglückend, wenn Verständigung gelingt. Schwere Behinderungen verhindern zwar vieles, was »normales Leben« bedeutet und beinhaltet, eröffnen aber zugleich auch sehr intensives und reiches »Erleben«. Begegnungen und Verständigung sind viel direkter und dichter, elementarer und ehrlicher als im »normalen« Leben. Konventionen und Regeln werden bedürfnisorientiert ständig neu festgelegt sowie individuell gefunden, Distanz und Nähe anders gesucht und erlebt.

Professionelle Begleitung weiß um diese Besonderheiten und versucht aus fachlicher Sicht eine bestmögliche Förderung, Versorgung, Assistenz und Begleitung zu erreichen. Zum professionellen Umgang tritt die berufliche und persönliche Lebenserfahrung mit schwerstbehinderten Menschen hinzu, die niemanden unberührt lassen. Im intensiven Miteinander erleben auch die Begleiterinnen und Begleiter ihre eigenen Grenzen, Schwächen und »Behinderungen« und machen damit eigene, wertvolle Lebenserfahrungen. Schwerstbehinderte Menschen geben, vermitteln und schenken ihrer Umgebung und Begleitung viel:

*Orte und Wege der Begleitung*

existenzielles Leben und Erleben, Gefühle und Einsichten in das Leben, das stets von vielen Formen und Aspekten der Bedürftigkeit gekennzeichnet ist. Auch ein starker, gesunder Mensch sucht z. B. Anerkennung, Würdigung, Zuneigung und ist angewiesen auf Gemeinschaft und liebevolle Begegnungen. Auch er möchte, dass »das Leben glückt«. Erfahrungen mit schwerstbehinderten Menschen sind also wertvolle, wichtige Lebenserfahrungen. Dies gilt auch für die letzte Lebenserfahrung: das Sterben. Es ist die Zeit der Sterbebegleitung, in der wir uns unter den sich stets verändernden Umständen der Sterbephasen[8] neu verständigen müssen. Dabei helfen uns die o.g. Zugänge und Methoden.

## STERBEN ERLEBEN – STERBEN BEGLEITEN

### Dem schwerstbehinderten Sterben begegnen

So einzigartig jedes Menschenleben ist, so einzigartig ist auch das Sterben jedes Menschen. Viele Erfahrungen zeigen, wie sich im Sterben das gelebte Leben widerspiegelt und noch einmal konzentriert. Dies gilt auch für die Erfahrungen in der Sterbebegleitung schwerstbehinderter Menschen. Es mag ein plötzlicher, unerwarteter und schneller Tod sein, der eine längere Sterbebegleitung verhindert. Für den Sterbenden, für unseren Abschied und für unsere Trauer ist dies nicht unproblematisch, denn es fehlt die innere Vorbereitung auf den Abschied. Der Verlust eines Menschen, mit dem man eng verbunden lebte, bedeutet für alle Betroffenen einen tiefen Einschnitt in das eigene Leben und Lebensgefühl. Vormals enge Bindungen werden im Prozess des Sterbens und der Trauer verändert und gelöst. Dies braucht Zeit, und so ist ein plötzlicher Tod eher problematisch für die, die »zurückbleiben«. Es mag auch fraglich sein, ob es für den Sterbenden »gnädig ist«, ohne Abschied zu scheiden. Für Sterben, Abschied und Trauer jedenfalls braucht es eine »innere Zustimmung«, die Bereitschaft dazu muss wachsen; Sterben will »erlebt« sein. Dies gilt auch für Menschen mit Behinderungen und ihre Begleitung.[9]

### Gemeinsame Begleitung – Sterbebegleitung im Team

Die Sterbebegleitung schwerstbehinderter Menschen ist in der Regel professionell organisiert, nach Möglichkeit mit Beteiligung der Angehörigen und Bekannten.[10] Rechtzeitige Absprachen und die Organisation der Sterbebegleitung sind wichtige Aufgaben. Dienstpläne werden die besonderen Erfordernisse fixieren und Fachdienste, z. B. der medizinische und pastorale Dienst, werden beteiligt. Eine zentrale Rolle spielen die vertrauten Bezugspersonen, die die besonderen Erfordernisse benennen können. Dies gilt auch, wenn ein Krankenhaus oder ein Hospiz die Orte der Sterbebegleitung sind. Auch dort ist man auf die besondere Beteiligung der Bezugspersonen schwerstbehinderter Menschen angewiesen. Sie werden nach Möglichkeit die Brücken der Kommunikation bauen und die Sterbenden begleiten. Sterbebegleitung schwerstbehinderter Menschen ist Teamarbeit, die koordiniert werden muss. Es gilt, Vereinbarungen zwischen den Beteiligten zu treffen und Zuständigkeiten zu benennen und zu klären.

### Erfahrungsbericht I: Die Sterbebegleitung bei Hilde B.

Hilde B. lebt schon lange Jahre in einem Haus der Behindertenhilfe. Jeder kennt sie. Hilde B. kann nicht sprechen, jedenfalls nicht in ganzen Sätzen. Es sind einzelne Wörter, die ihr zur

Verfügung stehen, ihr Wortschatz ist begrenzt. Mit ihren Fingern deutet sie auf das, was ihr wichtig ist. Wenn sie mich sieht, sagt sie manchmal »Kirche« oder sie zeigt nach oben, das bedeutet »Gott«. Hilde B. erkrankt schwer, verlässt ihr Zimmer und Bett nicht mehr. Mehrere Krankenhausaufenthalte führen zu keiner Besserung. Alle medizinischen Anzeichen besagen, dass Hilde B. bald sterben wird. Die Wohngruppe organisiert die besondere Pflege und Versorgung von Hilde B. Sie soll – so ist der Wunsch – nicht wieder ins Krankenhaus, sondern nach Möglichkeit »zu Hause« sterben. Die vertrauten Menschen und die vertraute Umgebung geben ihr Ruhe und Sicherheit. Sie ist angewiesen auf Menschen, die »ihre Sprache« kennen und verstehen und auch Veränderungen wahrnehmen. Hilde B. durchlebt verschiedene Phasen des Sterbens, ihr Zustand verschlechtert sich mehr und mehr. Eine besondere Zeit der Begleitung beginnt. Wir erleben, wie wichtig ihr unsere Anwesenheit und Nähe ist. MitarbeiterInnen und auch MitbewohnerInnen schenken ihr Zeit und Aufmerksamkeit. Wir sind still bei ihr oder sprechen sie an, erzählen, was im Haus Wichtiges passiert, wir lesen, wir singen, wir hören Musik und versuchen, ihre Wünsche zu erspüren. Ihre Ruhe- und Schlafphasen werden spürbar größer. Wir lassen sie jetzt auch bewusst allein, ohne zu vergessen, immer wieder nach ihr zu sehen. Manchmal wartet sie stumm, aber erwartungsvoll. Dabei wird sie immer schwächer. Wir begrenzen die Zahl der Begegnungen, dafür werden sie noch intensiver und noch aufmerksamer. Wir achten auf »ihre« Signale, die uns vertraut sind oder befremden: »Augen-Blicke« reichen uns zur Verständigung. Als ich sie zum letzten Mal sehe, bleibt sie stumm, aber ihr Zeigefinger zeigt nach oben. Wenige Stunden später ist Hilde B. gestorben. Der Abschied vom Leben war ein Prozess, eine besondere und intensive Zeit der Begleitung, die uns geschenkt wurde, eine Zeit der Nähe und des Abschieds, gekennzeichnet durch besondere Formen der Verständigung und gemeinsamer Begleitung im Team der Sterbebegleitung.

### Erfahrungsbericht II: Die Sterbebegleitung bei Alexander S.

Gestern war noch alles wie immer. Ein ganz normaler Tag im Leben von Alexander S. Aufwachen und »aufstehen«, mit dem Rollstuhl ins Bad, anziehen, dann das Frühstück in der Wohngruppe. Danach der Weg zur Arbeit. Dort bemerken Mitarbeiterinnen und Mitarbeiter, dass mit Alexander S. »etwas nicht stimmt«. Man schickt ihn zur Untersuchung ins Krankenhaus. Wichtig für Alexander S. ist die Begleitung durch eine Mitarbeiterin ins Krankenhaus. Sie kennt Alexander S. seit Jahren und weiß um seine Einschränkungen. Sie genießt sein Vertrauen; sie bleibt in seiner Nähe. Noch am selben Tag wird er operiert. Ich sehe Alexander S. erst auf der Intensivstation wieder, wo er ohne Bewusstsein ist. Um ihn herum die Apparate mit ihren Funktionen, Signalen und Geräuschen. Jetzt, so denke ich, unterscheidet sich Alexander S. in nichts von all den anderen Menschen, die hier meist ohne Bewusstsein liegen. Die Besonderheiten seiner Mehrfachbehinderungen sind nicht mehr erkennbar. Das Besondere und Charakteristische, das Alexander S. kennzeichnete, fehlt. Still bleibe ich eine ganze Weile bei ihm, berühre leicht seine Hand. Ab und zu spreche ich leise zu ihm. Schließlich bete ich und segne Alexander S., dann verabschiede ich mich. In der folgenden Nacht verstirbt Alexander S. Niemand, der zu seinem Lebensumfeld gehörte, hat sich wirklich von ihm verabschieden können, daher mag keiner glauben, was geschehen ist: Alexander S. ist gestorben. Tags darauf findet in seiner Wohngruppe eine »Verabschiedung« ohne ihn statt. Wir alle spüren, wie schwer uns der Abschied von ihm fällt. Der Tod hat uns überrascht. Trauer und Abschied beginnen abrupt und müssen gemeinschaftlich organisiert werden. Die Teamarbeit ist jetzt nicht die Sterbe-, sondern die Trauerbegleitung.

*Orte und Wege der Begleitung*

## Unterschiedliche Erfahrungen – die Abschiede von Hilde B. und Alexander S.

Auch das schnelle Sterben braucht Begleitung. Für Alexander S. war es wichtig, in seiner akuten Notsituation durch eine Bezugsperson begleitet zu werden. Die schnelle Verschlechterung seines Zustandes, die Einweisung, die Vorbereitung auf die Operation verunsicherten und waren für ihn extrem beängstigend. So konnte nur einer vertrauten Bezugsperson, die um die besonderen Bedürfnisse und Kommunikationsformen von Alexander S. wusste und sein Vertrauen besaß, die Begleitung gelingen. Die Erfahrungen zeigen, dass schwerstbehinderte Menschen in solchen Extremsituationen noch intensiver auf eine nahe Begleitung angewiesen sind als andere Menschen, da sie in ihrer Kommunikationsfähigkeit eingeschränkt sind. Unbekannte Menschen und fremde Umgebung, die Massivität der Ereignisse produzieren starke Verunsicherung und Angst. Auch wenn nicht vorhersehbar war, dass die Begleitung von Alexander S. zur Begleitung eines Sterbenden wurde, zeigt das Beispiel, wie Lebens- und Sterbebegleitung in der Behindertenhilfe zusammengehören. Nur wer »die Sprache kennt« und »Vertrauen genießt« kann tröstend Beistand leisten. Deshalb gilt: Lebensbegleitung ist in der Behindertenarbeit die Voraussetzung für gelingende Sterbebegleitung.

Ähnliches gilt auch für die Sterbebegleitung von Hilde B. Auch hier waren es die vertrauten Menschen ihres Lebensumfeldes, die sie tröstend im Sterbeprozess begleiteten. Sie »verstanden« Hilde B. und ihre Bedürfnisse, weil sie Hilde B. kannten, Veränderungen wahrnahmen und darauf entsprechend reagieren konnten. Für Hilde B. war es wichtig, dass sie in ihrer vertrauten Umgebung bleiben konnte. Hier hatte sie bis zuletzt ihren Platz und wurde »verstanden«. Vertraute Begleitung war vor Ort leichter zu organisieren. Hier war auch der Ort des Abschieds für die Menschen aus ihrem Lebensumfeld. Gelingende Sterbebegleitung bedeutet auch: einen gelingenden Einstieg in die Trauerarbeit! Dies gilt insbesondere für die Mitbewohnerinnen und Mitbewohner einer Einrichtung in der Behindertenhilfe. Hier zeigt sich, dass Sterbe- und Trauerbegleitung Teamarbeit ist.

## WORAUF ES ANKOMMT – LEBEN UND STERBEN GEHÖREN ZUSAMMEN

### Erfahrungen

Die Erfahrungen in der Sterbebegleitung schwerstbehinderter Menschen sind vergleichbar den Erfahrungen in der Sterbebegleitung insgesamt.[11] Freilich fokussiert sich die Aufmerksamkeit der Begleitung auf die speziellen Bedingungen, die den schwerstbehinderten Menschen und sein Leben kennzeichnen.[12] Es sind die höchst individuellen Eigenschaften seines Lebens und seiner Persönlichkeit, die in der Sterbebegleitung bestimmend werden und besondere Aufmerksamkeit und Assistenz erfordern. Gefordert ist in der Sterbebegleitung eine doppelte Vertrautheit: das besondere Wissen um die Charakteristiken des schwerstbehinderten Menschen und die Erfahrung einer qualifizierten Sterbebegleitung. Hier gilt es angemessene Formen einer besonderen Verständigung und Nähe zum schwer behinderten Menschen zu finden. Dies sind – wie schon in früheren Lebensabschnitten – spezielle Formen der Verständigung, die die individuellen Bedürfnisse des konkreten Menschen und seines Lebens berücksichtigen.

## Mut zur Sterbebegleitung – Begegnung mit dem Leben

Die Zeit der Sterbebegleitung ist die letzte Phase des Erlebens und Zusammenlebens mit einem Menschen. Das macht diese Zeit besonders wertvoll, denn sie führt uns zur Reflexion über unser Zusammenleben und leitet zum Abschied und zur Trauer über.[13] Wir begegnen in größerer Intensität den existenziellen Fragen des eigenen Lebens. Zeit und Nähe haben eine besondere Wertigkeit, und zwar für alle Beteiligten. Alle diese Erfahrungen gelten auch für die Sterbebegleitung von schwerstbehinderten Menschen, mit denen uns intensive Lebens- oder Arbeitsbeziehungen verbinden. Sterbebegleitung ist intensive Begegnung mit dem Geheimnis menschlichen Lebens und menschlicher Existenz.[14] Indem wir die Würde eines Menschen achten, den wir im Sterben begleiten, finden wir eine Achtsamkeit, die sich auf alle Menschen erstreckt.

[1] Vgl. dazu Daniel Goleman: Emotionale Intelligenz, München 2002, bes. S. 127 ff.
[2] Vgl. dazu Johanna Kuriæ/Josef Raischl (Hg.): nahe sein, loslassen. Spirituelle Erfahrung in der Begleitung von Sterbenden, Freiburg 2003.
[3] Vgl. dazu a.a.O., Art. E. Eilert: Der Mensch ist mehr als nur Patient. Fachlichkeit und Spiritualität.
[4] Vgl. dazu Naomi Feil: Validation in Anwendung und Beispielen, München 2001, S. 42 ff. und auch dies.: Validation. Ein Weg zum Verständnis verwirrter alter Menschen, München 2000.
[5] Vgl. dazu Naomi Feil: Validation in Anwendung und Beispielen, München 2001, S. 48 ff.
[6] Vgl. dazu Wolfgang Zielke: Sprechen ohne Worte. Mimik, Gestik, Körperhaltung. Eine Einführung in die Kinesik, Herrsching 1992.
[7] Vgl. dazu Carola Otterstedt: Sterbenden Brücken bauen. Symbolsprache verstehen und auf Körpersignale achten, Freiburg 2001, S. 30 ff.
[8] Vgl. dazu Elisabeth Kübler-Ross: Verstehen, was Sterbende sagen wollen. Einführung in ihre symbolische Sprache, Gütersloh 1995, bes. S. 9 ff.
[9] Vgl. dazu Monika Specht-Tomann/Doris Tropper: Bis zuletzt an deiner Seite. Begleitung und Pflege schwer kranker und sterbender Menschen, Stuttgart 2003.
[10] A.a.O., S.12.
[11] Vgl. dazu auch Monika Specht-Tomann/Doris Tropper: Bis zuletzt an deiner Seite. Begleitung und Pflege schwer kranker und sterbender Menschen, Stuttgart 2003. Und auch: Monika Specht-Tomann/Doris Tropper: Zeit des Abschieds. Sterbe- und Trauerbegleitung, Düsseldorf 2000.
[12] Vgl. dazu Edeltraud Antonczyk/Christiane Dommach: Was ich bei der Begleitung kranker und sterbender Menschen wissen muss, Gütersloh 2003, S. 78 ff.
[13] Vgl. dazu auch: Helmuth Beutel (Hg.): Sterben – eine Zeit des Lebens. Ein Handbuch der Hospizbewegung, Stuttgart 1996, bes. S. 48 ff.
[14] Vgl. dazu Elisabeth Kübler-Ross: Verstehen, was Sterbende sagen wollen. Einführung in ihre symbolische Sprache, Gütersloh 1995, bes. S. 9 ff.

*Anette Ester*

# Palliative Care für alte Menschen

<small>PERSPEKTIVEN ANHAND EINES NORWEGISCHEN MODELLPROJEKTES</small>

*Eine medizinische Revolution hat dazu beigetragen, das Lebensalter unserer ältesten Mitbürger zu verlängern, ohne die Würde und die Sicherheit in diesen späten Jahren zu bewahren. (John F. Kennedy, 1961)*

Palliative Care ist die ganzheitliche Betreuung von unheilbar Kranken. Das Ziel der Behandlung ist Lebensqualität und nicht Heilung. Dabei arbeiten typischerweise verschiedene, auch nichtmedizinische Fachgruppen Hand in Hand. Das Konzept der Palliative Care oder auch Hospice Care ist in England entstanden und galt ursprünglich vorwiegend für Tumorkranke. Von dort hat es sich in Teilen Europas und der Welt ausgebreitet. In Deutschland entstanden vor allem in den letzten zwanzig Jahren Hospize oder Hospizvereine in allen Bundesländern. Diese Angebote richten sich aber vorwiegend an jüngere Patienten. Mit ziemlicher Sicherheit findet ein sehr alter, chronisch kranker Mensch ohne Krebserkrankung hier keine Aufnahme. Die Begründung dafür lautet, dass ein alter Mensch ja auch einen Platz in einem Pflegeheim bekommen kann, während man das einem jungen nicht zumuten will. Einerseits vielleicht richtig, jedoch stellen sich von hier aus einige gravierende Fragen an die Gesellschaft. Garantieren wir eine qualifizierte, gleichgestellte und den Bedürfnissen der Pflegebedürftigen entsprechende Versorgung auch in den Pflegeheimen? Entgehen wir dem Vorwurf, eine Zweiklassenmedizin anzubieten? Sind wir auf die um ein Vielfaches größeren Herausforderungen vorbereitet, die in den nächsten Jahrzehnten auf uns zukommen werden?

In Deutschland, wie in allen westlichen Industrienationen, hat sich der Anteil von Kindern und jungen Menschen an der Bevölkerung deutlich verringert. Parallel dazu stieg die Zahl der alten und sehr alten Menschen. Als Bild wird hier gerne eine Bevölkerungspyramide gezeigt. Unten die breite Basis der vielen Jungen, oben die Spitze und kleine Zahl der Hochbetagten. Diese Pyramide hat sich in den letzten zweihundert Jahren nahezu auf den Kopf gestellt. Es gibt rückläufige Geburtenzahlen, während die Lebenserwartung weiter steigt. Das heißt, wir müssen jetzt dafür sorgen, dass wir das Wissen erwerben, das wir für die Palliative Care für Alte brauchen und junge Menschen darin ausbilden, Palliative Care praktizieren zu können. Wir müssen jetzt dafür sorgen, die Anzahl von Einrichtungen zu schaffen, die notwendig sind, und dafür, dass die Palliative Care für alte Menschen auf die gesellschaftliche Tagesordnung kommt. Sollten wir keinen besseren Grund dafür finden, so könnte ein ausreichender Antrieb, dies zu tun, der Eigennutz sein. Wir selbst werden mit hoher Wahrscheinlichkeit bald, oder sehr bald, vollständig abhängig sein von Pflege, in einem Pflegeheim, für das wir direkt oder indirekt mit verantwortlich sind.

Praxismodelle sind wichtig, um alternative Wege zu erproben. Ein Modellprojekt, das dokumentiert, dass und wie Palliative Care im Pflegeheim realisiert werden kann, soll im Folgenden vorgestellt werden. Das Ziel des Handelns ist in der Palliative Care, wie bereits erwähnt, Erhaltung der Lebensqualität in möglichst umfassendem Sinne. Ob Patientinnen und Patienten auch in der letzten Phase ihres Lebens noch eine Form von Lebensqualität erleben, zeigt sich für sie in erster Linie in ihrer unmittelbaren Lebenserfahrung. Die Darstellung orientiert sich darum an einigen elementaren Lebensbereichen aus Sicht der Patienten: Essen und Trinken, Gehen und Stürzen, Schmerzen, beängstigende Symptome in der

Sterbephase, Reden können über den näher rückenden Tod, sowie Rituale nach dem Tod eines Patienten als Hilfe für trauernde Hinterbliebene und das Team. Ausführlich wird dabei jeweils auch der Umgang der pflegerisch Tätigen mit diesen Themen beschrieben. Dazu kommt eine Aufstellung über einige wesentliche Medikamente, die in unserem Haus in diesem Zusammenhang Verwendung finden.

## DAS HAUS – BERGEN RØDE KORS SYKEHJEM

Das Røde Kors Sykehjem (Rote-Kreuz-Pflegeheim) in Bergen ist Norwegens größtes Pflegeheim und inzwischen ein Zentrum für geriatrische Palliativmedizin. Hier leben 208 Patienten, 90 % davon sind Frauen. Das durchschnittliche Lebensalter beträgt etwa 88 Jahre. Die allermeisten unserer Patienten sterben hier, etwa die Hälfte innerhalb des ersten Jahres nach Erhalt des Platzes. Alle Patienten sind chronisch krank. Eine aktuelle nationale Untersuchung ergab eine durchschnittliche Zahl von sechs bis sieben Diagnosen pro Patient. Gut zwei Drittel aller Bewohner leiden an einer mehr oder minder fortgeschrittenen Demenzerkrankung. Als Angebot für Demenzkranke, bei denen Verhaltensänderungen eine Herausforderung darstellen, gibt es zwei Stationen mit kleinen Gruppen, höherem Personalschlüssel (1:1) und besonderer Fachkompetenz. Daneben bietet eine geriatrische Tagesklinik mit 45 Plätzen Hilfe und Sicherheit für Kranke, die noch zu Hause wohnen können, und deren Angehörige. Auf der Kurzzeitpflegeabteilung mit 14 Plätzen steht die intensive Rehabilitation von Patienten nach Operationen oder Schlaganfällen, aber auch die Entlastung von Patienten und pflegenden Angehörigen und nicht zuletzt die Beurteilung der medizinischen und häuslichen Situation durch das multidisziplinäre Team im Vordergrund. Innerhalb von wenigen Wochen werden die Patienten intensiv untersucht, Therapien eingeleitet oder umgestellt. Vielfältige Hilfsmittel werden angepasst, oft auch kleinere bauliche Änderungen im häuslichen Bereich in die Wege geleitet. Es wird beurteilt, wo und auf welche Weise ein Patient in Zukunft am besten betreut werden kann. An dieser Stelle ist die Klinik am engsten mit den ambulanten Pflegediensten, den niedergelassenen Kollegen, den Krankenhäusern und sonstigen kommunalen Diensten verknüpft. Der Personalstamm der Einrichtung setzt sich hauptsächlich aus ausgebildeten Krankenschwestern und -pflegern, oft mit Zusatzqualifikation z. B. in Geriatrie, und aus ausgebildeten Pflegeschwestern zusammen (Pflegeschlüssel 0,68). Daneben arbeiten aber auch, vor allem im Sommer – wenn alle Norweger gleichzeitig Ferien machen – ungelernte Aushilfen. Ansonsten besteht das multidisziplinäre Team aus drei Fachärztinnen in voller Stellung, einem Seelsorger (80 %), einer Sozialarbeiterin (100 %), einer Psychologin (60 %), vier Physiotherapeutinnen, drei Ergotherapeutinnen, zwei Beschäftigungstherapeutinnen und nicht zuletzt 70 engagierten Ehrenamtlichen.

Seit Juni 2000 gibt es im Haus eine Palliativstation mit acht Betten. Dies war Bergens erste Palliativstation und sie ist eine von vieren in ganz Norwegen. Ganz bewusst wurde sie in einem Pflegeheim eingerichtet und nicht an ein Krankenhaus angegliedert. Die Plätze sollen vorwiegend alten Menschen zugute kommen, für die es auch in Norwegen traditionell wenige oder keine palliativmedizinischen Angebote gibt. Hierher kommen vor allem krebskranke Patienten zum Teil von zu Hause, oft auch zugewiesen von Krankenhäusern. Für sie gibt es keine heilende Behandlung mehr. Da die Patienten aber zusätzlich zur Tumorkrankheit fast immer chronische Erkrankungen haben, braucht es breit gefächerte und spezifische Fachkenntnisse, um die vielen quälenden Symptome gut zu behandeln.

Warum überhaupt eine Palliativstation am Pflegeheim? Man kann sie als Kernstück des fünfjährigen Projektes »Hospice og palliative care for gamle« (Hospiz- und Palliativmedizin für alte Menschen) bezeichnen. Mit ihrer Etablierung sollte zum einen auf die dramatische Versorgungslücke in diesem Bereich reagiert werden. Zum anderen soll die Station als Kristallisationspunkt für Wissen und Erfahrung in der gesamten Rote-Kreuz-Klinik wirken. Dies gelingt z. B. durch die enge personelle Verknüpfung, vor allem des ärztlichen Dienstes. Die drei fest angestellten Ärztinnen des Hauses arbeiten gleichzeitig auf der Palliativstation und in den anderen Abteilungen. Zum Dritten wird hier mit erheblichem Aufwand unterrichtet, dokumentiert und geforscht. Wo liegen die Probleme unserer alten Patienten im palliativmedizinischen, aber auch sozialen und seelischen Bereich? Welche Behandlungsmethoden sind sicher und erfolgreich bei Hochbetagten einsetzbar? Wie kann Problemen wirksam vorgebeugt werden? Zum Vierten ist die Palliativstation ein Ort für Hospitationen auf nationaler und internationaler Ebene. Erkenntnisse, die hier gesammelt werden, fließen ein in Kurse, Vorträge, Kongresse und Veröffentlichungen auf lokaler, nationaler und europäischer Ebene. Dadurch wurden viele tausend TeilnehmerInnen erreicht. Die Arbeit der Palliativabteilung wurde im Jahr 2002 vom norwegischen Gesundheitsminister mit dem »Det Nytter Pris« ausgezeichnet. Ergebnisse und wichtige Inhalte des Projektes werden nun in einen europäischen Zusammenhang gestellt, weil der Projektleiter Stein Husebø von der Universität Wien aus das Forschungs-, Unterrichts- und Interventionsprojekt »Dignity for the old« betreut.

## ESSEN UND TRINKEN – »... HÄLT LEIB UND SEELE ZUSAMMEN«

Frau Mikkelsen ist 85 Jahre alt. Bei uns im Haus ist sie seit einem halben Jahr. Sie wog bei Ankunft 39 Kilo, hatte also einige Kilo Untergewicht, war abgemagert. Frau Mikkelsen hat bei ihrer Tochter gewohnt, die sich liebevoll um sie kümmerte. So hat diese trotz eigener Berufstätigkeit alles versucht, um der Mutter das Leben zu Hause zu ermöglichen. In Norwegen hungert man nicht, es gibt genügend zu essen. Aber Frau Mikkelsen ist demenzkrank. Sie war oft so unruhig, immer in Bewegung. Da blieb einfach keine Zeit zum Essen. Tagelang, auch bei uns, ist die Patientin auf und ab gegangen, mit Blasen an den Füßen. Und nur die Erschöpfung ließ sie ein paar Stunden schlafen.

Demenz ist eine tödlich verlaufende Krankheit. Nicht alle Demenzkranken sind unruhig, aber viele nehmen ab. Die zunehmende Vergesslichkeit führt dazu, dass vielleicht zuerst das Einkaufen schwer fällt, dann das Kochen, oder nur Aufwärmen von Mahlzeiten, das Schneiden von Brot. Schwer demenzkranke Patienten wissen manchmal nicht mehr, wie das geht: Essen – zuerst kauen, dann schlucken.

Ernährung und Essen sind grundlegend wichtig für alle unsere Patienten im Haus. Gut Zweidrittel sind mehr oder weniger stark dement, circa ein Drittel leidet an den Folgen eines Schlaganfalles mit Lähmung eines Armes oder an Schluckbeschwerden. Wie begegnen wir diesen Problemen? Die Stichworte sind: Zeit, noch mehr Zeit, Gesellschaft beim Essen und das richtige Essen. Die Antwort lautet jedenfalls nicht: Magensonde, im Bett liegen und die Ernährungspumpe für die Sondenkost laufen lassen.

Unsere Patienten bekommen mindestens fünf Mahlzeiten am Tag. Frühstück, Obst um 11 Uhr, Mittagessen, Kaffe und Kuchen, Abendessen. Doch auch am späteren Abend gibt es immer belegte Brote oder andere Kleinigkeiten zu essen. Können die Bewohner nicht schlafen, stehen sie auf und setzen sich in den Gemeinschaftsraum, um vielleicht noch etwas zu essen, oder trinken eine heiße Milch. Denen, die nicht aufstehen können, wird auch nachts Essen gereicht. Die Zeit vom Abendessen bis zum Frühstück kann lang sein und ein satter

Mensch schläft besser. Wir haben den Luxus einer eigenen Küchenabteilung, die traditionelles, norwegisches Essen kocht, das die Bewohner lieben (solange es nur oft genug Kartoffeln und Fisch gibt und nie Reis, oder gar Salat). Fast alle Patienten stehen auf oder werden aus dem Bett geholt und sitzen dann, viele im Rollstuhl, miteinander in kleiner, fester Tischgesellschaft. Im Zusammensein mit anderen isst man lieber und mehr. Die Mahlzeiten sind Treffpunkte für Gespräche und Information (am Morgen wird z. B. aus der Tageszeitung vorgelesen). Das Pflegeheim ist ja das Zuhause für die Bewohnerinnen und die Mahlzeiten sind wichtige Ankerpunkte im Alltag. Hier sitzen Freundinnen zusammen und finden kein Ende im Gespräch, dort werden Gesundheitstipps ausgetauscht und sich gegenseitig aufgemuntert. Doch es wird auch gestritten und geschimpft. Es gehört zur Politik des Hauses, dass die Angestellten – wo möglich – am Tagesablauf der Patientinnen teilnehmen. Das kann jedoch auch missverstanden werden. Unser Seelsorger hatte sich die Zeit genommen, zwei Mal in der Woche am Frühstück auf einer bestimmten Abteilung teilzunehmen. Dort gab es viel Unruhe und Streit unter den Patienten, das Personal war erschöpft, die Stimmung allgemein schlecht. Die Anwesenheit des Pfarrers war ein Punkt im Plan, die Situation auf der Station zu bessern. Er war ein immer gern gesehener Gast, doch musste er einmal die Frage beantworten, wie lange er noch Zeit hätte, wann er denn heute anfangen würde zu arbeiten.

Fast alle Patienten brauchen Hilfe, viele müssen gefüttert werden. Dazu setzt sich die Pflegerin. Da dauert eine Mahlzeit, so wie bei uns Gesunden auch, fünfzehn, zwanzig Minuten, manchmal mehr. Die Patienten haben Zeit zu kauen, zu schlucken. Dies ist ein ökonomischer Faktor und schafft Personalkosten. Zurzeit hat nur eine unserer über zweihundert Patienten eine Magensonde. Einige wenige hatten eine Sonde in einer Übergangsphase, z. B. der allerersten Zeit nach einem Schlaganfall. Doch der gemeinsame Einsatz der Patienten, der Pflegenden und Ergotherapeuten, oft auch der Angehörigen führt fast immer dazu, dass die Sonde überflüssig ist. Erlebt man dies, muss man die Frage stellen, warum in Deutschland Magensonden inzwischen fast automatisch gelegt werden und man ohne eine solche mancherorts keinen Platz im Pflegeheim bekommt. Können wir es verantworten, auf Grund ökonomischer Zwänge, unsere pflegebedürftigen Alten mit Sondenkost zwangszuernähren, statt sie selbst essen zu lassen? Mit allen negativen Folgen für ihre körperliche und seelische Gesundheit.

In diesem Zusammenhang soll noch die Bedeutung einer guten Zahnpflege und regelmäßiger zahnärztlicher Untersuchung und Behandlung betont werden. Zahnprothesen müssen passen, Pilzerkrankungen im Mund müssen erkannt und behandelt werden.

Es gibt Medikamente, die Appetitlosigkeit nach sich ziehen. Diese müssen abgesetzt werden.

Die Ernährung, das Essen und Trinken, ist mehr als die Aufnahme von Kalorien und Vitaminen. Es ist so, wie im Sprichwort genannt, etwas, was Leib und Seele zusammenhält und wurde deshalb an den Anfang gestellt. Essen die Patienten selbst, so bleibt ein regelmäßiger und wichtiger Teil ihrer Selbstständigkeit und Selbstbestimmung aufrechterhalten. Dies ist – weit über den Bereich der Ernährung hinaus – eine Grundlage von Würde und Wohlbefinden. Und je weniger ein Mensch noch selber kann, desto wichtiger ist die verbleibende Autonomie.

Frau Mikkelsen hat inzwischen sechs Kilo zugenommen. Ein paar ihrer Röcke spannen sogar ein bisschen über dem Bauch. Wir konnten mit einem Medikament ihre innere Unruhe behandeln. Unsere Patientin geht jetzt ihre täglichen Spaziergänge und Ausflüge und nicht mehr ununterbrochen. Zum Essen hat sie wieder Zeit und Ruhe. Anfangs, bis wir das richtige

Medikament für sie gefunden haben und es wirkte, ging abwechselnd immer eine Pflegerin mit ihr und fütterte Frau Mikkelsen »unterwegs«. Sie bekam neue, bequeme Schuhe. So verschwanden die Blasen an den Füßen und der Gang wurde sicherer. Frau Mikkelsen wurde ausführlich und fortlaufend ärztlich und psychologisch untersucht. Viele Teamgespräche waren notwendig, um eine Diagnose zu stellen und die richtige Therapie zu finden. Ein hartes Stück Arbeit, das sich gelohnt hat.

## Gehen und Stürzen – Ich bestimme selbst, wohin ich gehe

Frau Hellesø ist, fast neunzigjährig, Patientin auf unserer Kurzzeitpflegeabteilung – und das nicht kurz, sondern schon seit dreieinhalb Monaten. Sie ist zu Hause über eine Türschwelle gestolpert, gefallen und hat sich die Hüfte gebrochen. Sie wurde operiert und kam zur Nachbetreuung zunächst in eine kleine orthopädische Klinik. Dort machte die Rehabilitation aber keine Fortschritte. Frau Hellesø konnte schmerzbedingt nicht am »vorgeschriebenen« Programm teilnehmen. Nach Hause konnte sie nicht zurück, da sie alleine lebt und nun vollständig pflegebedürftig war. Feste Pflegeheimsplätze sind auch in Norwegen rar, wenn möglich, sollte doch noch eine Rehabilitation versucht werden. Deshalb kam die alte Dame zu uns. Frau Hellesø war anfangs nicht »der Sonnenschein« auf unserer Station, im Gegenteil. Sie war eher das, was man vorsichtig mit »eine Herausforderung« umschreibt. Ununterbrochen klingelte sie, sie klagte über alle und alles, nichts war ihr recht zu machen, das Essen schlecht, die Mitpatientin unmöglich, die Pflegerinnen grob, die Ärzte inkompetent, die Matratze zu hart und zu weich – kurz gesagt, Frau Hellesø war todunglücklich. Am meisten machten ihr aber die Schmerzen in der operierten Hüfte zu schaffen. Alles war kontrolliert worden, alles o.k., lautete der Bescheid. Doch wie sich herausstellte, war diese Aussage falsch. Eine neue Röntgenaufnahme konnte beweisen, dass die Hüfte nicht geheilt war und eine neue Operation erfolgen musste, bevor eine schmerzfreie Belastung möglich sein würde. Doch Frau Hellesø weigerte sich mitzumachen. Sie sei zu alt. Es ginge ihr zu schlecht. Also haben wir nach Kenntnis des neuen Röntgenbefundes zuerst einmal die Therapie umgestellt. Statt das Gehen zu trainieren, wurde die Patientin so gut wie möglich entlastet. Nun konnte auch eine stabile medikamentöse Schmerzbehandlung gefunden werden. Frau Hellesø wurde regelrecht aufgepäppelt. Mit der Zeit kam auch das Vertrauen zu den Mitarbeitern. Eines Tages sagte sie: Ich möchte so gerne alleine auf die Toilette gehen können. Das war der Wendepunkt. Wir setzten einen Termin zur Besprechung der weiteren Behandlung fest. Dazu kam die Tochter aus Schweden, der Sohn aus dem Süden des Landes angereist. Erstmals hier hat uns die Patientin erzählt, warum sie die Operation bisher abgelehnt hatte. Es war die Angst vor der Zeit danach. Das Gehtraining in der orthopädischen Klinik war schrecklich schmerzhaft gewesen, ein Albtraum. So etwas wollte sie um keinen Preis mehr erleben. Aber abhängig sein von anderen, nicht mehr nach Hause können, das wollte sie auch nicht.
Sie wurde nochmals operiert. Die Operation glückte. Nach drei Tagen war Frau Hellesø wieder bei uns. Jetzt ging die Rehabilitation voran. Wie versprochen haben wir der Patientin viel Zeit dabei gelassen. Nach drei Wochen konnten die Schmerzmittel ganz abgesetzt werden. Frau Hellesø hat es geschafft. Sie kann alleine zur Toilette gehen. In kurzer Zeit wird sie wieder in ihre Wohnung zurückkehren können. Sie ist ein Sonnenschein auf unserer Abteilung. Am liebsten würden wir sie nicht »gehen« lassen.

Selbst gehen zu können, bedeutet Autonomie. Ich bestimme, wohin ich gehe und wann ich gehe. Nicht selber gehen zu können, macht uns in elementaren Dingen abhängig vom guten

Willen, der Kompetenz und der Verfügbarkeit von anderen. Nicht selbst zur Toilette gehen zu können, bedeutet viel an Würdeverlust. Man ist gezwungen, um Hilfe bitten zu müssen, warten zu müssen.

Wir versuchen in unserer Klinik, die Patientinnen und Patienten aktiv zu mobilisieren. Die Physiotherapeuten bieten Kräftigungs- und Balancetraining an. Die Ergotherapeuten sorgen für optimal ausgewählte und angepasste Gehhilfen. Das Pflegepersonal weiß, dass möglichst alle Patienten, die das können, zu den Mahlzeiten aufstehen sollen. Die Ehrenamtlichen begleiten die Bewohner oft auf kleineren Spaziergängen und Ausflügen. Die Beschäftigungstherapeutinnen bieten Aktionen und regelmäßige Gesellschaften außerhalb der Station an.

Wenn alte Menschen alleine aufstehen und herumlaufen, besteht aber auch immer die Gefahr, dass sie stürzen können. Wir versuchen, damit ebenfalls aktiv umzugehen. Anders als in allen Krankenhäusern ist es in norwegischen Pflegeheimen nicht üblich, Stürze und die Folgeschäden zu dokumentieren. Im Rahmen des Projektes wurde eine verpflichtende, standardisierte Dokumentation durch ein übersichtliches Meldeprotokoll eingeführt. Gleichzeitig bildete sich eine interdisziplinäre Arbeitsgruppe, um vorbeugende Maßnahmen zu finden und einzuführen. Es wurden Handläufe in den Gängen angebracht, bzw. in der Höhe verändert. Griffe in den Toiletten sorgen für Stabilität beim Setzen und Aufstehen. Vor den Betten und Waschbecken helfen aufgeraute Stellen (durch einfaches Aufkleben entsprechender Bänder) das Ausrutschen zu verhindern. Wir achten auf die passenden Schuhe unserer Bewohnerinnen und verwenden Hüftschutzpolster. Dies und einiges mehr hat dazu beigetragen, dass die Zahl der Stürze und Zahl der Knochenbrüche bei unseren Patienten deutlich zurückgegangen ist. Ein nicht zu unterschätzender Beitrag ist auch das Absetzen von Medikamenten. Untersuchungen belegen, dass der Gebrauch von mehr als drei Medikamenten die Gefahr von Stürzen bei alten Menschen deutlich erhöht. Dabei ist fast keine Medikamentengruppe ausgenommen. Besondere Vorsicht ist jedoch geboten bei Beruhigungsmitteln, Neuroleptika, Diuretika und einigen blutdrucksenkenden Mitteln. Der Einsatz dieser Medikamente muss, anders als vielerorts üblich, sehr kritisch gegenüber der für alte Menschen potenziell lebensgefährlichen Sturzgefahr abgewogen werden.

## SCHMERZEN – WENN ICH NICHT SAGEN KANN, DASS ES WEHTUT

Von einem alten Mann auf der Palliativstation haben wir wieder einmal erfahren, wie man Schmerzen, außer mit Medikamenten, auch begegnen kann. Herr Litland ist 85 Jahre alt. Vor zweieinhalb Monaten wurde er wegen Magenkrebs operiert. Keine Operation, die ihn heilen kann. Aber es wurde eine »Umgehungsstraße« von der Speiseröhre in den Darm für den Weg der Nahrung geschaffen. Damit soll sichergestellt werden, dass Herr Litland weiterhin essen kann, auch wenn der Tumor im Magen wächst. Leider war dieser bereits zu groß, als dass man ihn ganz entfernen konnte. Ich habe als Ärztin schon häufig Patienten mit dieser Erkrankung behandelt. Ich weiß, dass bei fortgeschrittenem Stadium die Patienten oft an erheblichen Schmerzen leiden.

Als Herr Litland vor vierzehn Tagen zu uns kam, habe ich ihn untersucht, auch den Bauch abgetastet. Tut das weh? Nein, kam die Antwort prompt mit einem strahlenden Lächeln. Aber um den Mund hat es doch gezuckt. Herr Litland ist tapfer, dachte ich. Er hat Schmerzen, aber versucht sie auszuhalten. Weil unser neuer Patient am liebsten gar keine Medikamente nehmen wollte, bekam er zunächst das Angebot, sich jederzeit melden zu können, um ein Schmerzmittel zu erhalten. Vielleicht muss er uns erst kennen, bevor er Hilfe annimmt? Nun nach zwei

Wochen kennen wir einander besser. Wir im Team wissen jetzt, dass Herr Litland niemals um etwas bittet. Im Gegenteil versichert er stets, wie gut es ihm gehe, und bedankt sich freundlich für alles. Wir haben gehört, wie auf diese Weise zu Hause die Situation unhaltbar wurde. Unverrichteter Dinge kehrten die Hauskrankenschwestern um, ohne dass sie hatten helfen dürfen. Als sein Zustand immer schlechter wurde, kam er ins Krankenhaus. Wir wissen auch, dass Herr Litland sehr vergesslich ist. Es ist wahrscheinlich, dass er zwischendurch »vergisst«, dass er immer wieder Schmerzen hat. Denn dass er tatsächlich welche hat, dafür gibt es erkennbare Anzeichen: eine »strenge« Falte auf der Stirn, der häufige Rückzug ins Bett, die Berührungsempfindlichkeit des Bauches usw.

Diese Beobachtungen haben wir im Team besprochen, uns eine Strategie überlegt. Sollte unser Patient vielleicht zu festen Zeiten ganz einfach ein Schmerzmittel angeboten bekommen? Könnte man damit diesen wahrscheinlichen Schmerzattacken vorbeugen? Das war ein Versuch wert.

Während der Visite setze ich mich zu Herrn Litland, höre, was er mir sagt, und erzähle dann, welche Gedanken wir uns machen, nenne ihm unseren Vorschlag. Er ist ein bisschen überrascht, es gehe ihm doch gut. Aber das mit den Schmerztabletten könne er schon versuchen. Also abgemacht? Plötzlich nimmt er meine Hand, küsst sie und will dann auch gerne einen Kuss bekommen. Während ich ihn umarme, verstehe ich seine »Lektion«. Unmittelbare Hilfe gegen Schmerzen und vieles andere, ganz nebenwirkungsfrei, durch menschliche Nähe und Liebe. So einfach ist das! Ein Kind, das sich wehtut, nehmen wir selbstverständlich in den Arm und trösten es. Das gleiche Rezept hilft auch den Älteren und Alten. Gerade als Spezialisten im medizinischen Bereich ist es wichtig, immer wieder die ganze Bandbreite der Therapiemöglichkeiten zu sehen, die medizinischen und außermedizinischen.

Die medikamentöse Schmerztherapie ist etabliert und es gibt eine Auswahl guter Medikamente. Auch solche, die für die Behandlung von chronischen und akuten Schmerzen bei alten Menschen geeignet sind. An dieser Stelle soll nicht auf einzelne Präparate und Dosierungen eingegangen werden. Stattdessen soll versucht werden, die besonderen Herausforderungen der Schmerzbehandlung alter Menschen aufzuzeigen. Wird ein junger Mensch gefährlich krank, so ist er oft Teil einer Familie, hat Angehörige, die sich um ihn kümmern, die selbst noch gesund sind. Ein junger Mensch leidet dabei oft nicht auch noch an anderen behindernden Erkrankungen, kann sich oft ausdrücken, sagen, was ihm fehlt, um Hilfe rufen. Ganz anders die von vielen Krankheiten und Gebrechen geplagten alten Patienten. Da gibt es mit zunehmendem Alter immer weniger Angehörige, die sich kümmern können, die die Pflege übernehmen und »Anwälte« für die Anliegen des Kranken sind. Ursachen dafür sind die geänderten Familienstrukturen, z. B. die kleineren Familien, das »Ausfallen« von pflegenden Angehörigen durch Tod, Alter, Scheidung, Wegzug, Berufstätigkeit der Töchter und vieles mehr. Sind alte Menschen zu allem anderen auch noch dement, so versagen oft selbst die »Notbremsen« im System. Rufe um Hilfe können dann nämlich oft nicht sprachlich formuliert werden. Es tut weh! Das wird nicht gesagt, sondern durch vermehrte Unruhe oder vielleicht Aggression ausgedrückt. Schlimm ist es, wenn in dieser Situation keiner da ist, der den Hilferuf hört und richtig deutet. Dann gibt es nämlich keine Schmerzbehandlung, sondern eine Beruhigungstablette, oder viele. Dafür gibt es wissenschaftliche Belege. Zwischen 25 und 50 % aller zu Hause lebenden und 45 bis 80 % aller in Heimen wohnenden alten Menschen leiden an Schmerzen oder anderen belastenden Symptomen, beziffert eine amerikanische Erhebung. Man kann davon ausgehen, dass die Verhältnisse bei uns nicht wesentlich anders sind. Darüber hinaus gibt es zahlreiche Studien, die die Unterbewertung von

Schmerzen bei alten Menschen zeigen, besonders wenn es sich um Patienten mit Demenz handelt. Man muss es nicht dem Zufall überlassen, ob ein alter Mensch gut behandelt wird. Es gibt Länder, wie England oder USA, die sich auf Standards zur Schmerzbehandlung der Alten und der Schmerzbehandlung in der letzten Lebensphase geeinigt haben. Vergleichbares gibt es in Deutschland nicht.

Haben wir in unseren Pflegeheimen Fachpersonal rund um die Uhr, die auch die Zeit haben, diese »schwierigen Patienten« kennen zu lernen und zu behandeln? Haben wir die Pflegenden und Ärzte mit den notwendigen Zusatzqualifikationen dort, wo diese Menschen zum überwiegenden Teil in den letzten Jahren ihres Lebens sind, nämlich in unseren Pflegeheimen, aber auch in den Krankenhäusern? Wenn die Antwort darauf nein lautet, müssen wir Änderungen herbeiführen.

Es gibt viele Erkrankungen des Alters, die mit Schmerzen und schwer beeinträchtigenden Symptomen einhergehen. Und das sind gerade nicht nur die Tumorerkrankungen, sondern viel mehr chronische Herzerkrankungen, Lungenerkrankungen, Osteoporose mit Knochenbrüchen, Rheuma, Parkinson'sche Erkrankung, Folgen von Schlaganfällen und Durchblutungsstörungen und vieles mehr. Kranke mit diesen unheilbaren Erkrankungen brauchen aktive, fachkundige Behandlung da, wo sie sind, aber gleichzeitig auch Fürsorge und Pflege. Es ist ein gefährlicher Mythos zu behaupten, Schmerzen seien im Alter unvermeidlich. Dabei darf nicht vergessen werden, dass die Betagten sich in der letzten Zeit ihres Lebens befinden. Es ist nicht zu vertreten, dass personelle und ökonomische Ressourcen für noch eine letzte Chemotherapie, die zehnte überflüssige Tablette, noch eine weitere Röntgenaufnahme, die keine Konsequenz hat, vergeudet werden.

Bei uns in der Klinik gibt es für jeden Patienten, von dem wir wissen, dass er Schmerzen hat, nicht nur die Verordnung von Schmerzmitteln nach festem Schema, sondern auch die Anordnung von Schmerzmitteln für den zusätzlichen Bedarf. Für alle gibt es die Möglichkeit, nach Einschätzung der Situation durch eine ausgebildete Krankenschwester, eine Schmerztablette, nämlich 1 g Paracetamol, auch ohne vorherige Rücksprache mit dem Dienstarzt unmittelbar zu bekommen. Die verantwortlichen Ärzte werden zwar in jedem Fall kurzfristig informiert, jedoch müssen die Patientinnen darauf nicht warten.

Doch auch die nichtmedikamentöse Schmerztherapie hat ihren festen Platz im Behandlungsplan für viele unserer Patienten. Besonders diejenigen, die an chronischen Schmerzen des Bewegungsapparates leiden, erhalten gezielte therapeutische Angebote durch die Physiotherapieabteilung. Hierbei reicht das Spektrum von aktivem Training über Bindegewebsmassage, Wärme- oder Kälteanwendungen, TENS- und Ultraschallbehandlung, bis zur Fußmassage. In Einzelfällen verwenden wir Akupunktur.

Versteht man Schmerz als »total pain«, nämlich als ein Geschehen, was über die rein körperliche Seite hinaus genauso eine seelische, psychische und soziale Seite hat, so wird klar, warum auch der Seelsorger, die Psychologin, die Sozialarbeiterin, die Ehrenamtlichen und die Angehörigen, die bewusst einbezogen werden, wichtige Partner im schmerztherapeutischen Team sind. Und es wird klar, warum wir als Mediziner im Team immer versuchen, eine vertrauensvolle Beziehung zu unseren Patienten aufzubauen. Ohne unsere verlässliche und persönliche Zuwendung werden wir mit Tabletten oder Spritzen allein nicht weit kommen.

## TOD UND STERBEN – MITEINANDER REDEN IST WICHTIG

Seit einigen Tagen habe ich Frau Persson nicht mehr in ihrem Rollstuhl vor dem Fernseher im Gang gesehen, wo sie sich gewöhnlich das Nachmittagsprogramm anschaute. Was ist los mit ihr? Geht es ihr nicht gut?, frage ich. Nein, es geht ihr nicht gut. Sie hat kein Fieber, keine Schmerzen, keine Blasenentzündung, nichts dergleichen, sonst wäre ich oder eine meiner Kolleginnen im Dienst schon längst angesprochen worden, aber es geht ihr nicht gut. Sie ist schlapp, hat keinen Appetit, will einfach nicht aufstehen. Ich gehe zu ihrem Zimmer. Die Tür steht offen, dann ist Besuch wahrscheinlich erwünscht. Trotzdem klopfe ich an, warte kurz ab und trete ein. Hier müssen die Formen gewahrt werden! Frau Persson ist eine imponierende Frau, eine intelligente und oft strenge ehemalige Lehrerin. Sie weiß immer, was sie will und hat sich in ihrem Leben – sie ist 97 Jahre alt – sicher oft erfolgreich durchgesetzt. Auf dieser Abteilung ist sie die älteste Patientin, das heißt diejenige, die am längsten hier wohnt. Sieben Jahre zuvor wurde sie durch einen Schlaganfall halbseitig gelähmt. Gleichzeitig verlor sie ihre Fähigkeit zu sprechen, hat sich aber einiges davon wieder zurückgekämpft. Ich kenne sie seit einem halben Jahr und habe den Eindruck, dass sie die Station fest in der Hand hat. Meine ärztliche Hilfe hat sie bisher noch nicht gebraucht. Aber wir kennen einander, haben schon miteinander gesprochen.

Was ist los mit ihr? Meine ärztliche Diagnose lautet nach kurzer Zeit: Herzrhythmusstörung. Ich erkläre meiner Patientin, was ich gefunden habe, warum sie sich so schlapp fühlt, welche Therapien, z. B. Tabletten, es dagegen gibt. Sie nimmt eigentlich keine Medikamente, außer Schmerztabletten, und muss erst überlegen. Dann entschließt sie sich aber doch, es mit den neuen Tabletten zu versuchen.

Damit beginnt etwas, was ich einen langen Sterbeprozess nennen will. Obwohl die Tabletten tatsächlich wirken und die Rhythmusstörungen nach einigen Tagen verschwunden sind, kommt Frau Persson nicht mehr richtig »auf die Beine«. Sie liegt mehr als früher im Bett, hat keine Freude mehr an ihren üblichen Aktivitäten. Sie schläft schlecht, ist unruhig. Ihr Allgemeinzustand verschlechtert sich rasch. Ich rede mit ihr und frage nach ihrer Familie. Frau Persson war immer unverheiratet gewesen. Sie hat eine jüngere Schwester und deren Sohn als einzige Familienangehörige. Diese wohnen ganz im Osten des Landes, in Oslo. Mit dem Neffen habe ich vor einigen Tagen telefoniert. Wir informieren bei Änderungen im Befinden unserer Patienten immer die Angehörigen. Jetzt schlage ich vor, die Familie zu einem Besuch bei ihr zu ermuntern. Da fängt die sonst immer so gefasste Frau an, verzweifelt zu weinen. Fast weine ich mit. War ich zu krass? Habe ich ihr Angst gemacht? Ein Todesurteil gesprochen? Wir brauchen viel Zeit miteinander. Dann ist klar, dass ein Besuch der Schwester das ist, was sich Frau Persson sehnlichst gewünscht hatte. Aber sie hält es fast nicht aus, sich in dieser Schwachheit im Bett liegend zu zeigen. Am übernächsten Tag ist die Familie hier. Eine Woche lang verbringen die beiden Schwestern viel Zeit miteinander. Einen Abend sieht es aus, als würde unsere Patientin sterben. Ihre Schwester verbringt die Nacht bei ihr im Zimmer. Am nächsten Tag erzählt Frau Persson uns, was sie geträumt hat, dass sie Angst hatte zu sterben und »umgekehrt« sei. Ein Triumph des Willens über den Körper, davon bin ich überzeugt. Frau Persson lebt noch zwei Monate und scheint die Zeit zu genießen. Sie lässt sich gerne pflegen, schläft viel und zeigt eine Geduld und Gelassenheit, die wir vorher nicht von ihr kannten. Sie stirbt dann ruhig und friedlich an Altersschwäche. An ihrem Bett saß in den letzten Stunden eine Pflegerin, sodass Frau Persson dabei nicht allein war.

Wann wird ein Mensch sterben? Das ist eine überaus wichtige und, sofern es nicht die unmittelbare Sterbephase betrifft, gleichzeitig schwierig zu beantwortende Frage.

Wichtig deshalb, weil viele Entscheidungen getroffen werden müssen, ehe es dafür zu spät ist. Das gilt nicht nur für private Entscheidungen, sondern auch für Entscheidungen, die die weitere Behandlung betreffen. Mit dem Patienten, seinen Angehörigen und mit dem

Pflegepersonal kann rechtzeitig besprochen werden, welche Behandlungen wichtig sind und was nicht mehr gemacht werden soll. So können unnötige und nur belastende Krankenhauseinweisungen, Untersuchungen, die keine Konsequenz haben und unerwünschte Behandlungen bewusst vermieden werden. Hier bietet sich die Chance, nicht den »vermuteten Patientenwillen« zu beachten, sondern den aufgeklärten und erklärten. Angesichts der nun absehbaren, kurzen verbleibenden Zeit ist es vielen Angehörigen möglich, sich doch aus ihren täglichen Verpflichtungen zu befreien und stattdessen bei dem Kranken zu sein.

Eine genaue Voraussage über das Eintreffen des Todes kann oft nicht getroffen werden. Aber es gibt einige Hinweise dafür, wann ein Mensch sterbend ist. Leidet er an einer fortgeschrittenen Krebserkrankung, ist der Krankheitsverlauf oft besser einzuschätzen als bei chronischen gutartigen Erkrankungen z. B. des Herzens und der Lunge. Hierbei leiden die Patienten meist über lange Zeit an quälenden Symptomen, wie Schmerzen oder Luftnot. Der Tod tritt dann aber oft sehr plötzlich ein. Doch gibt es einige Zeichen, die einen bald bevorstehenden Tod wahrscheinlich machen. Die Kranken verlieren das Interesse am Essen und Trinken, sie sind mehr und mehr bettlägerig, manchmal kommen Perioden mit Verwirrtheit dazu. Die Menschen verlieren das Interesse auch an ihren bisherigen Lieblingsbeschäftigungen, an anderen und an ihrer Umgebung. Infektionen oder Krankheitskomplikationen treten häufiger und wiederholt auf. Bei der Beurteilung, ob ein Patient sterbend ist, bleibt der Austausch mit den Pflegenden wichtig. Und nicht zuletzt wird man im Gespräch mit dem Kranken erfahren, wie sie oder er die Situation einschätzt. Auch hier erweist es sich als klug, den alten ärztlichen Lehrsatz: »Höre auf deinen Patienten!« zu beachten. Zuletzt muss dazu gesagt werden, dass es sicher besser ist, all diese vorbereitenden Gespräche »zu früh« geführt zu haben, als zu spät oder gar nicht. Im oben erzählten Beispiel von Frau Persson ist unsere Patientin nicht wie erwartet gleich gestorben, sondern hat nach einer akuten Verschlechterung ihres Gesundheitszustandes noch zwei Monate weitergelebt. Man darf aber davon ausgehen, dass weder die Kranken, noch ihre Angehörigen es einem übel nehmen, dass man sich intensiv um ihre Belange kümmert und sich Zeit nimmt für eine gute Vorbereitung. Sind wichtige, letzte Dinge besprochen und erledigt, fällt für den Kranken ein Teil an Belastungen und Angst weg. Können, wie bei vielen alten Menschen, die an Demenz leiden, Vereinbarungen nicht mit dem Patienten selbst getroffen werden, so sollten die Gespräche im Team und mit den Angehörigen natürlich trotzdem genauso geführt werden.

Vor der ausführlichen Darstellung verschiedener Medikamente soll deutlich gesagt werden, dass es nicht ausschließlich die Medikamente sind, die den Unterschied zwischen würdevollem und unwürdigem Sterben machen. Vielmehr zählt, dass wir im Sterben nicht allein sind, verlassen und aufgegeben.

## TOD UND STERBEN – VIER MEDIKAMENTE, DIE SCHMERZEN UND SYMPTOME LINDERN

Das Lindern von Schmerzen und Symptomen in der Sterbephase setzt das Erkennen derselben voraus. In der Behandlung kommt man weit mit dem Einsatz von nur vier Medikamenten. Dass dies möglich ist, mit einem vertretbaren Aufwand und nicht einmal besonders kompliziert, ergibt eine Studie, die im Jahr 2000 in unserem Pflegeheim durchgeführt wurde. Hierbei wurde untersucht, welche Symptome in der letzten Lebensphase auftraten, wie viele Sterbende in den letzten 24 Stunden vor dem Tod lindernde Medikamente erhielten, ob das Eintreten des Todes vorauszusehen war und ob Angehörige oder Freunde informiert und zur Stelle waren.

Die Ergebnisse sind verblüffend und zugleich ermutigend. Im Projekt wurde das Augenmerk auf die Sterbephase gerichtet. Es wurde vor Ort eine entsprechende Weiterbildung für die Mitarbeiterinnen und Mitarbeiter angeboten. Während der täglichen Arbeit wurden das Erkennen und die Behandlung der typischen Symptome diskutiert. Jedes größere Pflegeheim bietet dafür ausreichend Gelegenheit. In unserem Haus sterben jede Woche zwei bis drei Patienten. Während des Umgangs mit den Sterbenden auftretende Fragen konnten direkt gestellt und beantwortet werden. Damit blieb, wie die Ergebnisse ausweisen, die Kampagne nicht die Sache einzelner, sondern wurde von einer breiten Basis erfolgreich mitgetragen und umgesetzt.

Vor Beginn des Projektes waren 32 % der Todesfälle (von 107) erwartet gewesen. In 27 % der Fälle waren Angehörige informiert worden und 20 % der Sterbenden hatten zum Todeszeitpunkt einen Angehörigen bei sich.

Nach Beginn des Projektes geschahen 85 % der Sterbefälle (von 179) erwartet. Deshalb konnten die Angehörigen in 77 % informiert und vorbereitet werden und 58 % der Patienten hatten den Beistand von Familienmitgliedern oder Freunden.

Ähnlich große Unterschiede zeigten sich auch bei der Gabe von Medikamenten. Der Verbrauch von Morphin stieg von 9 % auf 83 %! Das Medikament Scopolamin, das gegen Todesrasseln eingesetzt wird, war vor dem Projekt unbekannt, wurde also vorher auch nicht eingesetzt. Nachher erhielten es gut ein Drittel der Patienten (37 %). Der Haldolverbrauch, gegen Übelkeit, stieg von 2 % auf 7 %. Und gegen Angst wurde Midazolam vier Mal so viel (12 %) gegeben als zuvor (3 %).

Besonders interessant erscheint der Aspekt, dass beim Vergleich mit der im Hause befindlichen Palliativstation die Unterschiede zwischen den normalen Stationen und der Palliativstation geringfügig sind, der Unterschied zwischen »vorher« und »nachher« dagegen beträchtlich. Es ist notwendig, hier auf die oben genannten Medikamente genauer einzugehen (Übersichtstabelle im Anhang). Damit soll gezeigt werden, dass die gute Behandlung von Sterbenden überall möglich ist und gefordert werden kann und muss.

## 1. Morphin

Vor allem alte Menschen erleben typischerweise im Sterben eine Herzschwäche. Das führt einerseits zur Überbelastung der Herzens mit Flüssigkeit und einem Rückstau des Wassers in der Lunge (Lungenödem) und zu Atemnot/Erstickungsangst. Zum anderen zu niedrigem Blutdruck und zunehmender Organschwäche. Die Behandlung der Wahl ist die mit Morphin. Dieses Medikament lindert am effektivsten die Atemnot. Es entlastet das Herz und führt zu einer verbesserten Atmung (von rasch und oberflächlich zu langsam, tief und effektiv). Diuretika (»Wassertabletten«) helfen in der Regel bei sterbenden Menschen nicht. Morphin wird also hier nicht in erster Linie als Schmerzmittel eingesetzt. Auch Menschen, die niemals Schmerzmittel gebraucht haben, benötigen vielleicht eine Behandlung mit Morphin gegen die Symptome der Herzschwäche. Hier muss auch deutlich gegen den Einsatz von Infusionen bei Sterbenden geraten werden. Zusätzliche Flüssigkeit im Körper verstärkt die Herzschwäche. Selbstverständlich ist Morphin auch ein geeignetes Mittel gegen Schmerzen im Einsatz bei Sterbenden.

## 2. Scopolamin

Ein zweites, typisches, im Sterben auftretendes Symptom ist das so genannte »Todesrasseln«. Mit Fortschreiten des Sterbens verlieren die allermeisten Menschen das klare Bewusstsein. Die Reflexe zu schlucken und zu husten werden schwächer. Da sammelt sich oft im Rachen-, Kehlkopfbereich Sekret an. Dieses wird beim Atmen hin- und hergeschoben. Es entstehen dabei manchmal ausgesprochen laute rasselnde oder gurgelnde Laute. Die Situation scheint vor allem für die Anwesenden dramatisch zu sein, wobei die Patienten relativ unbeeindruckt wirken. Ein aufklärendes Gespräch mit den Angehörigen und evt. dem Pflegepersonal wird die Dramatik deutlich entschärfen. Scopolamin ist ein Medikament, das sehr stark die Sekretproduktion unterdrückt. Es kann vorhandenes Sekret eintrocknen und die Neubildung von Schleim unterdrücken.

Keinesfalls sollte in dieser Situation zum Absaugkatheter gegriffen werden. Dies ist eine garantiert quälende Maßnahme für den Patienten und wird, selbst bei professioneller Durchführung, nur kurzfristig wirken, aber gleichzeitig die Sekretproduktion steigern.

## 3. Haloperidol

Haloperidol hilft in niedriger Dosierung gegen Übelkeit. Leiden Patienten am Lebensende an Darmverschluss, darf auf den Einsatz einer Magensonde verzichtet werden, die bei Menschen, für die man eine Heilung sieht, nahezu immer verwendet wird. Es ist wie immer auch hier eine individuelle Entscheidung erforderlich. Unabhängig vom Einsatz einer Magensonde sollen aber die mit einer solchen Situation verbundene Übelkeit, der Brechreiz behandelt werden.

Haloperidol, ein Psychopharmakon, kann auch bei deliranten Zuständen helfen und wird dann oft höher dosiert.

## 4. Midazolam

Und nicht zuletzt ist Midazolam ein ausgezeichnetes Medikament gegen Angst und Unruhe. Es ist ein Benzodiazepin, ein Beruhigungsmittel, mit kurzer Halbwertszeit und deshalb gut steuerbar. Bei Sterbenden, die an Luftnot leiden, lässt es sich in niedriger Dosierung gut mit Morphin kombinieren und hilft in diesen schwer belastenden Situationen zuverlässig.

Alle vier Medikamente sind untereinander kombinierbar und können subkutan gespritzt werden, müssen also nicht geschluckt werden. Dabei verwenden wir eine so genannte »Butterfly«-Nadel, eine kleine, dünne Nadel mit kurzem Plastikschlauch. Diese wird einmal gelegt und verhindert wiederholte Einstiche, da das gleiche Medikament über den Plastikansatz wiederholt gegeben werden kann.

Im Sterben ist die Gabe von Sauerstoff in der Regel sinnlos und stellt für den Sterbenden oft nur eine unerwünschte Belastung dar. Die Ursache für Atemnot besteht meist nicht in Sauerstoffmangel, sondern im Versagen der Atemmechanik. Darüber hinaus atmen Sterbende durch den Mund und nicht durch die Nase. Wollte man also die Atemluft mit Sauerstoff anreichern, so müsste man eine fest sitzende Maske verwenden. Jede ärztliche oder pflegerische Maßnahme, die wir nun ergreifen, muss sich aber am Wohlbefinden des Sterbenden orientieren und nicht an den in diesem Stadium überholten Therapie- oder Pflegezielen.

## TOD UND STERBEN – WAS GESCHIEHT DANACH?

Auf unserer Palliativstation ist es – wie auf vielen anderen – üblich, nach dem Tod eines Patienten eine Kerze anzuzünden. Damit wird dieses Ereignis als wichtig markiert und auch denen, die nicht unmittelbar beteiligt sind, mitgeteilt. Das Anzünden der Kerze ist ein Ritual. Ein Ritual, das vieles bedeuten kann und sicher auch für jeden eine etwas andere Bedeutung hat. Gemeinsam ist diesem, wie vielen anderen Ritualen, dass es einem die Möglichkeit gibt, sich in einer schwierigen und vielleicht verunsichernden Situation, »richtig« zu verhalten. Gleichzeitig steht die brennende Kerze für das, wofür dem Einzelnen vielleicht die richtigen Worte fehlen. Es gibt viele Rituale, die mit dem Sterben und Tod eines Menschen verbunden sind. Jedem wird beim Nachdenken darüber etwas einfallen. Und vielleicht fällt auf, dass viele dieser Rituale heutzutage in Vergessenheit geraten sind. Das hängt zum einen mit der Verlagerung des Sterbens in die Krankenhäuser und Pflegeheime zusammen. 80 % der Deutschen sterben dort. Es wird nicht mehr zu Hause gestorben. Und in den Institutionen ist der Tod nicht erwünscht, auf einer Intensivstation wird er in jedem Fall bekämpft. Wer hier stirbt als alter Mensch, hat der Behandlung getrotzt, so scheint es manchmal. Da gibt es keinen Grund, dem Tode feierlich zu begegnen. Innerhalb von kurzer Zeit werden die Spuren der Niederlage beseitigt.

Und die Angehörigen? Und die, die um das Leben des Patienten gekämpft hatten? Was ist mit den Mitpatienten auf der Station eines Pflegeheimes? Was mit den Pflegenden, die einen Menschen über lange Zeit betreut und versorgt haben?

Die brauchen Zeit. Die müssen informiert werden, müssen Zeit haben, vielleicht von weiter her anzureisen und gemeinsam mit anderen aus der Familie bei dem Verstorbenen zu sein. Wir erleben es immer wieder, dass erwachsene Menschen von uns zu ihren sterbenden und verstorbenen Angehörigen gerufen werden und dann voller Angst sich gar nicht zutrauen, ins Zimmer zu gehen. Diese Menschen sagen, sie haben nie zuvor in ihrem Leben einen Toten oder Sterbenden gesehen. So stimmt das nicht! Sie haben es viele tausend Male gesehen, nämlich im Fernsehen, in Filmen. Aber ihre eigenen Großeltern, die alten Nachbarn, Menschen, die ihnen nahe standen, die haben sie nicht gesehen. Noch bis nach dem zweiten Weltkrieg war das anders. Zumindest auf dem Lande starben viele Menschen zu Hause, wurden zu Hause aufgebahrt und dort durch einen Besuch geehrt. Die Kinder waren dabei, konnten teilnehmen und sich ihre eigenen Gedanken machen, z. B. über die besondere Schönheit weißer Kindersärge. Weitgehend unbekannt ist die Tatsache, dass es auch in Deutschland die Möglichkeit für Angehörige gibt, den Toten aus dem Krankenhaus mit nach Hause zu nehmen und dort aufzubahren.

In unserer Klinik gibt es die norwegische Sitte, die Geburtstage und den Sterbetag mit der Fahne anzuzeigen. Hat ein Bewohner Geburtstag, wird die Fahne auf der Station gehisst, stirbt jemand, hängt sie auf halbmast. Das ist eine Tradition, die man auch in jedem normalen Wohngebiet erleben kann.

Sterben unsere Patienten, so ist wahrscheinlich die Zimmernachbarin vorübergehend ausgezogen, damit die Familie rund um die Uhr da sein konnte. Die Toten können unter Umständen viele Stunden im Zimmer bleiben. Es gibt das Angebot, innerhalb der ersten Tage eine Andacht im Hause zu halten, mit oder ohne Pfarrer, bei der der Sarg von der Familie verschlossen wird. Und schließlich gibt es drei- bis viermal im Jahr eine so genannte »Erinnerungsstunde« für die Verstorbenen, zu denen die Angehörigen, aber auch die Mitarbeiterinnen und Mitarbeiter eingeladen sind. Die Angehörigen sind uns ja oft sehr vertraut, oft haben sie über lange Zeit regelmäßig am Stationsleben teilgenommen.

## PALLIATIVE CARE FÜR ALTE MENSCHEN – EINE GESELLSCHAFTLICHE AUFGABE

Die Entwicklung von Palliative Care hat viel dazu beigetragen, die umfassende, an der Lebensqualität orientierte Behandlung und Betreuung unheilbar kranker und sterbender Tumorpatienten zu verbessern. Es gilt, die gewonnenen Erfahrungen und die vorhandenen Ressourcen auch den vielen alten und kranken Menschen in und außerhalb von Alters- und Pflegeheimen verfügbar zu machen.

Dass und wie das möglich ist, sollte anhand der geschilderten Erfahrungen aus dem Modellprojekt in der Bergen-Rote-Kreuz-Klinik beschrieben werden. Es gibt unzweifelhaft große, kulturelle und historische, aber auch ökonomische Unterschiede zwischen der Situation in Norwegen und Deutschland. Die leitenden Prinzipien, sozusagen die ethischen Begründungen, die Triebfedern des Projektes und der Behandlung unserer Patientinnen und Patienten sind, können hingegen als allgemein gültig anerkannt werden und sollten übertragen werden. Das sind das Prinzip der Fürsorge und das Prinzip der Schadensvermeidung. Das Recht auf Selbstbestimmung und das Prinzip der Gerechtigkeit.

Möglichkeiten der Umsetzung werden sich in jeder Institution finden lassen. Dabei gilt es, sich durch fachliche Information und Fortbildung Verbündete zu schaffen. Gleichzeitig ist eine breite gesellschaftliche Diskussion notwendig, um die Rechte unserer alten Mitbürgerinnen und Mitbürger auf die politische Tagesordnung zu setzen und auf diesem Wege die erforderlichen Mittel und die notwendige Anerkennung zu bekommen. Eines ist sicher, die Aufgabe stellt sich uns bereits heute und sie wird in Zukunft noch deutlich größer werden.

## TABELLENANHANG

**Tabelle 1:** Sterbende Patienten – die wichtigsten Medikamente

| Medikament | Indikation | Dosierung | max. Tagesdosis | Verabreichung |
|---|---|---|---|---|
| Morphin | Schmerzen, Atemnot | 2,5-5-10 mg oder 1/6 der früheren Tagesdosis | unbegrenzt, mehr als 200 mg ist selten notwendig | alle 4 Stunden oder nach Bedarf, subkutan |
| Scopolamin | Todesrasseln, Ileus, Kolik | 0,3-0,6 mg | 3-4 mg | alle 6-8 Stunden oder nach Bedarf, subkutan |
| Haldol | Übelkeit, Erbrechen, Halluzinationen und Delir | 0,5-2 mg | 10 mg | alle 8 Stunden oder nach Bedarf, subkutan |
| Midazolam | Angst, Unruhe, Panik | 2,5-5-10 mg | 30-40 mg | alle 4 Stunden oder nach Bedarf, subkutan |

### Literatur

Bettina Sandgathe Husebø/Eberhard Klaschik: Palliativmedizin. Schmerztherapie, Gesprächsführung, Ethik. Berlin 2003.

Bettina Sandgathe Husebø: Die letzten Stunden und Tage. Palliative Care für Schwerkranke und Sterbende. Zu beziehen über Fa. Grünenthal GmbH, Aachen.

Marina Kojer (Hg.): Alt, krank und verwirrt. Einführung in die Praxis der Palliativen Geriatrie. Freiburg 2002.

Vierter Bericht zur Lage der älteren Generation in der Bundesrepublik Deutschland: Risiken, Lebensqualität und Versorgung Hochaltriger – unter besonderer Berücksichtigung demenzieller Erkrankungen. 2002.

*Claudia Abramowski*
# ... wenn ein Leben zu Ende geht ...

## ZUR BEGLEITUNG STERBENDER IN PFLEGEHEIMEN

In der Auseinandersetzung mit der Thematik Sterbebegleitung erscheint die Institution Pflegeheim als Ort der Begleitung alter Menschen während des Sterbeprozesses – neben dem Sterben zu Hause – als der fast natürlichste Ort.

Sterben im Pflegeheim ist sicherlich eine selbstverständliche Situation, dennoch wird bei genauerer Betrachtung deutlich, dass die Rahmenbedingungen des Sterbens im Pflegeheim unzureichend und durchaus verbesserungswürdig sind.

Dieser Beitrag soll einen Blick auf die vorhandenen Strukturen werfen, sowie Perspektiven und Chancen zur Veränderung und zur Entwicklung einer Kultur des Lebens und des Sterbens im Pflegeheim aufzeigen.

Pflegeheime werden auch in Zukunft – entgegen allen aktuellen politischen Bestrebungen hin zum Vorrang ambulanter Betreuungssysteme – in der Versorgung alter und pflegebedürftiger Menschen in unserer Gesellschaft eine maßgebliche Rolle spielen. Betrachtet man die demographische Entwicklung der nahen Zukunft, so scheint umso deutlicher, dass man um stationäre Versorgungsstrukturen nicht umhinkommen wird. Es scheint gar unumgänglich dieses System auszubauen. Im Zuge von Globalisierung und gewünschter Flexibilität der Arbeitnehmer werden die derzeitig bereits aufgeweichten Familienstrukturen weitere Veränderungen erfahren. Das soziale Netzwerk Familie wird geographisch weiter auseinander brechen. Hinzu kommt der stetige Anstieg von Ein-Personen-Haushalten, der die Übernahme der Verantwortung von Pflege als gesellschaftliche Aufgabe forcieren wird. Pflegeheime werden somit aller Voraussicht nach mehr denn je Orte des Sterbens sein.

Diese und andere sozio-demographische Prozesse müssen als Indikatoren für eine rechtzeitige und den Erfordernissen angepasste Entwicklung der Versorgung der zukünftigen Generation Pflegebedürftiger verstanden werden.

Verschiedene externe Faktoren prägen die Qualität der Sterbebegleitung in den Einrichtungen. Qualitätssicherung ist seit Einführung der Pflegeversicherung wesentlicher Bestandteil im Pflegealltag stationärer Einrichtungen geworden. Transparenz, Kundenorientierung und Kundenzufriedenheit sind wichtige Parameter in der Qualitätsdiskussion. Greift man die Bereiche Kundenorientierung und Kundenzufriedenheit bezogen auf die Begleitung Sterbender heraus, wird jedoch deutlich, dass der gesetzliche Qualitätsanspruch schnell an seine ökonomischen Grenzen gerät.

Die personelle Ausstattung einer Pflegeeinrichtung orientiert sich an der Einstufungsstruktur der Bewohnerschaft; Personalanhaltszahlen der Kostenträger bilden die Basis der Berechnung. Hier klafft die Schere zwischen gesetzlich gefordertem Qualitätsanspruch und gesetzlich zugestandenen Möglichkeiten auseinander.

Seit Jahren haben sich die Anhaltszahlen nicht verändert. Der mit dem (selbstverständlich sinnvoll) geforderten Qualitätsnachweis verbundene enorme Verwaltungsaufwand – der letztlich zu (zeitlichen) Lasten des Bewohners geht – wird dabei nicht berücksichtigt. Trösten und Sterbebegleitung spielen in der Einstufung eines Bewohners bezogen auf den Pflegeaufwand keine Rolle.

Die zusätzlichen Arbeitsbelastungen der professionell Pflegenden, den Qualitätsanforderungen zu entsprechen und dies in Dokumentationen nachzuweisen, werden personell nicht ausreichend kompensiert. Die seit Jahren gleiche Mitarbeiterschaft muss mit zunehmend knapperen Ressourcen immer mehr leisten. Kundenorientierung und Kundenzufriedenheit bleiben hier ohne entsprechende Zugeständnisse seitens der Kostenträger auf der Strecke – insbesondere die psycho-soziale Betreuung der Bewohner. Dies betrifft selbstverständlich auch die Begleitung Sterbender.

Die Ergebnisse von Qualitätsprüfungen des Medizinischen Dienstes der Krankenkassen (MDK) sprechen eine eindeutige Sprache. Psychosoziale Zuwendung ausgerechnet immobiler, bettlägeriger Bewohner (und dies sind vor allem Menschen im Sterbeprozess) kommt hinlänglich zu kurz. Die »unzulänglichen Zustände« in Pflegeheimen werden über die Medien in aller Öffentlichkeit ausgebreitet, die Hintergründe und sozial- und gesundheitspolitischen Rahmenbedingungen von Pflege in stationären Einrichtungen jedoch nur selten hinterfragt.

Kundenorientierung und -zufriedenheit setzen gute Pflege voraus. Hier muss ein Umdenken – auch von Seiten des Gesetzgebers und der Kostenträger stattfinden. Nur so kann den Erfordernissen Rechnung getragen werden. Demenzerkrankte Menschen und Sterbende brauchen zu ihrer Zufriedenheit im Zweifelsfall eher jemanden, der mit ihnen singt, sie tröstet, die Hand hält, als jemanden, der den normativen Qualitätsanforderungen entsprechend, regelmäßig ihre Lage wechselt. So zeichnet sich Lebensqualität aus.

Einfühlsame Sterbebegleitung benötigt Zeit und dies bedeutet manpower – qualitativ und quantitativ.

Doch die Realität sieht häufig anders aus: Die letzte Phase des Lebens des Bewohners ist durch Isolation und Einsamkeit geprägt; der sterbende alte Mensch im Pflegeheim ist unter diesen Rahmenbedingungen, aber auch in Folge weggebrochener Sozialstrukturen auf sich allein gestellt. Das Gefühl allein gelassen zu sein, allein sterben zu müssen, dominiert. Wenn sich beispielsweise am Wochenende während des Spätdienstes der Zustand eines Bewohners oder einer Bewohnerin akut verschlechtert, bedeutet dies, dass – soll die sterbende Person würdevoll begleitet werden – eine von zwei Pflegekräften ausfällt und die andere Kraft den Rest des Wohnbereiches (in der Regel ca. 25 Bewohner) allein betreuen muss.

Das ist für alle Beteiligten und zuallererst für den Sterbenden belastend. Die Pflegekraft, die sich um den Sterbenden kümmern möchte, wird das schlechte Gewissen in zweifacher Hinsicht quälen: sie kann sich kaum ausreichend Zeit nehmen, sich auf den Sterbenden einzustellen, wissend, dass der Kollege, die Kollegin, unter Druck die anderen Bewohner pflegen muss. In einer solchen Atmosphäre kann niemand würdevoll sterben, es kann niemand würdevoll begleiten.

Hinzu kommt in der derzeitigen Pflegelandschaft zumeist der Fakt der Zweibettzimmerkonstellation; der Sterbende teilt sein Zimmer mit einem zweiten Bewohner, was die ohnehin schon schwierige Ausgangslage darüber hinaus belastet. Nur selten erlauben die Räumlichkeiten ein Ausweichen des Nachbarn. Man stelle sich eine solche Situation vor: vielleicht benötigt der nicht sterbende Bewohner gerade Hilfestellung beim Toilettengang – und der Sterbende möchte in Ruhe Abschied nehmen –, wie kann dies würdevoll angemessen gewährleistet werden? – Wer möchte so sterben?

Dennoch – und all diesen zu verändernden Einschränkungen zum Trotz – bilden Pflegeeinrichtungen in der Begleitung von Sterbenden mit hoher Motivation und einfühlsamen Mitarbeitern einen Rahmen, der, besser als eine zuvor häufig schlechte häusliche Wohnsituation der Bewohner mit fehlender Tagesstruktur, schlechtem sozialen Netzwerk,

Beziehungen ermöglicht und somit auch Einsamkeit auffangen und ihr entgegenwirken kann. Hier muss Qualität ihren Ausdruck finden.

In Zeiten zunehmend knapper werdender sozialpolitischer Ressourcen ist der »worst case« allerdings noch nicht erreicht. Experten sehen vielmehr durch die angedachte Angleichung der Pauschalen der Pflegekassen für den ambulanten und den stationären Pflegebereich eine zusätzliche Verschlechterung der Situation in den Pflegeheimen voraus. Viele Pflegebedürftige und deren Angehörige werden den finanziellen Anreiz nutzen, sodass im schlechtesten Fall die stationären Einrichtungen nur noch Schwerstpflegebedürftige versorgen werden. Die Auswirkungen auf die Pflegesituation in Heimen, auf die Qualität des Lebens und des Sterbens in stationären Pflegeeinrichtungen sind derzeit im vollen Umfang noch nicht abzusehen; es lässt jedoch Schlimmstes vermuten.

Diese Entwicklung kann die Rückkehr zu Sterbe- und Siechenhäusern bedeuten – wo sich die Heimlandschaften gerade erst zu Lebenswelten entwickeln, zu Heimen, die dem Bewohner ein Zuhause bieten wollten!

Weitere Faktoren prägen die Bedingungen für die Kultur des Sterbens in Pflegeeinrichtungen. Schon jetzt ist es häufig problematisch eine Vertrauensbasis zwischen pflegendem Personal und zu pflegenden Patienten aufzubauen, da die Verweildauer der Bewohner wegen des zunehmend höheren Grades der Pflegebedürftigkeit immer kürzer wird. Die notwendige Biografiearbeit, die unerlässlich ist, um den Bedürfnissen (im Leben und im Sterben) der Bewohner gerecht zu werden – und die auch von allen Prüfinstanzen (MDK und Heimaufsicht) zur Erfüllung des aktuellen wissenschaftlichen Standards gefordert wird, wird erschwert, wenn nicht gar unmöglich. Eine fundierte Pflegeplanung ist insbesondere bei nachlassender Kommunikationsfähigkeit des Bewohners extrem wichtig und Basis aller Arbeit am und mit dem Bewohner. Darüber hinaus können sich Pflegende in Zeiten einer hohen Sterbefrequenz kaum mehr auf die Sterbenden einlassen, haben unweigerlich das Gefühl, dem Sterbenden nicht gerecht werden zu können. Der ethische Anspruch einer menschenwürdigen Begleitung bis zum Tod, der nicht nur die pflegerische, sondern darüber hinaus auch die psycho-soziale Begleitung umfasst, kann kaum umgesetzt werden.

Das Burn-Out-Syndrom bekommt nicht nur in diesem Zusammenhang Bedeutung. Die Auswirkungen auf die Psyche der Mitarbeiter sind auf Dauer gesehen verheerend. So stellt sich die Forderung, auch die Pflegenden zu schützen und zu stützen – es scheint unter diesen Bedingungen umso wichtiger, auch auf die Gesundheit und Zufriedenheit der Begleiter zu achten. Supervision als Angebot zur Entlastung der Pflegenden muss Bestandteil der ständigen Fortbildung der Mitarbeiter von Pflegeeinrichtungen werden, um der Gesunderhaltung der Betreuenden Rechnung zu tragen.

Daneben spielt die Qualifikation und Qualifizierung der Betreuenden eine maßgebliche Rolle. Soziale Kompetenz scheint eine wichtige Voraussetzung für die Begleitung von Menschen zu sein. Die berufliche Qualifikation ist nicht zwingend ausschlaggebend, vielmehr ist Zwischenmenschlichkeit entscheidend. Es kann, will und sollte nicht jeder Sterbende begleiten.

Eine besondere Bedeutung kommt der Laienpflege – und damit auch der Begleitung durch ehrenamtliche Mitarbeiter – zu. Dies wird bei immer engerem finanziellen Rahmen der Einrichtungen zunehmend wichtig werden. Nur im Zusammenspiel mit ehrenamtlichen Helfern werden zukünftige Versorgungssysteme aufrechterhalten werden können. Die Sozialpolitik muss in diesem Zusammenhang rechtzeitig agieren und entsprechende Maßnahmen zur Qualifizierung des Ehrenamtes auf den Weg bringen.

In der Altenhilfe hat, bezogen auf die hauptamtliche Betreuung, eine Professionalisierung sozusagen gerade erst begonnen. Erst im Jahr 2003 ist eine bundesweit einheitliche Ausbildung für die Altenpflege verabschiedet worden; ein eigenes Berufsprofil entwickelt sich. Viele Fehlentscheidungen von Seiten der Politik sind dem vorausgegangen – und aktuelle Überlegungen, diese sich gerade entwickelnde junge Profession in naher Zukunft mit der Ausbildung der Krankenpflege zusammenzulegen, wirken kontraproduktiv. Die Altenpflege braucht mehr denn je eine eigene Ausbildung, eine eigene Identität.

Erfahrungen mit dem Sterben könnten dabei zur besonderen Kompetenz des Berufsbildes werden. Dies muss, die Versorgung des Hauptanteils unserer zukünftigen Gesellschaft im Fokus, zur berufspolitischen Maxime werden. Es bleibt zu hoffen, dass die sozial-pflegerischen Anteile, die das besondere Profil des Berufes ausmachen, ausgebaut und prägend sein werden. Die Fähigkeit zum Aufbau von Beziehungen, auch längerfristigen Beziehungen, ist wichtiger Bestandteil des Berufes.

Hierin liegt die besondere Herausforderung in der Begleitung des alten Menschen, hierin liegt ebenso die besondere Herausforderung für eine empathische Sterbebegleitung; die Beziehungsebene ist die Ebene, auf der sich das Gelingen einer Sterbebegleitung entscheidet. Es bedarf professionellen Handelns, um diese Beziehungen zu entwickeln, zu entfalten und zu stützen.

An dieser Stelle ist die Biografiearbeit anzuführen. Pflegende benötigen nicht nur soziale Kompetenz und Empathie, um sich in einen Menschen einzufühlen, ihn anzunehmen und zu begleiten, sondern darüber hinaus auch Kenntnis über den Lebensentwurf, die Werte, die Wünsche, die Bedürfnisse des zu Begleitenden. Es ist sehr hilfreich, sich um das zu bemühen, was ein Sterbender »mitbringt«: welche biographischen Rahmenbedingungen, welches soziale Umfeld werden seine Situation in der Einrichtung beeinflussen?

Berichte von der sterbenden Mutter, die ruhelos wartet, bis ihr Sohn an das Krankenbett reist und erst nach diesem Wiedersehen sterben kann, oder von der Mutter, die ihre trauernden Kinder fortschickt und erst allein zurückgelassen stirbt, erklären sich selbst.

Sterben ist immer und in jedem Moment einzigartig und individuell. Es lässt sich nur schwer der idealtypische Weg der Begleitung ausmachen und der Begleiter muss auch zulassen können, dass er nicht begleiten darf. Individuelles Sterben kann bedeuten, dass der Sterbende allein sterben möchte – und auch dies kann kompetente und professionelle Begleitung meinen.

Gerade bei alten sterbenden Menschen erlebt der Begleiter eine Lebenszufriedenheit und eine Lebenssattheit (im Gegensatz zu »lebensmüde sein«), die den Prozess des Sterbens erleichtern kann. Das Sterben eines alten Menschen erscheint als natürlicher Prozess, der Mensch hat sein Leben gelebt und so ist es für die Hinterbliebenen, bei allem Schmerz um den Verlust eines geliebten Menschen, einfacher einen solchen Tod zu akzeptieren, als mit dem Verlust beispielsweise des Partners oder des Kindes konfrontiert zu werden.

Die Begleitung alter Menschen in der letzten Phase ihres Daseins verlangt angemessene Aufmerksamkeit und angesichts der demographischen Entwicklung verstärkte Bemühungen.

Unsere Gesellschaft wird immer älter. Umso mehr wird die Frage nach einer angemessenen Begleitung alter und sterbender Menschen zu einem Indikator für Lebensqualität und gegenseitigen Respekt in der Wohlstandsgesellschaft.

Diese Frage wird in naher Zukunft noch bedeutungsvoller werden, wenn die »Alten« durch ihre Dominanz selbst zur bestimmenden Gruppe unserer Gesellschaft werden und daraus resultierend der politische Einfluss sowie die wirtschaftliche Macht der »Alten« vollkommen neu definiert werden wird. Hierin liegt die große Chance der Betroffenen – und gleichzeitig die große Herausforderung – die Rahmenbedingungen ihres »Altwerdens«, ihrer Versorgungssysteme im Falle von Pflegebedürftigkeit, zu verbessern. Mit entsprechendem Selbstbewusstsein und entsprechendem Auftreten sollten und können die derzeitigen Akteure im Bereich der Altenhilfe ihr eigenes Altwerden mitgestalten.

Sterben und die Frage nach dem Sinn des Lebens standen sicherlich zu allen Zeiten menschlichen Daseins im Mittelpunkt des gesellschaftlichen Interesses. Doch gerade im letzten Jahrhundert beschäftigte sich die Wissenschaft und Forschung explizit mit dieser Thematik. Das Bewusstsein um den Tod macht reifer. Die Gewissheit um den Tod verwandelt Menschen in wirkliche Menschen, in »Sterbliche« (im Griechischen bezeichnet man »sterblich« und »menschlich« mit demselben Wort). Gerade die Gewissheit um den Tod macht das Leben zu etwas Einmaligem. Alle Bestrebungen im Leben sind in irgendeiner Form immer Widerstand gegen den Tod, der unausweichlich ist.

Es ist das Bewusstsein um den Tod, durch das sich das Leben jedes einzelnen Individuums in eine bedeutsame Angelegenheit verwandelt. Der Tod ist absolut persönlich und nicht übertragbar – auch das darf bei allen Überlegungen zur Sterbebegleitung nicht vergessen werden.

Gleichzeitig bedeutet das Sterben eines anderen auch immer die Konfrontation des Begleitenden mit dem eigenen Tod. Schwierigkeiten in der Begleitung Sterbender liegen nicht selten in der mangelnden Auseinandersetzung mit dem eigenen Tod und unverarbeiteten Ängsten des Begleiters begründet. Ein Konzept, das würdevolles Sterben im Pflegeheim ermöglichen möchte, darf diesen Aspekt nicht vernachlässigen und sollte mit entsprechenden Unterstützungsangeboten die Pflegenden und Betreuenden stärken. Gesprächskreise und Supervision sollten in den Pflegealltag miteinbezogen werden, um die Pflegenden zu entlasten.

Qualitätsstandards, die von außen an die Handelnden herangetragen werden, können kontraproduktiv wirken, wenn sie an der Wirklichkeit vorbei diktiert werden. Sie bedeuten – wie schon erwähnt – oftmals lediglich einen hohen Verwaltungsaufwand für die Mitarbeiter in den Institutionen, verbessern jedoch nicht zwingend die aktuelle Situation. Sie wirken vielmehr wie die offizielle Beruhigung des sozialen gesellschaftlichen Gewissens.

Kontrollen sind notwendig und haben im Hinblick auf die Entwicklungsprozesse eines eigenen Profils im Bereich der Altenpflege Wesentliches bewirkt; die Kontrolleure sollten sich viel stärker als Berater verstehen und handeln, denn Qualität kann nicht »produziert« werden; der Faktor Mensch spielt allen Standards zum Trotz eine wesentliche Rolle.

Es sollte gleichwohl vorausgesetzt werden, dass die meisten Mitarbeiter im sozialen Bereich gut pflegen und gut begleiten wollen, sie blieben ansonsten nicht in diesem Bereich (man denke an die hohe Fluktuation).

Wer in der Begleitung von Menschen arbeitet, braucht Motivation, Nächstenliebe, Engagement und Empathie. Trotzdem ist das Ansehen pflegender Berufe in unserer Gesellschaft nicht sehr hoch. Pflege steht nur im Mittelpunkt gesellschaftlichen Interesses, wenn sie nicht gut geleistet wird (man denke an die hohe Sterberate im benachbarten französischen Ausland in Sommer 2003); es interessieren die Skandale, nicht die gute Pflege, die vielerorts über das Maß hinaus geleistet wird. Es müssen Anreize geschaffen werden, Menschen zu begeistern und zu unterstützen, in diesem Bereich tätig zu werden – dies wird in der Zukunft nötiger denn je sein. Die Berichterstattung und Darstellung der »Zustände« in Pflegeheimen kann positiv dazu beitragen.

Externe Auflagen binden häufig viele Energien, die anderweitig sinnvoller genutzt werden könnten. Instanzen wie die Heimaufsicht oder der Medizinische Dienst der Krankenkassen sollten als Partner der Pflegenden (Angehörige und professionell Tätige) agieren und ein neues Verständnis der »Qualität im Sterben« entwickeln.

Es müssen hier andere Standards gelten dürfen. Die pflegerische Begleitung Sterbender erfordert spezielle Kenntnisse und Fähigkeiten:

Weiß man beispielsweise, dass Sterbende kaum noch Appetit haben und nur wenig Durst verspüren, bekommt der Nachweis einer Flüssigkeitsbilanz in der Begleitung Sterbender einen fast ironischen Beigeschmack. Bei überholten fachlichen Vorschriften kann angemessenes professionelles Handeln von außen betrachtet leicht als Vernachlässigung bzw. Qualitätsmangel missverstanden werden.

Wir sind heute noch weit von einer Kultur des Abschiednehmens und Sterbens im Pflegeheim entfernt. Kultur bedeutet in diesem Zusammenhang ein gewachsenes System von Werten und Symbolen, die sich im Verhalten der Handelnden niederschlägt. Eine gewachsene Kultur des Abschiednehmens widmet sich neben dem Sterben selbstverständlich auch dem Geschehen vor und nach dem Tod und beinhaltet somit wesentlich mehr als den reinen Akt der Sterbebegleitung.

Die Sorge für die hinterbliebenen Angehörigen, aber auch für die Nachbarn des Verstorbenen werden einen großen Bereich der Arbeit einer empathischen Kultur des Abschieds darstellen müssen und treten bis dato zu sehr in den Hintergrund.

Wenn Pflegeheime dem natürlichen Gang des Lebens entsprechend immer auch Orte des Sterbens sind, bedarf es der Entwicklung einer würdigen Gestaltung des Lebensabends der Betroffenen – dies darf auch im Hinblick auf zunehmend knappere Ressourcen der beteiligten Kostenträger nicht aus dem Blick geraten.

Sterbebegleitung und Abschiedskultur in Pflegeheimen muss dabei nicht angelehnt sein an die traditionelle Hospizarbeit, sondern sollte vielmehr ihre eigene Identität entwickeln. Schon immer wurde auch in Pflegeheimen gestorben und Sterben begleitet (hierin liegt, wie schon erwähnt, die Chance einer eigenen und besonderen Kompetenz der Altenpflege) – und dies natürlich nicht immer schlecht. Die junge Profession Altenpflege wird hier ihr eigenes Profil entwickeln.

Qualitätssicherung wird zukünftig Sterbebegleitung mit einbeziehen müssen, wenn nicht gar fokussieren. Was kann wertvoller sein, worin wird Qualität deutlicher als in einer würdevollen Betreuung und Begleitung bis zum Ende des Lebens.

Die Wirtschaftlichkeit und Finanzierbarkeit solcher Systeme wird eine wesentliche Rolle spielen – denkt man an die hohe Zahl der in Zukunft zu betreuenden alten Menschen.

Es geht nicht darum eine idealtypische Fiktion des »schöneren Sterbens« in Pflegeheimen zu entwickeln, sondern vielmehr darum realistische Rahmenbedingungen für eine angemessene Betreuung und Begleitung der den Heimen anvertrauten Menschen zu schaffen; die Übertragung der Hospizidee 1:1 auf die stationären Pflegeeinrichtungen ist sicherlich nicht zu finanzieren.

Es bedarf dabei nicht enormer monetärer Ressourcen; viele Verbesserungen im Bereich der Betreuung Sterbender haben mittelfristig ggf. sogar Einsparungen zur Folge (denkt man an die Vermeidung der so genannten »Drehtürpatienten« in den Krankenhäusern in der letzten Phase des Lebens). Stationäre Pflegeeinrichtungen müssen Sterbebegleitung in ihre Unternehmensphilosophie und ihr Pflegeleitbild einbinden.

Dies bezieht sich auf die Ausstattung der Räume, die Ausstattung und Qualifizierung der haupt- und ehrenamtlichen Begleiter, aber auch auf die Leistungen und das Betreuungsangebot.

Palliative und ganzheitliche Versorgungsstrukturen sind bezogen auf krebserkrankte Menschen schon lange ein Thema, wurden bis dato bezogen auf die Versorgung alter Menschen jedoch vernachlässigt. Palliative Pflege meint dabei, den alten Menschen kompetent und kontinuierlich bis zum Tod zu begleiten.

Die Implementierung eines solchen »neuen Weges« muss unterschiedliche Aspekte aufgreifen und berücksichtigen:

### 1. DER ALTE, STERBENDE MENSCH KANN SCHMERZFREI IM PFLEGEHEIM STERBEN

Dies setzt vor allem eine kontinuierliche medizinische Betreuung voraus, die bis dato in stationären Pflegeeinrichtungen oftmals nur unzureichend gewährleistet ist. Viele niedergelassene Mediziner sind schmerztherapeutisch defizitär ausgebildet und überweisen – nicht zuletzt wegen rechtlicher Befürchtungen – den sterbenden, alten Menschen in der letzten Phase seines Lebens zur Abklärung einer eventuellen weiteren Therapie in ein Krankenhaus.

Die Kontinuität in der Begleitung wird unterbrochen; nicht selten verstirbt der Heimbewohner anonym im Krankenhaus.

Die Ausweitung der Palliativversorgung auf alle schwer kranken und sterbenden Menschen, somit auch den Personenkreis der »Alten« muss gefordert und umgesetzt werden. Stationäre Pflegeeinrichtungen können hier von den Entwicklungen und Erfahrungen in den Hospizen profitieren.

Palliative und ganzheitliche Begleitung zielt darauf ab, dass der sterbende Heimbewohner in seiner vertrauten Umgebung bleiben und sterben darf.

### 2. DER ALTE, STERBENDE MENSCH WIRD UNTERSTÜTZT UND VERSTANDEN

Hier spielen zwei Aspekte eine wesentliche Rolle:

#### Biografiearbeit

Schon bei Einzug des Bewohners sollte, um ihn während seines Lebens im Pflegeheim angemessen und bedürfnisorientiert betreuen zu können, umfangreich mit der Biografiearbeit begonnen werden. Dies ist besonders im Zusammenhang der Betreuung von dementiell erkrankten Bewohnern von größter Notwendigkeit. Hier ergibt sich im Laufe der Begleitung als Hauptproblem die Schwierigkeit der Kommunikation. Möchte man diese Menschen einfühlsam begleiten, ist es unausweichlich, sich frühzeitig und umfassend mit den Wünschen, Werten, Vorstellungen und Bedürfnissen dieser Bewohner vertraut zu machen. Wie will man ansonsten den »Kunden« erreichen, sich an ihm orientieren, wie kann man ansonsten Kundenzufriedenheit erlangen? Mit Fortschreiten der Demenzerkrankung wird das Leben für den Betroffenen immer unverständlicher. Sich verständlich machen – in einzelnen Fällen unmöglich. Schon die Alltagsbewältigung ist erschwert. Krisenbewältigung, bzw. das Durchleben einer Krise bedürfen besonderer Unterstützung. Demenzerkrankte Menschen leben in ihrer eigenen Welt – und fällt es im Normalfall schon schwer, Sterbende zu verstehen, zu stützen und zu begleiten, so treten hier besondere Erschwernisfaktoren hinzu.

Es ist enorm hilfreich, sich an der Biografie des Betroffenen zu orientieren. Nur so kann man Reaktionen und Äußerungen einordnen und verstehen, den Sterbenden begleiten. Interviewleitfäden können in diesem Zusammenhang eine gemeinsame Orientierung ermöglichen, zugleich aber der individuellen Situation des Sterbenden und seiner Angehörigen Rechnung tragen.

### Qualifizierung der Pflegenden

Ein weiterer wesentlicher Aspekt in der Begleitung Sterbender in Pflegeheimen muss die Aus- und Fortbildung der Betreuenden sein. Sterbende zu erreichen bedarf häufig besonderer Kommunikationsformen. Hierzu gehören unter anderem Methoden wie die Validation und die Basale Stimulation. Mit Unterstützung dieser Techniken kann eine Atmosphäre des Vertrauens als Grundlage von Beziehungen entstehen. Häufig sind dies die einzigen Wege Sterbende zu erreichen und sensibel auf sie einzugehen. Ohne die Kenntnis dieser Methoden, ohne Qualifizierung der Pflegenden kann empathische Sterbebegleitung nicht geleistet werden.

Abschließend bleibt zu fordern, dass die Begleitung Sterbender im Pflegeheim als wichtige gesellschaftliche Aufgabe verstanden werden muss, es besteht Handlungsbedarf!

Qualitätssicherung und Qualitätsentwicklung in der Begleitung Sterbender muss Prozesshaftigkeit und Fortentwicklung beinhalten und fördern. Nur so wird Qualität in der Begleitung von Leben und Sterben im Pflegeheim in Deutschland – und somit eine »Kultur des Sterbens« entstehen können.

*Orte und Wege der Begleitung*

# Anhang

## Die Herausgeber, die Autorinnen und Autoren

**Muhammed Salim Abdullah,** geboren 1931, deutscher bosnischer Staatsbürger; Redakteur bei diversen Tageszeitungen und Rundfunken; ehemaliger Vertreter des islamischen Weltkongresses bei den Vereinigten Nationen mit den Schwerpunkten Menschen- und Minderheitsrecht (christlich und jüdische Minderheiten in islamischen Ländern); Senior Direktor des Zentralinstituts Islam-Archiv-Deutschland e.V.

**Claudia Abramowski,** geboren 1965 in Düsseldorf, staatl. Anerkennung als ex. Altenpflegerin 1987, Dipl.- Sozialpädagogin 1998, seit Januar 2000 Heimleitung der Altenheime »Kronenhaus« und »Haus Fürstenwall« in Düsseldorf.

**Wolfgang Bernhard Appelt,** geboren 1956, seit 1984 Gemeindepfarrer in der evangelischen Kirche im Rheinland; seit 2000 Pastor im Fachdienst Seelsorge der von Bodelschwinghschen Anstalten Bethel in Bielefeld.

**Simone Bakus,** geboren 1963, ist evangelische Pfarrerin, Gestaltseelsorgerin, verheiratet und Mutter dreier Kinder; seit 1994 ist sie als Krankenhausseelsorgerin tätig, zunächst am Evangelischen Krankenhaus in Düsseldorf; seit 1998 am Universitätsklinikum Düsseldorf mit einem Schwerpunkt in der Kinderklinikseelsorge.

**Hans Bartosch,** geboren 1962, Studium der Theologie und Diakoniewissenschaften, nach Vikariat und Hilfsdienst Pastor bei der Diakonie in Düsseldorf (Bildungsarbeit, Altenheimseelsorge); seit 1999 Krankenhauspfarrer in der Kaiserswerther Diakonie und Projektkoordinator palliative care, durch einen verstorbenen und einen behinderten Bruder mit den Grenzfragen des Lebens groß geworden.

**Sylvia Brathuhn,** geboren 1975, Fachkrankenschwester für Intensivpflege und Anästhesie-Dienst und Diplompädagogin; tätig im Bereich der Krebsnachsorge, dem Gesundheitstraining und in der Hospizbewegung, Referentin in der Erwachsenenbildung.

**Barbara Brokamp,** arbeitet seit 1982 in unterschiedlichen Funktionen als Krankenschwester; seit 1994 als leitende Krankenschwester des Stationären Hospizes am Evangelischen Krankenhaus Düsseldorf.

**Thomas Carus, Dr. med.,** geboren 1963, Chefarzt der Klinik für Allgemein-, Gefäß- und Visceralchirurgie am Krankenhaus Neuwerk »Maria von den Aposteln« GmbH.

**Corinna Dietrich,** geboren 1971; ist als Fachkrankenschwester für Intensivpflege und Anästhesie seit acht Jahren auf der kardiologischen Intensivstation im Ev. Krankenhaus Düsseldorf tätig.

**Anette Ester, Dr. med.,** geboren 1964, verheiratet, Medizinstudium in Heidelberg und Cincinnati, USA. Fachärztin für Anästhesiologie; seit 2001 tätig in der Thoraxklinik Heidelberg in den Bereichen Schmerztherapie und Palliativmedizin und im EVK Düsseldorf, seit Juli 2002 als Oberärztin in Bergen/Norwegen tätig.

**Kurt Gillhausen,** Facharzt für Allgemeinmedizin seit 1994, Onkologisch verantwortlicher Arzt, Lehrarzt der Universität Düsseldorf, Moderator des PND (Palliativnetzwerk Düsseldorf) – Qualitätszirkel für Palliativmedizin Düsseldorf.

Hans Helmut Gruenagel, geboren 1928, apl. Professor für Chirurgie der Universität Düsseldorf, Chefarzt der Chirurg; 1971 bis 1993 Abteilung am Evangelischen Krankenhaus Düsseldorf, Lehrkrankenhaus; seit 1993 Sprecher des Förderkreis Hospiz des Vereins der Freunde und Förderer Evangelisches Krankenhaus Düsseldorf e.V.

Karl Josef Haßelmann, geboren 1957, Pädagoge, Systemischer Supervisor und Organisationsberater; seit 1986 selbstständig tätig als Trainer, Coach und Supervisor im Gesundheitswesen und in Sozialen Institutionen.

Meike Hausmann, Pfarrerin, geboren 1961 in Homberg/Niederrhein, Studium der Evangelischen Theologie in Bethel, Münster, Bochum und Wuppertal; 1992 bis 2001 Gemeindepfarrerin in Düsseldorf; seit 2001 tätig als Krankenhausseelsorgerin im Evangelischen Krankenhaus Düsseldorf.

Wolfgang Heinemann, geboren 1953, 1987–2003 Pfarrer am ev. Krankenhaus in Düsseldorf mit dem Schwerpunkt der Tätigkeit u. a. in den Bereichen der Begleitung Sterbender und ihrer Angehörigen sowie Begleitung von Eltern, deren Kinder vor, während oder nach der Geburt gestorben sind; seit 1995 Individualpsychologischer Berater (DGIP) am Alfred-Adler-Institut-Düsseldorf.

Renate Held-Hildebrandt, geboren 1952, Fachärztin für Anästhesiologie und spezielle Schmerztherapie; ist seit zehn Jahren in der Schmerzambulanz des ev. Krankenhauses und im Hospiz am ev. Krankenhaus Düsseldorf tätig.

Barbara Hoffmann, seit 1980 examinierte Krankenschwester mit Zusatzqualifikation zur Stationsleitung und mit unterschiedlichen Einsatzfeldern; seit 1994 leitende Krankenschwester im Ambulanten Hospiz am Evangelischen Krankenhaus in Düsseldorf mit der Qualifikation »palliativ care«.

Friederike Isensee, geboren 1963, Krankenschwester (Examen 1984); ist in verschiedenen Fachbereichen tätig: Intensivpflege, Chirurgie und Drogenentzug; ist Lehrerin für Pflegeberufe; Weiterbildung psychologischer Gesundheitsförderung; seit 1999 Leitung der innerbetrieblichen Fortbildung im ev. Krankenhaus Düsseldorf.

Christoph Johannsen, geboren 1969 in Katmandu/Nepal, verheiratet, 3 Kinder, bereits im Studium (in Marburg, Utrecht und Düsseldorf) Beschäftigung mit Sterben und Tod; u. a. im Zusammenhang mit seinem langjährigen Engagement in studentischen Anamnesegruppen (Psychosomatik). Praktisches Jahr im Evangelischen Krankenhaus Düsseldorf 1998 bis 1999 und 3. Staatsexamen 1999 an der Universität Düsseldorf. In der Weiterbildung zum Kinderarzt seit 1999 in verschiedenen Kinderkliniken. Von 2001 bis 2003 wieder am Evangelischen Krankenhaus Düsseldorf. Hier dann beteiligt an der Initiierung und Umsetzung des Projekts zur Sterbebegleitung im Bereich der Klinik für Kinder- und Jugendliche. Z. Zt. Tätigkeit als Assistenzarzt in der Klinik für Kinder- und Jugendliche im Gemeinschaftskrankenhaus Herdecke, Schwerpunkt Psychosomatik und anthroposophisch erweiterte Medizin.

Detlef Jürgens, Dr. med., geboren 1964, Medizinstudium und Ausbildung zum HNO-Facharzt am Universitätsklinikum der RWTH Aachen; seit drei Jahren als Oberarzt in der HNO-Klinik am EVK Düsseldorf mit dem Schwerpunkt Tumorchirurgie und Tumorpatientenbetreuung, er ist verheiratet und hat einen Sohn.

Hanna Kaerger-Sommerfeld, Dr., geboren 1964, Dipl.-Psychologin, Psychoonkologin, Referentin für Hospizarbeit und Sterbebegleitung im Diakonischen Werk der Evangelischen Kirche im Rheinland. Schwerpunkte u. a. erlebnisorientierte Erwachsenenbildung insbesondere in den Bereichen Trauer und Sterben sowie Kommunikation und Gesprächsführung; mehrjährige Erfahrungen in der psychoonkologischen Begleitung schwer kranker Krebspatienten sowie Sterbebegleitung.

**Werner Knubben**, geboren 1949, verheiratet, 5 Kinder, 3 Enkelkinder, kath. Landespolizeidekan in Baden-Württemberg, ehemaliger Kriminalbeamter; seit 1983 Diakon und Polizeiseelsorger; von 1983 bis 2002 Landesfeuerwehrkurat; seit 1983 Lehrbeauftragter für Ethik an der Hochschule für Polizei in Villingen-Schwenningen, Seelsorgerische Beratungspraxis mit Schwerpunkt für traumatisierte Polizeibedienstete. Pastoralpsychologe (DGfP), Mitautor des Fachbuches: »In meinen Armen sterben«, GdP-Verlag.

**Hartmut Kreß**, Prof. Dr., geboren 1954, 1993 bis 2000 Professor für Systematische Theologie mit Schwerpunkt Ethik an der Universität Kiel; seit 2000 an der Evang.-Theol. Fakultät der Universität Bonn; Mitgliedschaft in verschiedenen Kommissionen zur Medizinethik, darunter der Zentralen Ethikkommission für Stammzellforschung oder der Bioethik-Kommission Rheinland-Pfalz; Publikationen: Medizinische Ethik, Stuttgart 2003, u. a.

**Peter Krogull**, geboren 1973, ist seit Oktober 2001 Pfarrer der Evangelischen Kirche im Rheinland. Als Pfarrer zur Anstellung in der Evangelischen Friedens-Kirchengemeinde Düsseldorf gehörte zu seinen Aufgaben auch die seelsorgerliche Begleitung Sterbender im Hospiz am Evangelischen Krankenhaus.

**Hans Lilie**, Dr., ist Professor für Strafrecht an der Martin-Luther-Universität in Halle (Wittenberg) und Richter am Landgericht Halle, er leitet das Interdisziplinäre Zentrum Medizin-Ethik-Recht an der Martin-Luther-Universität und ist Mitglied der Ständigen Kommission Organtransplantation der Bundesärztekammer; Mitglied in zahlreichen Arbeitskreisen zu Fragen der Medizinethik und des Medizinrechts.

**Ulrich Lilie**, geboren 1957, Studium der Ev. Theologie in Bonn, Göttingen und Hamburg; nach mehrjähriger Arbeit als Krankenhausseelsorger und einer Ausbildung in Gestaltseelsorge am IGW in Würzburg leitet er mit einer halben Stelle seit zehn Jahren das Hospiz am Ev. Krankenhaus Düsseldorf, das er mit aufgebaut hat und arbeitet in Düsseldorf als Gemeindepfarrer.

**Christel Lueb-Pietron**, geboren 1953, Dipl. Theologin, Individualpsychologische Beraterin (DGIP); arbeitet seit 1993 im Evangelischen Krankenhaus Düsseldorf und begleitet dort schwerpunktmäßig Tumorpatienten auf der HNO-Station; seit 2000 Mitarbeit als Seelsorgerin im Hospiz.

**Kai Magnusson**, Dr. med., geboren 1962, Studium der Medizin in Göttingen, Ausbildung zum Internisten in Hannoversch Münden, Ausbildung zum Kardiologen und Intensivmediziner in der Abteilung für Kardiologie des EVK Düsseldorf; derzeit Oberarzt in der Abteilung für Kardiologie mit Schwerpunkt internistische Intensivmedizin; seit 2000 hauptverantwortlich für die Internistische Intensivstation des EVK tätig.

**Elke Mohrenstecher**, geboren 1942, Krankenpflegeausbildung innerhalb der Schwesternschaft des Evangelischen Diakonievereins Berlin-Zehlendorf. Unterrichtsschwester von 1970 bis 1984 im Evangelischen Krankenhaus Mülheim a.d. Ruhr; seit April 1984 Oberin und Pflegedienstleitung im Evangelischen Krankenhaus Düsseldorf.

**Ute Moning**, geboren 1964, Fachärztin für Anästhesiologie und spezielle Schmerztherapie; arbeitet seit 14 Jahren am Evangelischen Krankenhaus in Düsseldorf und ist dort seit acht Jahren in der Schmerzambulanz und als koordinierende Ärztin am Hospiz tätig.

**Monika Müller**, geboren 1947, ist Leiterin der Ansprechstelle im Land NRW zur Pflege Sterbender, Hospizarbeit und Angehörigenarbeit (Alpha-Rheinland) in Bonn; tätig als Supervisorin, Beraterin und Therapeutin.

**Hedwig Neu,** CVT, Autorisiertes Zentrum für Validation® nach Naomi Feil beim Landes-verein für Innere Mission in der Pfalz e.V., Bad Dürkheim, Adresse: **Autorisiertes Zentrum** für Validation® nach Naomi Feil, – Bildung und Beratung –, beim Landesverein für Innere Mission in der Pfalz e.V., Dr.-Kaufmann-Straße 2, 67098 Bad Dürkheim, Tel.: 06322/607234, Fax: 06322/60788234, E-Mail: Validation@lvim-pfalz.de, Internet: www.lvim-pfalz.de.

**Rainer Obliers,** geboren 1948, Prof. Dr. Dipl. Psych., ist in der Klinik und Poliklinik für Psychosomatik und Psychotherapie der Universität zu Köln tätig; rainer.obliers@medizin.uni-koeln.de; Arbeitsschwerpunkte: Psychosomatik, Medizinische Psychologie, Arzt-Patient-Kommunikation, Lebensqualität bei Palliativpatienten, Identitäts- und Biografieforschung; Hauptveröffentlichung: Subjektive Welten. Identitätsentwürfe und Prognosen, Frankfurt a.M.: VAS.

**Ellen Scherrer,** leitet seit 1994 das Hospiz am Evangelischen Krankenhaus Düsseldorf; ist Sprecherin des Hospizforums Düsseldorf und im Vorstand der LAG sowie Gründungs-mitglied verschiedener Hospizvereine in NRW. Sie hat langjährige Erfahrung in der Beglei-tung Trauernder und Sterbender und arbeitet in der Aus- und Weiterbildung von Haupt- und Ehrenamtlichen.

**Annemie Schmidt,** CVT, Leiterin des Validationszentrums. Adresse: **Autorisiertes Zent-**rum für Validation® nach Naomi Feil, – Bildung und Beratung –, beim Landesverein für Innere Mission in der Pfalz e.V., Dr.-Kaufmann-Straße 2, 67098 Bad Dürkheim, Tel.: 06322/607234, Fax: 06322/60788234, E-Mail: Validation@lvim-pfalz.de, Internet: www.lvim-pfalz.de.

**Dieter Schwaab, Prof. Dr. jur., Dr. jur. h.c.,** geboren 1935, ist em. Ordinarius für Bürger-liches Recht und Rechtsgeschichte an der Universität Regensburg und Lehrbeauftragter an der Juristischen Fakultät der Friedrich Schiller Universität Jena. Er ist Mitherausgeber und Schriftleiter der Zeitschrift für das gesamte Familienrecht, Mitarbeiter des Münchener Kom-mentars zum Bürgerlichen Gesetzbuch, Verfasser und Herausgeber zahlreicher Werke und Beiträge zum deutschen und ausländischen Zivilrecht und zur Rechtsgeschichte sowie Trä-ger des Großen Verdienstkreuzes der Bundesrepublik Deutschland.

**Ute Seibert,** geboren 1961, verheiratet, eine Tochter; Altenpflegerin Sozialmanagement, Palliativcare; seit 1996 Mitarbeiterin im Paul Marien Hospiz in Saarbrücken, eine Einrich-tung der Kreuznacher Diakonie; seit 2000 Leitung im Paul Marien Hospiz.

**Ruthmarijke Smeding,** entwickelte zwischen 1985 und 1987 ihr Modell »Trauer er-schließen« in USA; 1986–1988 Studium biografisches und kreatives Schreiben (MFA); 1996 Promotion in »Curriculumentwicklung für Palliative Care und Trauerbegleitung« (USA); Weiterbildungen in The Connecticut Hospice (USA) und St. Christopher's Hospice (Lon-don/England); 1997 gründete sie das Institut PallEd, das sich auf Fragen der Aus, Weiter-, und Fortbildung für Palliativmedizin, Palliative Care und Trauerbegleitung spezialisiert hat. Sie ist erreichbar unter palled@attglobal.net.

**Benjamin David Soussan,** geboren 1939, studierte am Law of Truth Talmudical College in London; unterrichtete ab 1960 in verschiedenen Schulen in London, Dublin und Paris; 1989 am Jewish College in London Ordination zum Rabbiner, Ordination zum Schochet (Rituelles Schächten), Ordination zum Mohel (Rituelle Beschneidung); von 1991 bis Ende 1994 Landesrabbiner von Baden; seit 1995 Landesrabbiner von Sachsen-Anhalt und Rabbi-ner der Jüdischen Gemeinde Freiburg; Mitglied der Deutschen Rabbinerkonferenz und der Europäischen Rabbinerkonferenz.

**Hans-Jörg Stets,** geboren 1957, lebt und arbeitet seit 17 Jahren als Pfarrer in Essen. Wäh-rend seiner zehnjährigen Gemeindetätigkeit hat er eine Gestaltseelsorge-Ausbildung abge-schlossen; seit 1997 arbeitet er als Polizeiseelsorger im Stadtgebiet Essen. Er ist Mitinitiator und Leiter der Ök. Notfallseelsorge Essen und dort u. a. für die Aus- und Fortbildung der Mitarbeitenden zuständig.

**Paul Timmermanns, Dipl.-Theol., Dipl. F.Phil.**, Studium der Theologie in Bonn, der Philosophie in Paris; Ausbildung in Seelsorge und Supervision; wissenschaftlicher Mitarbeiter in theologischer Ethik an der Kath.-Theologischen Fakultät der Universität Bonn, freiberuflicher Organisations- und Kommunikationsberater im Sozial- und Gesundheitswesen (KOMETHG-PRO® GbR Wuppertal); Verleger von Fachpublikationen in der Hospiz- und Palliativarbeit (der hospiz verlag ® Wuppertal), Landwirt.

**Thomas Wagenitz, Prof. Dr.**, geboren 1945, ist Richter am Bundesgerichtshof und Mitglied des für Familienrecht zuständigen XII. Zivilsenats. Er lehrt als Honorarprofessor an der Martin-Luther-Universität Halle-Wittenberg Bürgerliches Recht und hat diverse Bücher und Beiträge zum Zivilrecht veröffentlicht. (Adresse: BGH, Herrenstr. 45 A, 76133 Karlsruhe)

**Angelika Weiß**, Motopädin, Weiterbildung in Tanztherapie, BMC, Klangmassage und weiteren kreativtherapeutischen Verfahren; arbeitet nach langjähriger einzeltherapeutischer Erfahrung in einer Kindertagesklinik für Psychosomatik in einem stationären Hospiz.

**Heinz Wollensack**, geboren 1949, Diplom-Psychologe, Psychotherapeutische Praxis, Supervisor; 1990 Gründung von Haßelmann & Wollensack »Training, Beratung und Organisationsentwicklung« in Langenfeld, Rheinland, Schwerpunkte: Trainings und Coaching von Führungskräften, Organisationsentwicklung.

**Eduard Zwierlein**, geboren 1957, Studium der Philosophie, Psychologie, Theologie und Informatik an der Universität Hamburg; dreijährige psychotherapeutische Ausbildung; anschließend Projektmanager bei Reuters AG; 1990–1995 Gast- und Forschungsprofessur für Philosophie an der Universität Kaiserslautern; MISP-Professur (Modell-Versuch Interdisziplinäres Studienprogramm) an der Universität Kaiserslautern und Projektleitung am deutschen Forschungszentrum für künstliche Intelligenz, Kaiserslautern; seit 1990 selbstständiger Unternehmensberater für verschiedene Dienstleistungsunternehmen und Einrichtungen im Gesundheitswesen; Lehrbeauftragter für Philosophie an der Universität Koblenz/Landau.

# Sachregister

Organisationskultur 75ff.

Palliative Care 151, 265, 345, 358
Palliativmedizin 60, 168, 235, 237, 250,
    252, 260, 265f., 346
Palliativpflege 252, 258
Patientenverfügung 19, 39, 42f., 45, 47,
    166, 169, 174, 176ff., 251, 261, 313
Person 21, 65, 96, 135
Pflegeheim 174, 345f., 348, 354, 355,
    359f., 363f., 366

Qualitätsmanagement 50ff.

Rituale 55, 86, 115, 118, 121, 129, 135,
    137, 154ff., 226, 281f., 340, 346, 357

Schmerz 18, 20, 23f., 26, 111f., 237ff.,
    285f., 312, 352
Schmerztherapie 18f., 23ff., 237ff., 248,
    259, 264ff., 272, 312, 351ff.
Seelsorge 82ff., 283ff., 292, 314ff.
Selbstbestimmung 16, 18ff., 34f., 39,
    41f., 72, 82, 175, 348
Selbsthilfegruppen 57, 302
Sinn 64ff., 139, 141, 190, 235, 279, 305,
    326f., 332f.
Solidarität 16, 82, 233ff., 314
Spiritualität 14, 60f., 333, 339
Sprache 13, 21, 71, 103, 105, 107, 109f.,
    137, 146ff., 192, 232, 310f., 315f.,
    339ff.

Standards 47f., 50ff., 253f., 363f.
Sterben passim
Sterbebegleitung passim
Sterbehilfe 16, 26, 34, 39, 40, 42, 45f.,
    124, 165f., 169f., 174, 200, 233, 237,
    250, 313
Suizid 152, 232f.
Symbole 120, 131, 225, 364

Terminalphase 347, 368
Terminale Sedierung 250
Theodizee 38, 40
Tod 11f., 14, 121, 133, 135, 181f., 190,
    196, 202, 205, 259, 314, 354, 357
Tod eines Kindes 285, 300, 301, 303
Tod, plötzlicher 305, 341
Todgeburt 121
Trauer passim
Tumor 114, 129, 272, 288, 306, 311, 314,
    323, 350
Tumorpatienten 49, 237, 264, 307, 311,
    312, 314f., 358

Validation 99ff., 340, 366
Vernetzung 47
Vorsorgevollmacht 47

Weiblichkeit 323, 326f.
Weisheit 72f., 101
Würde 17ff., 34ff., 45f., 62, 82f., 170,
    251, 318f., 325f., 332